临床医师诊疗丛书

名誉总主编 夏穗生 黄光英
总 主 编 陈安民 徐永健

心血管内科疾病诊疗指南
第3版

主 编 汪道文 曾和松

科学出版社
北 京

内 容 简 介

正确的诊断和治疗是临床工作的中心。本书重点介绍各种心脏病和临床综合征的临床表现、诊断、鉴别诊断和治疗。在特殊检查和治疗篇,简要地介绍了心电图、食管心房调搏、心导管检查、心脏病介入治疗、经皮肾动脉消融术治疗顽固性高血压、经皮主动脉瓣置换术、基因诊断和分型应用等临床常用的检查、治疗技术和新方法。

本书各章节均参考了国内外当前最新的诊断与治疗指南,并增加了线条图、疾病诊治流程图和表格,内容翔实、新颖,简便实用,编排规范,可作为心血管内科医师的工具书。

图书在版编目(CIP)数据

心血管内科疾病诊疗指南/汪道文,曾和松主编.—3版.—北京:科学出版社,2013.10

(临床医师诊疗丛书/陈安民,徐永健总主编)
ISBN 978-7-03-038709-7

Ⅰ.心… Ⅱ.①汪… ②曾… Ⅲ.心脏血管疾病-诊疗-指南 Ⅳ.R54-62

中国版本图书馆 CIP 数据核字(2013)第 228881 号

责任编辑:向小峰 戚东桂/责任校对:桂伟利
责任印制:赵 博/封面设计:范璧合

版权所有,违者必究。未经本社许可,数字图书馆不得使用

科学出版社 出版
北京东黄城根北街16号
邮政编码:100717
http://www.sciencep.com

北京凌奇印刷有限责任公司印刷
科学出版社发行 各地新华书店经销

*

1999年 3 月第 一 版	开本:787×960 1/32
2013年10月第 三 版	印张:24 3/4
2025年 1 月第二十四次印刷	字数:669 000

定价:59.80元

(如有印装质量问题,我社负责调换)

《临床医师诊疗丛书》编委会

名誉总主编 夏穗生　黄光英
总　主　编 陈安民　徐永健
编　　　委 （按姓氏笔画排序）

于世英	马　丁	马净植
王　伟	王国平	邓又斌
叶章群	田玉科	田德安
付向宁	白祥军	冯杰雄
朱小华	刘光辉	齐俊英
孙自镛	杜　光	李　锋
李树生	李慎秋	余学锋
汪　晖	汪道文	张　虹
张存泰	陆付耳	陈孝平
罗小平	周剑峰	赵建平
胡绍先	姚　颖	徐　钢
郭铁成	唐锦辉	崔永华
雷　霆	廖家智	漆剑频
熊　薇	魏　晴	魏　翔

《心血管内科疾病诊疗指南》
(第3版)编写人员

主　编　汪道文　曾和松
编　委　(按姓氏笔画排序)
　　　　　马业新　王　炎　王　琳
　　　　　吕家高　刘正湘　刘启功
　　　　　吴　杰　汪培华　宋玉娥
　　　　　张存泰　郭小梅　唐家荣
编　者　(按姓氏笔画排序)
　　　　　丁　虎　王　红　邓小艳
　　　　　左　萍　左后娟　白　融
　　　　　严江涛　杨晓云　李树生
　　　　　肖志超　邱旭光　张敬群
　　　　　陈　琛　林　立　周　宁
　　　　　周　强　周洪莲　赵春霞
　　　　　姚济华　秦　瑾　袁思殊
　　　　　倪　黎　徐　昶　涂　玲
　　　　　黄　芬　蒋建刚

《临床医师诊疗丛书》第3版前言

《临床医师诊疗丛书》于1999年第一次出版,共32个分册;2005年经过修订增至35个分册。本丛书出版至今,大部分分册累积印数均上万册,获得各方好评,深入人心。

随着近年来医学科学飞速发展,临床上新理论、新技术和新方法不断出现,第2版中的内容已显陈旧,难以全面反映学科发展水平和当前临床现状。因此,根据客观形势的变化对本书加以修订,既是时代迅猛发展的迫切要求,也是学科逐步完善的必经步骤。

此次修订保持了前两版的编写风格,仍是在反映学科最新进展的基础上,侧重疾病的诊断与治疗,坚持"使用方便"的原则。我们对35个分册进行了全面的修改,重点突出临床实践部分以及近几年来疾病诊断与治疗的一些新理论、新技术和新方法(特别是国内外新的诊断与治疗标准的介绍和医学名词的更新)。另外,本次改版新增《重症医学临床诊疗指南》、《医院感染预防与控制指南》、《过敏性疾病诊疗指南》、《临床输血指南》、《临床营养指南》、《创伤外科临床诊疗指南》6个分册,根据学科发展将原《胸心外科疾病诊疗指南》细分为《心血管外科疾病诊疗指南》和《胸外科疾病诊疗指南》,共计42个分册。此次改版还增加了线条图、流程图、影像图和表格等,便于读者理解和记忆。

本丛书十余年来一直受到医学界同仁的广泛支

持和帮助，我们再次深表感谢；同时也恳请大家继续关注和喜爱《临床医师诊疗丛书》第3版，并提出宝贵意见，以便我们持续改进。编委会对科学出版社的精心编辑表示衷心感谢。

陈安民　徐永健
华中科技大学同济医学院附属同济医院
2013年4月

《临床医师诊疗丛书》第 2 版前言

《临床医师诊疗丛书》1999 年出版了第 1 版,共 32 个分册,本次对 32 个分册进行了全面的修改,另外增加了《老年疾病诊疗指南》、《临床病理诊断指南》、《临床护理指南》3 个分册。第 2 版共 35 个分册,保持了第 1 版的编写风格,重在临床使用方便。本次修改过程中,突出了近几年来疾病诊断与治疗的一些新理论、新技术、新方法。

本丛书自出版以来,受到了广大读者的欢迎。各个分册都进行了重印,不少分册多次重印。我们感谢大家对本丛书的厚爱,同时也恳求广大读者再次提出宝贵意见,以便再版时修正。编委会对原总主编夏穗生、黄光英、张良华三位教授对本丛书第 1 版所做出的贡献,对科学出版社的精心编辑一并表示感谢。

陈安民 徐永健
华中科技大学同济医学院附属同济医院
2005 年 5 月

《临床医师诊疗丛书》第1版前言

临床医学参考书籍可谓浩如烟海。从大型的学术专著到简明的临床应用手册，内容和形式层出不穷。然而对大多数工作在临床一线的中青年医师来说，尚缺一类便携式专科参考书。这类书在内容上应介乎前述两类参考书之间，既不像大型学术专著那样从基础到临床，庞杂繁复，查阅不便，又不至于像综合性的临床手册过于简单，不能满足临床诊断治疗细则的需要。有鉴于此，我们组织各临床专业科室的专家编撰了这套《临床医师诊疗丛书》。

同济医科大学建校已近百年，一直是国家卫生部直属重点高等医科院校。同济医院是同济医科大学的附属医院，为卫生部第一批评定的三级甲等医院，也是全国文明窗口十家示范医院之一。我们编撰这套《临床医师诊疗丛书》是以这所综合性大型教学医院多年来不断修订的临床诊疗常规为依据，博采各临床专业专家学者们的经验及心得，集临床医学精髓之大成，以现代性、实用性为特色，面向临床一线专业医师和技术人员。

全书由32个分册组成，包括26个临床医学二、三级专业学科和6个临床诊疗辅助专业分册。各分册结合综合性医院的诊疗常规，自临床的一般性问题到专科性疾病，从病因、病理至诊断、治疗，从常用的诊疗技术到高新专科手术及疗法，层次分明地予以阐述，重点在于实用性强的临床诊断、鉴别诊断及治疗方式、方法。

我们的目的及愿望是既为综合性大型医院提供一套全面系统的诊疗常规参考书,又能为临床主治医师、住院医师、研究生、实习医师奉献一套"新、全、实用"的"口袋"书。

全书编写历经一年,全体参编人员付出了艰辛的劳动,经过科学出版社编辑同志们的精心雕琢,全书各分册得以先后面世,我们谨对上述同仁的勤奋工作致以衷心的谢意。本丛书参编人员达数百人之多,故文笔文风殊难一致;限于编写者的水平,加之时间紧迫,疏误之处在所难免,祈望读者不吝赐教,以便再版时予以订正。

夏穗生　黄光英　张良华
同济医科大学附属同济医院
1998年9月

目 录

第一篇 心血管病各论

第一章 先天性心血管病 ……………………… (1)
  第一节 总论 …………………………………… (1)
  第二节 常见的先天性心脏病各论 …………… (7)
    一、房间隔缺损 ……………………………… (7)
    二、室间隔缺损 ……………………………… (11)
    三、动脉导管未闭 …………………………… (15)
    四、右心室流出道梗阻 ……………………… (21)
    五、法洛四联症 ……………………………… (27)
    六、三尖瓣下移畸形 ………………………… (31)
    七、完全性大血管转位 ……………………… (35)
    八、肺静脉畸形引流 ………………………… (37)
    九、主动脉缩窄 ……………………………… (39)
    十、乏氏窦瘤破裂 …………………………… (44)
    十一、艾森门格综合征 ……………………… (46)
第二章 急性风湿热 …………………………… (50)
第三章 瓣膜性心脏病 ………………………… (56)
  一、二尖瓣狭窄的诊断与治疗 ………………… (56)
  二、二尖瓣关闭不全 …………………………… (58)
  三、主动脉瓣狭窄 ……………………………… (61)
  四、主动脉瓣关闭不全 ………………………… (64)
  五、三尖瓣狭窄 ………………………………… (67)
  六、三尖瓣关闭不全 …………………………… (68)

七、肺动脉瓣狭窄 …………………………………… （70）
八、肺动脉瓣关闭不全 ……………………………… （71）
九、多瓣膜病 ………………………………………… （72）

第四章 动脉粥样硬化和冠状动脉粥样硬化性心脏病 ………………………………………… （75）
一、动脉粥样硬化 …………………………………… （75）
二、冠状动脉粥样硬化性心脏病 …………………… （78）
三、心绞痛 …………………………………………… （78）
四、心肌梗死 ………………………………………… （85）
五、急性冠脉综合征 ………………………………… （98）
六、缺血性心肌病 …………………………………… （109）
七、冠心病猝死 ……………………………………… （112）
八、无症状性心肌缺血 ……………………………… （114）
九、X 综合征 ………………………………………… （116）

第五章 高血压 ………………………………………… （118）
第一节 高血压的诊断及治疗 ……………………… （118）
第二节 继发性高血压的诊断和治疗 ……………… （135）
一、原发性醛固酮增多症 …………………………… （137）
二、肾动脉狭窄 ……………………………………… （139）
三、嗜铬细胞瘤 ……………………………………… （141）
四、库欣综合征 ……………………………………… （143）
五、睡眠呼吸暂停 …………………………………… （145）
六、先天性主动脉缩窄 ……………………………… （146）
七、肾性高血压 ……………………………………… （147）
八、醛固酮相关高血压 ……………………………… （148）
九、单基因遗传性高血压 …………………………… （149）
第三节 高血压危象的诊断及治疗 ………………… （155）

第六章 心律失常 ……………………………………… （161）
一、窦性心律失常 …………………………………… （161）
二、房性心律失常 …………………………………… （167）
三、房室交界性心律失常 …………………………… （186）
四、室性心律失常 …………………………………… （193）

五、心脏传导异常 …………………………………… (208)
　　六、病态窦房结综合征 ………………………………… (216)
　　七、预激综合征 ………………………………………… (219)
　　八、长 QT 间期综合征 ………………………………… (224)
　　九、Brugada 综合征 …………………………………… (229)
　　十、宽 QRS 波心动过速的鉴别诊断及处理 ………… (233)
第七章　感染性心内膜炎 ………………………………… (238)
第八章　心肌疾病 ………………………………………… (246)
　第一节　原发性心肌病 …………………………………… (246)
　　一、扩张型心肌病 ……………………………………… (246)
　　二、肥厚型心肌病 ……………………………………… (250)
　　三、限制型心肌病 ……………………………………… (255)
　第二节　特异性心肌病 …………………………………… (257)
　　一、风湿性心肌炎 ……………………………………… (257)
　　二、围生期心肌病 ……………………………………… (260)
　　三、糖尿病性心肌病 …………………………………… (261)
　　四、病毒性心肌炎 ……………………………………… (264)
第九章　心包疾病 ………………………………………… (270)
　　一、急性心包炎 ………………………………………… (270)
　　二、心脏压塞 …………………………………………… (274)
　　三、缩窄性心包炎 ……………………………………… (275)
第十章　肺血管疾病 ……………………………………… (277)
　　一、特发性肺动脉高压 ………………………………… (277)
　　二、肺栓塞 ……………………………………………… (285)
　　三、深静脉血栓形成 …………………………………… (293)
第十一章　心血管神经症 ………………………………… (301)

第二篇　临床综合征

第十二章　心力衰竭 ……………………………………… (303)
　　一、慢性心力衰竭 ……………………………………… (305)
　　二、急性心力衰竭 ……………………………………… (311)

第十三章	晕厥	(315)
第十四章	休克	(332)
第十五章	高脂血症	(342)
第十六章	心房颤动的诊疗进展	(351)

一、心房颤动的诊断进展 (351)
二、心房颤动的治疗进展 (353)

第三篇 特殊检查和治疗

第十七章 心电图 (360)
一、常规心电图 (360)
二、心电图运动负荷试验 (415)
三、动态心电图 (419)
四、心率变异性 (422)
五、心室晚电位 (427)
六、直立倾斜试验 (429)

第十八章 食管心房调搏 (438)

第十九章 超声心动图 (457)
一、超声心动图基本图像 (457)
二、心脏功能的超声评价 (464)
三、主要心脏疾病的超声表现 (468)

第二十章 心导管检查 (489)
一、心导管检查的基本设备 (489)
二、右心导管检查 (491)
三、左心导管术 (497)
四、选择性冠状动脉造影 (502)
五、心内膜心肌活检术 (514)

第二十一章 冠状动脉血管内检查进展 (519)
一、血管内超声 (519)
二、光学相干断层扫描技术 (522)
三、冠状动脉血流储备分数检查 (526)

目录

第二十二章　心内电生理检查 …………………… (530)
第二十三章　磁共振与心血管疾病诊断 ………… (543)
  一、磁共振(MRI)在心血管病诊断中的优点与
　　缺点 …………………………………………… (543)
  二、MRI在心血管疾病检测中的应用 ………… (543)
第二十四章　心血管疾病的介入治疗 …………… (550)
  一、冠心病的介入治疗 ………………………… (550)
  二、主动脉夹层的介入治疗 …………………… (554)
  三、腹主动脉瘤的介入治疗 …………………… (558)
  四、先天性心脏病的介入治疗 ………………… (563)
  五、经导管主动脉瓣置入术 …………………… (580)
  六、房间隔穿刺技术 …………………………… (586)
  七、经皮二尖瓣球囊成形术 …………………… (594)
  八、经皮肾动脉消融术治疗顽固性高血压 …… (600)
  九、梗阻性肥厚型心肌病的化学消融及起搏
　　治疗 …………………………………………… (603)
第二十五章　心律失常的射频消融治疗 ………… (609)
  第一节　室上性心动过速的射频消融 ………… (609)
  第二节　心房扑动的射频消融 ………………… (616)
  第三节　心房颤动的射频消融治疗 …………… (620)
    一、心房颤动导管消融的适应证 …………… (620)
    二、心房颤动的导管消融策略和设备 ……… (623)
    三、心房颤动的导管消融方法 ……………… (625)
    四、心房颤动的外科消融 …………………… (632)
  第四节　室性期前收缩的射频消融 …………… (634)
  第五节　室性心动过速的射频消融 …………… (636)
  第六节　心室颤动的导管消融治疗 …………… (639)
**第二十六章　人工心脏起搏器与植入型心脏复律
　　　　　　除颤器** ……………………………… (649)
  第一节　人工心脏起搏器 ……………………… (649)
    一、人工心脏起搏器的临床应用 …………… (649)
    二、永久起搏器 ……………………………… (658)

第二节　植入型心脏复律除颤器 …………… (670)
第二十七章　心力衰竭的介入治疗 ………… (679)
　　一、心脏再同步治疗 ………………………… (679)
　　二、功能性二尖瓣反流的介入治疗 ………… (681)
第二十八章　血流动力学监测 ……………… (687)
第二十九章　主动脉内气囊反搏 …………… (690)
第三十章　体外膜肺氧合 …………………… (694)
第三十一章　电击复律与除颤 ……………… (701)
第三十二章　基因诊断与分型在心血管疾病中的应用 …………………………………… (709)

附录一　病史采集 …………………………… (715)
　　一、完整病史 ………………………………… (715)
　　二、心血管专科病史要点 …………………… (717)
　　三、住院病史记录要点 ……………………… (718)
　　四、病例示范 ………………………………… (720)
　　五、专科症状及体征 ………………………… (724)
附录二　国际疾病分类标准编码[ICD-10]-循环系统疾病 ……………………………………… (732)

附录三　心脏内科常规检查正常参考值 …… (765)
　　一、血液学 …………………………………… (765)
　　二、血液生化 ………………………………… (766)
　　三、内分泌检查 ……………………………… (767)
　　四、血流动力学检查正常参考值 …………… (769)
　　五、心电生理检查 …………………………… (771)
　　六、超声心动图主要测量值的正常范围 …… (773)

第一篇 心血管病各论

第一章 先天性心血管病

第一节 总 论

【概念】

先天性心血管病(congenital cardiovascular disease)简称先心病,是最常见的先天畸形,是由于胎儿心脏发育缺陷或部分停顿造成的心脏和大血管结构和功能异常,出生时即存在,但有的可能很久以后才被发现,为儿科常见病。大部分患儿可自然或经治疗活到成年,因此该病在成人心血管病中也占有重要的比例。

【发病率】

据1983~2005年各地区流行病学资料(缺港、澳、台资料),我国先心病患病率各地差异较大,按年龄横断面调查结果,各地患病率在1.3‰~13.8‰不等。近10年间,围生儿先心病患病率呈上升趋势,其中部分可能源于诊断水平的提高。国外报告约0.80%出生活婴带有某种心血管畸形。一些先天性心血管病显示明显的性别分布差异,如动脉导管未闭、三尖瓣下移畸形(Ebstein畸形)和房间隔缺损更多见于女性,而主动脉瓣狭窄、主动脉缩窄、肺动脉瓣和三尖瓣闭锁以及大血管转位更多见于男性。在我国先心病总的构成比上,室间隔缺损占首位,其次为房间隔缺损和动脉导管未闭,紫绀型先天性心脏病中以法洛四联症、右心室流出道梗阻和完全性大动脉转位居前列。

【病因】

先天性心血管病的病因包括遗传因素和环境因素。已知某些基因突变或染色体异常与先心病发生相关，约1/4先心病婴儿合并其他畸形，其中1/3符合一些已经明确定义的综合征，如21三体综合征(Down综合征)、DiGeorge综合征、心手综合征(Holt-Oram综合征)、Marfan综合征等。环境因素如所在地区海拔高度、环境污染、放射接触、妊娠早期母亲病毒感染(如风疹病毒)或服用某些药物、孕母慢性嗜酒等。

【病理生理】

(一)充血性心衰

国外资料显示1岁以下先心病婴幼儿占儿科心衰患者的80%~90%，成人先心病患者心衰相对少见，多在长期容量负荷过重和心肌功能不全的基础上，合并持续性心律失常、妊娠、甲亢等一些诱发因素时促发。西方发达国家先心病占儿科心脏移植患者的40%，仅占成人心脏移植病例的2%。

(二)低氧血症和发绀

由于体循环静脉血在进入肺循环进行气体交换之前分流或混合入体循环动脉，导致动脉血氧饱和度降低而呈现皮肤黏膜青紫的现象。可因原发病变直接导致右向左分流或体肺循环回心血液混合(如大动脉转位、法洛四联症、三尖瓣闭锁、永存动脉干、完全性肺静脉畸形引流、肺动脉口狭窄或闭锁、功能性单心室)，也可继发于Eisenmenger综合征和Ebstein畸形右心压力增高后发生的右向左分流。长期低氧血症和发绀可导致多器官系统功能障碍，如红细胞增多症、血液高黏滞综合征以及继发凝血功能障碍；脑出血、反复性脑栓塞、脑脓肿等中枢神经系统损害，蛋白尿、高尿酸血症、尿酸性肾病、尿酸性肾结石、肾衰竭等肾损害，痛风性关节炎、肥厚增生性骨关节病等关节损害，血管内皮功能障碍(表现为内皮依赖的血管扩张受损)、微循环受损可导致心绞痛甚至心肌梗死，以及其他器官功能损害。

(三)肺动脉高压

很多先天性心血管病会继发肺动脉高压，而且肺血管床的状态往往决定了疾病的临床表现和经过,以及畸形矫正手术是否可行。由于肺循环血量增加、肺血管收缩致血管张力增加等因素产生功能性肺动脉高压,或由于肺血管床闭塞性结构病变导致器质性肺动脉高压。后者往往由于血管内皮细胞损伤、血管平滑肌细胞和结缔组织增生、细胞外基质合成增加等导致血管内膜和中层肥厚,管腔狭小甚至闭塞。未经治疗的左向右分流型先心病,随其病程自然进展,逐渐由功能性肺动脉高压为主过渡到器质性肺动脉高压为主,最终失去外科矫正治疗的时机。

(四)艾森门格综合征(Eisenmenger 综合征)

左向右分流型先心病,如房间隔缺损、室间隔缺损、动脉导管未闭或其他复杂畸形,因长期大量左向右分流导致肺血管床闭塞性病变,肺动脉压力增高达到体循环动脉压水平,变为双向分流或右向左分流,引起临床症状恶化,此时通称为 Eisenmenger 综合征。

(五)心律失常

房性心律失常如房扑(形态不典型,或称为房内折返性心动过速更妥)、房颤最为常见,包括修补术后先心病患者。室性心动过速相对少见,往往与心室扩张和功能不全或瘢痕相关。猝死可发生于某些先心病患者,如主动脉瓣狭窄、Eisenmenger 综合征和法洛四联症修补术后。房室传导阻滞常见于房室间隔缺损、Ebstein 畸形、老年房缺以及先心病术后患者。

(六)感染性心内膜炎

2 岁以后先心病患者或手术矫治后先心病患者易发生感染性心内膜炎。保持良好的口腔卫生、口腔手术操作前预防性应用抗生素对预防感染性心内膜炎至关重要。

【临床评估和诊断思路】

通过病史采集、体格检查、ECG、胸部 X 线片获悉患者一些基本和整体的信息,提示先天性心脏病的可能性和严重性,然后通过心脏超声可确诊大部分先天性心脏病,对于复杂的先心病,可进一步选择心脏磁共振或 CT 检查,甚至心导管检查以明确诊断或指导制定干预策略。

(一)病史采集

了解患者有无运动不耐受症状(劳力性气促、乏力)及其发生年龄、有无心律失常相关症状及其发生年龄、有无心力衰竭症状及其发生年龄、有无发绀及其发生年龄和诱发因素。怀疑先心病者,如果可能,追溯其母亲孕期危险因素、婴幼儿至青春期体格生长情况,同时追溯有无先心病家族史。

(二)体格检查

在先心病患者的初始评估、未手术或手术后患者的临床随访中起重要作用。

1. 一般评估:儿童和青少年患者身高体重是否在相同种族、性别、年龄人群正常范围;面部和体格特征是否提示某些带有心脏缺陷的综合征;是否有中心性发绀,不明显时要用手指血氧饱和度测试仪检测排除;是否有提示既往手术操作的胸壁瘢痕;触诊或叩诊检查心界大小和有无收缩期或舒张期震颤;触诊四肢脉搏,如脉搏减弱、缺失、延迟常提示动脉狭窄或阻塞及其部位,脉压减小提示心排血量下降,交替脉提示严重左心室功能不全,奇脉提示心脏压塞。寻找可能因年龄而异的心衰体征,如较小儿童肋间隙凹陷、鼻翼煽动、肝大和搏动感,较大儿童、青少年或成人颈静脉压力增高、成人外周水肿等。

2. 听诊:发现心脏杂音是许多先天性心血管病患者得以进入先心病诊疗程序的首要线索。然而心脏和血管的畸形本身又可能使心音和杂音的分布和特征不同于正常心脏和瓣膜性心脏病。强调要在整个前后胸壁听诊,以帮助诊断和避免漏诊。比如主动脉缩窄患者,主动脉缩窄前后侧支循环形成产生的连续性血管杂音仅在肩胛间区可闻及、肺动脉远端局限性狭窄、肺动脉瓣闭锁患者主肺动脉间形成侧支循环产生的杂音,亦可能只在胸壁某局部可闻及。各型先心病的杂音特征将在相应章节中具体描述。

(三)心电图

心电图仍是先心病评价的重要工具。需常规评估患者心律、心率、房室传导情况、电轴偏移以及有无心律失常。右心房、右心室肥大伴电轴右偏在先心病患者心电图中最为常见,提示右心受累,见于各种导致肺动脉高压的先心病、肺动脉口狭窄或主动脉瓣下右室(如主动脉骑跨、功能性单心室)。不完全性右束支传导阻滞亦提示由于压力(如肺动脉高压或肺动脉口狭窄)或容量(如 ASD)负荷过重导致右心室肥大,QRS 波群显著增宽提示心室扩大和功能不全,更特异性地见于法洛四联症矫治术后发生完全性右束支传导阻滞和重度肺动脉瓣反流者。左心房负荷过重时心电图表现提示肺循环血量增加致左心房回心血量增加、二尖瓣功能异常(狭窄或关闭不全)或左心衰。电轴左偏提示房室间隔缺损、单心室心脏或右心室发育不良。各种心律失常中以房扑(或称为房内折返性心动过速)最为常见。

(四)胸部 X 线检查

胸部 X 线重点观察心影大小、肺血流量多少及分布特征,少数患者发生心脏转位。左向右分流型先心病,当肺循环血量/体循环血量(Q_p/Q_s)>1.5 时,可见"分流性血管征",即边缘清晰的增多、增粗的肺血管影(与左心衰肺淤血时边缘模糊的肺血管影相区别),表现为整个肺野丰富的肺血管影均匀分布,而失去正常时下部血管影多于上部的不对称特征;右下肺动脉段直径 >17mm;肺门部肺动脉分支影较伴行的支气管影粗。当分流造成 Q_p/Q_s >2.5 时出现心影增大。

(五)心脏超声

1. 胎儿超声:经孕妇腹部(孕 16 周后)或阴道(孕 13~14 周后)行胎儿超声检查,可检出大部分重要的心脏大血管结构缺陷,对产前诊断、产前指导和制定有缺陷胎儿分娩后治疗护理决策具有重要意义。专用于胎儿检测的超声系统,无论是二维、三维还是四维超声,美国食品药品管理局规定其超声能量应小于 $94mW/cm^2$。超声能量对胎儿的影响可能取决于超声波的强度、超声暴露时间的长短和超声暴露的频率,故不建议仅为满足孕妇及其家人社会心理学需要而定期行胎儿超声检查。

2. 经胸超声:是先心病患者心血管结构和功能评价应用最广泛、便捷的无创性评价手段。是先心病患者初始诊断和随访的首选方法。首先应用分段逐步分析法(segmental approach)评估心房、心室和大血管的位置和连接关系,然后针对具体病变采取多种或特定路径进行超声探测。

3. 经食管超声(transesophageal echocardiography,TTE):TTE能够提供比经胸超声更高分辨率的二维图像,任何情况下当经胸超声不能提供足够的二维图像和彩色多普勒信息时,应考虑应用经食管心脏超声。评估继发孔型房间隔缺损是否可行经导管介入封堵治疗并需排除可能合并存在的肺静脉畸形引流、评估二尖瓣反流患者的二尖瓣形态和弹性是否适合修补或需要瓣膜置换、评价Ebstein畸形患者三尖瓣形态是否适合修补术或需要探测是否有心房内血栓时,应考虑应用经食管超声。

4. 实时三维超声成像:进一步提高了超声技术的空间和时间分辨率,是目前临床超声诊断技术的最高水平。实时三维经食管超声在美国已成为介入治疗前评价二尖瓣的标准方法。

(六)心血管磁共振显像(CMR)

近10年来磁共振成像技术的不断进步,使复杂的心脏血管畸形解剖快速和清晰显像成为可能,而且可以定量测量心室容量、质量、射血分数,定量分析任意血管的血流情况。在评价右心室结构功能时显著优于超声技术,当经胸超声不能提供所需诊断信息时尤显其价值,亦可替代诊断性心导管检查,应作为法洛四联症矫治术后、大血管转位、主动脉病变的主要检查手段。

(七)心脏CT

其空间分辨率与CMR相当。目前较CMR更方便、快捷,特别是在急诊情况下。其主要的缺陷是有大剂量电离辐射。

(八)心导管检查

随着心脏超声技术和心脏磁共振成像技术的发展,单纯诊断性心导管检查已不常规应用,仅保留用于存在非创伤检查未能解释的问题和需要精确测量血流动力学指标的情况,比如超声多普勒显示肺动脉压大于体动脉压50%时,必须行心导管检查测量肺动脉压、肺血管阻力、肺血管对血管扩张剂(如腺苷、一氧化氮)的反应性以制定治疗决策,以及用于评估成人先心病患者外科心脏手术前可能存在的冠状动脉疾病。但治疗性心导管技术显示了越来越广阔的前景,在许多情况下取代了开胸外科手术。

第二节 常见的先天性心脏病各论

一、房间隔缺损

【分型】

房间隔缺损(atrial septal defect,ASD)是先天性心脏病中最常见的一种,可依缺损部位分型如下:

1. 继发孔缺损(中央型房间隔缺损):最常见,占70%~80%,缺损位于卵圆窝及其周围区域,故也叫中央型房间隔缺损。为原发房间隔吸收过多致继发孔过大,或继发房间隔发育不良,导致原发隔和继发隔上下边缘不能接触,形成继发孔(或第二孔)缺损。少数病例(约10%)合并肺静脉畸形引流。

2. 原发孔缺损:占15%~25%,位于房间隔下部近十字交叉处。是因为在发育的过程中,原发房间隔停止生长,不与心内膜垫融合而遗留间隙,形成原发孔(或第一孔)缺损。常合并房室瓣发育不良,导致不同程度的反流。

3. 上腔静脉窦型缺损:约占5%,缺损位于上腔静脉入口处。几乎所有此型房缺均伴有肺静脉畸形引流。

4. 下腔静脉窦型缺损:小于1%,缺损位于下腔静脉入口处。

5. 冠状窦顶部缺损:小于1%,为冠状窦顶部与左心房之间分隔不完整,存在缺损,导致分流。常合并永存左上腔静脉。

【病理生理】

正常左心房压力略高于右心房,左心房血液部分经房间隔缺损流入右心房,分流量的大小取决于缺损大小和左右心房之间压力差异的大小。任何降低左心室顺应性的因素(如高血压、心肌病、心肌梗死,将导致左心室舒张功能下降,舒张期左心室充盈速率减慢,舒张末期压增高)以及二尖瓣狭窄或反流等因素均导致左心房压力升高,从而使左向右分流量增加。长期右心容量负荷增加和肺循环血量增多导致肺血管床闭塞性病变,于成年时期可形成器质性肺动脉高压,但其发生比室间隔缺损和动脉导管未闭等高压型左右分流型先天性心血管病要晚得多。

房间隔缺损常合并其他先天性畸形,较常见的有肺静脉畸形引流入右心房或上腔静脉、肺动脉瓣狭窄、二尖瓣或三尖瓣关闭不全、二尖瓣脱垂、永存左上腔静脉、室间隔缺损、动脉导管未闭等。房间隔缺损常合并存在于紫绀型先天性心血管病中,如三尖瓣闭锁、大血管转位等。

【诊断要点】

(一)临床表现

1. **症状**:儿童时期可多年无症状,或仅表现为易患呼吸道感染性疾病。随着年龄增长,至青春期或成年后,逐渐出现运动不耐受(劳力性呼吸困难、乏力)、心悸(心房扑动、心房颤动或病窦综合征),进一步发展可出现右心衰竭的症状。出现发绀者提示严重肺动脉高压和 Eisenmenger 综合征。

2. **体征**:胸骨左缘第 2 肋间闻及 2/6 级或以上喷射性收缩期杂音,较粗糙,肺动脉瓣区第二心音亢进并固定宽分裂是房间隔缺损的标志,三尖瓣区(胸骨下缘左侧)可能闻及因通过三尖瓣的血流增加、三尖瓣相对狭窄产生的隆隆样低调舒张中期杂音。当发生右心衰竭,可闻及三尖瓣反流产生的全收缩期吹风样杂音。

(二)特殊检查

1. **超声心动图**:是本病最重要的诊断技术。可探测到缺损部位房间隔回声中断,进一步判断其缺损类型、大小和血液分流方向。右心室内径大小、右心室容量负荷过重(室间隔矛盾运动)和估测的肺循环血量/体循环血量(Q_p/Q_s)可提示缺损的功能意义。对于继发孔缺损准备做介入封堵治疗的患者,必须精确测量缺损大小、边缘的大小和质量,排除合并缺损,确认肺静脉回流正常,必要时行经食管超声。静脉窦部缺损往往需要经食管超声做出准确判断。

2. 胸部 X 线检查:特征是右心房、右心室增大,肺动脉段凸出,肺门血管影粗大而搏动增强,肺血增多,主动脉结小。

3. 心脏磁共振(CMR)或计算机断层显像(CT):在超声诊断有困难,特别是评价右心室容量负荷和肺静脉引流情况时,CT 和 CMR 可作为替代手段。

4. 心电图:可呈不完全或完全性右束支传导阻滞,右心房右心室肥大,电轴右偏,可有房速、房扑、房颤等各种房性心律失常。V_1 导联高大的 R 波或 R′波提示肺动脉高压。

5. 右心导管检查:当心脏超声提示肺动脉高压时,需要行右心导管检查评估肺血管阻力和手术指征,导管通过缺损可进入左心房。根据各部位心脏压力及血氧含量可计算出左向右分流量及肺循环阻力等血流动力学参数。

综上所述,根据典型的体征、胸部 X 线、心电图、超声心动图,必要时做心脏磁共振或 CT,甚至心导管检查,可诊断本病。

【鉴别诊断】

1. 室间隔缺损:如左至右分流量较大,其 X 线、心电图表现与心房间隔缺损相似,肺动脉瓣区第二心音可以亢进或分裂,但本病最典型杂音为全收缩期反流型,最响处的位置较低,在第 3、4 肋间,多伴有震颤。肺动脉瓣区第二心音分裂不固定。X 线和心电图除显示右心室增大外,左心房、左心室亦常有增大。进一步做心脏超声甚至 CT 或磁共振检查可确诊。

2. 单纯肺动脉瓣狭窄:可在胸骨左缘第 2 肋间听到响亮的收缩期杂音,X 线胸片上可见右心室肥大,肺总动脉凸出,心电图有右心室肥大及不完全性右束支传导阻滞等变化,与心房间隔缺损有相似之处。但本病肺动脉瓣狭窄的杂音较响,传导较广,常伴有震颤,而肺动脉瓣第二心音则减轻或听不到。X 线胸片显示肺纹理稀少、肺野清晰等,可资鉴别。超声心动图等进一步检查可确诊。

3. 部分性肺静脉畸形引流:最常见的是右侧肺静脉畸形

引流入右心房,引起的血流动力学改变与房间隔缺损极为相似,并可合并存在房间隔缺损。因此,其临床表现与单纯房间隔缺损颇为类同,故对已发现房间隔缺损的患者,需进一步排查有无肺静脉畸形引流,可做心脏超声、磁共振、CT 显像或心导管检查找到畸形引流的肺静脉,可明确诊断。

4. 原发性肺动脉高压:其体征和心电图表现与房间隔缺损颇相类似。X 线检查亦可发现肺动脉总干凸出,肺门血管影增粗,右心室和右心房增大,但肺野不充血或反而清晰;心脏超声等检查无左至右分流的证据而提示明显肺动脉高压,右心导管检查可确诊本病。

【治疗】

1. 外科手术:即开胸直视条件下,直接缝合或用心包补片或合成材料补片修补缺损。

手术指征:右心室增大(提示左向右分流量大,$Q_p/Q_s > 1.5$)、肺动脉压不高的患者,无论有无症状都应手术;所有房间隔缺损并怀疑有因此而发生的反常栓塞者,无论缺损大小都应手术;肺动脉压增高但小于体循环动脉压 2/3 [基础状态或应用肺动脉扩张剂后,如 O_2、NO 制剂(如硝酸甘油)],并有证据显示左向右净分流($Q_p/Q_s > 1.5$)者,尚可考虑手术。并发 Eisenmenger 综合征的房缺患者禁忌手术。手术时机以学龄前期最佳,手术愈早愈能避免本病对右心室功能的不良影响,但即使成年以后,符合上述适应证者依然需要手术治疗。

2. 介入治疗:即经导管器械封堵术。上述有手术指征患者中,部分继发孔缺损合乎条件者(比如缺损直径 < 38mm,缺损周围有 > 5mm 的质量合格的边缘可供封堵器械附着)可施行经导管介入封堵治疗。

3. 内科药物治疗:主要针对心力衰竭、心律失常、房颤患者血栓栓塞、感染性心内膜炎等并发症,以及经导管器械封堵治疗后需要抗血小板治疗(阿司匹林 100mg,每天一次)至少半年者。

【预后】

本病预后随缺损类型、大小及是否早期修补而不同。原发孔缺损常合并二尖瓣关闭不全,其预后比继发孔缺损差。没有明显合并症和肺动脉高压的患者在儿童时期至25岁之前施行外科手术修补或经导管器械封堵,两种手术死亡率均低于1%,长期预后好,预期寿命与正常人无明显差别。但40岁以上患者或有合并疾病的患者手术死亡率要高些,手术能改善活动耐量和心功能,但不能降低心律失常的发生率。

【运动和妊娠指导】

无症状、无肺动脉高压、无明显心律失常和右心功能不全者,运动不受限制;有肺动脉高压的患者应限于低强度非竞技性活动;没有肺动脉高压的患者可以耐受妊娠;但未修补的房间隔缺损可增加孕期和产褥期反常栓塞的风险;有严重肺动脉高压和Eisenmenger综合征的患者禁忌妊娠。子代患先天性心脏病的风险率为3%~10%(不包含常染色体显性遗传的家族性房间隔缺损和Holt-Oram综合征,又称心手综合征)。

二、室间隔缺损

室间隔缺损(ventricular septal defect,VSD)可独立存在,亦可作为法洛四联症或大动脉转位等其他复杂先心病的一部分而存在。一般所称室间隔缺损是指单纯的心室间隔缺损。

【分型】

根据解剖部位和缺损边缘结构,可将心室间隔缺损分为以下几型。

1. 膜周缺损:占室间隔缺损病例的75%~80%,缺损边缘至少部分由某房室瓣和某动脉瓣(半月瓣)之间的纤维组织构成。位于室上嵴之下、后的室间隔膜部,接近三尖瓣和主动脉瓣,可向流入道部、肌小梁部和流出道部延伸,常见膜部瘤形成。

2. 肌部缺损:占室间隔缺损病例的15%~20%,缺损边缘完全由心肌组织包围,常见多个缺损,有的致室间隔肌部成筛状。若为无临床症状的单个小缺损,称为Roger病。

3. 流出道部缺损:又称嵴上型、干下型,占5%,位于主动脉瓣(半月瓣)下方,常因瓣尖脱垂而产生进行性主动脉瓣反流。

4. 流入道部缺损:约占4%,紧邻房室瓣(二尖瓣)下方,多伴二尖瓣反流,典型的见于Down综合征(21三体综合征)心内膜垫损患者。

【病理生理】

由于左心室压力经常高于右心室,因此心室间隔缺损所造成的分流开始都是从左到右,故无发绀。轻度缺损(限制型缺损)患者,左至右的分流量小($Q_p/Q_s < 1.5$),肺动脉收缩压/主动脉收缩压<0.3,可能在儿童时期自然闭合;中度缺损(中度限制型缺损)患者,左至右的分流量中等(Q_p/Q_s为1.5~2.2),肺动脉收缩压/主动脉收缩压<0.66;重度缺损(非限制型缺损)患者,缺损面积接近甚至超过主动脉瓣瓣口面积,血流可以无阻力通过,左至右分流量大($Q_p/Q_s > 2.2$),肺循环血流量甚至可达体循环血流量的3~5倍,肺动脉收缩压/主动脉收缩压>0.66。大量左向右分流,久之促使肺循环血管重建、阻力增加,产生器质性肺动脉高压和Eisenmenger综合征(肺动脉收缩压/主动脉收缩压≥1,出现净右向左分流)。

【诊断要点】

(一)临床表现

1. 症状:与房间隔缺损相似。缺损小、分流量小的患者(Roger病),一般无症状,预后良好。缺损大而分流量大者,可有发育障碍、易患呼吸道感染性疾病、运动耐受力差、心悸,病程后期多有心力衰竭。肺动脉高压伴有右至左分流的,出现发绀。有些患者在心力衰竭、肺部感染或体力活动时肺动脉高压暂时加重出现发绀。

2. 体征

(1)本病的典型体征是在胸骨左缘第3、4肋间有响亮而粗糙的全收缩期杂音,常达4级以上,伴有震颤。杂音可在心前区广泛传播,有时亦传向颈部。

(2)缺损大、左至右分流量大的患者,心尖附近可能有第三心音以及由于二尖瓣相对性狭窄所引起的隆隆样舒张期杂音。

(3)肺动脉瓣区第二心音亢进伴分裂,此种分裂在深吸气时可加强。

(4)当肺动脉高压显著时,典型的收缩期杂音可能消失,心尖部的杂音亦消失,肺动脉瓣区可能有由于相对性肺动脉瓣关闭不全而引起的舒张期反流性杂音,患者往往有发绀。

(5)缺损大的患者一般发育差,身体瘦小。

(6)有右至左分流的患者有发绀及杵状指(趾)。

(7)晚期发生心力衰竭时则有心衰相应的体征。

(二)特殊检查

1. 心电图:反映室缺分流的大小和肺动脉高压的程度。缺损小者,心电图在正常范围内;中度以上缺损和分流者可见左心房扩大(P波增宽和切迹)、左心室容量负荷过重(V_5、V_6导联深Q波、高大的R波和T波)。肺动脉高压者可有不完全性右束支传导阻滞、左心室或左、右心室合并肥大改变。可出现房颤等心律失常。室缺修补术后亦常有右束支传导阻滞。

2. 超声心动图:可探测室间隔缺损部位、数量、大小,左心室容量负荷增加程度,估测肺动脉压。要特别注意是否伴主动脉瓣反流(瓣尖脱垂)、右心室或左心室流出道梗阻。

3. 胸部X线检查:中度以上缺损呈现左心房、左右心室增大和肺血流量增多,肺门血管影搏动明显,肺动脉段凸出,主动脉结正常或较小,缺损小的变化可不明显或正常。

4. 心脏磁共振:超声诊断有困难时的替代检查。

5. 心导管检查:主要用于室缺的血流动力学意义不明确时,或评估手术适应证有必要精确测定肺动脉压和肺血管阻力时。可明确缺损部位、测定分流量大小、肺动脉压及其对肺动脉扩张剂(如NO制剂)的反应性。

【鉴别诊断】

在患者胸骨左缘闻及收缩期杂音,考虑室间隔缺损可能时,要与以下疾病鉴别,并考虑合并其他病变可能,可通过细致体检及合适的辅助检查明确诊断。

1. 肺动脉瓣狭窄:室间隔缺损与肺动脉瓣狭窄患者均可在胸骨左缘听到响亮的收缩期杂音,且两者均可伴有震颤,但其最响处的位置前者在第3、4肋间,且为全收缩期型反流性;而肺动脉瓣狭窄者在第2肋间,且为收缩中期喷射型。前者肺动脉瓣区第二心音亢进,而后者肺动脉瓣区第二心音减弱。但右心室流出道漏斗部狭窄时,杂音的最响处位置亦较低,多在第3、4肋间甚至第5肋间,此时听诊鉴别较困难。可通过辅助检查鉴别,如胸部X线片上,室间隔缺损者多有左心房和左心室增大、肺血流量增多;而肺动脉瓣狭窄或右心室流出道漏斗部狭窄者为右心室增大,肺血流量少。

2. **肥厚梗阻性心肌病**:肥厚梗阻性心肌病有左心室流出道梗阻者,可在胸骨左下缘听到收缩期杂音,其位置和性质与心室间隔缺损的杂音类似。但此病半数在心尖部有反流性收缩期杂音(相对性二尖瓣关闭不全),X线胸片无肺血流量增多表现,超声心动图见心室间隔明显增厚、二尖瓣前瓣叶收缩期前移,无心室水平左至右分流,但左心导管检查及选择性左心室造影显示左心室与流出道间有收缩期压力阶差、心室腔小、肥厚的心室间隔阴影凸入心腔等。

3. **房间隔缺损**:见本节"房间隔缺损"。

【并发症】

并发症以亚急性感染性心内膜炎最为常见,达2‰/年;少数患者因主动脉瓣脱垂而产生主动脉瓣关闭不全;个别患者有先天性或手术后发生完全性心脏传导阻滞;可发生心律失常,但较其他类型先心病少见;病程后期多有心力衰竭。

【治疗】

1. **外科手术治疗**:在有适应证的患者,进行外科手术缝合或用补片修补缺损,疗效肯定,但手术死亡率(1%~2%)较心房间隔缺损修补术略高。手术死亡主要发生在缺损大、肺动脉高压患者。

手术指征:中度以上缺损(左至右分流致 $Q_p/Q_s > 1.5$,或左心房、左心室增大,或肺动脉压轻中度增高)但无不可逆性肺动脉高压者,无论有无症状均应及早手术治疗;有感染性心内膜炎病史或室缺相关性主动脉瓣脱垂导致进行性主动脉瓣反流者,无论缺损大小,均应及早手术治疗;显著肺动脉高压患者,若肺小动脉阻力<7 Wood单位,尚有净左向右分流Q_p/Q_s>1.5,或有明确证据显示肺血管对肺血管扩张剂(NO制剂或氧气等)有反应,尚可考虑手术治疗,否则属手术禁忌。有Eisenmenger综合征或运动诱发血氧饱和度下降者禁忌手术;缺损小,其面积<0.5cm^2/m^{2}体表面积(直径<5mm),如Roger病患者肺动脉压正常,左至右分流量甚小以致心导管检查时血氧分析未能发现,无继发感染性心内膜炎病史,多数无需手术。

2. 介入治疗:即经导管器械封堵术。室间隔中部肌型缺损,经导管器械封堵可代替外科手术。外科手术风险高的患者,缺损部位经外科手术路径不易达到者,亦可考虑介入封堵治疗,但要严格筛选病例,注意缺损与瓣膜结构的关系。器械封堵可能导致主动脉瓣反流、三尖瓣反流或完全性房室传导阻滞等并发症(<5%)。

3. 内科治疗:主要是预防与治疗感染性心内膜炎、心力衰竭等并发症。

【预后】

本病的预后随缺损的大小及肺动脉高压的有无而不同。限制型小缺损通常预后良好,并可能自行关闭(24%在2岁以内,50%在4岁以内,75%在10岁以内),但若紧邻主动脉瓣下方,可导致进行性主动脉瓣反流而使预后恶化。缺损大者可导致左心衰竭和肺动脉高压,后者久之将导致Eisemenger综合征和右心衰竭。

【运动与妊娠指导】

室缺修补术后或小室缺无肺动脉高压、心律失常和左心衰者运动不受限制;有肺动脉高压的患者运动要限于低强度非竞技性活动;无症状且左心室大小正常、没有肺动脉高压的患者妊娠风险不大;有Eisenmenger综合征妇女禁忌妊娠(母亲和胎儿死亡率高达50%~60%)。子代发生先天性心脏病的概率为6%~10%。

三、动脉导管未闭

动脉导管未闭(patent ductus arteriosus,PDA)系左肺动脉

近段与紧邻左锁骨下动脉开口之后降主动脉之间的持续交通。胎儿时期该动脉导管是右心系统的非氧合静脉血通过降主动脉流向胎盘部位发生氧合的重要通道,正常情况下足月出生后很快发生功能性闭合,数周后通过内膜增生和纤维化发生解剖闭合。据统计,出生后 3 个月约 80% 婴儿动脉导管已闭合。1 年时 95% 已闭合,故 1 岁以上仍未闭合者,即可认为有动脉导管未闭。动脉导管未闭为常见的先天性心血管病之一,每 2500~5000 个婴儿中约有 1 例。在医学史上是第 1 种可用外科手术完全治愈的先天性心脏血管病。女性患者显著多于男性,男女比例约为 1:3。

【分型】

1. 根据解剖改变,动脉导管未闭可分为 3 种类型。

(1)管型动脉导管:动脉导管长度多在 1cm 以内,直径可有大小不同,但导管两端粗细一致,成人病例多属此类。

(2)窗型动脉导管:此类几乎没有长度,肺动脉与主动脉紧贴,它们之间的沟通有如瘘管或类似缺损,其直径往往较大。

(3)漏斗型动脉导管:其长度与管型相似,但其近主动脉处粗大,近肺动脉处狭小,呈漏斗型,有时甚至形成动脉瘤样。

2. 根据血流动力学影响可分为以下几种类型。

(1)寂静型:无临床症状和体征,仅通过特殊检查(通常为心脏超声)发现。

(2)小型动脉导管未闭:无症状、有连续性杂音,$Q_p/Q_s < 1.5$,左心室容量负荷和肺动脉压正常。

(3)中型动脉导管未闭:有连续性杂音,$Q_p/Q_s = 1.5~2.2$,有明显左心室容量负荷过重和肺动脉高压,可导致左心衰和右心衰。

(4)大型动脉导管未闭:有连续性杂音,$Q_p/Q_s > 2.2$,有明显左心室容量负荷过重和肺动脉高压,可导致左心衰和右心衰。

(5)Eisenmenger 型:中型以及大型动脉导管未闭,长期大量左向右分流导致器质性肺动脉高压,达到或超过主动脉压,左右分流减少或出现右向左分流,连续性杂音消失,出现差异性低氧血症和差异性青紫(因动脉导管主动脉端开口于分出左锁骨下动脉后的降主动脉,故来自肺动脉的未氧合血主要流向下半身,上半身可正常,称差异性低氧血症和青紫)。

【病理生理】

在尚无并发症的单纯动脉导管未闭,主动脉压力高,故不论在收缩期或舒张期中,血液均可由主动脉流向肺动脉。收缩期因为左心射血量的增加而不致使收缩压明显下降,但舒张期因分流使周围动脉舒张压明显下降,故脉压增宽。肺动脉接受来自右心室及主动脉两处的血液,肺循环血流量增加,致肺动脉及其分支扩张,甚至瘤样扩张。未闭的动脉导管粗细不一,引起分流量的大小不等(4~19L/min),分流的血液经肺循环回流至左心房、左心室,使左心室的负荷加重,其排血量达正常时的2~4倍,致左心室肥大。长期大量的肺循环血流量增加导致肺动脉高压,致右心室肥大,并可引起右至左分流,出现差异性青紫。在并无器质性肺动脉高压时,婴儿啼哭、吸奶或咳嗽时可因肺动脉压暂时升高致短暂的右向左分流,此时出现短暂的发绀,肺部感染与心力衰竭时亦可有同样情况。

动脉导管未闭可与其他先天性心脏血管畸形同时存在,常见的为主动脉缩窄、完全性大血管转位、肺动脉瓣狭窄、房间隔或室间隔缺损等。在复合的先天性心脏血管畸形中,有时动脉导管未闭成为维持患者生命的代偿通道。

未闭的动脉导管内可能有血栓形成。

【诊断要点】

(一)临床表现

1. **症状**:轻型者无症状;中大型者可有肺充血和心律失常引起的气促、咳嗽、咯血、心悸、胸闷症状,婴儿啼哭、吸奶或咳嗽时可出现发绀,小儿可有心动过速、出汗、活动受限、发育迟缓、屡患肺炎,少数病例可发生感染性动脉内膜炎,晚期患者出现心力衰竭,肺动脉高压发展为右至左分流时出现发绀。

2. **体征**

(1)典型体征是在左侧前胸第1、2肋间闻及响亮的连续性机器样杂音,占据几乎整个收缩期与舒张期,在收缩末期最响。

此杂音可向左上胸、颈及背部传播，个别最响部位可在第3肋间。但在婴幼儿期和有中度肺动脉高压者，因舒张期主肺动脉压力减小，舒张期分流减少而表现为只有收缩期杂音，而非连续性杂音。绝大多数杂音伴有震颤，以收缩期明显，呈连续性者则舒张期震颤较轻。

(2) 肺动脉瓣区第二心音增强或分裂，但多被杂音所掩盖而不易听到。

(3) 在肺动脉高压显著时，可能因相对性肺动脉瓣关闭不全，在肺动脉瓣区听到舒张期的吹风样杂音。

(4) 少数患者可因二尖瓣相对性狭窄在心尖部闻及舒张期"隆隆"样杂音。

(5) 因脉压增大，可出现周围血管征，如水冲脉、颈动脉搏动、点头运动、毛细血管搏动征、枪击音和双重杂音等。

(6) 其他体征尚有左前胸隆起、心浊音界扩大、心尖搏动增强并左移等。

(二) 特殊检查

1. 超声心动图：是诊断本病最重要的无创检查，可探测到未闭动脉导管的存在、大小、分流程度及其血流动力学影响（如左心室内径增大等），可估测肺动脉压。

2. 胸部X线检查：肺血增多，肺门血管影搏明显（不如心房间隔缺损所引起的显著），肺动脉段凸起，主动脉影不缩小或增大，左心室增大；显著肺动脉高压后右心室亦可增大。小型动脉导管未闭者胸部X线变化可不明显。

3. 心电图：可见左心房增大、左心室肥大或双侧心室肥大，可能发生心律失常，特别是房性心律失常。小型动脉导管未闭者心电图可正常。

4. 心脏磁共振/CT：需要进一步定量左心室容积和评估肺动脉病理解剖特点时进行。

5. 右心导管检查：当心脏超声提示肺动脉高压，可行右心导管检查精确测量肺动脉压、评价肺血管阻力和对肺动脉扩张剂的反应性。心导管可通过未闭的动脉导管从肺动脉进入主动脉，多进入降主动脉。

6. 选择性主动脉造影:可见主动脉与肺动脉同时显影,有时可见未闭的动脉导管显影。

【鉴别诊断】

本病的鉴别诊断,主要是与其他足以引起连续性杂音的疾病相鉴别。

1. 先天性主肺动脉间隔缺损:此病与较大的动脉导管未闭极为相似,不同点在于此病的分流部位位置较低,因而在临床上杂音最响的位置较动脉导管未闭的患者低一个肋间且较向右,超声心动图见肺总动脉和主动脉均增宽,其间有缺损沟通;右心导管检查时导管可经肺动脉进入升主动脉而不是直接到降主动脉;逆行主动脉造影时,心导管顶端送到主动脉根部注射造影剂,可见主动脉与肺动脉同时显影。

2. 主动脉窦部动脉瘤破入右心系统:由于先天性、梅毒或感染性心内膜炎等原因,形成主动脉窦部动脉瘤,侵蚀并穿破至肺动脉、右心房或右心室,从而引起左至右分流。其临床表现酷似动脉导管未闭,同样有连续性机器样杂音。但此病有突然发病的病史,例如突然心悸、胸部不适,并感觉左胸有声响等,很快发生心力衰竭。此病杂音位置较动脉导管未闭者为低,其舒张期的部分较响。

3. 心室间隔缺损伴有主动脉瓣关闭不全:此病可在胸骨左缘第3、4肋间听到收缩期和舒张期往来性杂音,而动脉导管未闭在左前胸第1、2肋间听到连续性杂音,两者听诊上需仔细辨别,心脏超声等辅助检查可明确诊断。

4. 其他足以引起类似动脉导管未闭杂音的疾患:如冠状动静脉瘘、冠状动脉肺动脉瘘、左上叶肺动静脉瘘、胸壁的动静脉瘘等。

本病在婴儿、幼儿期或肺动脉压显著增高时,可能只有收缩期杂音,要注意和心室间隔缺损、心房间隔缺损、肺动脉瓣狭窄等相鉴别。

【并发症】

本病常见的并发症为急性感染性动脉内膜炎和心力衰竭,晚期发展为 Eisenmenger 综合征。个别患者可有肺动脉或未闭的动脉导管破裂出血,偶有未闭的动脉导管内形成血栓被冲入肺血流造成肺栓塞。

【治疗】

1. 外科手术治疗:结扎动脉导管,是根治本病的传统方法。动脉导管被结扎后,约10%的患者可以恢复通畅,故近年多主张用切断缝合的方法。

手术指征:对于有血流动力学意义(如有连续性杂音、左心室容量负荷过重)的动脉导管未闭患者,在发生不可逆性器质性肺动脉高压之前,手术治疗后左至右分流可完全消失,心脏可恢复正常,亦能防止感染性动脉内膜炎,故不论未闭动脉导管内径大小,均应早期施行手术治疗。手术年龄以满3周岁后为宜。并发心力衰竭以及感染性动脉内膜炎的患者,在此两种情况得到控制后即可施行手术治疗。未闭的动脉导管较大、分流量大而引起心力衰竭等并发症时,则在婴儿期即可施行手术治疗。

不可逆肺动脉高压、Eisenmenger综合征和感染性动脉内膜炎活动期患者禁忌手术。但感染性动脉内膜炎抗生素治疗难以控制者,也可考虑手术治疗,术后动脉内膜炎可能较易得到控制。个别患者于剖胸探查时,将动脉导管暂时夹住而观察肺动脉压,如肺动脉压有所降低,仍可考虑手术治疗。极小的无杂音的寂静型动脉导管未闭,不必封闭。在复合的先天性心脏血管畸形中,作为代偿通道而存在的未闭动脉导管不宜予以封闭,除非已对这些畸形做了根治手术,这类患者大多有发绀。

2. 介入治疗:即经导管器械封堵术,在技术条件成熟的心脏中心,可以代替开胸手术治疗本病,特别是对于未闭动脉导管内径小于8mm者,介入治疗安全可靠。

3. 发生在早产婴儿的动脉导管未闭,有主张用抑制前列腺素的药物吲哚美辛(0.3mg/kg)或阿司匹林(20mg/kg),每6h 1次,共4次,动脉导管可能在24~30h内关闭。

【预后】

无并发症的患者手术治疗效果好,风险小,介入治疗手术死亡率小于1%,外科手术在儿童时期风险小,成人时期手术死亡率为1%~3.5%,主要与肺动脉高压和动脉导管钙化、瘤样扩张有关。

【运动和妊娠指导】

无症状、无肺动脉高压患者运动不受限制;有肺动脉高压者应限于低强度运动;寂静型和小型动脉导管未闭者若妊娠前无症状可耐受妊娠;有显著血流动力学影响的动脉导管未闭患者,妊娠可能促发或使心衰恶化。有严重肺动脉高压或Eisenmenger综合征的患者禁忌妊娠(母亲和胎儿死亡率可达50%~60%)。

四、右心室流出道梗阻

右心室流出道梗阻(right ventricular outflow tract obstruction,RVOTO),既往常称作肺动脉狭窄,可发生于瓣下(即右心室漏斗部)、瓣膜(即肺动脉瓣)以及瓣上(即肺动脉干及其分支)水平。其中单纯肺动脉瓣狭窄(isolated pulmonic stenosis)最常见,占右心室流出道梗阻患者的80%~90%,占先天性心脏病患者的7%~12%。男女性别比例无显著差异。

"单纯肺动脉瓣狭窄"是与法洛四联症相对而言的,在后者肺动脉瓣狭窄是其主要构成部分,同时有心室间隔缺损、主动脉骑跨及右心室肥大。前者则是指心室间隔无缺损,包括以肺动脉瓣狭窄为唯一畸形的先天性心血管病以及伴有心房间隔缺损或卵圆孔未闭的肺动脉瓣狭窄患者(无右至左分流时)。后两者如肺动脉口狭窄严重,可使右心房压力增高,引起右至左分流而出现发绀,则被称为法洛三联症。

【病理生理】

肺动脉瓣狭窄时,三个瓣叶融合成一圆锥形的结构,收缩期呈穹隆状,中心留有小孔,其直径常只有2~4mm。整个肺动脉瓣环可能亦变狭窄,部分患者瓣膜只有两叶。在狭窄的瓣膜后肺动脉干及左肺动脉常扩张,称为狭窄后扩张,右肺动脉扩张少见。肺动脉瓣口面积较正常减少60%时即可出现血流动力学改变,这时右心室排血受阻,因而右心室压力增高,而肺动脉的压力则减低或尚正常。两者的收缩压差在 1.33kPa（10mmHg）以上，可能达到 20~32kPa（150~240mmHg）。

瓣下狭窄可位于右心室流出道漏斗部的上部、中部或下部。解剖变化可能为肌肉型，即整个漏斗部肌肉增厚，形成长而狭窄的通道；亦可能为隔膜型，在漏斗部形成一局部的纤维性隔膜，呈环状狭窄，将整个漏斗部或漏斗部的一部分与右心室隔开，造成所谓的第三心室。肌肉型的狭窄如未累及整个流出道亦可形成第三心室。漏斗部狭窄常常与其他畸形合并存在，如室间隔缺损、法洛四联症，或继发于肺动脉瓣狭窄（反应性心肌肥厚）。瓣上狭窄可累及肺总动脉的一部分或全部、左右肺动脉分支处或肺动脉分支，狭窄后部的肺动脉出现扩张。肺动脉瓣上狭窄很少单独发生，常与法洛四联症、William-Beuren 综合征、Noonan 综合征等合并存在。一般认为直径缩小 50% 以上是显著狭窄，可以导致其近端肺动脉高压和狭窄部位前后的压力阶差。

右心室流出道梗阻愈严重，右心室的向心性肥厚愈显著，右心室室壁厚度有时甚至超过左心室。肺动脉瓣狭窄患者，可继发漏斗部心肌肥厚，三尖瓣可有纤维性增厚，右心房可扩大，右心衰竭时右心室扩大。

【诊断要点】

（一）临床表现

1. **症状**：瓣下狭窄轻者可无症状，重者可表现为劳力时胸痛、呼吸困难、眩晕甚至晕厥。瓣膜狭窄轻中度者无症状，重度狭窄可有呼吸困难和活动耐力下降。瓣上狭窄可无症状或表现为呼吸困难和运动耐力下降，常在怀疑有肺动脉高压的患者中发现。伴有心房或心室间隔缺损的患者，可能出现发绀与杵状指（趾）。严重者后期可有右心衰竭症状。偶可并发感染性心内膜炎。

2. **体征**：狭窄程度轻者对生长发育无影响，严重者发育较差，体格瘦小。心脏浊音界的扩大多不显著，严重狭窄患者可以有右心室增大体征，心前区可有抬举样搏动。典型体征为跨狭窄部位闻及粗糙的收缩期杂音和第二心音宽分裂。

(1)瓣膜狭窄者听诊在胸骨左缘第2肋间有响亮而粗糙的吹风样喷射型收缩期杂音,其响度在(2~5)/6级,有时在第1、3肋间亦有同样响度,多数伴有震颤,杂音常向左锁骨下区、左颈根部及背部传导。

(2)漏斗部狭窄者,杂音最响处多在第3、4肋间,甚至第5肋间。

(3)肺总动脉及其分支狭窄患者杂音可在肺动脉瓣区或肺野向腋部与背部传导,出现较晚,因而将第二心音掩盖,吸入亚硝酸异戊酯或下蹲后杂音增强。肺动脉瓣区第二心音分裂,肺动脉瓣成分多减轻、甚至听不到。

(4)轻度或中度肺动脉瓣狭窄患者在肺动脉瓣区可闻及收缩喷射音(收缩早期喀喇音)。此音出现在收缩期杂音之前,第一心音之后,为一短促而高亢的声音。此音可能由于右心室排血时引起扩大的肺动脉的突然振动,或狭窄但活动尚好的肺动脉瓣射血时凸向肺动脉但又突然中止,产生振动而发出声音。漏斗部或肺总动脉狭窄的患者则无此音。

(5)重度狭窄患者胸骨左缘可能闻及第四心音,个别患者可在肺动脉瓣区闻及由肺动脉瓣关闭不全引起的舒张期杂音。

(二)特殊检查

1. 超声心动图检查:是本病的一线检查,可探测右心室流出道梗阻的水平,肺动脉瓣解剖、右心室肥厚及其他合并病变,估测狭窄部位前后的压力阶差、判断有无肺动脉瓣和三尖瓣反流及其严重程度。超声心动图对外周肺动脉狭窄诊断价值较低。超声估测狭窄部位前后压力阶差 <36mmHg(跨狭窄部位血流峰值流速 <3m/s)者为轻度狭窄、压力阶差在 36~64mmHg(峰值流速 3~4m/s)为中度狭窄、压力阶差 >64mmHg(峰值流速 >4m/s)为重度狭窄。因为超声所测压力阶差有时可能高估(如管型流出道狭窄)或低估狭窄程度(多处狭窄),故同时需要测量三尖瓣反流速度和右心室压力指标综合评价。

2. 胸部 X 线检查:瓣膜狭窄的患者,轻型心肺 X 线征可正常。中、重型患者的 X 线改变有:肺血管影细小以致肺野异常清晰,肺总动脉段明显凸出(狭窄后扩张),其凸出程度与肺动脉瓣狭窄程度成正比,有时甚至如瘤状,搏动明显,但肺门血管搏动减弱,半数患者则有左肺门血管影增大,右心室增大,心影呈葫芦形。漏斗部和肺总动脉及其分支狭窄患者,则肺总动脉多不扩张,且偶见凹下者。伴有心房间隔缺损或右心室压力显著增高者,右心房可有增大。有第三心室的患者,右心室流出道扩张,可在左心室的左缘上部形成向左凸出的阴影。

3. 心电图:本病心电图变化与病变程度、病程长短以及心室内压力变化有关,随心室内压力的高低而轻重不一,可以是正常心电图、不完全性右束支阻滞、右心室肥大伴心前区广泛性 T 波倒置。部分患者 P 波增高,示右心房增大。心电轴不同程度右偏。

4. 心脏磁共振和 X 线计算机断层显像(CMR 和 CT):显示瓣下和瓣上分支肺动脉水平狭窄较超声诊断更有价值,矢状面断层显像可显示肺动脉瓣环和右心室漏斗部不同水平的狭窄情况。

5. 心导管检查:上述检查不足以明确诊断者,可行右心导管检查,将心导管由肺动脉撤至右心室进行连续测压,可以发现异常压力阶差存在的部位,判别右心室流出道梗阻的部位、范围和程度。

(1)瓣膜狭窄时,心导管由肺动脉撤至右心室,收缩压突然升高而舒张压降低,显示出肺动脉与右心室两种不同的压力曲线。右心室与肺动脉之间收缩期压力阶差如超过 1.33kPa(10mmHg),即可认为有肺动脉瓣狭窄,阶差在 5.33kPa(40mmHg)以下为轻度狭窄。5.33~13.3kPa(40~100mmHg)为中度狭窄,而 13.3kPa(100mmHg)以上则为重度狭窄。根据 Gorlin 的公式可以推算出瓣膜口的面积。

(2)漏斗部狭窄时,心导管顶端经过漏斗部,可记录出一种收缩压与肺动脉压相等,而舒张压与右心室舒张压相等的压力曲线。

(3)合并瓣膜及漏斗部狭窄时,漏斗部压力曲线的收缩压高于肺动脉收缩压,而舒张压等于右心室舒张压,右心室的收缩压则又高于漏斗部的收缩压,右心室的压力曲线除增高外,还呈现顶峰较尖、上升支与下降支对称,类似等腰三角形。无心房间隔缺损的患者,血氧含量无异常改变。有心房间隔缺损时,右心房血氧含量增高,但当右心房压力增高而出现右至左分流时,则动脉血氧含量降低。

通过右心导管进行选择性右心室造影,瓣膜狭窄者显示造影剂受阻于肺动脉瓣处,在心室收缩期,瓣膜融合如天幕状,凸出于肺动脉内,瓣孔如鱼口状,造影剂由此孔喷出如狭条状,然后呈扇状散开,肺动脉主干呈狭窄后扩张。漏斗部狭窄者则见右心室流出道狭长如管道或有局限性肥厚与瓣膜间形成第三心室。肺总动脉及其分支狭窄者,可见肺总动脉及其分支的局部狭窄及其下游肺动脉扩张。

综上所述,本病的体征、X线、心电图、超声心动图变化和磁共振显像有一定特征性,足以为诊断的依据。右心导管检查可以确诊并帮助判断狭窄类型和程度,选择性心血管造影有助于了解肺动脉、肺动脉瓣和右心室漏斗部的解剖情况。

【鉴别诊断】

1. 心房间隔缺损:详见本章"房间隔缺损"。心房间隔缺损者肺动脉瓣区第二心音亢进,并呈固定分裂,X线示肺血流量增多,超声心动图显示心房间隔部回声缺失。但必须注意,心房间隔缺损左至右分流量较大时,右心室的排血量增大,可造成相对性的肺动脉瓣狭窄,右心室和肺动脉间出现收缩期压力阶差。此外,心房间隔缺损可和肺动脉瓣狭窄并存。

2. 心室间隔缺损:详见本章"室间隔缺损"。

3. 先天性原发性肺动脉扩张:本病要与肺动脉瓣狭窄导致的狭窄后肺动脉扩张相鉴别。但超声甚至右心导管检查未发现肺动脉瓣解剖形态改变和右心室与肺动脉之间存在收缩期压力阶差。

4. 法洛四联症:在此是指法洛三联症与法洛四联症鉴别,前者幼儿期后才出现发绀,而后者出生时即有发绀;前者肺动脉瓣区收缩期杂音多甚响,后者肺动脉瓣区收缩期杂音较弱;胸部X线示前者肺动脉总干可凸出(肺动脉瓣狭窄后扩张),后者肺动脉总干不凸出等有助鉴别。超声除发现肺动脉瓣狭窄与右心室肥厚以外,后者还有室间隔缺损、主动脉骑跨。

5. 肺动脉分支狭窄的患者,近端肺动脉压力增高,应注意与肺动脉高压鉴别。

【并发症】

本病可并发右心衰竭、心律失常。尚可并发肺结核,偶可发生感染性心内膜炎。

【治疗】

1. 外科手术或经导管介入治疗:经导管介入治疗推荐用于单纯肺动脉瓣狭窄且瓣膜发育及弹性尚好者(球囊扩张成形术)和外周肺动脉狭窄者(支架置入术)。外科手术适用于上述类型不适合介入治疗或介入治疗无效者、其他类型右心室流出道梗阻者以及合并存在其他病变需要外科手术一并治疗的患者。外科手术方法包括瓣膜成形、瓣膜置换、切除漏斗部的肥厚部分、切开狭窄的肺动脉段补以心包或涤纶片等。

干预指征:①任何水平的右心室流出道梗阻,无论有无症状,当超声多普勒测定峰值压力阶差>64mmHg(峰值血流速度>4m/s),右心室功能正常,无需瓣膜置换者。②任何水平的右心室流出道梗阻,超声多普勒测定峰值压力阶差<64mmHg者,存在以下任何情况时应考虑干预:存在肺动脉瓣狭窄相关症状、右心室功能减低、右心室双心室(常进行性加重)、重要的心律失常、存在经房间隔或室间隔的右向左分流。③有上述干预指征的肺动脉瓣狭窄,或无上述指征,但静息时右心室收缩压大于50mmHg,瓣膜发育及弹性尚好者首选经导管球囊成形术。不适合球囊成形术或球囊成形术无效者,右心室收缩压>80mmHg(三尖瓣反流>4.3m/s)者,应行肺动脉瓣置换术。④外周肺动脉狭窄,无论有无症状,当直径狭窄>50%、右心室收缩压>50mmHg,和(或)存在肺血流灌注异常,应考虑干预。

2. 内科治疗:针对可能发生的心力衰竭、心律失常和感染性心内膜炎等并发症。

【预后】

本病若不经干预,其自然预后随狭窄的部位、严重程度和是否进展而不同,轻度的肺动脉瓣狭窄常稳定,不进行性加重,预后好;中度肺动脉瓣狭窄常发生瓣膜钙化使狭窄程度加重以及继发右心室肥厚,影响预后;重度肺动脉瓣狭窄者预后较差;瓣下漏斗部狭窄及瓣上外周肺动脉狭窄常进行性加重影响预后。有干预指征的患者外科手术或介入治疗可显著改善预后,无并发症者可与普通人群无异,但应长期随访。近来一项长达33年的随访资料显示,53%的肺动脉瓣狭窄患者需要进一步干预,38%发生房性或室性心律失常。

【运动和妊娠指导】

中度肺动脉狭窄患者应避免竞技性的体育运动和等长肌力锻炼(不发生关节和肌肉运动);重度肺动脉狭窄者应限于低强度活动;除重度肺动脉狭窄以及右心衰者外,一般能耐受妊娠。

五、法洛四联症

法洛四联症(tetralogy of Fallot,TOF)是1岁以上最常见的紫绀型先天性心血管病,约占所有先天性心血管病的10%。以室间隔缺损、右心室流出道梗阻(既往常称为肺动脉狭窄)、主动脉骑跨和右心室肥厚四种情况合并存在的右向左分流型先天性心血管畸形。无主动脉骑跨者为不典型的法洛四联症;典型的法洛四联症伴房间隔缺损称为法洛五联症(pentalogy of Fallot);右心室流出道梗阻、右心室肥厚合并房间隔缺损,无室间隔缺损和主动脉骑跨,称为法洛三联症。本病可合并其他先天性心脏血管畸形,如25%合并右位主动脉弓,5%合并冠状动脉起源异常,最常见为前降支起源于右冠状动脉。

【病理生理】

本病关键病理改变为右心室流出道梗阻。右心室流出道梗阻越严重,主动脉骑跨越明显,右心室肥厚越严重。右心室流出道梗阻可为瓣膜部或漏斗部狭窄、两者兼有、合并或无瓣上肺动脉狭窄,可为二叶或一叶肺动脉瓣畸形,肺动脉瓣闭锁者约占1/5。室间隔缺损多为膜部非限制型大缺损,为室上嵴型,位于主动脉瓣下方。主动脉骑跨于左、右心室之上,升主动脉粗大。右心室流出道梗阻、血流阻力增加引起右心室心肌肥厚,并随着年龄增大而加重。出生后头几年内可发生进行性低氧血症。发绀的程度取决于右心室流出道梗阻程度和体循环血管阻力。当动脉血氧饱和度急剧降低导致缺氧发作,可危及生命。

【诊断要点】

(一)临床表现

1. 症状:自幼出现青紫,劳力后气促、乏力、蹲踞。偶有鼻出血、咯血。右心室流出道梗阻严重者可在剧烈活动、情绪激动或睡觉刚醒时出现缺氧发作(hypoxic spells),表现为发绀加重、严重呼吸困难、头晕,甚至晕厥、抽搐。可发生脑栓塞、脑脓肿等并发症。

2. 体征:发绀、杵状指(趾)、生长发育较差,智力正常。可有心前区胸廓隆起和轻度的右心室抬举搏动,肺动脉瓣区第二心音(P_2)减弱或消失是本病的重要体征。偶有第二心音亢进且为单一音,这是由于 P_2 消失后,单一的主动脉瓣区第二心音(A_2)传导过来所致。胸骨左缘第 2~4 肋间可闻及 2~4 级喷射性收缩期杂音,常以第 3 肋间最响,可伴有收缩期震颤。该杂音的位置与右心室流出道狭窄部位有关,漏斗部狭窄以第3、4肋间最响,肺动脉瓣狭窄以第 2 肋间最响,该杂音的响度与右心室流出道狭窄程度呈反比,即狭窄愈严重,血液进入骑跨的主动脉愈多,因而进入肺动脉愈少,杂音愈轻,此与单纯右心室流出道梗阻相反。肺动脉瓣闭锁伴室间隔缺损者,胸前或背部可闻及微弱的双期连续性杂音,为主、肺动脉间侧支循环所致。

(二)特殊检查

1. 心电图:电轴右偏、右心室肥大和复极异常表现。在部分高危患者需要长程心电图、事件记录器或电生理检查评价临床心律失常和猝死风险。

2. 胸部 X 线检查:右心室肥大使心尖圆钝上翘,肺动脉段凹陷,主动脉增宽,形成"木靴形心",见于严重肺动脉口狭窄者。双侧肺野清晰,肺门血管阴影小,肺野血管纤细。

3. 超声心动图:可见明显右心室肥厚、右心室流出道肥厚、肺动脉瓣或肺动脉狭窄、室间隔缺损、主动脉根部扩张且骑跨在室间隔缺损处之上为特异性超声学征象。

4. 心脏磁共振（CMR）或 CT：CMR 可用于评估右心室容量和功能、肺动脉反流、肺动脉和升主动脉的大小、形态及延伸情况、大血管和导管与胸骨的相对位置等。在安有起搏器或 ICD 的患者可代之以 CT。CT 还可提供冠状动脉起源走行、肺实质和血管钙化等信息。

5. 心导管检查：右心导管检查示右心室压力升高，肺动脉至右心室的连续压力曲线可根据压力阶差判断右心室流出道狭窄的确切部位。导管经室间隔缺损处可进入左心室和升主动脉，血气分析可测定右向左分流量大小。右心室造影可见右心室流出道狭窄，主动脉与肺动脉同时显影。但现在仅在其他检查不能明确诊断或准备行经导管介入治疗时进行。

根据婴幼儿期出现发绀、运动耐力差和蹲踞、肺动脉狭窄性收缩期杂音伴 P_2 减弱或消失、X 线及心脏超声特征性改变可确定临床诊断，部分病例需心导管检查确诊。

【鉴别诊断】

该病需与其他有发绀的先天性心脏病进行鉴别。

1. 法洛三联症：发绀常于婴幼儿期后表现，无蹲踞现象。胸骨左缘第 2 肋间可闻及 3 级以上的全收缩期杂音，P_2 减弱。X 线检查示右心房、右心室明显扩大，肺动脉主干明显凸起。超声或心导管检查示心房水平右向左分流。

2. 艾森门格综合征：为左向右分流型先心病发生严重肺动脉高压后，引起右向左分流表现。该综合征出现发绀甚晚。肺动脉瓣区有收缩期吹风样杂音，可有舒张期反流性杂音，P_2 亢进和分裂。X 线检查示肺动脉段明显扩张、肺门血管影粗大而肺野血管影细小。心脏超声见可导致先天性左向右分流型先心病的原发缺损，但无右心室流出道梗阻。右心导管检查示肺动脉压显著升高，但右心室与肺动脉之间无异常压力阶差。

3. 三尖瓣下移畸形：心前区可能闻及 4 个心音，三尖瓣区收缩期杂音明显。X 线检查示心影成球形，右心房扩大。心电图示右心房扩大和右束支传导阻滞。心脏超声可证实三尖瓣下移畸形和三尖瓣反流。

4. 完全性大血管转位：出生后出现严重发绀。心脏明显扩大，胸骨左缘有3级以上粗糙的收缩期杂音（合并室间隔缺损所致），可闻及奔马律。心电图示双侧心室和右心房扩大。X线检查示双侧心室和右心房扩大，肺血管纹理增多。心脏超声示主、肺动脉分别起源于右心室和左心室。选择性右心室造影可确立诊断。

5. 永存动脉干：极为罕见，指左、右心室均向一根共同的动脉干射血，动脉干的半月瓣骑跨于高位室间隔缺损之上，体循环、肺循环血供均直接来自动脉干。胸骨左缘第3、4肋间有全收缩期吹风样杂音，可伴震颤及舒张期杂音，向心尖部传导。胸骨右缘第2肋间可有收缩期杂音，为动脉干口相对性狭窄所致，心底部第二心音亢进呈单一音。X线检查示左、右心室扩大，肺血管影增多。超声心动图可见动脉干骑跨于左、右心室之上。心室造影可见永存主动脉干。

【治疗】

1. 手术治疗：应尽早进行外科手术矫治，一期矫治手术需解除右心室流出道梗阻、修补室间隔缺损、将骑跨的主动脉移回左心室。国外于6~18个月龄常规开展此术，围手术期死亡率<1%。但成年时期10%~15%患者出现一系列并发症，包括肺动脉瓣反流、残余右心室流出道梗阻、右心室扩张和功能不全、残余室间隔缺损、主动脉根部扩张和主动脉瓣反流、左心室功能不全、房性心动过速、室性心动过速和猝死、感染性心内膜炎等。有的并发症需要再次手术，包括肺动脉瓣存在严重反流或狭窄（右心室收缩压>60mmHg，三尖瓣反流>3.5m/s）者行肺动脉瓣置换术，有左心室功能不全症状或证据的严重主动脉瓣反流患者行主动脉瓣置换术。有残余室间隔缺损导致左心室容量负荷过重者，如果患者需进行肺动脉瓣或主动脉瓣置换，应同时行残余室缺修补。不适合手术矫治者可行心肺联合移植。

2. 药物治疗：主要针对缺氧发作、脑梗死、感染性心内膜炎、心衰、心律失常（如房扑、房颤、持续性室速）等并发症。

3. 缺氧发作的紧急处理:包括给予100%纯氧吸入(扩张肺动脉、收缩体循环周围动脉)、采取蹲踞体位或膝胸位(提高体循环周围动脉阻力、增加左心室射血阻力),给予吗啡或静脉给予普萘洛尔或外周血管收缩制剂如肾上腺素、去氧肾上腺素或去甲肾上腺素。所有措施都旨在减少右向左分流,减少未氧合静脉血进入体循环,从而缓解缺氧发作。

4. 植入式心脏复律除颤器(ICD):心电图上QRS波群增宽>180ms者(反映右心室扩张的严重程度),临床高度怀疑或心电图检查有持续性室速证据或电生理检查诱发持续性室速以及左心室功能不全的患者,有心源性猝死的高危风险,可考虑植入ICD预防猝死。

【预后】

未经手术矫治者预后很差,仅11%患者生存年龄大于20岁,3%~5%患者生存年龄大于40岁。死因多为心力衰竭、脑血管意外、感染性心内膜炎、脑脓肿、肺部感染等。手术矫治成功者预后良好,远期(35年)存活率达85%。所有患者术后每1~2年应到心脏专科随诊。

【运动和妊娠指导】

有心律失常和猝死风险、左右心室功能不全、升主动脉扩张显著的患者应限制在低强度的体力活动。未获矫正治疗的法洛四联症患者妊娠母胎并发症和死亡风险极高,矫正治疗后,血流动力学状态良好者妊娠风险低,但如果有明显残余病变,本身有心律失常和心衰风险,妊娠将使之恶化。子代患先天性心血管病的概率为3%,若患者为22q11染色体小片段缺失,则子代患此病风险大于50%。

六、三尖瓣下移畸形

三尖瓣隔瓣向右心室心尖方向移位,通常伴后瓣移位,形成房化右心室(原右心室流出道成为右心房的一部分),功能性右心室腔缩小,这种先天性三尖瓣下移畸形亦称埃勃斯坦畸形(Ebstein's anomaly),是一种较少见的先天性心脏病。

【解剖特征与病理生理】

通常三尖瓣前瓣位置正常,但增大呈帆样,附着在右心室游离壁上可造成右心室流出道梗阻。隔瓣和后瓣畸形下移附着于右心室壁,而不是附着在房室纤维环上,三尖瓣叶的畸形和位置异常造成瓣膜关闭不全或轻度狭窄。由于隔瓣和后瓣下移,将右心室分成两部分,瓣膜上方的右心室流入道室壁变薄,与右心房构成一巨大心腔,其功能与右心房一样,称之为心房化的右心室。瓣膜下方的右心室相对变小,称为功能性右心室。房化右心室使右心房压力升高而扩张,经未闭卵圆孔或房间隔缺损发生右向左分流而引起发绀。约50%患者合并卵圆孔未闭或房间隔缺损、25%合并房室传导旁道(可导致预激综合征、房室折返性心动过速,房扑、房颤经旁道下传导致血流动力学障碍),偶有合并右心室流出道梗阻、室间隔缺损、主动脉缩窄、动脉导管未闭或二尖瓣病变。

本病特征性的病理生理改变为三尖瓣收缩期反流,致使房化右心室部分和右心房扩张。心房间交通(房间隔缺损或卵圆孔未闭)允许左向右分流,但右心房压力升高后即发生右向左分流,后者尤易发生于体力活动时。

【诊断要点】

(一)临床表现

1. **症状**:轻型者无症状,畸形严重者在婴儿期发生右心衰而不能存活。中等程度畸形者常经过一较长的无症状期,直至成年早期开始出现症状,通常表现为运动不耐受(劳力性呼吸困难、虚弱乏力)、心悸(常为室上性心律失常)、80%患者有发绀(心房水平右向左分流导致)、右心衰竭所致的腹胀、恶心、水肿等,偶有反常栓塞导致一过性脑缺血发作或卒中。猝死已有报道,心律失常所致可能性大。

2. **体征**:可有发育不良、发绀、杵状指,颈静脉怒张,心脏显著扩大呈球形,心脏搏动减弱,第一心音分裂(三尖瓣延迟关闭所致),可有第二心音分裂(右束支传导阻滞所致),有时可闻及第三或第四心音。胸骨左缘下端可闻及来自三尖瓣反流的吹风样收缩期杂音,有时可有舒张期杂音。右心衰竭时肝大并有收缩期搏动感。

(二)特殊检查

1. 心电图:常显示右心房肥大,可有完全性或不完全性右束支传导阻滞、预激综合征、房扑、房颤等心律失常表现。

2. 胸部X线检查:心脏明显扩大呈球形或烧瓶状,肺血流量正常或减少。轻度三尖瓣下移者心影可正常或轻度扩大。

3. 超声心动图:超声发现三尖瓣隔瓣向右心室心尖方向移位≥$8mm/m^2$体表面积,隔瓣和后瓣下移而靠近心尖,三尖瓣前叶附着位置正常但呈帆样增大可诊断本病,此外可见右心房显著扩大,心房化的右心室与右心室同步收缩,三尖瓣较二尖瓣延迟关闭$0.06\sim0.17s$,多普勒超声心动图示三尖瓣收缩期反流,部分病例可有心房水平右向左分流。

4. 右心导管检查:右心房压明显升高,a波与V波均高大,说明有三尖瓣反流。右心室和肺动脉压基本正常。右心房造影可示巨大右心房和畸形的三尖瓣。右心室造影可显示三尖瓣下移程度,功能性右心室大小以及右心室流出道结构形态。血气分析可示心房水平有右向左分流。

5. 心脏磁共振(CMR):可详细了解右心室容量和功能以及三尖瓣的结构情况,于术前评估有一定价值。

根据典型症状,心脏显著扩大呈球形,三尖瓣听诊区可闻及收缩期杂音、三音律或四音律,心脏超声示三尖瓣下移畸形等,即可确立诊断。

【鉴别诊断】

本病需与心包积液、三尖瓣闭锁、肺动脉口重度狭窄伴右心衰竭等进行鉴别。

1. 心包积液:常有引起心包积液的原发病表现。发绀不明显,无杵状指(趾);颈静脉怒张而搏动消失;心音低而遥远,常无心脏杂音及心音分裂;心脏超声示心包积液而非三尖瓣下移畸形。

2. 三尖瓣闭锁:绝大多数患者自幼有发绀史。体检以左心室扩大为主,右心室搏动不明显,第二心音呈单一性,可于前胸后背闻及连续性杂音(主动脉与肺动脉间的侧支循环)。胸片示肺血减少,右心房和左心室明显扩大,右心室无扩大。心脏超声示三尖瓣闭锁或缺损、房间隔缺损、右心室缩小、左心室肥厚等基本病变,部分患者可伴有室间隔缺损、肺动脉闭锁或狭窄、动脉导管未闭等。

3. **右心室流出道梗阻伴右心衰竭**:表现为劳力性心悸、气促、乏力、晕厥,若有心房水平右向左分流则有晚发性发绀。体检示右心扩大,P_2减弱或消失,胸骨左缘可闻及3级以上收缩期杂音。胸片示右心室扩大,瓣膜型病变者于狭窄后肺动脉扩张,肺动脉段突出。心脏超声显示右心室流出道或肺动脉狭窄,右心室显著肥厚与扩张。

【治疗】

1. **药物治疗**:对于右心衰者酌情使用血管扩张剂、利尿剂和强心剂治疗。心律失常者酌情选择抗心律失常药物治疗。对于右向左分流、有反常栓塞史或房颤的患者选用口服抗凝剂预防血栓栓塞并发症。

2. **手术治疗**:手术指征包括明显发绀、右心衰竭、反常栓塞。无症状的心脏扩大(心胸比率大于65%)、反复发生药物不能控制或消融治疗无效的室上性心律失常为手术治疗的相对适应证。对于三尖瓣前瓣活动度好、功能性右心室容积不小于整个右心室容积的1/3时,首选三尖瓣成形术。不能行三尖瓣修补者行三尖瓣置换术,同时封闭合并存在的房间隔缺损或未闭的卵圆孔,行房化右心室紧缩术。如果有慢性房颤,应一并行"迷宫手术"治疗房颤。如果存在房室旁道,可于外科手术中行标测和消融治疗,或于外科手术前经导管标测旁道并予消融治疗。

【预后】

三尖瓣下移畸形轻型者预后好,较重型患者未经治疗约50%于20岁前死亡,80%于30岁前死亡,主要死于心力衰竭和严重心律失常。手术治疗成功者则预后良好。术后至少每年随访一次,注意有无残余和新发的三尖瓣反流、残余房间分流、左右心室功能、心律失常和高度房室传导阻滞。

【运动和妊娠指导】

无残余畸形的患者日常活动不受限制,但要避免竞技性运动。残余超过轻度的三尖瓣反流、分流、心室功能不全、心律失常或其他并发症者,要避免等长肌力锻炼。无症状及心室功能良好者可能耐受妊娠,但有发生右心衰、心律失常和反常栓塞的风险。已有明显发绀、严重心律失常和右心衰的患者妊娠风险进一步增加。子代发生先天性心血管病的概率为6%。

七、完全性大血管转位

完全性大动脉转位(complete transposition of great arteries)指主动脉起源于右心室而位于肺动脉之前,肺动脉起源于左心室而位于主动脉之后,是引起婴儿死亡的常见紫绀型先心病。如主动脉与肺动脉错位并有其中一血管骑跨于左、右心室之间,称为不完全性大血管转位。

【病理生理】

主动脉与肺动脉转位,主动脉自右心室发出,位于肺动脉的右前方,而肺动脉自左心室发出,位于主动脉的左后方,腔静脉仍回流至右心房,肺静脉仍回流至左心房,故体循环(上、下腔静脉——→右心房——→右心室——→主动脉——→上、下腔静脉)和肺循环(肺静脉——→左心房——→左心室——→肺动脉——→肺静脉)形成两个独立、并列的回路而不是正常的序贯连接。由于体循环血流为非氧合的血,肺循环血液为氧合血,体肺循环间必须有异常通路沟通,个体才能生存。通常以支气管动脉、未闭动脉导管和室间隔缺损(见于约45%的患者)作为体肺循环通路,让来自右心室的主动脉未氧合血部分流向肺循环,而房间隔缺损或未闭的卵圆孔则作为肺体循环通路,让部分来自肺静脉氧合血经左心房而注入右心房,使动脉血氧含量维持在生存水平。此外,约25%的患者合并左心室流出道梗阻,5%合并主动脉缩窄。冠状动脉仍起源于主动脉,但常有冠状动脉先天性畸形。

【诊断要点】

(一)临床表现

1. 症状:出生后即出现发绀、气喘、吸奶困难、进行性低氧血症和心力衰竭,未经治疗者,约90%出生后一年内死亡。手术矫治后临床症状因原始病理改变和手术方式不同而不同。

2. 体征:严重发绀,生长发育慢,心脏明显扩大,胸骨左缘第2~4肋间常可闻及粗糙的收缩期杂音(为室间隔缺损所致)及奔马律。伴有动脉导管未闭者,下半身发绀比上半身轻,有杵状指(趾)。

(二)特殊检查

1. 心电图:常有右心室和右心房肥大,或有左心室肥大。

2. 胸部X线检查:左、右心室和右心房增大,在正位片上心脏影像呈斜置蛋形,其尖端位于左下方。主动脉影变小,肺动脉段平直或凹陷,侧位见升主动脉向前移位,肺血管纹理增多。

3. 超声心动图:主动脉位于肺动脉右前方,主动脉起自右心室,肺动脉起自左心室,常有房间隔缺损、室间隔缺损、动脉导管未闭等。多普勒超声检查可探明血流异常流向与流量等。

4. 心导管检查:右心导管检查可经右心房、右心室而进入升主动脉,发现右心房压升高、右心室压明显升高,其收缩压为主动脉收缩压。导管易于经房间隔缺损而入左心房,经室间隔缺损而入左心室及肺动脉。血气分析表明右侧心腔及主动脉血氧含量明显低于左侧心腔和肺动脉血氧含量。选择性右心室造影(左侧位)可见右心室和主动脉同时显影,右心室肥厚,主动脉位于前方,肺动脉延迟显影于后方。

根据出生后显著发绀、呼吸困难、心力衰竭表现,X线检查示心脏扩大呈斜置蛋形、肺血管纹理增多,超声心动图典型改变等即可确诊。

【鉴别诊断】

本病需与法洛四联症、右心室双出口、永存动脉干鉴别。

1. 法洛四联症:详见本章"法洛四联症"。

2. 右心室双出口伴肺动脉口狭窄:临床表现难于鉴别,特殊检查有助于鉴别。超声心动图示此病右心室肥厚、主动脉和肺动脉均起自右心室、室间隔缺损、肺动脉口狭窄等,右心室造影可确立诊断。

3. 永存动脉干:发绀于出生后出现,但相对较轻。胸片示单一粗大的动脉干,双侧心室肥大,而非呈斜置蛋形。超声心动图可见扩张的动脉干骑跨于左、右心室之间。心室造影可确立诊断。

【治疗】

1. 手术治疗:一旦确诊,主张早期进行外科根治术,需根据患儿年龄和畸形情况决定手术方式,如大动脉复位术、心房内改道术等。

2. 介入治疗:发绀严重的新生儿,可在 X 线透视下行经皮房间隔穿刺与球囊导管房间隔造孔术,使球囊扩张至 14~18mm,心房间压差小于 0.27kPa(2mmHg),动脉血氧饱和度达到 70% 以上。这样可使根治术推迟半年左右。

3. 药物治疗:新生儿早期给予前列腺素 E_1 维持动脉导管畅通,增加体肺循环之间的血液交通,改善体循环缺氧。药物治疗还可针对心衰、心律失常等并发症。

【预后】

该病自然预后极差,未矫治者约 30% 死于出生后 1 个月内,90% 死于 1 岁之内。只有伴室间隔大缺损和房间隔大缺损者及中等度肺动脉狭窄者可存活到青少年时期。手术矫治后患者需长期随访,可能出现心衰和其他并发症,有的需要再次干预。

八、肺静脉畸形引流

肺静脉畸形引流(anomalous pulmonary venous drainage)是指肺静脉不进入左心房而引流入体循环的静脉系统,它可能作为一种单独的心脏血管畸形出现,亦可合并其他畸形。畸形引流的肺静脉可能为全部或仅部分肺静脉,以后者多见。

【病理生理】

部分肺静脉畸形引流有多种类型:①右上和右中叶肺静脉引流入上腔静脉,为最常见类型,常伴有高位房间隔缺损。②所有右肺静脉引流入右心房,常伴有多脾病。③所有右肺静脉在膈肌水平上下引流入下腔静脉。④左肺静脉引流入畸形左上腔静脉,后者引流入左头臂静脉。肺静脉血流入右心房,肺血流量增多,可发生肺动脉高压。

【诊断要点】

(一)症状与体征

部分肺静脉畸形引流的患者多数合并心房间隔缺损,而心房间隔缺损的患者约15%合并本畸形。仅1根肺静脉畸形引流时,约20%的肺静脉血分流到右心房或腔静脉,不引起明显的血流动力学改变,一般无症状。2根以上肺静脉畸形引流,使65%的肺静脉血分流到右侧心脏时,可引起类似心房间隔缺损的血流动力学改变,其临床表现与心房间隔缺损也相同,但若心房间隔无缺损,则体征中肺动脉区第二心音分裂不呈固定性,而随呼吸变动。

(二)特殊检查

1. 胸部X线检查:和心房间隔缺损相似,可见右心室增大、肺血流量增多,但有时尚可见扩张的上腔静脉、奇静脉或左上腔静脉的阴影。

2. 超声心动图:可正常或有右心室增大,有或无房间隔缺损。

3. 心电图:可正常或与心房间隔缺损相似。

4. 心导管检查:右心导管可从右心房或腔静脉进入畸形引流的肺静脉而达肺野。选择性肺动脉造影时,向有畸形引流肺静脉一侧的肺动脉注入造影剂后,可显影该侧肺静脉的畸形引流情况。

综上所述,肺静脉畸形引流的诊断主要依靠右心导管检查发现,必要时可行选择肺动脉造影。

【鉴别诊断】

主要与心房间隔缺损鉴别,详见本章"房间隔缺损"。部分肺静脉畸形引流合并心房间隔缺损者,其临床表现和各项检查结果与心房间隔缺损较大的患者相似,可通过右心导管检查加以鉴别。

【并发症】

与心房间隔缺损相似。

【治疗】

手术治疗:通常1根肺静脉畸形引流不致引起右心室负荷过重者,不必手术。多根肺静脉畸形引流引起右心室负荷过重者需要手术治疗,将畸形引流的肺静脉改道,使其能回流到左心房。合并房间隔缺损者同时行房缺修补。手术时机与房间隔缺损相似,可早在3~5岁施行。

【预后】

与单纯心房间隔缺损类似。

九、主动脉缩窄

主动脉缩窄(coarctation of the aorta)为较常见的先天性动脉血管畸形,占所有先天性心血管畸形的5%~8%,约占出生活婴的3/10 000。男女比例为(2~5):1。

【解剖特征与病理生理】

典型的主动脉缩窄发生于主动脉弓的末部、降主动脉的开始部,相当于动脉导管连接处(占98%),故推测其发生可能由于婴儿期动脉导管闭塞时其闭塞过程延伸至主动脉之故。仅少数病例于升主动脉、降主动脉和腹主动脉发生异位缩窄。缩窄的范围长短不一,甚至可以多处缩窄。缩窄的程度轻重不一,重者主动脉腔可能完全闭塞不通。本病高达85%患者合并二叶式主动脉瓣,可伴有性腺发育不全(Turner综合征,约35% Turner综合征有主动脉缩窄),其他常见合并畸形还有锁骨下动脉狭窄或闭锁、主动脉瓣瓣上、瓣膜或瓣下狭窄、二尖瓣狭窄或关闭不全、室间隔缺损、动脉导管未闭、房间隔缺损等。升主动脉和降主动脉可发生囊性中层坏死伴弹力纤维断裂和纤维化,导致主动脉和颈动脉僵硬度增加。

主动脉缩窄引起缩窄段上部血压升高,收缩压的增高较舒张压增高显著(脉压增大),左心室后负荷增加,左心室肥厚,久之导致左心功能不全。高血压亦可导致颅内囊状动脉瘤形成(多发于脑动脉环,即Willis环)。主动脉缩窄致下肢血液供应减少而血压降低,收缩压的降低较舒张压降低显著,故脉压减小。缩窄段后的主动脉常有狭窄后扩张或形成动脉瘤。成人病例,在严重缩窄段的周围出现侧支循环,锁骨下动脉与降主动脉的分支之间产生吻合,以增加身体下半部的血液供应。常见的吻合途径有:①锁骨下动脉的上肋间分支与主动脉的第1肋间分支在胸部吻合。②锁骨下动脉的肩胛部分支与主动脉的肋间分支在胸部吻合。③锁骨下动脉的内乳动脉分支与髂外动脉的腹壁动脉分支在腹部吻合。

上述吻合支显著增粗、扭曲,主动脉的肋间动脉分支常侵蚀肋骨后段的下缘。锁骨下动脉亦增粗。侧支循环常分布在胸壁内面,临床上通过胸壁表面未必能触及或看见。轻型的主动脉缩窄其侧支循环多不明显。

【诊断要点】

(一)临床表现

1. **症状**:取决于主动脉缩窄的严重程度。严重者较早出现症状、体征,极轻微者往往到成年以后才表现出来。

(1)头部及上肢血压升高所产生的症状,包括头痛、眩晕、耳鸣和鼻出血等,严重时可发生脑血管意外及心力衰竭,后两者在40岁以后尤易发生。

(2)下肢血液供应不足而产生的症状,包括下肢无力、冷感、酸痛、麻木,甚至间歇跛行。

(3)由于侧支循环而增粗的动脉压迫附近器官所产生的症状,如压迫脊髓而引起下肢瘫痪,压迫臂神经丛引起上肢的麻木与瘫痪等。此外,患者还可能发生感染性动脉内膜炎。

2. **体征**:成年患者体格多较魁梧,个别患者有Turner综合征的表现。

(1) 上肢血压高,下肢血压显著低于上肢,上、下肢血压(肱动脉与腘动脉血压)至少相差 10mmHg 以上,相差超过 20mmHg 提示显著主动脉缩窄。胸骨上窝和锁骨上窝常有显著血管搏动,腹主动脉、股动脉和足背动脉搏动微弱或不能触及。缩窄部位在左锁骨下动脉开口的近端患者,左上肢血压可低于右上肢。

(2) 侧支循环动脉扭曲,显著搏动并有震颤,较常见于肩胛间区、腋部、胸骨旁和上腹部。

(3) 心脏浊音界向左下扩大,肩胛间区、胸骨左缘、左侧背部可闻及收缩中后期因主动脉缩窄而产生的 2~3 级吹风样血管杂音;听诊整个胸壁,可能发现经肋间动脉侧支循环产生的递增-递减型连续性血管杂音。伴有二叶式主动脉瓣者,主动脉瓣区可有收缩期杂音或兼有舒张期杂音。

(二) 特殊检查

1. 胸部 X 线检查:左心室增大。正位片见升主动脉扩张并向右凸出;缩窄后胸降主动脉段也扩张,形成向左凸出的阴影;缩窄前后的主动脉扩张形成"3"字形向右凸出的阴影,左锁骨下动脉亦可扩张;左前斜位片中有时可见缩窄的主动脉影和缩窄后主动脉段的扩张。肋骨后段的下缘(第 2~9 肋骨)被侵蚀为本病的特征之一。明显的肋骨侵蚀多在 12 岁以后出现;缩窄不严重或缩窄段在胸主动脉的下部者,则肋骨侵蚀不明显。食管吞钡时可见食管向前及向右移位。

2. 心电图:以左心室肥大或兼有劳损最多见。心电图亦可正常,儿童患者心电图常为正常。

3. 超声心动图:可提供主动脉缩窄的部位和程度、左心室肥厚与功能信息,以及可能合并存在的其他心血管畸形。

4. 磁共振和 CT:可评价主动脉缩窄的部位、长度、程度,主动脉弓、缩窄前后的主动脉扩张、并发的动脉瘤、侧支循环情况,可作为首选的无创检查手段。

5. 心导管检查:缩窄段的上方主动脉腔内压力增高,脉压增大。缩窄段内或缩窄段下方的主动脉腔内压力降低,脉压减小。如进行逆行性胸主动脉造影,可使缩窄段的动脉显影,以了解缩窄段的位置、长短及程度,近端和远端主动脉扩张和侧支循环血管情况,以供手术治疗参考。

【鉴别诊断】

(1)本病需与原发性高血压或其他症状性高血压相鉴别。对年轻的高血压患者应考虑本病的可能性。检查下肢动脉搏动情况、测定下肢血压、听诊心脏、寻找侧支循环的体征等均可发现本病的线索,结合其他检查,可以确诊本病。但要注意与主要累及降主动脉和腹主动脉的多发性大动脉炎相鉴别。后者动脉阻塞节段常较长,且常有多处动脉受累。

(2)本病在心前区出现杂音,需与其他有心前区杂音的心脏和大血管先天性或后天性病变鉴别。本病杂音是在心脏收缩的中后期,当血流通过缩窄段时出现,常与第二心音重叠。听诊时往往感到杂音似乎与心音的周期无密切关系。本病杂音有时亦可能是侧支循环所引起。

(3)病变较重的在婴幼儿期即可发生心力衰竭,青年期可发生脑血管意外,因此,出现这些情况时也要考虑本病的可能。

【并发症】

本病可并发心力衰竭、脑出血(颅内囊状动脉瘤破裂)、主动脉破裂、细菌性动脉内膜炎等。合并主动脉瓣畸形的易发生感染性心内膜炎。

【治疗】

1. **外科手术治疗**:根据病变解剖情况可行缩窄段血管切除和端端吻合术或扩大的端端吻合术、缩窄处切开人工补片主动脉成形术或锁骨下动脉垂片主动脉成形术、缩窄部切除人工血管移植术或主动脉缩窄旁路血管移植术等。此外,一些合并的心血管畸形或并发症应考虑一并处理,如明显主动脉瓣狭窄或反流,内径>50mm或快速进展的升主动脉瘤(或>27.5mm/m^{2}体表面积)等。

手术指征:主动脉缩窄患者若上、下肢无创血压检查时显示上、下肢血压差大于20mmHg,上肢血压升高(成人大于140/90mmHg)、运动时血压呈病态反应或有显著左心室肥厚者,无论有无症状,应该考虑外科手术或介入治疗。与横膈水平主动脉内径比较，经 CMR、CT 或侵入性血管造影评价主动脉缩窄达到 50% 以上者，上肢高血压，无论压力阶差如何，应该考虑外科手术或介入治疗。与横膈水平主动脉内径比较，经 CMR、CT 或侵入性血管造影评价主动脉缩窄达到 50% 以上者，无论有无高血压及压力阶差如何，可以考虑外科手术或介入治疗。

手术时机：手术在青年期施行较好，最合适年龄在 10~20 岁。30 岁以上因主动脉弹性减弱，可能影响端端吻合；10 岁以下因主动脉尚在发育中，吻合口或植入的血管可能在以后两端的主动脉逐渐长大后显得狭窄，影响手术的长远疗效。但如心脏进行性增大，反复心力衰竭等症状明显，则在儿童亦应施行手术。近年主张 4~6 岁即可手术。

2. 介入治疗：部分成人、主动脉缩窄解剖特点合适的患者，经导管介入治疗，于主动脉缩窄部位予支架置入术成为部分医学中心治疗本病的首选。应用带膜支架还是不带膜支架尚有争议。对手术治疗后或支架术后再狭窄的患者，行球囊扩张成形或支架植入术在解剖特点合适的患者亦成为首选。

3. 内科治疗：主要是针对高血压和心力衰竭患者以及预防感染性动脉内膜炎等并发症。

【预后】

未经治疗的显著主动脉缩窄患者常因左心衰竭、颅内出血、主动脉破裂、感染性动脉内膜炎或心内膜炎、早发的心脑血管病等危及生命。及时手术或介入治疗可显著改善预后，但即使成功的手术治疗后，高血压仍常见。复发或残余缩窄可加重高血压及其靶器官损害。故所有主动脉缩窄患者应长期随访，至少每 2 年随访一次。

【运动和妊娠指导】

术后无残余狭窄的患者，如果休息和运动时血压正常，日常生活活动可不受限制。但仍有高血压、残余狭窄或其他并发症的患者应避免等长肌力锻炼。成功治疗后的女性患者多能耐受妊娠，但术后仍有高血压、残余狭窄、主动脉瘤等并发症的患者，孕期和分娩时主动脉破裂、颅内动脉瘤破裂的风险增加。

十、乏氏窦瘤破裂

乏氏窦瘤破裂即主动脉窦动脉瘤破裂(rupture of aortic sinus aneurysm)。主动脉窦动脉瘤除先天性的原因外,尚可由感染性心内膜炎、动脉硬化、主动脉中层囊样坏死、风湿热与梅毒引起。在我国较多见,男性患病率较女性高3倍。

【病理生理】

主动脉瓣的3个瓣窦都可发生主动脉窦瘤,其中以右主动脉窦最多,后主动脉窦(无冠窦)次之,左主动脉窦最少。由于窦瘤囊壁是由血管内膜和退化的组织构成,缺少主动脉壁所具有的中层组织,易于破裂。发生于右主动脉窦的动脉瘤可突入或穿破到右心室流出道,造成右心室流出道的阻塞或主动脉-右心室瘘,亦可突入或破裂到右心室室上嵴上、右心房或肺动脉。发生于后主动脉窦的动脉瘤可突入或穿破到右心室室上嵴后下、右心房腔、心包,偶可突入或穿破至左心室、左心房。一个瘤体还可能同时破入两处心腔。瘤体破入右心的患者常有左、右心室增大。本病可伴有心室间隔缺损。

较小的未破裂的主动脉窦动脉瘤一般不引起血流动力学改变,如瘤体逐渐增大,引起主动脉根部膨大或主动脉瓣脱入心室间隔缺损处,可造成主动脉瓣关闭不全;瘤体突入右心室流出道可造成流出道狭窄;突入心室间隔可能损伤传导系统造成房室传导阻滞;压迫冠状动脉可能造成冠状动脉栓塞。瘤体一旦破裂可产生显著的血流动力学改变,如瘤体穿破至心包腔引起急性心脏压塞可致突然死亡;破裂至右心各腔造成主动脉-心脏瘘或破裂至肺动脉造成主动脉-肺动脉瘘,其中以右主动脉窦动脉瘤穿破至右心室最多见,引起持续左至右分流和左右心脏容量负荷急剧增加,迅速发生心力衰竭。穿破多发生于20~67岁,其引起血流动力学改变的轻重、心衰进展的快慢与破裂的大小成正比。

【诊断要点】

(一)临床表现

1. 症状:瘤体破裂之前多无明显症状,瘤体破裂至右侧心腔时症状特异,可突然发生类似心肌梗死的胸痛或上腹痛,继之有呼吸困难、咳嗽、心悸、头晕、头痛,甚至休克,继而出现右心衰竭症状,患者可能自觉胸部出现震颤,有些患者可无胸痛而只感胸闷。有些患者急性症状不明显,仅逐渐出现右心衰竭症状。瘤体破入心包腔时出现急性心脏压塞并迅速死亡。若并发感染性心内膜炎,有相应的症状。

2. 体征:瘤体破裂之前多无体征。瘤体穿破至右侧心腔可出现典型体征,包括胸骨左缘第3、4肋间出现粗糙、响亮的连续性或来往性机器样杂音,心脏浊音界向两侧扩大。类似主动脉瓣关闭不全的周围动脉征,包括脉压增宽、水冲脉等。右心衰竭的体征包括颈静脉怒张、肝大、水肿、右侧胸腔积液,部分患者可有三尖瓣关闭不全体征。若并发感染性心内膜炎,有相应体征。

(二)特殊检查

1. 胸部 X 线检查:瘤体穿破至右心室的患者,心脏有中重度增大,以双心室扩大为主,肺总动脉凸出,肺门血管及肺野血管均增粗,但常无肺门舞蹈现象。穿破至右心房时,可见右心房极显著增大。穿破至肺动脉,则肺动脉总干及肺门血管增粗更显著并有肺门舞蹈症。

2. 心电图:瘤体穿破的患者多有左心室肥大或左、右心室肥大表现,部分患者心电图正常。

3. 超声心动图:显示主动脉窦增大,局部有囊状物膨出,如瘤体破裂,彩色多普勒血流显像有助于判别破口部位。

4. 心导管检查:瘤体破入右心腔的患者可发现右心房、右心室或肺动脉水平有左至右分流并伴有压力增高,右心室舒张压显著增高提示右心衰竭。选择性逆行升主动脉造影时,如瘤体未破则可见有病变的主动脉窦明显扩大并呈囊状突出。瘤体突破至右心各腔时,可见升主动脉显影时右心室、右心房或肺动脉亦同时显影。

综上所述,瘤体未破裂的患者临床诊断极为困难。如瘤体破裂,根据病史、症状、体征、X 线、心电图和超声心动图改变,结合心导管检查,可准确诊断本病。

【鉴别诊断】

本病主要与胸骨左缘有连续性或来往性机器样杂音的疾病鉴别,如动脉导管未闭、主肺动脉间隔缺损、心室间隔缺损伴主动脉瓣关闭不全、冠状动静脉瘘等,并与其他病因引起的主动脉瘤相鉴别。

【治疗】

1. 手术治疗:应尽早在体外循环下施行直视修补术,手术时要注意是否同时存在心室间隔缺损。

2. 药物治疗:围手术期药物治疗主要针对心力衰竭及可能合并存在的心律失常和心内膜炎。

【预后】

本病瘤体一旦破裂,预后恶劣。穿破至右心的患者若未能及时修补,多数在数周或数月内死亡,死亡原因为充血性心力衰竭、感染性心内膜炎,以前者为多见。

十一、艾森门格综合征

艾森门格综合征(Eisenmenger syndrome)指原有大量左向右分流的先天性心血管病,如房间隔缺损、室间隔缺损、动脉导管未闭等,肺循环血量增加,未经矫正治疗,久之导致肺血管床闭塞性病变,肺动脉压力增高达到体循环动脉压水平,变为双向分流或右向左分流,引起临床症状恶化,出现中央性发绀。此时通称为 Eisenmenger 综合征。

【病因】

引起本综合征的常见病因为左向右分流型先天性心脏血管畸形,以心室间隔缺损最常见,且最早发生,其次为动脉导管未闭、心房间隔缺损。

【病理生理】

有上述中量至大量左向右分流型先天性心脏血管畸形的病理解剖变化。由于大量左向右分流,肺循环血流量明显增多,肺动脉压逐渐增高,早期肺小动脉发生代偿性痉挛收缩。中期肺小动脉管壁中层平滑肌增生肥厚,肺循环阻力逐渐增高,引起持续性肺动脉高压。后期肺小动脉中层和内膜层增厚、变性及硬化,管腔明显变窄,形成不可逆性肺动脉高压,超过体循环压力,引起右向左分流。发绀、慢性缺氧导致继发性红细胞增多症及血黏度增加、凝血功能异常、内皮功能障碍,继而引起多器官功能紊乱。

【诊断要点】

(一) 临床表现

1. 症状:自幼有心脏杂音病史,因原发畸形不同而经历或长或短的无症状期后逐渐出现明显的发绀。室间隔缺损者常于6岁以后和青春发育期前发生,房间隔缺损者常于20岁以后出现发绀,动脉导管未闭者发绀出现较晚,且下半身发绀比上半身重。体力活动受限(常有劳力性呼吸困难、乏力),约半数患者有心悸症状(约35%为房扑、房颤,约10%为室速),可并发咯血(约20%)、肺动脉血栓形成(约10%)、心绞痛(约10%)、晕厥(约10%)、心内膜炎(约10%)和充血性心力衰竭。

2. 体征:发绀和杵状指(趾),颈静脉可怒张,右心室扩大明显,P_2亢进伴分裂,肺动脉瓣听诊区可闻及喷射性收缩期杂音和高调渐降型舒张期杂音(Graham Steell杂音),三尖瓣听诊区可闻及收缩期杂音。原发病的心脏杂音减弱或消失,右心衰竭后可发生肝大、腹水和外周水肿。

(二) 特殊检查

1. 心电图:右心房肥大和右心室肥大或双室肥大,电轴右偏。

2. 胸部X线检查:左、右心室肥大,以右心室肥大为主,肺动脉段凸出,肺门血管影粗大且搏动增强,外周肺血管影减少,肺纹理呈"残根样"改变,肺血减少。

3. 超声心动图:右心室显著肥厚,右心房扩大,左心室肥大或充盈不足,肺动脉扩张,原发心脏畸形如房、室间隔缺损等。多普勒超声心动图可探查到右向左血流信号、肺动脉瓣和三尖瓣反流信号。

4. 右心导管检查:不仅可以直接测量肺动脉压,还可以评估肺血管床反应性。给予肺动脉扩张剂(O_2、硝酸甘油、前列腺素 I_2 等),观察肺动脉压变化,若肺动脉压下降 2.67~4kPa(20~30mmHg),提示患者为可逆性肺动脉高压,可行外科手术矫治,但远期疗效取决于肺动脉压水平。

根据自幼有心脏杂音,到儿童期后才逐渐出现发绀和杵状指(趾),体检有 P_2 亢进与分裂,X 线示右心室肥大,肺门血管粗大且搏动增强,肺野血管影突然变细,超声心动图示严重右心室、右心房扩大、肺动脉扩张和肺动脉高压、肺动脉瓣关闭不全等表现即可诊断。为了解肺血管阻力和明确有无外科手术矫治指征,常需进行右心导管检查。

【鉴别诊断】

需与紫绀型先心病进行鉴别,特别是法洛四联症。鉴别要点如下。

(1)紫绀型先心病自出生后或幼小时即出现发绀,为早发性发绀,而本综合征则常于儿童期后逐渐发生发绀,开始时发绀极轻,缓慢进行性加重,为晚发性发绀,且发绀前常有心脏杂音、劳力性心慌、气促的病史。

(2)紫绀型先心病 P_2 减弱或正常,而本综合征 P_2 亢进、分裂,且可伴有肺动脉瓣双期杂音。

(3)X 线检查示本综合征右侧心房和心室扩大,室间隔缺损和动脉导管未闭者左心室也扩大,肺门血管影粗大而肺野血管影突然变细,而法洛四联症常有其特征性心脏影像,肺门血管影无扩大,搏动常减弱。

(4)超声心动图检查可发现各自特异性改变,对于鉴别诊断有很大的意义。

【治疗】

1. 药物治疗

(1)靶向降肺动脉压治疗:在专业的心脏中心,对于 Eisenmenger 综合征心功能Ⅲ级(WHO 心功能分级)的患者,可酌情应用内皮素受体拮抗剂(如 Bosentan)、磷酸二酯酶(5⁻型)抑制剂、类前列腺素制剂。对于 Eisenmenger 综合征患者应避免应用钙拮抗剂。

(2)预防呼吸道感染等可诱发病情恶化的因素:如预防接种流感疫苗、肺炎球菌疫苗等。

(3)针对各种并发症:如心律失常、心衰、咯血等。若继发性红细胞增多症致血细胞比容 > 0.65,血黏度升高,可选用阿司匹林、肝素、华法林等药物预防血栓栓塞并发症,必要时行放血疗法,保持血细胞比容≤0.65。

2. 手术治疗:若吸氧或用肺动脉扩张剂后肺血管床阻力下降,左向右分流增加,则尚可行心脏畸形矫治手术。反之,若吸氧或用肺动脉扩张剂后肺血管阻力不下降,为完全不可逆肺动脉高压,则需行肺移植联合心脏畸形矫治手术或心肺联合移植。

【预后】

左向右分流型先心病发生该综合征后预后不良,常见死亡原因依次为猝死(约30%)、心衰(约25%)、肺出血(约15%)。妊娠、非心脏手术围手术期、感染(脑脓肿和感染性心内膜炎)为其他主要死亡原因。

(张敬群 郭小梅)

参考文献

马业新,曾和松. 2005. 心血管病诊疗指南. 第2版. 北京:科学出版社.

高燕,黄国英. 2008. 先天性心脏病病因及流行病学研究进展. 中国循证儿科杂志,3(3):213~222.

刘小清,麦劲壮,庄建. 2011. 先天性心脏病流行病学研究方法新认识. 中国循环杂志,26(1):74~76.

Robert O. Bonow, MD, Douglas L. Mann, et al. 2010. Braunwald's Heart Disease: A Textbook of Cardiovascular Medicine. 2-Volume Set. 9th Edition. 1411~1467.

第二章 急性风湿热

急性风湿热是呼吸道A组乙型溶血性链球菌感染后引起的一种自身免疫性疾病,可累及全身各个系统,其中以心脏和关节受累最为显著,控制不佳常遗留显著的心脏瓣膜病变,形成慢性风湿性心瓣膜病。由于本病常反复急性发作,最终导致严重的心脏及关节疾病,因此在识别和治疗初次感染的同时,仍需持续的抗生素治疗数年及数十年,以预防复发。

【链球菌感染的诊断】

急性风湿热的有效防治基于对上呼吸道链球菌感染的识别和治疗。急性上呼吸道感染(如咽炎)多由病毒引起,细菌感染相对少见。

链球菌感染咽炎的临床表现及流行病学特点:①突发的咽痛,可有吞咽痛;②发热,伴猩红色皮疹;③头痛、恶心、呕吐及腹痛;④扁桃体及咽部红斑,并伴有分泌物;⑤软腭瘀点,腭垂发红、肿胀;⑥颈前淋巴结肿痛;⑦流行病学特点:发病年龄多为5～15岁,发病季节多在冬季和早春,有接触链球菌感染患者的病史。对有上述表现的患者为进一步明确是否为链球菌感染应进行相应的检查,包括咽拭子培养、抗原及链球菌抗体检测。

【实验室检查】

1. 链球菌感染的指标:①咽拭子培养:链球菌阳性率在20%～25%;②抗链球菌溶血素"O"(ASO)阳性:一般在感染后2周左右出现,阳性率在50%左右;③抗DNA酶-B阳性:其阳性率同ASO,但两者联合阳性率可提高到90%。上述检查指标呈阳性只能提示患者近期感染过A组溶血性链球菌,但不能提示体内是否存在针对链球菌的自身免疫反应。

2. 急性炎症指标和免疫学检查:①红细胞沉降率和C反

应蛋白增加:急性期阳性率约80%,但对病程较长及慢性病例阳性率明显降低;②免疫球蛋白IgG/IgM、循环免疫复合物和补体C3增高:占50%~60%;③血清蛋白电泳α_1和α_2增高:占70%;④抗心肌抗体:根据检查方法不同,阳性率不同,ELISA法相对敏感,阳性率约70%;⑤抗A组链球菌菌壁多糖抗体(ASP):阳性率70%~80%;⑥外周血淋巴细胞促凝血活性试验(PCA):阳性率80%以上,有较高的敏感性和特异性。

3. 心电图及影像学检查:心电图检查有利于发现各种心律失常,有助于心肌炎的诊断;心脏超声检查对轻度心包积液较敏感;心肌核素检查(ECT)可检测出轻症及亚临床心肌炎。

【诊断要点】

风湿热的临床表现多种多样,缺乏特异性,故亦无特异性的诊断方法,临床上只能将临床症状、实验室检查综合起来分析。目前临床上一直沿用美国心脏协会(AHA)1992年修订的Jones诊断标准(表1-2-1),该修订标准主要针对初发风湿热的诊断,并做了如下补充,即有下列3种情况者可不必严格执行该诊断标准:①舞蹈病者;②隐匿发病或缓慢发展的心肌炎;③对有风湿病史或现患有风湿性心脏病,当再次感染A组乙型溶血性链球菌时,有风湿热复发的高度危险性者,如不能找到链球菌感染的证据仍可进行诊断。

表1-2-1 1992 AHA修订的Jones诊断标准

主要表现	次要表现	链球菌感染的证据
心脏炎	临床表现:	近期患过猩红热
杂音	既往风湿热病史	咽培养溶血性
心脏增大	关节痛	链球菌阳性
心包炎	发热	ASO或风湿热
充血性心力衰竭	实验室检查:	抗链球菌抗
多发性关节炎	ESR增快,CRP阳性,白	体增高
舞蹈症	细胞增多,贫血	

续表

主要表现	次要表现	链球菌感染的证据
环形红斑 皮下结节	心电图示 PR 间期或 QT 间期延长	

注:如关节炎已列为主要表现,则关节痛不能作为一项次要表现;如心脏炎已列为主要表现,则心电图不能作为一项次要表现。如有链球菌感染的证据,并有 2 项主要表现或 1 项主要表现加 2 项次要表现,高度提示可能为急性风湿热。

世界卫生组织(WHO)2002~2003 年推出了修订标准(表1-2-2),与 1992 年 AHA 的 Jones 标准相比,稍有不同,主要是对风湿热提出了分类诊断标准,并对前驱链球菌感染做了明确 45 天的规定,有关主要表现和次要表现仍沿用了过去的标准。

表 1-2-2 2002~2003 年 WHO 对风湿热和风湿性心脏病的诊断标准

诊断类别	诊断标准
初发风湿热[①]	2 项主要表现或 1 项主要表现加 2 项次要表现加上前驱的链球菌感染证据
复发性风湿热无风湿性心脏病[②]	2 项主要表现或 1 项主要表现加 2 项次要表现加上前驱的链球菌感染证据
复发风湿热并风湿性心脏病	2 项次要表现加上前驱的链球菌感染证据[③]
风湿性舞蹈病、隐匿发病的风湿性心肌炎[②]	风湿热的主要表现或 A 组链球菌感染的证据可不需要
慢性风湿性心瓣膜病[患者第一时间表现为单纯二尖瓣狭窄或复合性二尖瓣病和(或)主动脉瓣病][④]	不需要风湿热的任何标准即可诊断风湿性心脏病
主要表现	实验室:ESR 增快,CRP 阳性,白细胞增多

续表

诊断类别	诊断标准
次要表现	心电图:PR 间期延长
近45天内有支持前驱链球菌感染的证据	ASO 或风湿热链球菌抗体升高,咽拭子培养阳性或 A 组链球菌抗原快速试验阳性或新近患猩红热

注:①患者可能有多关节炎(或仅有多关节痛或单关节炎)以及有数项(3个或3个以上)次要表现,联合有近期A组链球菌感染的证据。其中上述有些病例后来风湿热诊断又被排除,应慎重地把这些病例归为可能风湿热患者,一旦其他诊断被排除,建议进行规范的二级预防。有些病例需要进行严密随访并定期进行心脏检查;②应排除感染性心内膜炎;③有些复发病例可能不满足这些标准;④应排除先天性心脏病。

【治疗】

治疗目标:清除链球菌感染,去除诱因;控制临床症状,使心肌炎、关节炎以及风湿热的症状迅速缓解,解除风湿热带来的痛苦;处理各种并发症,提高患者生活质量、延长寿命。

1. 一般治疗:主要是注意保暖,避免潮湿和受寒,有心肌炎的患者应卧床休息至少4周。

2. 抗感染治疗:根除咽部链球菌感染是风湿热治疗的根本措施。理想的状况是在开始抗生素治疗之前进行2次咽拭子培养。但即使咽拭子培养阴性仍推荐进行抗生素治疗。风湿热的一级预防治疗推荐药物及剂量见表1-2-3。由于风湿热极易复发,对有过风湿热的患者应进行二级预防,以防治风湿热的复发或导致严重的心脏及关节并发症,二级预防用药方法见表1-2-4,疗程见表1-2-5,首选药物是苄星青霉素G。

表1-2-3 风湿热的一级治疗抗生素用药方案

药物	剂量及用法	给药途径	疗程
青霉素 青霉素V(苯氧青霉素)	体重≤27kg 儿童:250mg 2~3次/天;体重>27kg 的儿童和成人:500mg 2~3次/天	口服	10天

续表

药物	剂量及用法	给药途径	疗程
阿莫西林	50mg/kg 每天 1 次	口服	10 天
苄星青霉素 G	60 万 U(体重≤27kg); 120 万 U(体重>27kg)	肌内注射	一次
青霉素过敏者 窄谱头孢菌素* (头孢氨苄、头孢羟氨苄)	剂量不定	口服	10 天
克林霉素	20 mg/(kg·d),分 3 次给药(最大剂量 1.8g/d)	口服	10 天
阿奇霉素	12mg/(kg·d),1 次/天(最大剂量 500mg)	口服	5 天
克拉霉素	15mg/(kg·d),分 2 次给药(最大剂量 250mg,2 次/天)	口服	10 天

*对青霉素有超敏反应者应避免使用。

表 1-2-4 风湿热的二级预防用药方案(预防风湿热的复发)

药物	剂量及用法	给药途径
苄星青霉素 G	60 万 U(体重≤27kg);120 万 U(体重>27kg),每 4 周给药 1 次*	肌内注射
青霉素 V	1 次*250mg,2 次/天	口服
磺胺嘧啶	0.5 g,每天 1 次(体重≤27kg); 1.0g,每天 1 次(体重>27kg)	口服
青霉素或磺胺过敏者 大环内酯类抗生素或 氮杂内酯类抗生素	根据具体药物而定	口服

*对高风险的患者推荐每 3 周给药 1 次。

表1-2-5 风湿热二级预防疗程

疾病	疗程
风湿热合并心肌炎伴有心脏病变(永久性瓣膜病)	10年或到40岁,有时需终身治疗(以时间长者为准)
风湿热合并心肌炎不伴心脏病变(永久性瓣膜病)	10年或到21岁(以时间长者为准)
单纯风湿热无心肌炎	5年或到21岁(以时间长者为准)

3. 抗风湿治疗:①对单纯关节受累者首选非甾体抗炎药,常用阿司匹林,成人3~4g/d,儿童80~100mg/(kg·d),分3~4次口服,疗程6~8周;②对已发生心肌炎者,一般采用糖皮质激素治疗,常用泼尼松,30~40mg/d,儿童1.0~1.2g/(kg·d),分3~4次口服,病情缓解后逐渐减量至10~15mg/d维持治疗,疗程至少12周。为防止激素停用后出现反跳现象,可在停用激素的前2周和更早一些时间加用阿司匹林,待激素停用2~3周后停用阿司匹林。③对病情严重如有心包炎或心肌炎合并心力衰竭者,可静脉使用地塞米松5~10mg/d或氢化可的松200mg/d,待病情好转后改用口服激素治疗,疗程可根据病情适当延长。

(赵春霞 汪道文)

第三章 瓣膜性心脏病

一、二尖瓣狭窄的诊断与治疗

【病因】

二尖瓣狭窄的最常见病因为风湿热,2/3 的患者为女性。约半数患者无急性风湿热史,但多有反复链球菌扁桃体炎或咽峡炎史。急性风湿热后,至少需 2 年始形成明显二尖瓣狭窄,多次发作急性风湿热较一次发作出现狭窄早。单纯二尖瓣狭窄占风心病的 25%,二尖瓣狭窄伴有二尖瓣关闭不全占 40%。主动脉瓣常同时受累。

【病理生理】

正常人的二尖瓣瓣口面积为 $4\sim6cm^2$,当瓣口减小一半即出现狭窄的相应表现。瓣口面积 $1.5\ cm^2$ 以上为轻度狭窄、$1\sim1.5\ cm^2$ 为中度狭窄、小于 $1\ cm^2$ 为重度狭窄。重度二尖瓣狭窄时跨瓣压差显著增加,可达 20mmHg。测量跨瓣压差可判断二尖瓣狭窄程度。当严重狭窄时,左心房压高达 25mmHg 才能使血流通过狭窄的瓣口充盈左心室以维持正常的心排血量。

【症状和体征】

一般在二尖瓣中度狭窄(瓣口面积 $<1.5cm^2$)时始有明显症状,表现为呼吸困难、咯血、咳嗽和声嘶。重度二尖瓣狭窄常有"二尖瓣面容",双颧绀红。心尖区有低调的隆隆样舒张中晚期杂音,局限,不传导。

【诊断与鉴别诊断】

心尖区有隆隆样舒张期杂音伴 X 线或心电图示左心房增大,一般可诊断二尖瓣狭窄,超声心动图检查可确诊。心尖区舒张期隆隆样杂音尚见于如下情况,应注意鉴别:①经二尖瓣口的血流增加:严重二尖瓣反流、大量左至右分流的先天性心脏病(如室间隔缺损、动脉导管未闭)和高动力循环(如甲状腺功能亢进症、贫血)时,心尖区可有短促的隆隆样舒张中期杂音,常紧随于增强的第三心音后,为相对性二尖瓣狭窄。②Austin-Flint 杂音:见于严重主动脉瓣关闭不全。③左心房黏液瘤:瘤体阻塞二尖瓣口,产生随体位改变的舒张期杂音,其前有肿瘤扑落音。瘤体常致二尖瓣关闭不全。其他临床表现有发热、关节痛、贫血、红细胞沉降率增快和体循环栓塞。

【治疗】

(一)一般治疗

一般治疗包括:①有风湿活动者应给予抗风湿治疗,特别重要的是预防风湿热复发,一般应坚持至患者 40 岁甚至终身应用苄星青霉素(benzathine penicillin)120 万 U,每 4 周肌内注射 1 次;②预防感染性心内膜炎;③无症状者避免剧烈体力活动,定期(6~12 个月)复查;④呼吸困难者应减少体力活动,限制钠盐摄入,口服利尿剂,避免和控制诱发急性肺水肿的因素,如急性感染、贫血等。

(二)并发症的处理

1. 大量咯血:应取坐位,用镇静剂,静脉注射利尿剂,以降低肺静脉压。

2. 急性肺水肿:处理原则与急性左心衰竭所致的肺水肿相似。但应注意:①避免使用以扩张小动脉为主、减轻心脏后负荷的血管扩张药物,应选用扩张静脉系统、减轻心脏前负荷为主的硝酸酯类药物;②正性肌力药物对二尖瓣狭窄的肺水肿无益,仅在心房颤动伴快速心室率时可静脉注射毛花苷 C,以减慢心室率。

3. 心房颤动:治疗目的为满意控制心室率,争取恢复和保持窦性心律,预防血栓栓塞。

4. 预防栓塞。

5. 右心衰竭:限制钠盐摄入,应用利尿剂等。

(三)介入和手术治疗

介入和手术治疗为治疗本病的有效方法。当二尖瓣口有效面积<1.5cm²,伴有症状,尤其症状进行性加重时,应用介入或手术方法扩大瓣口面积,减轻狭窄。如肺动脉高压明显,即使症状轻,也应及早干预。

二、二尖瓣关闭不全

【病因】

收缩期二尖瓣关闭依赖二尖瓣装置(瓣叶、瓣环、腱索、乳头肌)和左心室的结构和功能的完整性,其中任何部分的异常可致二尖瓣关闭不全。

【病理生理】

(一)急性二尖瓣关闭不全

收缩期左心室射出的部分血流经关闭不全的二尖瓣口反流至左心房,与肺静脉至左心房的血流汇总,在舒张期充盈左心室,致左心房和左心室容量负荷骤增,左心室来不及代偿,其急性扩张能力有限,左心室舒张末压急剧上升。左心房压也急剧升高,导致肺淤血,甚至肺水肿。之后可致肺动脉高压和右心衰竭。

(二)慢性二尖瓣关闭不全

左心室对慢性容量负荷过度的代偿为左心室舒张末期容量增大,根据 Frank-Starling 机制使左心室心搏量增加;加上代偿性离心性肥大,并且左心室收缩期将部分血排入低压的左心房,室壁应力下降快,利于左心室排空。因此,在代偿期左心室总的心搏量明显增加,射血分数可完全正常。二尖瓣关闭不全通过收缩期左心室完全排空来实现代偿,可维持正常心搏量多年,但如果二尖瓣关闭不全持续存在并继续加重,使左心室舒张末期容量进行性增加,左心室功能恶化,一旦心排血量降低时即可出现症状。

【症状和体征】

急性出现的二尖瓣关闭不全,轻度反流仅有轻微劳力性呼吸困难,严重反流很快发生急性左心衰竭,甚至发生急性肺水肿、心源性休克。慢性出现的二尖瓣关闭不全,轻度可终身无症状,严重反流有心排血量减少,首先出现的突出症状是疲乏无力,肺淤血的症状(如呼吸困难)出现较晚,典型杂音为收缩期吹风样。

【诊断与鉴别诊断】

急性者,如突然发生呼吸困难,心尖区出现收缩期杂音,X线心影不大而肺淤血明显和有病因可寻者,如二尖瓣脱垂、感染性心内膜炎、急性心肌梗死、创伤和人工瓣膜置换术后,诊断不难。慢性者,心尖区有典型杂音伴左心房室增大,诊断可以成立,确诊有赖超声心动图。由于心尖区杂音可向胸骨左缘传导,应注意与以下情况鉴别。

1. 三尖瓣关闭不全:为全收缩期杂音,在胸骨左缘第 4、5 肋间最清楚,右心室显著扩大时可传导至心尖区,但不向左腋下传导。杂音在吸气时增强,常伴颈静脉收缩期搏动和肝收缩期搏动。

2. 室间隔缺损:为全收缩期杂音,在胸骨左缘第 4 肋间最清楚,不向腋下传导,常伴胸骨旁收缩期震颤。

3. 胸骨左缘收缩期喷射性杂音:血流通过左或右心室流出道时产生,多见于左或右心室流出道梗阻(如主、肺动脉瓣狭窄)。杂音自收缩中期开始,于第二心音前终止,呈吹风样和递增递减型。主动脉瓣狭窄的杂音位于胸骨右缘第 2 肋间,肺动脉瓣狭窄的杂音位于胸骨左缘第 2 肋间,肥厚型梗阻性心肌病的杂音位于胸骨左缘第 3、4 肋间。以上情况均有赖超声心动图确诊。

【治疗】

(一)急性二尖瓣关闭不全

治疗目的是降低肺静脉压,增加心排血量和纠正病因。内科治疗一般为术前过渡措施,尽可能在床旁 Swan-Ganz 导管血流动力学监测指导下进行。静脉滴注硝普钠,通过扩张小动静脉,降低心脏前后负荷,减轻肺淤血,减少反流,增加心排血量。静脉注射利尿剂可降低前负荷。外科治疗为根本措施,视病因、病变性质、反流程度和对药物治疗的反应,采取紧急、择期或选择性手术(人工瓣膜置换术或修复术)。部分患者经药物治疗后症状基本控制,进入慢性代偿期。

(二)慢性二尖瓣关闭不全

1. 内科治疗

(1)风心病伴风湿活动者需抗风湿治疗并预防风湿热复发。

(2)预防感染性心内膜炎。

(3)无症状、心功能正常者无需特殊治疗,但应定期随访。

(4)心房颤动的处理同二尖瓣狭窄,但维持窦性心律不如在二尖瓣狭窄时重要。除因心房颤动导致心功能显著恶化的少数情况需恢复窦性心律外,多数只需满意控制心室率。慢性心房颤动,有体循环栓塞史、超声检查见左心房血栓者,应长期抗凝治疗。

(5)心力衰竭者应限制钠盐摄入,使用利尿剂、血管紧张素转换酶抑制剂、β受体阻滞剂和洋地黄。

2. 外科治疗:为恢复瓣膜关闭完整性的根本措施。应在发生不可逆的左心室功能不全之前施行,否则术后预后不佳。慢性二尖瓣关闭不全的手术适应证:①重度二尖瓣关闭不全伴心功能 NYHA Ⅲ 或 Ⅳ 级;②心功能 NYHA Ⅱ级伴心脏大,左心室收缩末期容量指数(LVESVI) >30ml/m^2;③重度二尖瓣关闭不全,左心室射血分数(LVEF)减低,左心室收缩及舒张末期内径增大,LVESVI 高达 60ml/m^2,虽无症状也应考虑手术治疗。严重二尖瓣关闭不全,术前 LVESVI 正常(<30ml/m^2)的患者,术后左心室功能正常;而 LVESVI 显著增加者(>90ml/m^2),围手术期死亡率增加,术后心功能差;LVESVI 中度增加者(30~90m/m^2)常能耐受手术,术后心功能可能减低。手术方法有瓣膜修补术和人工瓣膜置换术两种。

(1)瓣膜修补术:如瓣膜损坏较轻,瓣叶无钙化,瓣环有扩大,但瓣下腱索无严重增厚者可行瓣膜修复成形术。瓣膜修复术死亡率低,能获得长期临床改善,作用持久。术后发生感染性心内膜炎和血栓栓塞少,不需长期抗凝,左心室功能恢复较好。手术死亡率为 1%~2%。与换瓣相比,较早和较晚期均可考虑瓣膜修补手术,但 LVEF≤0.15~0.20 时为禁忌。

(2)人工瓣膜置换术:瓣叶钙化,瓣下结构病变严重、感染性心内膜炎或合并二尖瓣狭窄者必须置换人工瓣。感染性心内膜炎感染控制不满意或反复栓塞或合并心衰药物治疗不满意者提倡早做换瓣手术。真菌性心内膜炎应在心衰或栓塞发生之前行换瓣手术。目前换瓣手术死亡率约5%。多数患者术后症状和生活质量改善,肺动脉高压减轻,心脏大小和左心室质量减少,较内科治疗存活率明显改善,但心功能改善不如二尖瓣狭窄和主动脉瓣换瓣术满意。严重左心室功能不全(LVEF≤0.30~0.35)或左心室重度扩张(左心室舒张末内径LVEDD≥80mm,左心室舒张末容量指数LVEDVI≥300ml/m^2),已不宜换瓣。

三、主动脉瓣狭窄

【病因】

1. 风心病:风湿性炎症导致瓣膜交界处粘连融合,瓣叶纤维化、僵硬、钙化和挛缩畸形,因而瓣口狭窄。几乎无单纯的风湿性主动脉瓣狭窄,大多伴有关闭不全和二尖瓣损害。

2. 先天性畸形

(1)先天性二叶瓣畸形:为最常见的先天性主动脉瓣狭窄的病因。先天性二叶瓣畸形见于1%~2%的人群,男多于女。出生时多无交界处融合和狭窄。由于瓣叶结构的异常,即使正常的血流动力学也可引起瓣膜增厚、钙化、僵硬及瓣口狭窄,约1/3可发生狭窄。成年期形成椭圆或窄缝形狭窄瓣口,为成人孤立性主动脉瓣狭窄的常见原因。主动脉瓣二叶瓣畸形易并发感染性心内膜炎,而主动脉瓣的感染性心内膜炎中,最多见的基础心脏病为二叶瓣畸形。

(2)其他先天性主动脉瓣畸形:①先天性单叶瓣少见,瓣口偏心,呈圆形或泪滴状,出生时即有狭窄。如狭窄开始时轻,多在成年期进行性钙化使狭窄加重;②先天性三个瓣叶狭窄十分少见,多为三个瓣叶不等大,可能在出生时就有狭窄,也可能在中年以后瓣叶逐渐纤维化和钙化导致瓣膜狭窄。

3. 退行性老年钙化性主动脉瓣狭窄:为65岁以上老年人

单纯性主动脉狭窄的常见原因。无交界处融合,瓣叶主动脉面有钙化结节限制瓣叶活动。常伴有二尖瓣环钙化。

【病理生理】

成人主动脉瓣口≥3.0cm²。当瓣口面积减少一半时,收缩期仍无明显跨瓣压差。瓣口≤1.0cm²时,左心室收缩压明显升高,跨瓣压差显著。

对慢性主动脉瓣狭窄所致的压力负荷增加,左心室的主要代偿机制是通过进行性室壁向心性肥厚以平衡左心室收缩压升高,维持正常收缩期室壁应力和左心室心排血量。左心室肥厚使其顺应性降低,引起左心室舒张末压进行性升高,因而使左心房的后负荷增加,左心房代偿性肥厚。肥厚的左心房在舒张末期的强有力收缩有利于僵硬左心室的充盈,使左心室舒张末容量增加,达到左心室有效收缩时所需水平,以维持心搏量正常。左心房的有力收缩也使肺静脉和肺毛细血管免于持续的血管内压力升高。左心室舒张末容量直至失代偿的病程晚期才增加。最终由于室壁应力增高、心肌缺血和纤维化等导致左心室功能衰竭。

严重主动脉狭窄引起心肌缺血。其机制为:①左心室壁增厚、心室收缩压升高和射血时间延长,增加心肌氧耗;②左心室肥厚,心肌毛细血管密度相对减少;③舒张期心腔内压力增高,压迫心内膜下冠状动脉;④左心室舒张末压升高致舒张期主动脉-左心室压差降低,减少冠状动脉灌注压。后两者减少冠状动脉血流。运动增加心肌工作和氧耗,心肌缺血加重。

【症状和体征】

出现较晚。呼吸困难、心绞痛和晕厥为典型主动脉狭窄常见的三联征。收缩期可闻及喷射性杂音。在第一心音稍后或紧随喷射音开始,止于第二心音前,为吹风样、粗糙、递增-递减型,在胸骨右缘第2或左缘第3肋间最响,主要向颈动脉,也可向胸骨左下缘传导,常伴震颤。

【诊断和鉴别诊断】

典型主动脉狭窄杂音时,较易诊断。如合并关闭不全和二尖瓣损害,多为风心病。单纯主动脉瓣狭窄,年龄<15岁者,以单叶

瓣畸形多见；16～65岁者，以先天性二叶瓣钙化可能性大；>65岁者，以退行性老年钙化性病变多见。确诊有赖超声心动图。

主动脉瓣狭窄的杂音如传导至胸骨左下缘或心尖区时，应与二尖瓣关闭不全、三尖瓣关闭不全或室间隔缺损的全收缩期杂音区别。此外，还应与胸骨左缘的其他收缩期喷射性杂音鉴别。

【治疗】

1. 内科治疗：主要目的为确定狭窄程度，观察狭窄进展情况，为有手术指征的患者选择合理手术时间。治疗措施包括：①预防感染性心内膜炎，如为风心病合并风湿活动，应预防风湿热。②无症状的轻度狭窄患者每2年复查1次，应包括超声心动图定量测定。中重度狭窄的患者应避免剧烈体力活动，每6～12个月复查1次。③如有频发房性期前收缩，应予抗心律失常药物，预防心房颤动。主动脉狭窄患者不能耐受心房颤动，一旦出现，应及时转复为窦性心律。其他可导致症状或血流动力学后果的心律失常也应积极治疗。④心绞痛可试用硝酸酯类药物。⑤心力衰竭者应限制钠盐摄入，可用洋地黄类药物和小心应用利尿剂。过度利尿可因低血容量致左心室舒张末压降低和心排血量减少，发生直立性低血压。不可使用作用于小动脉的血管扩张剂，以防血压过低。

2. 外科治疗：人工瓣膜置换术为治疗成人主动脉狭窄的主要方法。无症状的轻、中度狭窄患者无手术指征。重度狭窄（瓣口面积<0.75cm^{2}或平均跨瓣压差>50mmHg）伴心绞痛、晕厥或心力衰竭症状为手术的主要指征。无症状的重度狭窄患者，如伴有进行性心脏增大和（或）明显左心室功能不全，也应考虑手术。严重左心室功能不全、高龄、合并主动脉瓣关闭不全或冠心病，增加手术和术后晚期死亡风险，但不是手术禁忌证。手术死亡率≤5%。有冠心病者，需同时做冠状动脉旁路移植术。术后的远期预后优于二尖瓣疾病和主动脉关闭不全的换瓣患者。

儿童和青少年的非钙化性先天性主动脉瓣严重狭窄，其至包括无症状者，可在直视下行瓣膜交界处分离术。

3. 经皮球囊主动脉瓣成形术：经股动脉逆行将球囊导管

推送至主动脉瓣,用生理盐水与造影剂各半的混合液体充盈球囊,裂解钙化结节,伸展主动脉瓣环和瓣叶,解除瓣叶和分离融合交界处,减轻狭窄和症状。

尽管此技术的中期结果令人失望(操作死亡率3%,1年死亡率45%),但它主要的治疗对象为高龄、有心力衰竭和手术高危患者,因此在不适于手术治疗的严重钙化性主动脉瓣狭窄患者仍可改善左心室功能和症状,适应证包括:①由于严重主动脉瓣狭窄的心源性休克者;②严重主动脉瓣狭窄需急诊非心脏手术治疗,因心力衰竭而具极高手术危险者,作为以后人工瓣膜置换的过渡;③严重主动脉狭窄的妊娠妇女;④严重主动脉瓣狭窄,拒绝手术治疗的患者。

经皮球囊主动脉瓣成形术的主要适应证为:①有症状的严重主动脉瓣狭窄(瓣口面积 < $1cm^2$);②欧洲心脏手术风险评分(EuroSCORE)≥20%或美国胸外科学会危险评分≥10%。临床入选病人绝大多数为因高龄(>70~75岁)、存在严重合并症而不能行外科手术的患者。常见并发症为房室传导阻滞、脑卒中及局部血管并发症。

四、主动脉瓣关闭不全

【病因】

主动脉瓣关闭不全是由于主动脉瓣和(或)主动脉根部疾病所致。急性包括感染性心内膜炎、创伤、主动脉夹层和人工瓣撕裂。慢性包括主动脉瓣疾病,如风湿性心脏病、感染性心内膜炎、先天性畸形、主动脉瓣黏液样变性和强直性脊柱炎。主动脉根部扩张如梅毒性主动脉炎、马方综合征、强直性脊柱炎、特发性升主动脉扩张、严重高血压和动脉粥样硬化导致升主动脉瘤。

【症状和体征】

急性关闭不全,轻者可无症状,重者出现急性左心衰竭和低血压。慢性关闭不全,可多年无症状,甚至可耐受运动。最先的主诉为与每搏量增多有关的心悸、心前区不适、头部强烈搏动感等症状,晚期始出现左心室衰竭表现。心绞痛较主动脉瓣狭窄时少见。常有体位性头昏,晕厥罕见。急性关闭不全的体征表现为收缩压、舒张压和脉压正常或舒张压稍低,脉压稍增大。无明显周围血管征。心动过速常见。二尖瓣舒张期提前部分关闭,致第一心音减低。第二心音肺动脉瓣成分增强。第三心音常见。主动脉瓣舒张期杂音较慢性者短和调低,是由于左心室舒张压上升使主动脉与左心室间压差很快下降所致。如出现 Austin-Flint 杂音,多为心尖区舒张中期杂音。慢性关闭不全时收缩压升高,舒张压降低,脉压增大。周围血管征常见,包括随心脏搏动的点头征(De Musset 征)、颈动脉和桡动脉扣及水冲脉、股动脉枪击音(Traube 征)、听诊器轻压股动脉闻及双期杂音(Duroziez 征)和毛细血管搏动征等。主动脉根部扩大者,在胸骨旁右侧第 2、3 肋间可扣及收缩期搏动。心尖搏动向左下移位,呈心尖抬举性搏动。第一心音减弱,由于收缩期前二尖瓣部分关闭引起。第二心音主动脉瓣成分减弱或缺如,但梅毒性主动脉炎时常亢进。心底部可闻及收缩期喷射音,与左心室心搏量增多突然扩张已扩大的主动脉有关。由于舒张早期左心室快速充盈增加,心尖区常有第三心音。可闻及与第二心音同时开始的高调叹气样递减型舒张早期杂音,坐位并前倾和深呼气时易听到。轻度反流时,杂音限于舒张早期,音调高;中或重度反流时,杂音粗糙,为全舒张期。杂音为乐音性时,提示瓣叶脱垂、撕裂或穿孔。由主动脉瓣损害所致者,杂音在胸骨左侧中下缘明显;升主动脉扩张引起者,杂音在胸骨右上缘更清楚,向胸骨左缘传导。老年人的杂音有时在心尖区最响。心底部常有主动脉瓣收缩期喷射性杂音,较粗糙,强度 2/6~4/6 级,可伴有震颤,与左心室心搏量增加和主动脉根部扩大有关。重度反流者,常在心尖区听到舒张中晚期隆隆样杂音(Austin-Flint 杂音),其产生机制目前认为系严重的主动脉瓣反流使左心室舒张压快速升高,导致二尖瓣处于半关闭状态,使快速前向血流跨越二尖瓣口时遇到障碍。与器质性二尖瓣狭窄的杂音鉴别要点是 Austin-Flint 杂音不伴有开瓣音、第一心音亢进和心尖区舒张期震颤。

【诊断和鉴别诊断】

有典型主动脉瓣关闭不全的舒张期杂音伴周围血管征,可诊断为主动脉瓣关闭不全。急性重度反流者早期出现左心室衰竭,X线心影正常而肺淤血明显。慢性如合并主动脉瓣或二尖瓣狭窄,支持风心病诊断。超声心动图可助确诊。主动脉瓣舒张早期杂音于胸骨左缘明显时,应与 Graham Steell 杂音鉴别。后者见于严重肺动脉高压伴肺动脉扩张所致相对性肺动脉瓣关闭不全,常有肺动脉高压体征,如胸骨左缘抬举样搏动、第二心音肺动脉瓣成分增强等。

【治疗】

(一)急性主动脉瓣关闭不全

外科治疗(人工瓣膜置换术或主动脉瓣修复术)为根本措施。内科治疗一般仅为术前准备过渡措施,目的在于降低肺静脉压,增加心排血量,稳定血流动力学,应尽量在 Swan-Granz 导管床旁血流动力学监测下进行。静脉滴注硝普钠对降低前后负荷、改善肺淤血、减少反流量和增加排血量有益。也可酌情经静脉使用利尿剂和正性肌力药物。血流动力学不稳定者,如严重肺水肿,应立即手术。主动脉夹层即使伴轻或中度反流,也需紧急手术。活动性感染性心内膜炎患者,争取在完成7~10天强有力抗生素治疗后手术。创伤性或人工瓣膜功能障碍者,根据病情采取紧急或择期手术。个别患者,药物可完全控制病情,心功能代偿良好,手术可延缓。但真菌性心内膜炎所致者,无论反流轻重,几乎均需早日手术。

(二)慢性主动脉瓣关闭不全

1. 内科治疗:①预防感染性心内膜炎,如为风心病或有风湿活动应预防风湿热;②梅毒性主动脉炎应予一疗程青霉素治疗;③舒张压>90mmHg者应用降压药;④无症状的轻或中度反流者,应限制重体力活动,并每1~2年随访1次,应包括超声心动图检查。在有严重主动脉瓣关闭不全和左心室扩张者,即使无症状,可使用血管紧张素转换酶抑制剂,以延长无症状和心功能正常时期,推迟手术时间;⑤左心室收缩功能不全出现心力衰竭时应用血管紧张素转换酶抑制剂和利尿剂,必要时可加用洋地黄类药物;⑥心绞痛可用硝酸酯类药物;⑦积极纠正心房颤动和治疗心律失常,主动脉瓣关闭不全患者耐受这些心律失常的能力极差;⑧如有感染应及早积极控制。

2. 外科治疗:人工瓣膜置换术为严重主动脉瓣关闭不全的主要治疗方法,应在不可逆的左心室功能不全发生之前进行,而又不过早冒手术风险。无症状(呼吸困难或心绞痛)和左心室功能正常的严重反流不需手术,但需密切随访。下列情况的严重关闭不全应手术治疗:①有症状和左心室功能不全者;②无症状伴左心室功能不全者,经系列无创检查(超声心动图、放射性核素心室造影等)显示持续或进行性左心室收缩末容量增加或静息射血分数降低者应手术;如左心室功能测定为临界值或不恒定的异常,应密切随访;③有症状而左心室功能正常者,先试用内科治疗,如无改善,不宜拖延手术时间。手术的禁忌证为 LVEF ≤ 0.15 ~ 0.20,LVEDD ≥ 80mm 或 LVEDVI ≥ 300ml/m^2。术后存活者大部分有明显临床改善,心脏大小和左心室质量减少,左心室功能有所恢复,但恢复程度不如主动脉瓣狭窄者大,术后远期存活率也低于后者。部分病例(如创伤、感染性心内膜炎所致瓣叶穿孔)可行瓣膜修复术。主动脉根部扩大者,如 Marfan 综合征,需行主动脉根部带瓣人工血管移植术。

五、三尖瓣狭窄

【病因和病理生理】

最常见病因为风心病。病理改变与二尖瓣狭窄相似,但损害较轻。三尖瓣狭窄(tricuspid stenosis)单独存在者极少见,常伴关闭不全、二尖瓣和主动脉瓣损害。尸检风心病患者中15%有三尖瓣狭窄,但临床诊断者仅5%。女性多见,其他罕见病因有先天性三尖瓣闭锁和类癌综合征等。

血流动力学异常包括:①舒张期跨三尖瓣压差,运动和吸气时升高,呼气时降低。最大舒张期压差 > 1.9mmHg 提示三尖瓣狭窄;平均跨瓣压差>5mmHg时,平均右心房压升高至足以导致体循环静脉压显著升高,出现颈静脉怒张、肝大、腹水和水肿。②右心室心排血量减少,不随运动而增加,右心室容量正常或减少。

【症状和体征】

心排血量低引起疲乏,体循环淤血致腹胀,可并发心房颤动和肺栓塞。体征有:①颈静脉怒张。②胸骨左下缘有三尖瓣开瓣音。③胸骨左缘第4、5肋间或剑突附近有紧随开瓣音后的,较二尖瓣狭窄杂音弱而短的舒张期隆隆样杂音,伴舒张期震颤。杂音和开瓣音均在吸气时增强,呼气时减弱。④肝大伴收缩期前搏动。⑤腹水和全身水肿。

【诊断和鉴别诊断】

具典型听诊表现和体循环静脉淤血而不伴肺淤血,可诊断三尖瓣狭窄。风心病二尖瓣狭窄者,如剑突处或胸骨左下缘有随吸气增强的舒张期隆隆样杂音,无明显右心室扩大和肺淤血,提示同时存在三尖瓣狭窄。房间隔缺损如左至右分流量大,通过三尖瓣的血流增多,可在三尖瓣区听到第三心音后短促的舒张中期隆隆样杂音。以上可经超声心动图确诊。

【治疗】

1. 内科治疗:限制钠盐摄入,应用利尿剂,控制心房颤动的心室率。

2. 外科治疗:跨三尖瓣压差>5mmHg或瓣口面积<2.0cm^{2}时,应手术治疗。风心病可作瓣膜交界分离术或人工瓣膜置换术。三尖瓣置换术死亡率2~3倍于二尖瓣或主动脉瓣置换术。

3. 经皮球囊三尖瓣成形术:虽易行,但适应证尚不明确。

六、三尖瓣关闭不全

【病因和病理生理】

三尖瓣关闭不全(tricuspid incompetence)远较三尖瓣狭窄多见。

1. 功能性三尖瓣关闭不全:常见。由于右心室扩张,瓣环扩大,收缩时瓣叶不能闭合,多见于有右心室收缩压增高或肺动脉高压的心脏病,如风湿性二尖瓣病、先天性心血管病(肺动脉瓣狭窄、艾森门格综合征)和肺心病等。

2. 器质性三尖瓣关闭不全:较少见,包括三尖瓣下移畸形(Ebstein 畸形)、风心病、三尖瓣脱垂、感染性心内膜炎、冠心病、类癌综合征、心内膜心肌纤维化等。

严重的三尖瓣关闭不全的血流动力学特征为体循环静脉高压和运动时右心室心搏量相应增加的能力受限,晚期出现右心室衰竭。如无肺动脉高压或右心室收缩期高压,不致引起上述血流动力学异常。

【症状】

重者有疲乏、腹胀等右心室衰竭症状。并发症有心房颤动和肺栓塞。

【体征】

1. 血管和心脏:①颈静脉扩张伴明显的收缩期搏动,吸气时增强,反流严重者伴颈静脉收缩期杂音和震颤。②右心室搏动呈高动力冲击感。③重度反流时,胸骨左下缘有第三心音,吸气时增强。④三尖瓣关闭不全的杂音为高调、吹风样和全收缩期,在胸骨左下缘或剑突区最响,右心室显著扩大占据心尖区时,在心尖区最明显。杂音随吸气增强,当右心室衰竭,心搏量不能进一步增加时,此现象消失。⑤严重反流时,通过三尖瓣血流增加,在胸骨左下缘有第三心音后的短促舒张期隆隆样杂音。⑥三尖瓣脱垂有收缩期喀喇音。⑦可见肝脏收缩期搏动。

2. 体循环淤血体征:见右心衰竭。

【诊断和鉴别诊断】

典型者诊断不难。鉴别诊断见二尖瓣关闭不全的鉴别。

【治疗】

1. 内科治疗:无肺动脉高压的三尖瓣关闭不全无需手术治疗。右心衰竭者限制钠盐摄入,用利尿剂、洋地黄类药物和血管扩张药,控制心房颤动的心室率。

2. 外科治疗：①继发于二尖瓣或主动脉瓣疾病者，在这些瓣膜的人工瓣膜置换术时，术中探测三尖瓣反流程度，轻者不需手术，中度反流可行瓣环成形术，重者行瓣成形术或人工瓣膜置换术。②三尖瓣下移畸形、类癌综合征、感染性心内膜炎等需做人工瓣膜置换术。

七、肺动脉瓣狭窄

【概念】

先天性肺动脉瓣狭窄指肺动脉瓣、瓣上或瓣下有狭窄。此种先天性畸形常单独出现，发病率较高，特别在成人先天性心脏病中可达25%。

【病理解剖】

本病主要病理变化在肺动脉瓣及其上下，可分为三型。瓣膜型表现为瓣膜肥厚，瓣口狭窄，重者瓣叶可融合成圆锥状；瓣下型为右心室流出道漏斗部肌肉肥厚造成梗阻；瓣上型指肺动脉主干或主要分支有单发或多发性狭窄，此型较少见。

【病理生理】

主要的病理生理为右心室的排血受阻，右心室压力增高，右心室代偿性肥厚，最终右心室扩大以致衰竭。一般根据右心室压力高低来判断病情轻重，如右心室收缩压<50mmHg为轻型；>50mmHg但未超过左心室收缩压者为中型；超过左心室收缩压者为重型。右心室压力越高表明肺动脉瓣狭窄越重，而狭窄上下压力阶差也必然越大。

【症状和体征】

轻症肺动脉瓣狭窄可无症状，重者在活动时有呼吸困难及疲倦，严重狭窄者可因剧烈活动而导致晕厥甚至猝死。典型的体征为胸骨左缘第2肋有一响亮的收缩期喷射性杂音，传导广泛，可传至颈部，整个心前区甚至背部，常伴有震颤；肺动脉区第二心音减弱。

【诊断及鉴别诊断】

典型的杂音、X线表现及超声心动图检查可以确诊。鉴别诊断应考虑原发性肺动脉扩张,房、室间隔缺损,法洛四联症及 Ebstein 畸形等。

【治疗】

包括非手术介入治疗和手术治疗。

八、肺动脉瓣关闭不全

【病因和病理生理】

最常见病因为继发于肺动脉高压的肺动脉干根部扩张,引起瓣环扩大,见于风湿性二尖瓣疾病、艾森门格综合征等情况。少见病因包括特发性和 Marfan 综合征的肺动脉扩张。肺动脉瓣原发性损害少见,如可发生于感染性心内膜炎、肺动脉瓣狭窄或法洛四联症术后、类癌综合征和风心病。

肺动脉瓣关闭不全导致右心室容量负荷过度。如无肺动脉高压,可多年无症状;如有肺动脉高压,则加速右心室衰竭发生。

【症状和体征】

多数病例因原发病的临床表现突出,肺动脉瓣关闭不全的表现被掩盖,仅偶然于听诊时发现。

1. 血管和心脏搏动:胸骨左缘第 2 肋间扪及肺动脉收缩期搏动,可伴收缩或舒张期震颤。胸骨左下缘扪及右心室高动力性收缩期搏动。

2. 心音:肺动脉高压时,第二心音肺动脉瓣成分增强。右心室心搏量增多,射血时间延长,第二心音呈宽分裂。右心搏量增多使已扩大的肺动脉突然扩张产生收缩期喷射音,在胸骨左缘第 2 肋间最明显。胸骨左缘第 4 肋间常有第三和第四心音,吸气时增强。

3. 心脏杂音:继发于肺动脉高压者,在胸骨左缘第 2~4 肋间有第二心音后立即开始的舒张早期叹气样高调递减型杂音,吸气时增强,称为 Graham Steell 杂音。由于肺动脉扩张和右心搏量增加,在胸骨左缘第 2 肋间在喷射音后有收缩期喷射性杂音。

【诊断和鉴别诊断】

Graham Steell 杂音有时难以与主动脉关闭不全的舒张早期杂音鉴别,有赖超声心动图确诊。

【治疗】

以治疗导致肺动脉高压的原发性疾病为主,如缓解二尖瓣狭窄;仅在严重的肺动脉瓣反流导致难治性右心衰竭时,方考虑对该瓣膜进行手术治疗。

九、多瓣膜病

【病因】

引起多瓣膜病因有如下几种。

1. 一种疾病同时损害几个瓣膜:最常见为风心病,约 1/2 有多瓣膜损害。黏液样变性可同时累及二尖瓣和三尖瓣,二尖瓣脱垂伴三尖瓣脱垂不少见。

2. 一个瓣膜损害致心脏容量或压力负荷过度相继引起近端瓣膜功能受累:如主动脉瓣关闭不全使左心室容量负荷过度而扩大,产生继发性二尖瓣关闭不全;二尖瓣狭窄伴肺动脉高压导致肺动脉瓣和三尖瓣继发性关闭不全。

3. 不同疾病分别导致不同瓣膜损害:较少见。如先天性肺动脉瓣狭窄伴风湿性二尖瓣狭窄。

【病理生理】

血流动力学特征和临床表现取决于受损瓣膜的组合形式和各瓣膜受损的相对严重程度。

1. 严重损害掩盖轻损害:各瓣膜损害程度不等时,严重者所致血流动力学异常和临床表现突出,常掩盖轻的损害,导致后者漏诊。

2. 近端瓣膜损害较显著:各瓣膜损害程度大致相等时,近端(上游)瓣膜对血流动力学和临床表现的影响较远端者大。例如二尖瓣和主动脉瓣的联合病变时,二尖瓣对血流动力学和临床表现更有影响。

3. 总的血流动力学异常明显:多瓣膜受损时,总的血流动力学异常较各瓣膜单独损害者严重。两个体征轻的瓣膜损害可产生较明显的症状。

【常见多瓣膜病】

1. 二尖瓣狭窄伴主动脉瓣关闭不全：常见于风心病。由于二尖瓣狭窄使心排血量减少，而使左心室扩大延缓和周围血管征不明显，易将主动脉瓣关闭不全的胸骨左缘舒张早期叹气样杂音误认为Graham Steell杂音，诊断为单纯二尖瓣狭窄。约2/3严重二尖瓣狭窄患者有胸骨左缘舒张早期杂音，其中大部分有不同程度的主动脉瓣关闭不全，并非Graham Steell杂音。

2. 二尖瓣狭窄伴主动脉瓣狭窄：严重二尖瓣狭窄和主动脉瓣狭窄并存时，后者的一些表现常被掩盖。二尖瓣狭窄使左心室充盈受限和左心室收缩压降低，而延缓左心室肥厚和减少心肌氧耗，故心绞痛不明显。由于心排血量明显减少，跨主动脉瓣压差降低，可能导致低估主动脉瓣狭窄的严重程度。

3. 主动脉瓣狭窄伴二尖瓣关闭不全：为危险的多瓣膜病，相对少见。前者增加左心室后负荷，加重二尖瓣反流，心搏量减少较两者单独存在时明显，肺淤血加重。X线检查见左心房、左心室增大较两者单独存在时重。

4. 主动脉瓣关闭不全伴二尖瓣关闭不全：左心室承受双重容量过度负荷，左心房和左心室扩大最为明显，这可进一步加重二尖瓣反流。

5. 二尖瓣狭窄伴三尖瓣和（或）肺动脉瓣关闭不全：常见于晚期风湿性二尖瓣狭窄。

【治疗】

内科治疗同单瓣膜损害。手术治疗为主要措施。多瓣膜人工瓣膜置换术死亡危险高，预后不良，术前确诊和明确相对严重程度对治疗决策至关重要。例如严重二尖瓣狭窄可掩盖并存的主动脉瓣疾病，如果手术仅纠正前者，将致左心室负荷剧增，引起急性肺水肿，增加手术死亡率。左心人工瓣膜置换术时，如不对明显受累的三尖瓣做相应手术，术后临床改善不佳。继发于主动脉瓣关闭不全的二尖瓣关闭不全，轻者于主动脉瓣置换术后可缓解，较重者需做瓣环成形术。因此，术前应用左、右心导管检查和心血管造影以确定诊断。有些情况,如三尖瓣损害在手术中方可确诊。

当前关于瓣膜病手术指征的共识总括起来为:①所有瓣膜性心脏病心力衰竭(NYHA Ⅱ级及以上);②有症状的重度瓣膜病变患者,如主动脉瓣狭窄伴有晕厥、心绞痛者均必须进行手术置换或修补瓣膜。因为有充分证据表明,手术治疗是有效和有益的,可提高长期存活率。

(涂 玲 李树生)

第四章 动脉粥样硬化和冠状动脉粥样硬化性心脏病

一、动脉粥样硬化

【概念】

动脉粥样硬化(atherosclerosis)是动脉硬化中最常见而最重要的一种类型。由于其发生在动脉内膜,病变所积聚的脂质外观呈黄色粥样,因此称为动脉粥样硬化。

【临床特点】

主要是有关器官受累后的表现,根据粥样硬化斑块的进程可将粥样硬化的临床过程分为4期。

1. **无症状期或亚临床期**:粥样硬化斑块已形成,但尚无管腔明显狭窄,因此无组织或器官受累的临床表现。

2. **缺血期**:由于动脉粥样硬化斑块导致管腔狭窄、器官缺血所致。如冠状动脉粥样硬化引起心肌缺血可出现心绞痛;肾动脉狭窄可引起顽固性高血压、肾功能不全;下肢动脉粥样硬化可致下肢发凉、麻木和间歇性跛行。

3. **坏死期**:由于动脉管腔堵塞或血管腔内血栓形成而产生器官组织坏死的表现。如冠状动脉闭塞表现为急性心肌梗死,下肢动脉闭塞可表现为肢体的坏疽。

4. **纤维化期**:长期缺血导致靶器官组织纤维化、萎缩而引起的症状。如心脏长期缺血纤维化,可导致心脏扩大、心功能不全、心律失常等表现;长期肾脏缺血可导致肾萎缩并发展为肾衰竭。

【实验室和特殊检查】

1. 血脂检测：多有脂代谢异常，主要表现为总胆固醇增高、LDL 胆固醇增高、HDL 胆固醇降低、三酰甘油增高等。

2. 血管造影：是诊断动脉粥样硬化最直接的方法，可显示动脉粥样硬化病变所累及血管的管腔狭窄以及病变的所在部位、范围和程度。

3. 多普勒超声检查：可帮助判断颈动脉、四肢动脉和肾动脉的病变和血流情况。

4. CTA 或 MRA：有助于判断冠状动脉、肾动脉和脑动脉等的病变情况。

5. 心电图检查及其负荷试验特征性改变、超声心动图检查、放射性核素心脏检查可帮助诊断冠状动脉粥样硬化。

6. 踝臂指数（ABI）：是诊断外周动脉疾病的一种简单、非侵入性、可靠的方法，可用于预测和早期检测出动脉粥样硬化性疾病。ABI 已证实是心脑血管疾病的重要预测指标。

7. 血管内超声和血管镜检查：可直接窥见动脉腔内粥样硬化病变。

【诊断要点】

本病早期诊断很不容易，若发展到相当程度，尤其是有器官明显病变时，诊断并不困难。年长患者如检查发现血脂异常，超声或动脉造影等发现血管狭窄性病变，应首先考虑本病。

【治疗】

1. 一般防治措施：饮食治疗和改善生活方式是血脂异常治疗的基础措施，包括合理膳食、合理安排工作和生活、适当进行体力劳动和体育运动，其他措施还包括控制危险因素、积极治疗与本病相关的疾病（如提倡不吸烟和适量饮酒、积极治疗糖尿病、高血压、肥胖症等）。

2. 药物治疗

（1）降血脂药：对于高脂血症的患者，若通过饮食调节和一定的体力活动，3 个月后血脂仍不能降至正常者，应选用以他汀类降低 TC 和 LDL-C 为主的调脂药。常用制剂有普伐他汀（10～20mg）、辛伐他汀（10～40mg）、阿托伐他汀（10～40mg）、洛伐他汀(20～40mg)、氟伐他汀(10～40mg),均1次/日。其他降脂药物,如贝特类(非诺贝特100mg,2～3次/日)、烟酸类、不饱和脂肪酸等。需要定期进行调脂疗效和药物不良反应监测。调脂治疗应将降低LDL-C作为首要目标。不同危险人群需开始药物治疗的LDL-C水平及需达到的LDL-C目标值有很大不同(表1-4-1)。

表1-4-1 血脂异常患者开始调脂治疗的TC和LDL-C值及其目标值 单位:mmol/L(mg/dl)

危险等级	TLC开始	药物治疗开始	治疗目标值
低危(10年危险<5%)	TC≥6.22(240) LDL-C≥4.14(160)	TC≥6.99(270) LDL-C≥4.92(190)	TC<6.22(240) LDL-C<4.14(160)
中危(10年危险5%～10%)	TC≥5.18(200) LDL-C≥3.37(130)	TC≥6.22(240) LDL-C≥4.14(160)	TC<5.18(200) LDL-C<3.37(130)
高危(CHD或CHD等危症,或10年危险10%～15%)	TC≥4.14(160) LDL-C≥2.59(100)	TC≥4.14(160) LDL-C≥2.59(100)	TC<4.14(160) LDL-C<2.59(100)
极高危(急性冠脉综合征或缺血性心血管病合并糖尿病)	TC≥3.11(120) LDL-C≥2.07(80)	TC≥4.14(160) LDL-C≥2.07(80)	TC<3.11(120) LDL-C<2.07(80)

注:TLC为治疗性生活方式改变。

(2)抗血小板药物:可抗血小板黏附和聚集,防止血栓形成,有助于防止血管阻塞性病变的病情发展,用于预防冠心病及脑动脉血栓栓塞。可选用阿司匹林75～150mg,1次/日,餐后服用;氯吡格雷75mg,1次/日。

(3)抗凝和溶栓治疗:对动脉内形成血栓导致管腔狭窄或阻塞者,可用溶血栓药物,如尿激酶、链激酶、重组组织型纤溶酶原激活剂等,继而用抗凝药。

3. 介入或手术治疗:如患者病变严重,已有明显的管腔狭窄或闭塞,可采取介入或手术治疗。目前针对冠状动脉病变常用的有经皮冠状动脉介入治疗(PCI)以及冠状动脉旁路移植术

(CABG)。

二、冠状动脉粥样硬化性心脏病

【概念】

冠状动脉粥样硬化性心脏病(coronary atherosclerotic heart disease)指冠状动脉粥样硬化使管腔狭窄或阻塞,导致心肌缺血、缺氧而引起的心脏病,它和冠状动脉功能性改变即冠状动脉痉挛一起,统称为冠状动脉性心脏病(coronary heart disease),简称冠心病。

【分型】

根据冠心病的临床特点,本病分为5种临床类型:①隐匿型或无症状性心肌缺血型。②心绞痛型。③心肌梗死型。④缺血性心肌病型。⑤猝死型。

三、心 绞 痛

【概念】

心绞痛(angina pectoris)是由于冠状动脉供血不足,心肌急剧的、暂时的缺血与缺氧所引起的临床综合征。心绞痛绝大多数由于冠状动脉粥样硬化所致,少数可由非冠状动脉心脏病所致,如严重主动脉瓣狭窄或关闭不全、肥厚型心肌病、先天性冠状动脉畸形、梅毒性冠状动脉炎也可引起。

【临床特点】

1. 症状:心绞痛主要特征性的症状是疼痛。①部位:典型的疼痛部位在胸骨后上段或中段,也有在心前区或上腹部者,常放射至左肩、左臂内侧达无名指和小指,或至颈、咽或下颌部。范围约手掌大小,有的横贯前胸。②性质:胸痛常为压迫、发闷或紧缩感。重者可伴出汗、濒死感。针刺样或触电样锐痛不像心绞痛。③持续时间:呈阵发性发作,持续数分钟,一般不会超过10分钟,也不会转瞬即逝或持续数小时。④诱因:发作常为体力活动引起,情绪激动(如愤怒、过度兴奋等)、寒冷、饱餐、吸烟等皆可诱发。疼痛发作于体力活动的当时,而不是在其后。⑤缓解方式:一般在停止原来诱发症状的活动后即可缓解;舌下含服硝酸甘油常可使心绞痛在数分钟内迅速缓解。

2. 体征:平时一般无异常体征。心绞痛发作时常有心率增快、血压升高、表情焦虑、皮肤冷或出汗,有时出现第四或第三心音奔马律。可有暂时性心尖区收缩期杂音。

【实验室检查】

1. 空腹血糖、血脂检查包括 TC、HDL-C、LDL-C 及 TG;血常规、甲状腺功能检查。必要时做糖耐量试验。

2. 尿常规、肝肾功能、电解质、肝炎相关抗原等检查,需在冠状动脉造影前进行。

3. 检测心肌肌钙蛋白(cTnT 或 cTnI)、肌酸激酶(CK)及同工酶(CK-MB)。

【特殊检查】

1. 心电图检查:所有胸痛患者均应行静息心电图检查。在胸痛发作时争取心电图检查,缓解后立即复查。心绞痛发作时,绝大多数患者可有暂时性的缺血性 ST-T 改变,ST 段压低 > 0.1mV(1mm),有时 T 波倒置或假性正常化。24 小时动态心电图表现如有与症状相一致的 ST-T 变化,则对诊断有参考价值。

2. 心电图负荷试验

(1)对有症状的患者,各种负荷试验有助于心绞痛的诊断及危险分层。但必须配备严密的监测及抢救设备。

(2)最常用的是运动负荷试验,即次级量心电图活动平板(或踏车)试验。运动阳性标准:为运动中出现典型心绞痛,运动中或运动后出现 ST 段水平或下斜型下降≥1 mm(J 点后 60~80 ms),或运动中出现血压下降者(≥ 1.33kPa,即 10mmHg)。

(3)需终止试验情况:①出现明显症状,并伴有意义的 ST 段变化。②ST 段明显压低(压低 > 2 mm 为终止运动相对指征,≥4mm 为终止运动绝对指征)。③ST 段抬高≥1 mm。④出现有意义的心律失常:收缩压持续降低 > 10mmHg 或血压明显升高(收缩压 > 250 mmHg 或舒张压 > 115mmHg)。⑤已达目标心率者。

3. 胸部X线检查:胸部X线检查对稳定型心绞痛并无诊断性意义,一般情况都是正常的,但有助于了解心肺疾病的情况,如有无充血性心力衰竭、心脏瓣膜病、心包疾病等。

4. 超声心动图、核素心室造影:建议对怀疑有慢性稳定型心绞痛患者行超声心动图或核素心室造影。

5. 多层CT或电子束CT平扫:①CT冠状动脉造影为显示冠状动脉病变及形态的无创检查方法。有较高阴性预测价值,若CT冠状动脉造影未见狭窄病变,一般可不进行有创检查。②CT冠状动脉造影对狭窄病变及程度的判断仍有一定限度,特别当钙化存在时会显著影响狭窄程度的判断。

6. 冠状动脉造影:对心绞痛或可疑心绞痛患者,冠状动脉造影可以明确诊断及血管病变情况并决定治疗策略及预后。有条件者应常规行冠状动脉造影检查。对糖尿病、>65岁老年患者、>55岁女性胸痛患者冠状动脉造影更有价值。

【鉴别诊断】

(一)非心脏性疾病

1. 消化系统疾病:包括食管疾病(反流性食管炎、食管裂孔疝)、食管动力性疾病(弥漫性食管痉挛)、胆道疾病(胆石症、胆囊炎等)、溃疡病、胰腺病等。

2. 胸壁疾病:肋骨炎、肋软骨炎、纤维织炎、肋骨骨折、胸锁骨关节炎等,局部常有肿胀和压痛。带状疱疹、颈胸肌神经根病变如颈、胸椎病等,与颈、脊椎动作有关。

3. 肺部疾病:肺栓塞、肺动脉高压,伴气短、头晕、右心负荷增加,可做相应检查。肺部其他疾病如肺炎、气胸、胸膜炎、睡眠呼吸暂停综合征等。

4. 精神性疾病:过度换气、焦虑症、抑郁症等。

5. 其他:心肌需氧量增加,如高温、甲状腺功能亢进、拟交感毒性药物可卡因的应用、高血压、重度贫血、低氧血症等。

(二)非冠心病的心脏性疾病

可以诱发胸痛的有心包炎、严重未控制的高血压、主动脉瓣狭窄、肥厚型心肌病、扩张型心肌病、快速性室性或室上性心律失常、主动脉夹层等,均有相应的临床表现及体征。

(三)冠状动脉造影无明显病变的胸痛

需考虑冠状动脉痉挛、心脏 X 综合征或非心源性胸痛。

【治疗】

(一)一般治疗

发作时立即休息,一般患者在停止活动后症状即可消除。平时应尽量避免各种确知的诱发因素,如过度的体力活动、情绪激动、饱餐等。

(二)药物治疗

1. 改善预后的药物

(1)阿司匹林:所有患者只要没有用药禁忌证都应该服用。75~150mg,1 次/日,餐后服用。主要不良反应为胃肠道出血或对阿司匹林过敏。不能耐受阿司匹林者,可改用氯吡格雷作为替代治疗。

(2)氯吡格雷:75mg,1 次/日。主要用于支架植入以后及对阿司匹林有禁忌证的患者。

(3)β 受体阻滞剂:推荐使用无内在拟交感活性的 β 受体阻滞剂。β 受体阻滞剂的使用剂量应个体化,从较小剂量开始,逐级增加剂量,以能缓解症状且心率不低于 50 次/分为宜。

常用 β 受体阻滞剂:普萘洛尔 10~20mg,2~3 次/日;美托洛尔 25~100mg,2 次/日;美托洛尔缓释片 47.5~95mg,1 次/日;阿替洛尔 25~50mg,2 次/日;比索洛尔 5~10mg,1 次/日。

注意:①用药后要求静息心率降至 55~60 次/分,严重心绞痛患者如无心动过缓症状,可降至 50 次/分。②β 受体阻滞剂与硝酸酯制剂有协同作用,因而两药合用时剂量应偏小。③停用 β 受体阻滞剂时应逐渐减量,突然停用可使心绞痛恶化和诱发心肌梗死。④有低血压、支气管哮喘以及心动过缓和二度及以上房室传导阻滞(AVB)者不宜用。

(4)降脂药物治疗:他汀类药物能有效降低 TC 和 LDL-C,并因此降低心血管事件,还有延缓斑块进展,使斑块稳定和抗感染等有益作用。他汀类降脂药适用于所有没有禁忌证的冠心病心绞痛患者。冠心病患者 LDL-C 的目标值应 <2.60mmol/

L(100mg/dl),对于极高危患者(确诊冠心病合并糖尿病或急性冠状动脉综合征),治疗目标 LDL-C < 2.07mmol/L(80mg/dl)也是合理的。参见本章"动脉粥样硬化"药物治疗的降血脂药。

(5)血管紧张素转换酶抑制剂(ACEI):在稳定型心绞痛患者中,合并糖尿病、心力衰竭或左心室收缩功能不全的高危患者应该使用 ACEI。有明确冠心病的所有患者推荐使用 ACEI。所有冠心病患者均能从 ACEI 治疗中获益,但低危患者获益可能较小。

2. 抗心绞痛和抗心肌缺血药物

(1)β 受体阻滞剂:只要无禁忌证,β 受体阻滞剂应作为稳定型心绞痛的初始治疗药物。β 受体阻滞剂能降低心肌梗死后稳定型心绞痛患者死亡和再梗死的风险。推荐使用无内在拟交感活性的 β 受体阻滞剂,更倾向于使用选择性 $β_1$ 受体阻滞剂,如美托洛尔、阿替洛尔及比索洛尔。

(2)硝酸酯制剂:硝酸酯类药为内皮依赖性血管扩张剂,能减少心肌需氧和改善心肌灌注,从而改善心绞痛症状。使用短效硝酸甘油缓解和预防心绞痛急性发作。长效硝酸酯制剂用于减低心绞痛发作的频率和程度,适宜用于慢性长期治疗。

硝酸甘油,0.5~0.6mg,舌下含化;硝酸甘油皮肤贴片,5mg,1次/日。硝酸异山梨酯,普通片 10~30mg,3~4次/日;硝酸异山梨酯,缓释片 20~40mg,1~2次/日。单硝酸异山梨酯,普通片20mg,2次/日;单硝酸异山梨酯,缓释片 40~60mg,1次/日。

(3)钙拮抗剂:钙拮抗剂通过改善冠状动脉血流和减少心肌耗氧起缓解心绞痛作用,对变异型心绞痛或以冠状动脉痉挛为主的心绞痛,钙拮抗剂是一线药物。当不能耐受 β 受体阻滞剂或 β 受体阻滞剂作为初始治疗药物效果不满意时,可使用钙拮抗剂。合并高血压的冠心病患者可应用长效钙拮抗剂作为初始治疗药物。

常用钙拮抗剂:地尔硫䓬 30~90mg,3次/日,缓释剂 90~180mg,1次/日;维拉帕米 40~80mg,3次/日,缓释剂 120~240mg,1次/日;氨氯地平 5~10mg,1次/日。

注意：①变异型心绞痛以钙拮抗剂疗效最好。②停药前应逐渐减量，以免发生冠状动脉痉挛。③维拉帕米和地尔硫䓬与β受体阻滞剂合用时对心脏有过度抑制的危险。

(4) 其他药物治疗

1) 代谢性药物：曲美他嗪通过抑制脂肪酸氧化和增加葡萄糖代谢，改善心肌氧的供需平衡而治疗心肌缺血。20mg，3次/日，饭后服。

2) 尼可地尔：尼可地尔是一种钾通道开放剂，与硝酸酯类制剂具有相似药理特性，对稳定型心绞痛治疗可能有效。常用剂量为5mg，3次/日。

(三) 经皮冠状动脉介入治疗

经皮冠状动脉介入治疗（percutaneous coronary intervention，PCI）指一组经皮介入技术，包括经皮球囊冠状动脉成形术、冠状动脉支架置入术、冠状动脉旋磨术、冠状动脉定向旋切术等。PCI术目前成为冠心病治疗的重要手段。参见第二十四章"冠心病的介入治疗"。

(四) 冠状动脉旁路移植术（CABG）

对低危患者（年死亡率<1%），CABG并不比药物治疗的预后好。在比较CABG和药物治疗的临床试验的荟萃分析中，CABG可改善中危至高危患者的预后。对某些特定的冠状动脉病变解剖类型手术预后优于药物治疗，这些情况包括：①左主干的明显狭窄；②3支主要冠状动脉近端的明显狭窄；③2支主要冠状动脉的明显狭窄，其中包括左前降支（LAD）近端的高度狭窄。

心绞痛的诊治流程见图1-4-1。

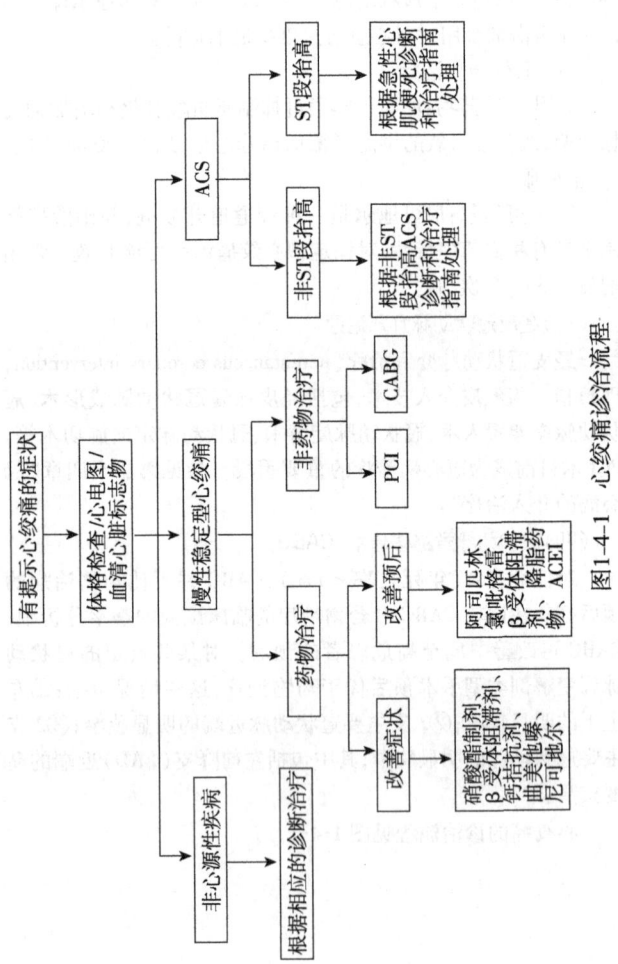

图1-4-1 心绞痛诊治流程

四、心肌梗死

【概念】

心肌梗死(myocardial infarction)是指冠状动脉突然发生完全闭塞或近乎堵塞,血流急剧减少或中断,使相应的心肌严重而持久地急性缺血致心肌缺血性坏死。临床上产生剧烈而持久的胸痛和对组织坏死的一些全身性反应,血清心肌酶活力增高和心肌急性损伤与坏死的心电图进行性演变变化,并可发生严重心律失常和急性循环衰竭。

有胸痛或其他缺血相关症状,且心电图显示至少两个相邻导联 ST 段抬高,诊断为 ST 段抬高型心肌梗死(STEMI)。反之,若患者目前尚无 ST 段抬高,我们常称之为非 ST 段抬高型心肌梗死(NSTEMI)。

【临床特点】

1. 症状:胸痛通常位于胸骨后或左胸部,可向左上臂、下颌、颈、背、肩部或左前臂尺侧放射;胸痛持续 > 10 ~ 20min,呈剧烈的压榨性疼痛或压迫感、烧灼感,常伴有恶心、呕吐、大汗和呼吸困难等;含硝酸甘油不能完全缓解。

2. 体征:可完全正常,也可有心尖区第一心音减弱、第三或第四心音奔马律。10% ~ 20% 的患者发病后 2 ~ 3 日出现心包摩擦音,多在 1 ~ 2 日内消失。乳头肌功能不全时可有收缩期杂音,心衰或休克者有相关体征。注意听诊肺部啰音,采用 Killip 分级法评估心功能:Ⅰ级,无明显的心力衰竭;Ⅱ级,有左心衰竭,肺部啰音 < 50% 肺野,奔马律,窦性心动过速或其他心律失常,静脉压升高,肺淤血的 X 线表现;Ⅲ级,肺部啰音 > 50% 肺野,可出现急性肺水肿;Ⅳ级,心源性休克,有不同阶段和程度的血流动力学障碍。

【实验室和特殊检查】

1. 心电图:心电图是诊断心肌梗死必备依据之一,有其特征性改变和动态改变,故临床只要疑诊有心肌梗死的胸痛患者就必须尽快(到达急诊室后 10min 内)记录 12 导联或 18 导联

(加做 $V_{7\sim9}$ 和 $V_3R\sim V_5R$)心电图。如早期心电图不能确诊时,需 5~10min 重复测定。T 波高尖可出现在 STEMI 超急性期。与既往心电图进行比较,有助于诊断。左束支传导阻滞患者发生心肌梗死时,心电图诊断困难,需结合临床情况仔细判断。有 Q 波心肌梗死的定位和范围可根据出现特征性改变的导联来判断。

2. **血清生化标志物**:敏感的心脏标志物测定可发现无心电图改变的小灶性梗死。建议于入院即刻、2~4h、6~9h、12~24h 测定血清心脏标志物。肌钙蛋白是诊断心肌坏死最特异和敏感的首选标志物,急性心肌梗死(AMI)症状发生后 2~4h 开始升高,10~24h 达到峰值,肌钙蛋白超过正常上限结合心肌缺血证据即可诊断 AMI。肌酸激酶同工酶(CK-MB)对判断心肌坏死的临床特异性较高,AMI 时其测值超过正常上限并有动态变化。肌红蛋白测定有助于早期诊断,但特异性较差(表 1-4-2)。

表 1-4-2 心肌坏死标志物及动态变化

检测时间	肌红蛋白	肌钙蛋白		CK-MB
		cTnT	cTnI	
开始升高时间/h	1~2	2~4	2~4	6
峰值时间/h	4~8	10~24	10~24	18~24
持续时间/d	0.5~1.0	10~21	7~14	3~4

注:cTnT,心肌肌钙蛋白 T;cTnI,心肌肌钙蛋白 I;CK-MB,肌酸激酶同工酶。

3. **影像学检查**:根据超声心动图所见的室壁运动异常可对心肌缺血区域作出判断。在评价有胸痛而无特征性心电图变化时,超声心动图可帮助除外主动脉夹层。

必须指出,不应该因等待血清心脏生化标志物测定和影像学检查结果,而延迟 PCI 和溶栓治疗。

【诊断标准】

1. 心肌梗死的诊断主要依据临床症状、心电图改变与演变规律、心脏标志物的动态变化,这三项指标具备两项可确诊

AMI(1979年WHO心肌梗死诊断标准)。

2012年,美国心脏病协会(AHA)、美国心脏病学院(ACC)、欧洲心脏病学会(ESC)及世界心脏联盟(WHF)共同制定并发表了AMI新的诊断标准:

当临床上发现急性心肌缺血伴有心肌坏死的证据时,就应当使用心肌梗死这一术语。因此,只要符合下列任何一条标准,就应诊断心肌梗死。

(1)检测到心肌标志物[尤其是肌钙蛋白(cTn)]升高和(或)下降,至少有一次超出正常参考值上限(URL)的第99%百分位值,并且至少伴有下列一项证据:①心肌缺血的症状;②新发的或推测新发的显著ST-T改变或新出现的左束支传导阻滞(LBBB);③心电图出现病理性Q波;④影像学检查发现新发的心肌丢失或新发的节段性室壁运动异常;⑤冠状动脉造影或尸检发现冠状动脉内存在新鲜血栓。

(2)心源性死亡,伴有心肌缺血的症状,并伴有推定为新发的心肌缺血ECG改变或新出现的LBBB,但死亡之前未能获取血液标本或血液中心肌标志物尚未开始升高。

(3)经皮冠状动脉介入治疗(PCI)相关性MI:基线cTn值正常(≤99%URL)的患者,PCI术后升高超过99%URL的5倍;若基线水平升高且保持稳定或处于下降期,则术后cTn较基线值升高>20%。此外,尚需具备以下任何一项:①心肌缺血的症状;②新发现的心肌缺血ECG改变;③血管造影结果与PCI并发症相吻合;④影像学检查显示新发的心肌丢失或新发的节段性室壁运动异常。

(4)支架内血栓相关性MI:在心肌缺血时冠状动脉造影或尸检发现支架内血栓形成,并伴有心肌标志物升高和(或)下降,至少有一次数值超过99%URL。

(5)冠状动脉搭桥(CABG)相关性MI:基线cTn值正常(≤99%URL)的患者,手术后心肌标志物超过99%URL的10倍。此外,尚需以下任何一项表现:①新出现的病理性Q波或新出现的LBBB;②冠状动脉造影发现新的桥血管或自身冠状动脉闭塞;③影像学检查显示新出现的心肌丢失或新发的节段性室壁运动异常。

2. 陈旧性心肌梗死的标准:符合以下任何一条标准即可诊断。①发现新的病理性 Q 波,有或无症状,且排除了非缺血性病因;②影像学证据显示局部存活心肌丢失(变薄并丧失收缩功能),且排除了非缺血性病因;③病理检查发现陈旧性心肌梗死。

【临床分型】

2012 心肌梗死全球统一定义中,根据病理学、临床及预后的不同以及治疗方案的不同,将心肌梗死分为以下 5 种类型:

1.1 型:即自发性心肌梗死,自发性的心肌梗死是由于粥样斑块破裂、溃疡、侵蚀和(或)破裂、裂隙或夹层而导致在一个或多个冠状动脉内血栓形成,从而心肌灌注明显下降或远端血管血小板血栓形成,导致心肌坏死。

2.2 型:即继发于缺血的心肌梗死,由于心肌需氧增加或供氧减少引起,例如冠状动脉内皮功能障碍、冠状动脉痉挛或栓塞、心律失常、高血压、低血压。

3.3 型:即心肌梗死所致的心源性猝死,心源性猝死的患者常有提示心肌缺血的症状,伴有推测的新发缺血性 ECG 改变,或新发左束支传导阻滞(LBBB),但是患者在血标本未获取前或在心肌标志物未升高前死亡,或是在少数情况下血标本未送检心肌标志物。

4.4a 型:即伴发于 PCI 的心肌梗死。4b 型:即伴发于支架内血栓形成的心肌梗死。

5.5 型:即伴发于 CABG 的心肌梗死。

【鉴别诊断】

1. 心绞痛:参见本章"心绞痛"及见表 1-4-3。

2. 主动脉夹层:胸痛常呈撕裂样,迅速达高峰且常放射至背部、腹部、腰部和下肢。两上肢血压和脉搏可有明显差别,可有下肢暂时性瘫痪、偏瘫和主动脉关闭不全的表现。无 AMI 心电图的特征性改变及血清酶学改变。二维超声心动图检查有助于诊断。CT 和 MRI 可确诊。

3. 急性心包炎:急性非特异性心包炎亦可有严重而持久的

表 1-4-3 心绞痛和心肌梗死的鉴别诊断要点

鉴别诊断项目	心绞痛	心肌梗死
疼痛		
部位	胸骨上、中段之后	相同,但可能在较低位置或上腹
性质	压榨性或窒息性	相似,但更剧烈
诱因	劳力、情绪激动、饱食等	不如前者常有
时限	短,1~5min 或 15min 以内	长,数小时或 1~2 天
频率	频繁发作	不频繁
硝酸甘油疗效	显著缓解	作用较差
气喘或肺水肿	极少	常有
血压	升高或无显著改变	常降低,甚至发生休克
心包摩擦音	无	可有
坏死物质吸收的表现		
发热	无	常有
血白细胞增加	无	常有
红细胞沉降率增快	无	常有
血清心脏标志物增高	无	有
心电图变化	无变化或暂时性 ST 段和 T 波变化	有特征性和动态性改变

胸痛及 ST 段抬高。但胸痛与发热同时出现,呼吸和咳嗽可加重;早期可听到心包摩擦音;心电图改变常为普遍导联 ST 段弓背向上抬高,无 AMI 心电图的演变过程,亦无血清酶学改变。

4. 肺动脉栓塞:肺栓塞可引起胸痛、咯血、呼吸困难、休克等表现。但有右心负荷急剧增加表现,如发绀、肺动脉瓣区第二音亢进、颈静脉充盈、肝大、下肢水肿等。心电图示电轴右偏,Ⅰ导联 S 波加重,Ⅲ导联出现 Q 波和 T 波倒置,胸导联过渡区左移,右胸导联 T 波倒置等改变。与 AMI 心电图的演变迥然不同,可资鉴别。

5. 急腹症:胃或十二指肠溃疡穿孔、急性胰腺炎、急性胆囊炎、胆石症等。常有典型急腹症的体征,心电图及酶学检查可协助鉴别。

6. 其他疾病:如自发性气胸、急性胸膜炎、胸部带状疱疹等。

【治疗】

(一)一般治疗

所有 STEMI 患者到院后应立即给予吸氧和心电图、血压和血氧饱和度监测,及时发现和处理心律失常、血流动力学异常和低氧血症。起病 3 天内应绝对卧床休息,保持安静环境,给予镇静剂,保持排便通畅和避免用力排便。患者剧烈胸痛时,应迅速给予有效镇痛剂,如静脉注射吗啡 3mg,必要时 5min 重复 1 次,总量不宜超过 15mg。

(二)抗栓治疗

1. 抗血小板治疗:抗血小板治疗为急性 STEMI 常规治疗,溶栓前即应使用。

(1)阿司匹林:心肌梗死急性期,所有患者只要无禁忌证,均应立即口服水溶性阿司匹林或嚼服肠溶阿司匹林 300mg,继以 100mg,1 次/日长期维持。

(2)噻吩吡啶类:首剂应给予氯吡格雷负荷量 300mg,以后 75mg,1 次/日维持。在首次或再次 PCI 之前或当时应尽快服用氯吡格雷初始负荷量 300mg(拟直接 PCI 者最好给予初始负荷量 600mg 口服)。不论患者是否溶栓治疗,若未服用过噻吩吡啶类药物,应给予氯吡格雷负荷量 300mg。对阿司匹林禁忌者,可长期服用氯吡格雷。新型抗血小板药如普拉格雷和替格瑞洛等也有应用前景。

(3)GP Ⅱb/Ⅲa 受体拮抗剂:在双重抗血小板治疗及有效抗凝治疗的情况下,GP Ⅱb/Ⅲa 受体拮抗剂不推荐常规应用,可选择性用于血栓负荷重的患者和噻吩吡啶类药物未给予适当负荷量的患者。

常用的药物有以下几种:①阿昔单抗(abciximab),首剂 0.25mg/kg,静脉注射,然后以 0.125 μg/(kg·min)的速度静脉滴注,持续 12h。②替罗非班(triofiban),先静脉注射负荷量 25 μg/kg,再以 0.15μg/(kg·min)维持静脉滴注 12~24h。③埃替巴肽(eptifibatide),首剂 180 μg/kg,静脉注射,然后以 2μg/(kg·min)的速度持续静脉滴注,可连续使用 3 天。

2. 抗凝治疗:所有 STEMI 患者急性期均进行抗凝治疗。

(1)普通肝素:肝素目前多用于溶栓治疗的辅助用药和急诊 PCI 术中常规使用,以及术后支架内血栓形成的高危患者。rt-PA 为选择性溶栓剂,故必须与充分抗凝治疗相结合。溶栓前先静脉注射肝素 60U/kg(最大量 4000U),继以 12U/(kg·h)(最大 1000U/h),使 APTT 值维持在对照值 1.5~2 倍(50~70s),至少应用 48h。尿激酶和链激酶均为非选择性溶栓剂,对全身凝血系统影响很大,因此溶栓期间不需要充分抗凝治疗。使用肝素期间需监测凝血时间、血小板计数,及时发现肝素诱导的血小板减少症。

(2)低分子肝素:是普通肝素的小片段,由于其应用方便、不需要监测凝血时间等优点,除急诊 PCI 术中外,均可用低分子肝素替代普通肝素。依诺肝素用法:年龄 <75 岁,血肌酐 ≤221μmol/L(2.5 mg/dl)(男)或 ≤177μmol/L(2.0 mg/dl)(女)者,先静脉注射 30 mg,15 min 后开始 1 mg/kg 皮下注射,1 次/12h,最长使用 8 日。

(3)磺达肝癸钠:是间接 Xa 因子抑制剂。接受溶栓或不行再灌注治疗的患者,磺达肝癸钠有利于降低死亡和再梗死,而不增加出血并发症。无严重肾功能不全的患者,初始注射 2.5mg,随后每天皮下注射 1 次(2.5mg),最长使用 8 日。

(三)抗心肌缺血和其他治疗

1. 硝酸酯类:STEMI 最初 24~48h 静脉滴注硝酸酯类药物用于缓解持续缺血性胸痛、控制高血压或减轻肺水肿,发病 48h 后,为控制心绞痛复发或心功能不全。

常用硝酸酯类药物包括硝酸甘油、硝酸异山梨酯和单硝酸异山梨酯。静脉滴注硝酸甘油应从低剂量(5~10μg/min)开始,酌情逐渐增加剂量(每 5~10min 增加 5~10μg)。该药的禁忌证为急性心肌梗死合并低血压(收缩压 ≤90mmHg)或心动过速(心率 >100 次/分);下壁伴右心室梗死时,即使无低血压也应禁用。

2. β 受体阻滞剂:无该药禁忌证时,应于发病后 24h 内常规口服应用。建议口服美托洛尔 25~50mg/次,1 次/6~8h,若患者耐受良好,可转换为相应剂量的长效控释制剂。STEMI 合并顽固性多形性室性心动过速(室速),同时伴交感电风暴表现,可选择静脉使用 β 受体阻滞剂治疗。

以下情况需暂缓使用 β 受体阻滞剂:①心力衰竭体征;②低心排血量的依据;③心源性休克高危因素(年龄 > 70 岁、收缩压 < 120mmHg、心率 < 60 次/分或窦性心率 > 110 次/分及 STEMI 发作较久者);④其他 β 受体阻滞剂的禁忌证(PR 间期 > 0.24s、二或三度 AVB、活动性哮喘或反应性气道疾病)。

3. 血管紧张素转换酶抑制剂(ACEI)和血管紧张素受体阻滞剂(ARB):STEMI 发病 24h 后,如无禁忌证,所有 STEMI 患者均应给予 ACEI 长期治疗。对于合并 LVEF≤40% 或肺淤血,以及高血压、糖尿病和慢性肾病的 STEMI 患者,只要无使用此药的禁忌证,应该尽早应用。早期 ACEI 应从小剂量开始逐渐增加剂量。具有适应证但不能耐受 ACEI 治疗者,可应用 ARB 类药物。

ACEI 的禁忌证:①AMI 急性期收缩压 < 12kPa(90mmHg)。②临床出现严重肾衰竭(血肌酐 > 265 μmol/L)。③有双侧肾动脉狭窄病史者。④对 ACEI 制剂过敏者。⑤妊娠、哺乳妇女等。

4. 醛固酮受体拮抗剂:通常在 ACEI 治疗的基础上使用。对 STEMI 后 LVEF≤40%、有心功能不全或糖尿病,无明显肾功能不全(血肌酐男性≤221μmol/L,女性≤177μmol/L、血钾≤5mmol/L)的患者,应给予醛固酮受体拮抗剂。

5. 钙拮抗剂:STEMI 患者不推荐使用短效二氢吡啶类钙拮抗剂。对无左心室收缩功能不全或 AVB 的 STEMI 患者,为了缓解心肌缺血、控制房颤或心房扑动的快速心室率,如果 β 受体阻滞剂无效或禁忌使用(如支气管哮喘),则可考虑应用非二氢吡啶类钙拮抗剂。

6. 他汀类药物:心肌梗死后及早开始强化他汀类药物治疗可以改善临床预后。所有无禁忌证的 STEMI 患者入院后应尽早开始他汀类药物治疗,且无需考虑胆固醇水平。所有心肌梗死后患者都应该使用他汀类药物将 LDL-C 水平控制在 2.6mmol/L(100mg/dl)以下。

(四)再灌注治疗

1. 溶栓治疗

(1)溶栓治疗的适应证和禁忌证

1)适应证:①发病12h以内到不具备急诊PCI治疗条件的医院就诊、不能迅速转运、无溶栓禁忌证的STEMI患者均应进行溶栓治疗。②患者就诊早(发病≤3h)而不能及时进行介入治疗者,或虽具备急诊PCI治疗条件,但就诊至球囊扩张时间与就诊至溶栓开始时间相差>60min。且就诊至球囊扩张时间>90min者应优先考虑溶栓治疗。③对再梗死患者,如果不能立即(症状发作后60min内)进行冠状动脉造影和PCI,可给予溶栓治疗。④对发病12~24h仍有进行性缺血性疼痛和至少2个胸导联或肢体导联ST段抬高>0.1mV的患者,若无急诊PCI条件,在经过选择的患者也可溶栓治疗。

2)禁忌证:①既往任何时间脑出血病史。②脑血管结构异常(如动静脉畸形)。③颅内恶性肿瘤(原发或转移)。④6个月内缺血性卒中或短暂性脑缺血史(不包括3h内的缺血性卒中)。⑤可疑主动脉夹层。⑥活动性出血或者出血素质(不包括月经来潮)。⑦3个月内的严重头部闭合性创伤或面部创伤。⑧慢性、严重、没有得到良好控制的高血压或目前血压严重控制不良(收缩压≥180mmHg或者舒张压≥110mmHg)。⑨痴呆或已知的其他颅内病变。⑩创伤(3周内)或者持续>10min的心肺复苏,或者3周内进行过大手术。⑪近期(4周内)内脏出血。⑫近期(2周内)不能压迫止血部位的大血管穿刺。⑬感染性心内膜炎。⑭5天至2年内曾应用过链激酶,或者既往有此类药物过敏史(不能重复使用链激酶)。⑮妊娠。⑯活动性消化性溃疡。⑰目前正在应用抗凝剂[国际标准化比值(INR)水平越高,出血风险越大]。

(2)常用药物及用法

1)重组组织型纤溶酶原激活剂(rt-PA):有2种给药方案:①全量90min加速给药法:首先静脉注射15mg,随后0.75mg/kg在30min内持续静脉滴注(最大剂量不超过50mg),继之0.5mg/kg于60min持续静脉滴注(最大剂量不超过35mg)。

②半量给药法:50 mg 溶于 50ml 专用溶剂,首先静脉注射 8 mg,之后 42mg 于 90min 内滴完。

2)尿激酶(UK):尿激酶 150 万 U 溶于 100ml 生理盐水,30min 内静脉滴入。溶栓结束后 12h 皮下注射普通肝素 7500U 或低分子肝素,共 3~5 天。

3)链激酶(SK):静脉给药,150 万 U,60min 内静脉滴注。同时给予地塞米松 5mg 静脉注射预防过敏反应。

4)瑞替普酶:10U 溶于 5~10ml 注射用水,2min 以上静脉注射,30min 后重复上述剂量。

5)替奈普酶:一般为 30~50mg 溶于 10ml 生理盐水静脉注射。根据体重调整剂量,如体重 <60 kg,剂量为 30mg;体重每增加 10kg,剂量增加 5mg,最大剂量为 50mg。

(3)冠状动脉再通指标:溶栓开始后 60~180min 内应监测临床症状、心电图 ST 段抬高和心律变化。血管再通的间接判定指标包括:①60~90min 内抬高的 ST 段至少回落 50%。②TnT(I)峰值提前至发病 12h 内,CK-MB 酶峰提前到 14h 内。③2h 内胸痛症状明显缓解。④治疗后的 2~3h 内出现再灌注心律失常(如加速性室性自主心律、房室传导阻滞等)。上述 4 项中,心电图变化和心肌损伤标志物峰值前移最重要。再通直接指征为冠状动脉造影检查 TIMI2 或 3 级血流表示再通,TIMI3 级为完全性再通。

2. 经皮冠状动脉介入治疗(PCI)

(1)直接 PCI:在 STEMI 早期,通过 PCI 直接扩张闭塞的相关冠状动脉,作为血管再通的治疗措施。①如果即刻可行,且能及时进行(就诊到球囊扩张时间 <90 min),对症状发病 12h 内的 STEMI(包括正后壁心肌梗死)或伴有新出现或可能新出现左束支传导阻滞的患者应行直接 PCI。②年龄 <75 岁,在发病 36h 内出现休克,病变适合血管重建,并能在休克发生 18h 内完成者,应行直接 PCI。③症状发作 <12h。伴有严重心功能不全和(或)肺水肿 Killip Ⅲ级的患者应行直接 PCI。④如发病 12~24h 内具备以下 1 个或多个条件时可行直接 PCI 治疗:严重心力衰竭、血流动力学或心电不稳定、持续缺血的证据。

(2) 转运 PCI:高危 STEMI 患者就诊于无直接 PCI 条件的医院,尤其是有溶栓禁忌证或虽无溶栓禁忌证但已发病 >3 h 的患者,可在抗栓治疗同时,尽快转运患者至可行 PCI 的医院。

(3) 溶栓后紧急 PCI:溶栓治疗后仍有明显胸痛,抬高的 ST 段无明显降低者,应尽快进行冠状动脉造影。接受溶栓治疗的患者,具备以下任何一项,推荐行急诊 PCI 治疗:①年龄 <75 岁、发病 36h 内的心源性休克,适合进行血运重建的患者;②发病 12h 内严重心力衰竭和(或)肺水肿;③有血流动力学障碍的严重心律失常。

(4) 溶栓治疗成功或未溶栓患者(>24h)PCI:溶栓治疗成功或未溶栓患者,如无缺血复发表现,可在 7~10 天后行冠状动脉造影,如残留的狭窄病变适宜 PCI 可行 PCI 治疗。

3. 外科再灌注:急诊外科冠状动脉重建方法已成为减少梗死范围的一种措施。由于 STEMI 发病后多数患者不能及时到达医院,以及临床检查、血管造影、术前准备等需耗费很长时间,因而不能作为 STEMI 的常规治疗方法。

以下情况可考虑 CABG:①对少数 STEMI 合并心源性休克不适宜 PCI 者,急诊 CABG 可降低病死率。机械性并发症(如心室游离壁破裂、乳头肌断裂、室间隔穿孔)引起心源性休克时,在急性期需行 CABG 和相应心脏手术治疗。②溶栓治疗后多支血管病变者,CABG 可使早期和远期预后得到改善。③溶栓治疗后患者仍有严重的持续心肌缺血以及血流动力学不稳定状态,急诊 CABG 有益。

(五)心律失常治疗

1. 室性心律失常

(1) 室性期前收缩:对无症状室性期前收缩,无需抗心律失常药物治疗。

(2) 室性逸搏心律:急性 STEMI 早期常见。除非心率过于缓慢一般不需要特殊处理。

(3) 室速和室颤:非持续性室速(持续时间 <30s)和加速性室性自主心律,通常不需要预防性使用抗心律失常药物。持续性和(或)血流动力学不稳定的室速(发生率 <3%)需要抗

心律失常药物处理,必要时予电除颤治疗。再灌注治疗和β受体阻滞剂的使用使发病48h内室颤发生率降低。注意电解质紊乱,纠正低血钾和低血镁。如室性心律失常反复,可静脉用胺碘酮治疗。

2. 严重窦缓(心率<50次/分):可给予阿托品静脉注射,每10~30min 1次(总量不超过2mg),使心率上升至60~70次/分。阿托品无效时安装临时起搏器治疗。

3. 房室传导阻滞(AVB):对症状性心动过缓的急性STEMI患者仍建议临时起搏治疗,待传导阻滞消失后撤除,但临时起搏术并不改善远期存活率。一度AVB无需处理。新出现的左束支传导阻滞通常表明广泛的前壁心肌梗死,发展至完全性AVB可能性较大,需要行预防性临时起搏术。

(六)右心室心肌梗死的处理

下壁STEMI患者出现低血压、肺野清晰、颈静脉压升高临床三联征时,应怀疑右心室梗死。右胸前导联(尤其V_4R)ST段抬高≥0.1mV,高度提示右心室梗死,因此,所有下壁STEMI和休克患者均应记录右胸前导联。超声心动图检查可能有助于其诊断。

右心室梗死可导致低血压、休克,其处理原则不同于严重左心室功能障碍引起的心源性休克。一旦右心室梗死合并低血压或休克,主要处理原则是维持右心室前负荷。应避免使用利尿剂和血管扩张剂,积极经静脉扩容治疗。若补液1000~2000ml血压仍不回升,应静脉滴注正性肌力药(如多巴胺)。合并房颤时,应迅速复律,以保证心房收缩,加强右心室的充盈。合并高度AVB时,应予以起搏。

(七)休克的处理

根据休克纯属心源性,抑或尚有周围血管舒缩障碍或血容量不足等因素存在而分别处理。

1. 补充血容量:估计有血容量不足或中心静脉压和肺动脉楔压低者,用右旋糖酐或5%~10%葡萄糖液静脉滴注。下壁心肌梗死合并右心室梗死时,常出现低血压,扩容治疗是关键。对大面积心肌梗死或高龄患者应避免过度扩容诱发左心衰竭。

2. 应用升压药:补充血容量后血压仍不升,而肺小动脉楔压和心排血量正常时,提示周围血管张力不足,可静脉滴注多巴胺5~10μg/(kg·min),甚至10~20μg/(kg·min)或更大静脉维持输注,以确保血压达到或接近90/60mmHg。必要时可同时静脉滴注多巴酚丁胺3~10μg/(kg·min)。大剂量多巴胺无效时,也可静脉滴注去甲肾上腺素2~8μg/min。

3. 应用血管扩张剂:首选硝普钠,也可合用硝酸甘油,用量宜小,5~20μg/min静脉维持输注。可扩张小动脉(阻力血管)而增加心排血量和组织灌注,同时可降低肺毛细血管楔压而减轻肺淤血或肺水肿,从而改善血流动力学状态。与多巴胺或肾上腺素合用效果更好。

4. 主动脉内球囊反搏(IABP):IABP是目前STEMI并发心源性休克治疗时最常用的辅助循环装置。STEMI合并低血压、低心排血量及对药物治疗无效的心源性休克患者可选用IABP。对入院时已处于心源性休克状态的STEMI患者,应用IABP越早越好,联合快速血运重建治疗有望改善其预后。但IABP本身不能改善心源性休克患者的预后。

5. 再灌注治疗:包括溶栓、急诊PCI或CABG。但STEMI合并心源性休克时,溶栓治疗的血管开通率明显降低,住院期病死率增高,提倡行机械性再灌注治疗,迅速开通梗死相关动脉,恢复心肌再灌注,以降低病死率。

(八)心力衰竭的处理

1. 一般处理措施:吸氧、连续监测氧饱和度及定时血气测定、心电图监护。行X线胸片、超声心动图有助于评估病情。

2. 轻度心力衰竭(Killip Ⅱ级):利尿剂治疗;如无低血压,可静脉应用硝酸酯;如无禁忌,则应在24h内开始应用ACEI。

3. 严重心力衰竭(Killip Ⅲ级)或急性肺水肿:利尿剂治疗;尽早使用机械辅助通气治疗;除非合并低血压,均给予静脉应用硝酸酯类;合并高血压可选用硝普钠。当血压明显降低时,可静脉滴注多巴胺5~15μg/(kg·min)和(或)多巴酚丁胺。考虑早期血运重建治疗。

4. 在 STEMI 发病的 24h 内使用洋地黄制剂有增加室性心律失常的危险,不主张使用。在合并快速房颤时,可选用胺碘酮治疗。

【预防】

主要是冠状动脉粥样硬化性心脏病的二级预防。ABCDE 方案对指导治疗有帮助:①A:aspirin 抗血小板聚集(阿司匹林或氯吡格雷)、anti-anginal therapy 抗心绞痛(硝酸酯类)。②B:beta-blocker β 受体阻滞剂、blood pressure control 控制血压。③C:cholesterol lowing 控制血脂水平、cigarettes quitting 戒烟。④D:diet control 控制饮食、diabetes treatment 治疗糖尿病。⑤E:education 普及有关冠心病的健康教育、exercise 鼓励有计划的、适当的运动锻炼。

急性心肌梗死诊治流程见图 1-4-2。

五、急性冠脉综合征

【概念】

急性冠脉综合征(acute coronary syndrome,ACS)是一组冠状动脉粥样硬化斑块破裂、血栓形成或血管痉挛而致急性或亚急性心肌缺血的临床综合征。根据心电图有无 ST 段持续性抬高,可将 ACS 区分为 ST 段抬高和非 ST 段抬高(NSTE-ACS)两大类,前者主要为 ST 段抬高的急性心肌梗死(ST-segment elevation myocardial infarction,STEMI);根据心肌损伤血清生物标志物测定结果将 NSTE-ACS 分为非 ST 段抬高型心肌梗死(non-ST segment elevation myocardial infarction, NSTEMI)与不稳定型(unstable angina pectoris,UAP)心绞痛。STEMI 见前一节,本节主要讨论 NSTE-ACS。

【病理生理】

NSTE-ACS 的病理生理基础主要为冠状动脉严重狭窄和(或)易损斑块破裂或糜烂所致的急性血栓形成,伴或不伴血管收缩、微血管栓塞,引起冠状动脉血流减低和心肌缺血。NSTE-ACS 的病理基础为粥样斑块的不稳定和破裂,不稳定斑块又称

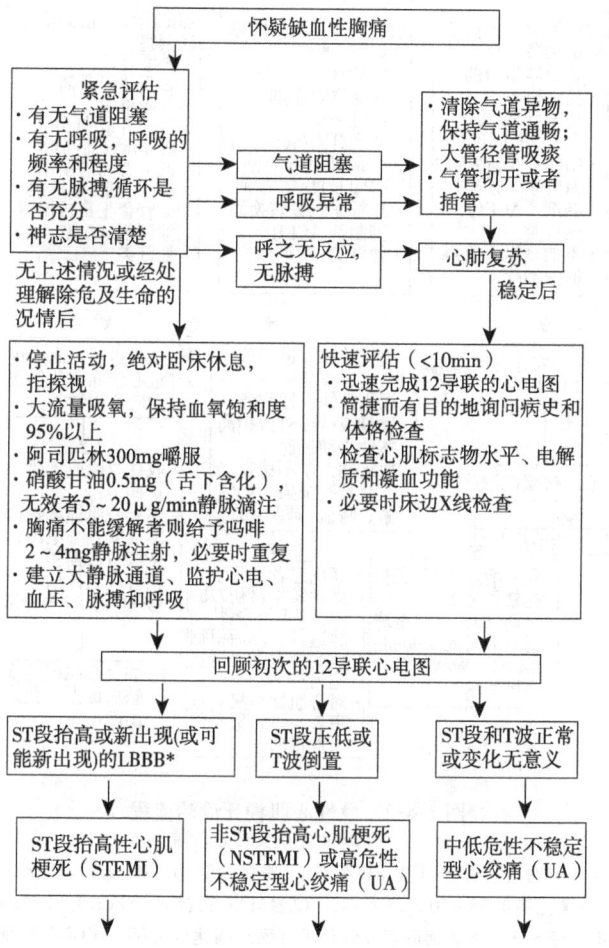

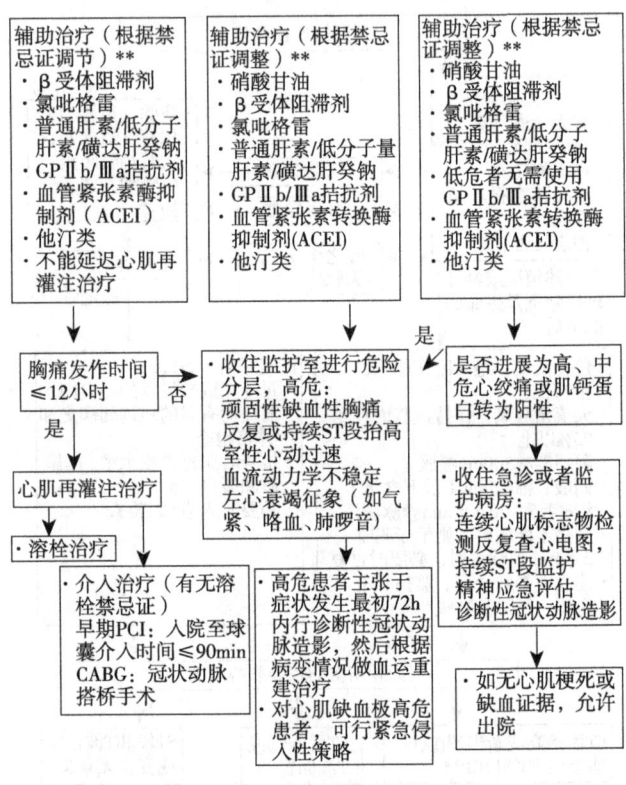

图 1-4-2 急性心肌梗死诊治流程

*LBBB,左束支传导阻滞。

**辅助治疗药物:①β受体阻滞剂:普萘洛尔 10~20mg/次,2~3次/日;美托洛尔 25~50mg,3次/日。②氯吡格雷:首剂 300mg,此后 75mg/d,连续 8 天。③普通肝素或低分子肝素或磺达肝癸钠。④GPⅡb/Ⅲa 拮抗剂:阿昔单抗静脉注射 0.25mg/kg,再以 0.125μg/(kg·min)持续 12h;替罗非班静脉注射 25μg/kg,再以 0.15μg/(kg·min)维持 12~24h。⑤ACEI/ARB:卡托普利 6.25~50mg,3次/日,氯沙坦 50~100mg,1次/日,厄贝沙坦 150~300mg,1次/日。⑥他汀类:洛伐他汀 20~40mg,1次/晚,普伐他汀 10~20mg,1次/晚,辛伐他汀 20~40mg,1次/晚,阿托伐他汀 10~40mg,1次/晚。

易损斑块,斑块易于破裂可形成裂隙,再加上炎症活动、细胞因子的释放、血管痉挛及血管外机械应力的作用均促进了此过程,诱发血栓形成,临床表现为 ACS。不稳定型心绞痛与 NSTEMI 的病因和临床表现相似但程度不同,主要表现在缺血是否严重到有足够心肌受到损害。

【临床特点】

1. 症状:典型心绞痛是 NSTE-ACS 的主要症状,通常表现为发作性胸骨后闷痛,紧缩压榨感,可放射至左肩、下颌部等,呈间断性或持续性,伴有出汗、恶心、呼吸困难、窒息感甚至晕厥。

以加拿大心血管病学会(CCS)的心绞痛分级为判断标准,不稳定型心绞痛的临床特点包括:①静息心绞痛(心绞痛在休息时发作)持续时间在20min以上;②初发性心绞痛(1个月内新发心绞痛)表现为自发性心绞痛或劳力型心绞痛(CCS 分级Ⅱ或Ⅲ级);③原来的稳定型心绞痛最近1个月内症状加重,且具有至少 CCSⅢ级心绞痛的特点(恶化性心绞痛);④心肌梗死后1个月内发作心绞痛。

变异性心绞痛也是 UA 的一种,通常是自发性。其特点是一过性 ST 段抬高,多数自行缓解,不演变为心肌梗死,但少数可演变成心肌梗死。其发病机制主要为冠状动脉痉挛。

2. 体征:绝大多数 NSTE-ACS 患者无明显的体征。高危患者心肌缺血引起心功能不全时,可有新出现的肺部啰音或啰音增加及第三心音。

【实验室和特殊检查】

1. 心电图:ST-T 波动态变化是 NSTE-ACS 最有诊断价值的心电图表现。进行性胸痛患者应即刻(<10 min)做 12 导联心电图,必要时加做 18 导联心电图。症状发作时可记录到一过性 ST 段改变(常表现2个或以上相邻导联 ST 段下移≥0.1 mV),症状缓解后 ST 段缺血性改变改善,或者发作时倒置 T 波呈"伪正常化"。发作后恢复至原倒置状态更具有诊断意义,并提示有急性心肌缺血或严重冠状动脉疾病。

NSTEMI 的心电图 ST 段压低和 T 波倒置比不稳定型心绞

痛更加明显和持久,并可有一系列演变过程(如 T 波倒置逐渐加深,再逐渐变浅,部分还出现异常 Q 波)。

2. 心肌损伤标志物:cTn 是明确 NSTE-ACS 诊断和危险分层的重要依据之一,心肌坏死标志物(酶)及其检测时间(见表 1-4-2)。与传统的心肌酶(如 CK、CK-MB)相比,cTn 具有更高的特异性和敏感性。cTn 增高或增高后降低,并至少有 1 次数值超过参考值上限 99 百分位(即正常上限),提示心肌损伤坏死。临床上不稳定型心绞痛(UAP)的诊断主要依靠临床变化及发作时心电图 ST-T 的动态改变,如 cTn 阳性意味着该患者已经发生微量心肌损伤,比 cTn 阴性者预后差。CK-MB 特异性和敏感性不如肌钙蛋白,但仍是发现较大范围心肌坏死的一种非常有用的标志物。肌红蛋白特异性并不高,但有助于心肌梗死的早期诊断。

3. 影像学检查:超声心动图检查可发现缺血时左心室射血分数(LVEF)减低和心肌节段性运动减弱,甚至消失。负荷超声心动图的阴性预测值较高。超声心动图对主动脉夹层、肺栓塞、主动脉瓣狭窄、肥厚型心肌病及心包积液等疾病的鉴别诊断具有重要价值。心脏磁共振显像(MRI)、心肌灌注成像及多源 CT 对诊断和排除 NSTE-ACS 均有一定的价值。

【诊断】

WHO 提出的 ACS 的诊断标准为:①相应的临床表现;②心电图特异性改变;③生化标志物的出现。以上三条标准具备两条即可诊断 ACS。

根据肌钙蛋白为诊断标准,则 ST 段不抬高的 ACS 中肌钙蛋白阳性的则为 NSTEMI,反之则为 UAP;以 CK-MB 为诊断标准,若 CK-MB 大于或等于正常上限的 2 倍,则无 ST 段抬高的 ACS 即为 NSTEMI,反之则为 UAP。UAP 与 NSTEMI 的病因、发病机制和临床表现基本相似,只是心肌缺血损伤程度不一致。

【鉴别诊断】

1. 急性主动脉夹层:胸痛常呈撕裂样,迅速达高峰且常放射至背部、腹部、腰部和下肢。两上肢血压和脉搏可有明显差别,可有下肢暂时性瘫痪、偏瘫和主动脉关闭不全的表现。无

AMI 的特征性改变及血清酶学改变。但偶可累及冠状动脉,甚至引起心肌梗死。二维超声心动图及 MRI 检查有助诊断。

2. 急性心包炎:尤其在心包炎早期,可有心前区和胸骨后疼痛,胸痛与呼吸、咳嗽及体位变动有关。早期有心包摩擦音。心电图的 ST 段和 T 波改变常位于除 aVR 以外的所有导联,ST 段抬高呈弓背向下。可有心脏压塞症状和体征,心脏超声可确诊。

3. 急性肺动脉栓塞:急性大面积肺栓塞可引起胸痛、呼吸困难、晕厥和休克,伴发绀、冷汗及濒死感。但患者的体征、心电图和 X 线胸片常有急性肺动脉高压或者急性右心功能不全的表现,如心电图上可有肺性 P 波,右束支传导阻滞或者较特异的 $S_ⅠQ_ⅢT_Ⅲ$ 等表现。X 线胸片显示肺动脉段凸出,一侧或某区域肺血管纹理显著稀疏、纤细、走行异常。常见有肺浸润或肺梗死阴影呈楔形、带形或球形。心脏超声发现右心室搏动减弱,肺动脉压力增高;必要时行肺动脉 CTA 或造影以确诊。

4. 胸部病变:常见有肋软骨炎、肋间神经痛及带状疱疹等,多为刺痛或灼痛,临床症状和体征可资鉴别。

5. 上消化道疾病:如反流性食管炎、消化性溃疡或穿孔、急性胰腺炎或化脓性胆管炎等急腹症。

【危险分层】

NSTE-ACS 早期危险分层见表 1-4-4。

表 1-4-4　NSTE-ACS 早期危险分层

项目	高风险(至少具备下列一条)	中度风险(无高风险特征但具备下列一条)	低风险(无高、中度风险特征但具备下列任一条)
病史	48h 内缺血症状恶化	既往有心肌梗死、脑血管疾病、冠状动脉旁路移植术或使用 ASA	

续表

项目	高风险(至少具备下列一条)	中度风险(无高风险特征但具备下列一条)	低风险(无高、中度风险特征但具备下列任一条)
胸痛特点	长时间(20min)静息时胸痛	长时间(>20min)静息时胸痛但目前缓解,有高或中度冠心病可能;静息时胸痛(<20min)或因休息或含服硝酸甘油后缓解	过去2周内新发CCSⅡ~Ⅳ级心绞痛,但无长时间(>20min)静息时胸痛,有中或高度冠心病可能
临床表现	缺血引起肺水肿,新出现二尖瓣关闭不全杂音或原杂音加重,第三心音或新出现啰音或原啰音加重,低血压,心动过速,年龄>75岁	年龄>70岁	
心电图	静息时胸痛伴一过性ST段改变(>0.05mV),aVR导联ST段抬高>0.1mV,新出现束传导阻滞或持续性心动过速	T波倒置>0.2mV,病理性Q波	胸痛时心电图正常或无变化
心脏损伤标志物	明显增高(即cTnT>0.1μg/L)	轻度增高(即cTnT>0.01μg/L但<0.1μg/L)	正常

【治疗】

1. 治疗原则:UAP和NSTEMI治疗原则相同,以药物为主,抗栓不溶栓,部分症状不能控制的患者需做PCI治疗。处理旨在根据危险分层采取适当的药物治疗和冠状动脉血运重建策略,以改善严重心肌耗氧与供氧的失平衡,缓解缺血症状;稳定斑块,防止冠状动脉血栓形成发展,降低并发症和病死率。

2. 抗心肌缺血治疗

(1) β 受体阻滞剂:如无明确的禁忌证(如急性收缩性心力衰竭时)或对 β 受体阻滞剂不能耐受,NSTE-ACS 患者应常规使用 β 受体阻滞剂。对心绞痛基本缓解、血流动力学稳定的患者,发病后 24 h 内开始 β 受体阻滞剂治疗。治疗时,宜从小剂量开始,逐渐增加剂量,并观察心率、血压和心功能状况。

对心绞痛发作频繁、心动过速、血压较高的患者,可先采用静脉 β 受体阻滞剂(美托洛尔、艾司洛尔等),以尽快控制血压、心率,缓解心绞痛发作。静脉使用美托洛尔的用法:首剂 2.5~5 mg(溶于生理盐水后缓慢静脉注射至少 5 min),30 min 后可根据患者的心率、血压和心绞痛症状缓解情况酌情重复给药,总量不超过 10 mg,病情稳定后改为口服药物治疗。

(2) 硝酸酯类:用于有胸痛或心肌缺血表现的患者。对无禁忌证的 NSTE-ACS 患者应立即舌下含服硝酸甘油 0.3~0.6 mg,每 5 min 重复 1 次,总量不超过 1.5mg,同时评估静脉用药的必要性。静脉给药用于 NSTE-ACS 合并顽固性心绞痛、高血压或心力衰竭的患者。急性期持续给予硝酸酯类可能会出现耐药性,为此,应维持每天至少 8 h 的无药期。硝酸酯类与 β 受体阻滞剂联合应用,可以增强抗心肌缺血作用,并互相抵消药物的不良反应。

(3) 钙离子拮抗剂(CCB):CCB 用于 NSTE-ACS 治疗的主要目的是缓解心绞痛症状或控制血压,目前尚无证据显示 CCB 可以改善 NSTE-ACS 患者的长期预后。在应用 β 受体阻滞剂和硝酸酯类药物后患者仍然存在心绞痛症状或难以控制的高血压,可加用长效的二氢吡啶类 CCB;如患者不能耐受 β 受体阻滞剂,应将非二氢吡啶类 CCB(如维拉帕米或地尔硫䓬)与硝酸酯类合用。短效 CCB 禁用于 NSTE-ACS 患者。

(4) 血管紧张素转化酶抑制剂(ACEI):ACEI 不具有直接发挥抗心肌缺血作用,但通过阻断肾素-血管紧张素系统(RAS)发挥心血管保护作用。除非不能耐受,所有 NSTE-ACS

患者应接受ACEI治疗。对于不能耐受ACE的患者,可考虑应用血管紧素受体拮抗剂(ARB)。ACS患者应该在第一个24h内给予口服ACEI。

(5)尼可地尔:尼可地尔兼有ATP依赖的钾通道开放作用及硝酸酯样作用。可用于对硝酸酯类不能耐受的NSTE-ACS患者。

(6)主动脉内球囊反搏(IABP):当NSTE-ACS患者存在大面积心肌缺血或濒临坏死、血流动力学不稳定时,可在血运重建前后应用IABP,降低心脏负担,改善心肌缺血,提高患者对手术耐受能力,有助于术后心功能恢复。

3. 抗血小板治疗

(1)阿司匹林:①NSTE-ACS患者入院后应尽快给予阿司匹林(负荷量150~300 mg),如能耐受,长期持续治疗(75~100 mg)。②对阿司匹林过敏或因胃肠道疾病而不能耐受阿司匹林时,应使用氯吡格雷(负荷量后每日维持量)。③每位UA/NSTEMI患者均应使用阿司匹林,除非有禁忌证。

(2)噻吩吡啶类:①中或高危准备行早期PCI的NSTE-ACS患者,入院后(诊断性血管造影前)应尽快开始双联抗血小板治疗,除阿司匹林外,在PCI前加用氯吡格雷300~600 mg,或替格瑞洛180 mg。②选择最初的保守治疗(即非有创治疗)策略的UA/NSTEMI患者,入院后除了使用阿司匹林和抗凝治疗外,还应该尽快使用氯吡格雷(负荷量以及随后的每天维持剂量)至少使用1个月,最好使用1年。③接受PCI治疗(尤其是置入药物洗脱支架)的NSTE-ACS患者,术后给予氯吡格雷75mg/d、普拉格雷10 mg/d或替格瑞洛90mg,2次/天,并维持治疗至少12个月。

(3)GPⅡb/Ⅲa受体拮抗剂:①持续性缺血,肌钙蛋白升高、准备行PCI或有其他高危表现的患者,除使用阿司匹林和低分子肝素或普通肝素外,还可以使用GPⅡb/Ⅲa受体拮抗剂。②缺血事件低或者出血风险高并且已经接受阿司匹林和氯吡格雷治疗的UA/NSTEMI患者,不推荐使用Ⅱb/Ⅲa受体拮抗剂。

4. 抗凝治疗:所有 NSTE-ACS 患者在无明确的禁忌证时,均推荐接受抗凝治疗。根据缺血和(或)出血风险、疗效和安全性选择抗凝剂。可选用静脉普通肝素或皮下低分子肝素或磺达肝癸钠抗凝。低分子肝素抗凝作用较普通肝素更为稳定、安全、有效,出血并发症与普通肝素相当。保守治疗但出血风险增加的患者,可选择应用磺达肝癸钠。依诺肝素,1 mg/kg,皮下注射,1 次/12 h,首剂可以 1 次静脉注射 30 mg。磺达肝癸钠,首剂可静脉注射 2.5 mg,其后每天皮下注射 1 次(2.5 mg)。

5. 他汀类药物:在 ACS 的早期应用能稳定斑块、抗感染和改善血管内皮功能。在减少冠状动脉不良事件、降低冠心病患者的致残率与致死率方面都具有不可替代的价值。如无禁忌证,无论基线 LDL-C 水平如何,所有患者(包括 PCI 术后)均应给予他汀类药物治疗,使 LDL-C 达到 <2.60 mmol/L。必要时可给予强化他汀类药物治疗。

6. 血运重建治疗:心肌血运重建使 NSTE-ACS 患者缓解症状、缩短住院期和改善预后。其指征和最佳时间以及优先采用的方法(PCI 或 CAGB)取决于临床情况、危险分层、合并症和冠状动脉病变的程度和严重性。

(1)冠状动脉造影/PCI:目前,对高危 NSTE-ACS 患者主张于症状发生最初 72 h 内行诊断性冠状动脉造影,然后根据病变情况行血运重建治疗。对心肌缺血极高危患者(即难治性心绞痛伴心力衰竭、危及生命的室性心律失常或血流动力学不稳定),可行紧急侵入性策略(<2 h)。对最初稳定的高危 NSTE-ACS 患者,应及早行冠状动脉造影或血运重建。

(2)CABG:约 10% NSTE-ACS 患者需行 CABB,常在内科治疗病情稳定数日后进行。左主干或 3 支血管病变且左心室功能减低(LVEF<50%)的患者(尤其合并糖尿病时),CABG 后生存率获益优于 PCI;2 支血管病变且累及前降支近段伴左心室功能减低(LVEF<50%)或无创性检查提示心肌缺血患者宜 CABG 或 PCI;强化药物治疗下持续心肌缺血而不适宜或不能行 PCI 时,可考虑 CABG。ACS 诊治流程见图 1-4-3。

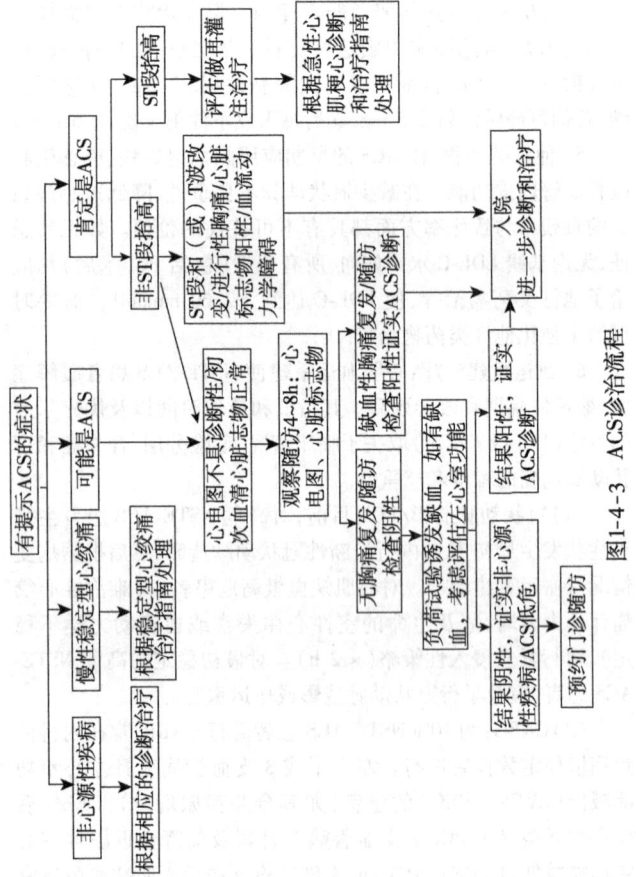

图1-4-3 ACS诊治流程

六、缺血性心肌病

【概念】

缺血性心肌病是指由于冠状动脉粥样硬化所致长期心肌缺血引起的以弥漫性纤维化为主的心肌病变,表现为扩张型心肌病,伴收缩或舒张功能失常,或两者兼有,其临床表现不能完全用冠状动脉病变和缺血的严重程度来解释者。

【临床特点】

心肌缺血和心肌梗死或坏死对心室的不同作用,使缺血性心肌病具有各种不同的临床表现。根据患者的不同表现,可以将缺血性心肌病划分为两大类型,即充血型缺血性心肌病和限制型缺血性心肌病。

1. 充血型缺血性心肌病:占缺血性心肌病的绝大部分,以左心室扩大为主,严重者双心室均扩大。此病的临床特点是以心绞痛、心力衰竭和心律失常为主要临床表现。患者有心绞痛或心肌梗死的病史,但有些老年患者从一开始就可能没有心绞痛和心肌梗死的病史。心力衰竭的表现多逐渐发生,症状呈进行性进展,由劳力性呼吸困难发展至夜间阵发性呼吸困难及端坐呼吸,常有倦怠和乏力,周围性水肿和腹水出现较晚。此类患者可出现各种心律失常,心律失常一旦出现,常持续存在,其中以室性期前收缩、心房颤动、病态窦房结综合征、房室传导阻滞多见。由于心脏扩大、心房颤动,心腔内易形成附壁血栓,故缺血性心肌病患者发生心力衰竭时血栓和栓塞较常见。

2. 限制型缺血性心肌病:少数患者的临床表现主要以左心室舒张功能异常为主,而心肌收缩功能正常或轻度异常,心脏大小可以正常但左心室常有异常的压力-容量关系,类似于限制性心肌病的症状和体征,故被称为限制型缺血性心肌病或硬心综合征。患者常有劳力性呼吸困难和心绞痛,并因此使活动受限。即使在急性心肌梗死期间,有一部分患者虽然发生了肺淤血或肺水肿,却可以有接近正常的左心室射血分数,说明这些患者的心功能异常是以舒张期心功能障碍为主。

【特殊检查】

1. 心电图:部分患者可见陈旧性心肌梗死图形。冠状动脉供血不足的变化常见,包括 ST 段压低、T 波平坦或倒置等。可见各种心律失常,其中以期前收缩、心房颤动、病态窦房结综合征、房室传导阻滞和束支传导阻滞多见。

2. 胸部 X 线检查:充血型缺血性心肌病患者胸部 X 线检查可显示心脏全心扩大或左心室扩大征象,可有肺淤血、肺间质水肿、肺泡水肿和胸腔积液等。限制型缺血性心肌病 X 线胸片有肺间质水肿、肺淤血及胸腔积液,心脏多不大,也无心腔扩张。有时可见冠状动脉和主动脉钙化。

3. 超声心动图:充血型缺血性心肌病可见心脏普遍性扩大,常以左心室扩大为主,收缩末期和舒张末期容量增加,左心室射血分数下降,室壁呈多节段性运动减弱、消失或僵硬。有时可见到心腔内附壁血栓形成。限制型缺血性心肌病超声心动图常表现为舒张受限,心室肌呈普遍性轻度收缩力减弱,无室壁瘤局部室壁运动障碍。

4. 放射性核素心肌显影:[201]Tl 心肌显像示灌注缺损,如发现固定性灌注缺损超过左心室壁的 40%,高度提示缺血性心肌病。

5. 冠状动脉造影:可确立对本病的诊断。它既可判断冠状动脉狭窄的程度和受损的部位,也可明确有无其他冠状动脉疾患。患者常有多支血管病变狭窄在 70% 以上。

【诊断标准】

缺血性心肌病必须有引起长期心肌缺血的致病原因。由于引起心肌缺血的最常见病因为冠心病,所以既往有心绞痛或心肌梗死病史是重要的诊断线索。但部分患者可表现为无痛性心肌缺血或心肌梗死,对于这部分患者应给予高度重视,以免漏诊。可根据临床查体及各种辅助检查对有下列表现者进行诊断:①心脏有明显扩大,以左心室扩大为主。②超声心动图有心功能不全征象。③冠状动脉造影发现多支冠状动脉狭窄病变。但是必须除外由冠心病和心肌梗死后引起的乳头肌功能不全、室间隔穿孔以及由孤立的室壁瘤等原因导致心脏血流动力学紊乱引起的心力衰竭和心脏扩大。

【鉴别诊断】

1. 扩张型心肌病:老年人缺血性心肌病与扩张性心肌病在心力衰竭时很难鉴别,两者之间有很多相似之处,但是充血型缺血性心肌病的发病基础是冠心病,与病因未明的扩张型心肌病有本质上的不同。因此有冠心病危险因素的存在,如糖尿病、高血脂、高血压、肥胖等,特别是有心绞痛或心肌梗死病史者,有利于充血型缺血性心肌病的诊断。

2. 甲状腺功能减低性心脏病:临床上多有明显的甲状腺功能减退的表现,如怕冷、表情淡漠、动作迟缓、毛发稀疏并有黏液性水肿,可有劳累后呼吸困难、乏力和心绞痛,心脏浊音界扩大,心尖搏动弥散,心音低弱。心电图示窦性心动过缓,P波和QRS波群低电压,T波在多导联中低平或倒置,累及传导系统时可引起束支传导阻滞或房室传导阻滞。超声心动图提示心脏扩大、搏动减弱,常有心包积液。

3. 高血压性心脏病:高血压是冠心病的主要危险因素,老年患者常同时合并有高血压和冠心病,可出现心绞痛、心肌梗死等症状,晚期可出现心力衰竭。但在缺血性心肌病时血压增高者少见,多数正常或偏低。原发性高血压的心脏损害主要与血压持续升高加重左心室后负荷,导致心肌肥厚,继之可引起心脏扩大和反复心衰发作有关。

【治疗】

1. 药物治疗:在控制冠心病易患因素的基础上,给予硝酸酯类药物、β受体阻滞剂缓解心绞痛,改善心肌缺血症状。以心力衰竭为主要表现,应给予利尿剂、血管紧张素转换酶抑制剂(ACEI)或血管紧张素受体阻滞剂(ARB)、醛固酮受体拮抗剂。对所有缺血性心肌病患者,除非有禁忌证或不能耐受,均应无限期终身使用ACEI,应用从小剂量开始,逐渐递增至最大耐受量或靶剂量。必要时予正性肌力药(洋地黄)以控制心力衰竭,病情较稳定者应尽早给予β受体阻滞剂,从小剂量开始。合并心房颤动的患者应长期抗凝治疗,合并室性或室上性心律失常患者,胺碘酮、β受体阻滞剂应用较多,胺碘酮负性肌力作用较小,对室性心律失常治疗效果好,但与安慰剂相比,不降低患者病死率。

限制型缺血性心肌病治疗重点是应用改善心脏舒张功能的药物,可用硝酸酯类、β受体阻滞药和钙拮抗药来治疗,也可考虑对合适病例施行手术治疗。该类患者不宜使用洋地黄和拟交感胺类正性肌力药物。

2. 冠状动脉介入治疗(PCI):因缺血性心肌病患者冠状动脉病变多为累及多支血管的弥漫性病变,并且左心室功能差,大多数患者不宜接受 PCI 治疗。如冠状动脉造影发现 2 支血管病变伴左前降支近端严重次全狭窄(≥95%)和左心室功能损害;显著冠状动脉病变患者出现下列情况:药物不能稳定病情,复发的自发性或低水平的心绞痛或心肌缺血,心肌缺血合并充血性心力衰竭症状和第三心音奔马律,新发的或恶化的二尖瓣反流,或明确的 ECG 变化,可行 PCI 治疗。

3. 外科治疗:CABG 可明显改善心绞痛患者术后的症状,对充血性心力衰竭患者,手术对症状的改善作用不大。因此,该手术适于以缺血性心绞痛症状为主的患者。冠状动脉造影发现左主干病变(≥50%)或显著 3 支病变(70%)伴左心室功能受损(EF<50%),狭窄的远端血管腔比较通畅并适合外科血管旁路手术,且存活的心肌数量充分时,可施行 CABG。对于难以用药物控制的晚期心力衰竭患者,而无其他严重的全身性疾病和器官损害者可考虑心脏移植。

七、冠心病猝死

【概念】

猝死(sudden death)是指自然发生、出乎意料的突然死亡。猝死以心脏病引起者居大多数,称之为心源性猝死(SCD)。SCD 指死于不可预知的循环骤停,往往由于心律失常所致,症状发作 1h 内死亡。

【临床特点】

冠心病猝死者半数生前无症状。有些患者平素"健康",往往死于夜间睡眠之中。对死亡患者发病前短时间内有无先兆症状难以了解,而且多数患者在院外死亡,若死亡时无旁人见证,尚很难确定患者死亡的准确时间,临床主要根据有无冠心病史或证据推断死因。

心搏骤停的临床识别:①心音消失。②脉搏扪不到,血压测不出。③意识突然丧失或伴有抽搐(多发生于心脏停搏后10s内),有时伴眼球偏斜。④呼吸断续,呈叹息样,以后即停止。多发生于心脏停搏后20~30s内。⑤昏迷,多发生于心脏停搏30s后。⑥瞳孔散大,多在心脏停搏后30~60s出现。

心搏骤停较早,而可靠的临床征象是意识突然丧失伴以大动脉(如颈动脉和股动脉)搏动消失,有这两个征象存在,心搏骤停的诊断即可成立。

【诊断标准】

冠心病猝死目前尚无统一的诊断标准,以下几点供参考:①过去曾经诊断为冠心病或可疑冠心病突然死亡者。②突发心绞痛或心源性休克,心电图示急性心肌梗死或梗死先兆在6h内死亡者。③突发心绞痛或心源性休克、来不及或无条件做心电图检查于发病后6h内死亡不能以其他原因解释者。④发病后迅即死亡不能以其他原因解释者。⑤睡眠中死亡不能以其他原因解释者。⑥猝死后经尸检证实有明显的冠状动脉粥样硬化者。

【鉴别诊断】

冠心病猝死应与其他心源性猝死(如心肌病、心脏瓣膜病、先心病等)相鉴别。还应与心脏病以外的病因(如蛛网膜下腔出血、脑干出血、急性出血性胰腺炎等)进行鉴别。

【治疗】

1. 冠心病猝死的现场抢救:一旦发现心搏骤停应立即就地抢救,对挽救患者的生命有重大意义。如在医院外发生的心搏骤停又无复苏医疗设备的情况下应采取人工胸外按压、通畅气道和人工呼吸措施施救,即简称 CAB(circulation、airway、breathing)三部曲。在医院内发生的心搏骤停则根据患者的具体病情进行抢救,特别是对心室颤动的电除颤,可以得到很高的复苏成功率。

2. 室颤的预防:室颤通常为猝死的即刻原因,因此冠心病猝死的预防应针对室颤的预防。

(1) β受体阻滞剂:急性心肌梗死后无β受体阻滞剂禁忌证的患者,均应长期服用β受体阻滞剂,并根据患者耐受情况决定个体化治疗剂量。β受体阻滞剂可降低梗死后室颤、室速及频发室性期前收缩者的猝死率。β受体阻滞剂尤其适用于有心绞痛或室性心律失常者。

(2) 体内埋藏式心脏转复除颤器:该装置可在室颤或室速发生后,感知心律失常,立即放电进行心脏转复或除颤,而且可在需要时自动起搏。它的临床应用可望改善猝死高危患者的预后。

3. PCI 和 CABG 治疗:PCI 或 CABG 等治疗通过改善冠状动脉血流减少猝死的发生。

八、无症状性心肌缺血

【概念】

无症状性心肌缺血(asymptomatic ischemia)或称隐匿性心肌缺血(silent ischemia),是指冠心病患者有心肌缺血的客观证据,如心电图典型的缺血性 ST 段改变,放射性核素检查或超声心动图显示缺血性心肌灌注异常或室壁运动异常、冠状动脉造影异常或负荷试验异常等,而临床缺乏胸痛或与心肌缺血相关的主观症状。

无症状性心肌缺血广泛存在于各种类型冠心病的病程中,Cohn 将其分为 3 种类型:Ⅰ型,临床完全无症状和冠心病病史的心肌缺血;Ⅱ型,心肌梗死后患者伴有的无症状性心肌缺血;Ⅲ型,心绞痛患者伴有的无症状性心肌缺血。

【诊断要点】

无症状性心肌缺血因无症状,故诊断必须依靠下述特殊检查。

1. 运动心电图试验:诊断冠心病心肌缺血的敏感性为

47%~81%，特异性为69%~96%，运动心电图的典型变化可提示诊断。

2. **动态心电图**：动态心电图适于同时观察运动及静息状态下冠状动脉张力增高引起的无症状性心肌缺血，是监测冠心病患者日常活动中发生无症状性心肌缺血唯一检测手段。诊断标准为 ST 段呈水平型或下斜型压低≥1mm，持续时间≥1min，相邻两次 ST 段改变间隔时间≥1min，又无心绞痛及等同症状者。

3. **运动核素心肌显像**：临床常用运动^{201}Tl 心肌断层显像或运动^{99m}Tc-MIBI，是诊断心肌缺血较为敏感的方法。国外报道其诊断冠心病的敏感性为 70%~100%，特异性 75%~100%。运动心肌显像诊断冠心病心肌缺血的价值优于运动心电图试验及动态心电图检查，可提高无症状性心肌缺血的检出率。

4. **冠状动脉造影**：对无创检查提示心肌缺血达到高危标准者，如 Duke 活动平板评分达到高危、负荷试验显示大面积心肌灌注缺损、心率不高时超声心动图出现广泛室壁运动障碍等应考虑冠状动脉造影。

【鉴别诊断】

1. **自主神经功能失调**：此类患者有肾上腺素能 β 受体兴奋性增高，心电图可出现 ST 段压低和 T 波倒置等改变。服普萘洛尔 10~20mg 后 2h，再做心电图检查，可见 ST 段和 T 波恢复正常，有助于鉴别。

2. 其他心肌炎、心肌病、其他心脏病、电解质紊乱及药物作用等引起的 ST 段和 T 波改变，根据其各自的临床表现不难做出鉴别。

【治疗】

1. **完全无症状心肌缺血（Ⅰ型）**：一般采用消除危险因素，避免导致心肌缺血的诱因，采用抗心肌缺血药物（硝酸酯类、β受体阻滞剂）和阿司匹林进行预防性治疗。对多支冠状动脉病变或左主干病变，特别是伴有左心室功能不全者，应采用 PCI 和冠状动脉旁路手术治疗。

2. 心肌梗死后无症状性心肌缺血（Ⅱ型）：β受体阻滞剂有心肌保护作用，抗心肌缺血药物和阿司匹林也有一定效果，可延长运动时间，减轻运动时发生的无症状性左心室功能异常及无症状心肌缺血。有手术指征者宜采用 PCI 或冠状动脉旁路手术治疗。

3. 心绞痛患者伴有的无症状性心肌缺血（Ⅲ型）：应积极采用抗心肌缺血药物治疗，控制心绞痛症状。由于无症状心肌缺血发作与冠状动脉痉挛有密切关系，因此药物治疗宜首推钙拮抗剂。根据患者冠状动脉造影结果和具体病情选用 PCI 和外科手术治疗。

九、X 综合征

【概念】

X 综合征（syndrome X）是指以劳力型心绞痛发作为突出症状，心电图运动试验阳性，冠状动脉造影正常，而又无冠状动脉痉挛现象的一类病征。缺血性胸痛和冠状动脉造影正常是 X 综合征的两个主要特征。

【临床特点】

本征以胸痛为突出的临床症状，女性多见，心绞痛发作多与劳力和情绪因素有关。疼痛可向肩部和左上肢放射，胸痛可因舌下含服硝酸甘油而缓解。但患者心绞痛的疼痛性质和程度通常不像冠心病心绞痛那样典型，疼痛持续时间多较长，可超过 30min，甚至达 1h 以上，心绞痛发作无明显诱因。

【特殊检查】

1. 心电图检查

(1) 静息时心电图：部分患者心绞痛发作时可呈现缺血性 ST-T 改变。

(2) 心电图负荷试验：心电图运动试验阳性，运动后出现心绞痛和心电图 ST 段压低≥1mm。

(3) 动态心电图监测：24~48h 动态心电图监测至少 1 次 ST 段压低幅度达 1mm 或 1mm 以上。

2. 冠状动脉造影：冠状动脉造影正常，且无冠状动脉痉挛现象发生。

【诊断标准】

1. 有劳力型心绞痛症状。

2. 心电图运动试验阳性，或24～48h动态心电图监测出现至少1次ST段压低达到或大于1mm。

3. 冠状动脉造影和左心室功能正常。无自发性或诱发冠状动脉痉挛表现。

【鉴别诊断】

1. 冠心病心绞痛：一般劳力型心绞痛常有明显诱因，胸痛持续时间多在几分钟以内，舌下含服硝酸甘油后常迅即缓解。冠状动脉造影能显示冠状动脉的狭窄性病变以及病变的范围和程度。

2. 急性心肌梗死：急性心肌梗死患者胸痛程度较重，持续时间较长，可达数小时或数天。患者可出现烦躁不安、出汗、恐惧或濒死感，部分患者有频繁恶心、呕吐和上腹痛等胃肠道症状，严重者可发生心力衰竭或休克。血清心肌酶含量增高以及特征性的心电图和心电向量图改变，可资鉴别。

3. 应与胸壁、肺、胃肠及食管病变等引起的非心源性胸痛相鉴别，以及与心脏瓣膜病、心肌病、心包炎等明确病因的心源性疾病进行鉴别。

【治疗】

心脏X综合征的治疗主要是缓解症状。硝酸酯类药物对半数患者有效，可使用长效硝酸酯类药物作为初始治疗。如果症状持续，可联合使用长效钙拮抗剂或β受体阻滞剂。ACEI和他汀类药物有助于改善基础内皮功能障碍，应考虑使用。合并高脂血症的患者推荐使用他汀类药物治疗，合并高血压、糖尿病的患者推荐ACEI治疗。其他抗心绞痛的药物，包括尼可地尔和代谢类药物曲美他嗪也有一定效果，可考虑使用。

(左后娟　秦　瑾　刘正湘)

第五章 高血压

第一节 高血压的诊断及治疗

【发病率】

我国现有高血压患者至少2亿人,每10个成人中就有2人是高血压患者。高血压是脑卒中、冠心病最常见的危险因素。2007年中国心血管病报告表明,我国慢性病死亡率占总死亡率原因的80%以上,其中心脑血管病占36%~40%,肿瘤占22%。由于人群高血压患病率不断增多和防治力度不够,目前我国高血压的知晓率、治疗率和控制率多处于较低水平,人群高血压知晓率从1980年的26%提高到2002年的30%,治疗率从17%提高到25%,控制率从4%提高到6%。高血压已经成为我国重大公共卫生问题,进一步加大高血压防治工作力度,努力提高"三率",已经迫在眉睫、刻不容缓。

【高血压的诊断标准】

高血压定义为在未使用降压药物的情况下,非同日3次测量血压,收缩压≥140mmHg和(或)舒张压≥90mmHg。收缩压≥140mmHg和舒张压<90mmHg为单纯性收缩期高血压。患者既往有高血压史,目前正在使用降压药物,血压虽然低于140/90mmHg,也诊断为高血压。根据血压升高水平,又进一步将高血压分为1~3级(表1-5-1)。如有条件,应进行24h动态血压监测或家庭自测血压。

表 1-5-1　血压水平分类和定义　　单位:mmHg

分类	收缩压		舒张压
正常血压	<120	和	<80
正常高值血压	120~139	和(或)	80~90
高血压	≥140	和(或)	≥90
1级高血压(轻度)	140~159	和(或)	90~99
2级高血压(中度)	160~179	和(或)	100~109
3级高血压(重度)	≥180	和(或)	≥110
单纯收缩期高血压	≥140	和	<90

注:当收缩压和舒张压分属于不同级别时,以较高的分级为准。

【诊断性评估】

诊断性评估包括以下3个内容:①确定血压水平及其他心血管危险因素;②积极筛查病因,明确有无继发性高血压;③评估有无靶器官损害以及相关临床情况。

(一)病史

应全面详细地询问病史,包括以下内容:①病程:患高血压的时间、血压最高水平、是否接受过降压治疗及其疗效与不良反应;②既往史:既往有无冠心病、脑血管病、糖尿病、血脂异常、肾脏疾病、痛风、睡眠呼吸暂停综合征等;③家族史:了解有无高血压、糖尿病、冠心病、脑血管病、血脂异常或肾脏疾病的家族史;④有无提示继发性高血压的症状:严重高血压伴肌无力、发作性软瘫等低血钾表现时应怀疑为原发性醛固酮增多症,有血压剧烈波动伴阵发性心悸、多汗、面色潮红及头痛时应怀疑嗜铬细胞瘤,夜间鼾声明显且鼾声不规则、高低不等、白天嗜睡及头晕、乏力,应怀疑睡眠呼吸暂停综合征;⑤生活方式:膳食中盐及脂肪摄入量、吸烟及饮酒量、体力活动情况以及体重变化等情况;⑥药物继发性高血压:是否应用使血压升高的药物,如口服避孕药、糖皮质激素、非甾体抗炎药、重组人红细胞生成素(EPO)、中药甘草等;⑦心理社会因素:工作性质及工作环境、家庭情况、受教育程度及有无精神创伤史。

(二)体格检查

仔细的体格检查有助于发现继发性高血压线索和了解靶器官损害情况。体格检查包括:正确测量血压和心率,必要时测量立卧位血压和四肢血压;全面的心肺检查;听诊颈动脉、胸主动脉、腹部动脉和股动脉有无血管杂音;有些体征常提示继发性高血压可能,腰、腹部肿块提示多囊肾或嗜铬细胞瘤,股动脉及足背动脉脉搏明显减弱或消失,并且下肢血压若低于上肢,提示主动脉缩窄;库欣面容、向心性肥胖、皮肤紫纹,提示Cushing综合征。

(三)实验室检查

1. 基本项目:血生化(钾、空腹血糖、血清总胆固醇、三酰甘油、高密度脂蛋白胆固醇、低密度脂蛋白胆固醇和尿酸、肌酐),尿液分析(尿蛋白、糖和尿沉渣镜检),全血细胞计数、血红蛋白和血细胞比容,心电图。

2. 推荐项目:24h 动态血压监测(ABPM)、超声心动图、颈动脉及双下肢动脉超声检查、餐后 2h 血糖(当空腹血糖≥6.1mmol/L 时测定)、血同型半胱氨酸、尿白蛋白定量(糖尿病患者必查项目)、尿蛋白定量(用于尿常规检查蛋白阳性者)、眼底、胸部 X 线检查、脉搏波传导速度(pulse wave velocity)以及踝臂血压指数(ankle-arm blood pressure index,ABI)等。

3. 选择项目:对怀疑继发性高血压患者,应根据病情需要可以分别选择以下检查项目:血浆肾素活性、血和尿醛固酮浓度、血浆肾素/醛固酮比值(ARR)、血和尿皮质醇、血和尿儿茶酚胺、血和尿游离甲氧基肾上腺素(MN)及甲氧基去甲肾上腺素(NMN)、肾和肾上腺超声、肾上腺增强 CT 扫描、肾动脉 CT 或磁共振血管成像、睡眠呼吸监测、^{131}I-间碘苄胍(^{131}I-MIBG)检查。

(四)血压测量

血压测量是评估血压水平、诊断高血压以及观察降压疗效的最常见方法。目前主要采用诊室血压、动态血压以及家庭血压三种方法。

1. 诊室血压:诊室血压一般是在门诊或病房,由医护人员在标准条件下采用标准水银柱血压计测量的血压值,国际高血压联盟(ISH)推荐高血压诊断标准由诊室血压所确定。诊室血压不一定代表患者真实血压数值,亦称诊室偶测血压。

诊室血压测量的步骤:①要求受试者坐位安静休息5min后开始测量;②选择定期校准的水银柱血压计,或者经过验证的电子血压计,大多数成年人使用气囊长22~26cm、宽12cm的标准规格袖带;③测量坐位时的上臂血压,上臂应置于心脏水平;④以柯氏第一音和第五音(消失音)确定收缩压和舒张压水平。连续测量2次,至少间隔2mim,若两次测量结果差别比较大(5mmHg以上),应再次测量;⑤首诊时要测量两上臂血压,以后通常测量较高读数一侧的上臂血压;对疑似有直立性低血压者,要求测量直立位血压。

2. 动态血压:动态血压监测不仅用于高血压的诊断评估,还具有以下重要意义:①诊断白大衣性高血压;②发现隐蔽性高血压;③评估顽固性高血压;④评估血压升高程度、短时变异和昼夜节律。24h动态血压诊断高血压标准包括:①24h血压≥130/80 mmHg,白天血压≥135/85 mmHg,夜间血压≥120/70 mmHg。②夜间血压下降百分率=(白天平均值-夜间平均值)/白天平均值×100%。10%~20%为构型,<10%为非构型,>20%为超构型。当收缩压与舒张压不一致时,以收缩压为准。③血压晨峰=起床后2h内的收缩压平均值-夜间睡眠时的收缩压最低值(包括最低值在内1h的平均值),≥35mmHg为晨峰血压增高。

3. 家庭自测血压:家庭自测血压不仅可测量长期血压变异,也可避免白大衣效应,并可了解患者生活常态下的真实血压水平,改善降压药物的依从性。家庭自测血压时按使用经过验证的上臂式全自动或半自动电子血压计进行测量。家庭自测血压值一般低于诊室血压值,高血压的诊断标准为≥135/85mmHg,与诊室血压140/90mmHg相对应。

(五)评估靶器官损害

高血压靶器官损害包括心、脑、肾、血管、眼底等,积极检测及评估靶器官损害,对于高血压患者进行危险分层,判断预后、早期防治及个体化治疗均具有重要意义。

1. 心脏:心电图检查可以发现左心室肥厚、心肌缺血、心脏传导阻滞或其他心律失常;胸部X线检查,可以了解心脏轮廓、大动脉及肺循环情况;超声心动图在诊断左心室肥厚和舒张性心功能障碍等方面优于心电图;冠状动脉造影可以证实有无冠状动脉疾病。

2. 脑:经颅多普勒超声检查能够了解有无脑血管痉挛、狭窄或闭塞;头颅MRI或CT可诊断腔隙性脑梗死或脑出血等病灶;头颅MRA或CTA能够证实动脉斑块病变、钙化或狭窄。

3. 肾脏:肾脏损害的主要指标包括血清肌酐浓度升高,估算的肾小球滤过率(estimated glomerular filtration rate, eGFR)降低或尿白蛋白排出量(urinary albumin excretion, UAE)增加。

4. 血管:颈动脉内膜中层厚度(intima-media thickness, IMT)和动脉粥样斑块与心血管事件有显著相关性;PWV增快也是心血管事件的独立危险因素;ABI能有效筛查外周动脉疾病,评估心血管风险。

5. 眼底:视网膜动脉病变可反映全身小动脉病变情况。常规眼底镜检查的高血压眼底改变,按Keith-Wagener和Backer4级分类法,眼底渗出、出血及视乳头水肿对判断预后有价值。

【高血压的危险分层】

高血压患者的预后和治疗决策不仅取决于血压水平,同时还要考虑到心血管危险因素(表1-5-2)、靶器官损害和相关的临床情况。综上所述,多种因素对心血管事件绝对危险的影响,做出危险性分层,将心血管绝对危险性分为4类,即低危、中危、高危和很高危(表1-5-3)。高血压患者的心血管风险分层,有利于启动降压治疗的时机,有利于采用更优化的降压治疗方案,有利于确定合适的降压目标,更有利于实施各种危险因素的综合管理和治疗。

表1-5-2 影响高血压患者心血管预后的重要因素

心血管危险因素	靶器官损害	伴临床疾患
· 高血压(1~3级) · 年龄>55(男性)或>65岁(女性) · 吸烟 · 糖耐量受损(餐后2h血糖7.8~11.0 mmol/L)和(或)空腹血糖受损(6.1~6.9 mmol/L) · 血脂异常 TC≥5.7 mmol/L(220 mg/dl)或LDL-C>3.3 mmol/L(130 mg/dl)或HDL-C<1.0 mmol/L(40 mg/dl) · 早发心血管病家族史[一级亲属发病年龄<55岁(男性)或<65岁(女性)] · 腹型肥胖[腰围≥90 cm(男性)或≥85 cm(女性)]或肥胖(BMI≥28 kg/m²) · 血同型半胱氨酸升高(≥10 μmol/L)	· 左心室肥厚 心电图:Sokolow-Lyon>38 mm或Cornell>2440 mm·ms;超声心动图LVMI≥125 g/m²(男性)或≥120g/m²(女性) · 颈动脉超声IMT≥0.9 mm或动脉粥样斑块 · 颈股动脉PWV≥12 m/s · ABI<0.9 · eGFR降低[eGFR<60 ml/(min·1.73 m²)]或血清肌酐轻度升高115~133 μmol/L(1.3~1.5 mg/dl,男性)或107~124 μmol/L(1.2~1.4 mg/dl,女性) · 微量白蛋白尿30~300 mg/24h或白蛋白/肌酐比≥30 mg/g(3.5 g/mol)	脑血管病 脑出血、缺血性脑卒中、短暂性脑缺血发作 心脏疾病 心肌梗死史、心绞痛、冠状动脉血运重建史、慢性心力衰竭 肾脏疾病 糖尿病肾病、肾功能受损、血肌酐≥133(1.5,男性)或≥124 μmol/L(1.4 mg/dl,女性)、蛋白尿(≥300 mg/24h) 外周血管疾病 视网膜病变 出血或渗出、视乳头水肿 糖尿病 空腹血糖≥7.0 mmol/L(126 mg/dl),餐后2h血糖≥11.1 mmol/L(200mg/dl),糖化血红蛋白≥6.5%

注:TC,总胆固醇;LDL-C,低密度脂蛋白胆固醇;HDL-C,高密度脂蛋白胆固醇;BMI,体质量指数;LVMI,左心室质量指数;IMT,内中膜厚度;eGFR,估算的肾小球滤过率;ABI,踝臂血压指数;PWV,脉搏波传导速度。

表1-5-3 高血压患者心血管风险水平分层

其他危险因素和病史	高血压		
	1级	2级	3级
无	低危	中危	高危
1~2个其他危险因素	中危	中危	很高危
≥3个其他危险因素或靶器官损害	高危	高危	很高危
临床并发症或合并糖尿病	很高危	很高危	很高危

(唐家荣)

【高血压的治疗】

(一)高血压的治疗原则

高血压是一种以动脉血压持续升高为特征的进行性"心血管综合征",常伴有其他危险因素、靶器官损害或相关临床情况,需要进行综合干预或治疗才能够最大限度地降低心血管并发症和总体危险风险。高血压治疗包括非药物治疗和药物治疗,绝大多数患者需要长期,甚至终身治疗,以尽可能实现降压达标。

(二)高血压患者的降压目标

在患者能耐受的情况下,逐步降压达标。一般高血压患者,应将血压降至140/90mmHg以下;65岁及以上的老年人的收缩压应控制在150mmHg以下,如能耐受还可进一步降低;伴有糖尿病、肾脏疾病或稳定冠心病患者一般可以将血压降至130/80mmHg以下,但舒张压不低于60mmHg;脑卒中的高血压患者应降至140/90mmHg以下。处于急性期的冠心病或脑卒中患者,应按照相关指南进行血压管理。

(三)治疗策略

按照高血压的危险分层,确定相应的治疗策略(图1-5-1)。

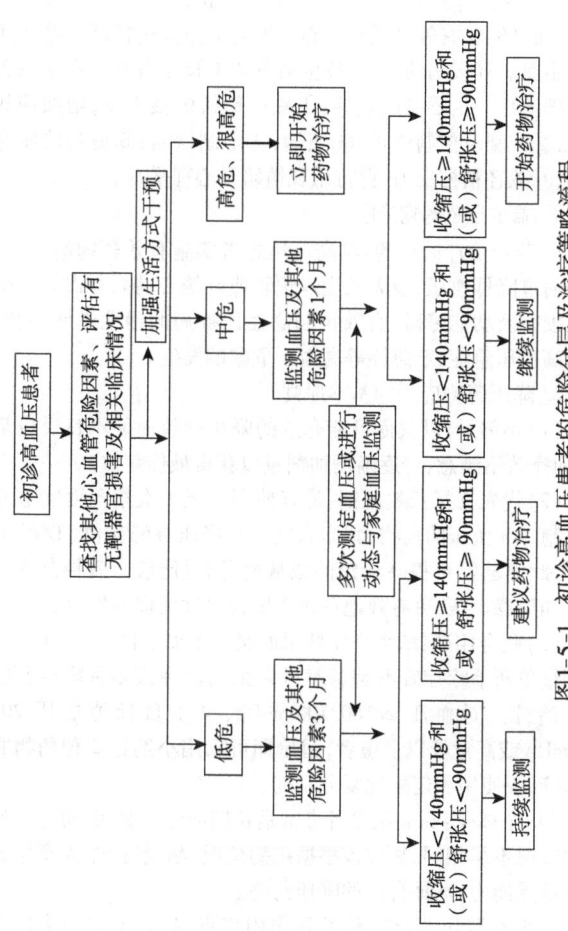

图1-5-1 初诊高血压患者的危险分层及治疗策略流程

(四)高血压的非药物治疗

高血压的非药物治疗即生活方式干预,它们不仅能够降低血压,而且能够有效降低其他心血管危险因素包括减少糖尿病和高脂血症等疾病的发生,故生活方式干预是所有高血压患者的基础治疗。主要措施包括:①减少钠盐的摄入量,增加钾盐摄入;②减肥及控制体重;③戒烟;④限制饮酒;⑤适当的体育运动;⑥减轻精神压力,保持乐观情绪及心理平衡。

(五)高血压的药物治疗

1. **药物治疗的目的**:对高血压患者实施有效药物治疗,目的是通过降低血压,最大限度地预防或延缓心、脑、肾血管等靶器官损害及功能障碍,有效控制高血压疾病的慢性进展,同时预防高血压急症、亚急症等高血压危象的发生。

2. **降压药物应用的基本原则**

(1)小剂量:以获得可能有效的降压疗效而使不良反应最小,如疗效不满意,可逐渐增加剂量以获得最佳疗效。

(2)优先选择长效制剂:最好使用1天1次给药而能够有效控制24h血压的药物,其标志之一是降压谷峰比值(T/P)>50%,此类药物可提高治疗的依从性,同时能够有效控制夜间血压和晨峰血压,更有效地预防心脑血管并发症的发生。

(3)联合用药:增大降压效果而又不增加不良反应,在应用低剂量单药治疗疗效不满意时可以采用两种或多种降压药物联合治疗。对血压≥160/100mmHg、高于目标值血压20/10mmHg或高危及以上患者,起始即可采用小剂量2种药物联合治疗,或使用固定配比复方制剂。

(4)个体化:高血压患者常常是长期或终身服药,而每个患者的情况不尽相同,故应该根据疾病情况、耐受性、个人意愿及经济承受能力,选择合适的降压药物。

3. **常用降压药物的种类和作用特点**:临床上常用降压药包括钙拮抗剂(CCB)、血管紧张素转换酶抑制剂(ACEI)、血管紧张素受体阻滞剂(ARB)、利尿剂和β受体阻滞剂5类,以及由上述药物配方组成的固定复方制剂。上述5类常用降压药物,均可作为初始和维持用药,应根据患者血压水平、危险因素、亚临床靶器官损害以及相关临床情况,合理使用药物,确定降压治疗方案(图1-5-2)。

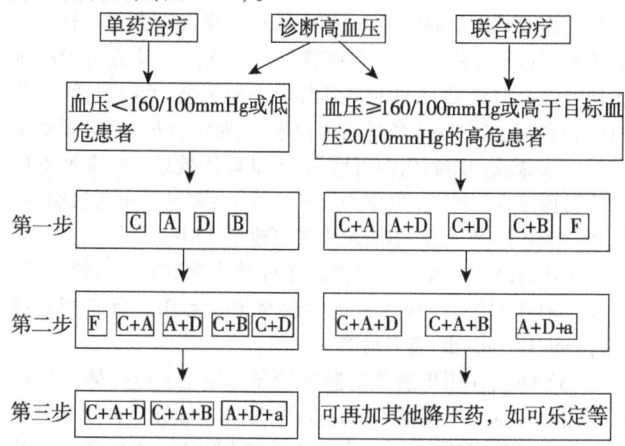

图1-5-2 选择单药或联合用药降压治疗流程

ACEI,血管紧张素转化酶抑制剂;ARB,血管紧张素受体拮抗剂;A,ACEI 或 ARB;B,β 受体阻滞剂;C,钙拮抗剂;D,噻嗪类利尿剂;α,α 受体阻滞剂;F,低剂量固定复方制剂

(1)钙拮抗剂:主要通过阻断血管平滑肌细胞上的钙离子通道发挥扩张血管、降低血压的作用,包括二氢吡啶类 CCB 和非二氢吡啶类 CCB。大量循证医学证据证实,以二氢吡啶类 CCB 为基础的降压治疗方案可显著降低高血压患者的心脑血管事件。CCB 不影响糖脂代谢,此类药物可与其他4类降压药联合使用,尤其适用于老年高血压、单纯收缩期高血压、高血压伴动脉粥样硬化患者。二氢吡啶类 CCB 没有绝对禁忌证,但心动过速与心力衰竭患者应慎用,非甾体抗炎药物不影响其降压作用。主要不良反应为血管扩张所致的心跳加快、头痛、颜面部潮红、踝部水肿、牙龈增生等;发生率在10%以下,需要停药的占极少数;建议优先应用长效制剂。临床上常用的非二氢吡啶类 CCB,也可用于降压治疗,但二至三度房室传导阻滞、心力衰竭患者禁用,有时也会出现牙龈增生。

(2) ACEI:其作用机制是抑制血管紧张素转换酶(ACE)而发挥降压作用。ACEI降压作用明确,对糖脂代谢无不良影响。许多大规模临床试验证实,此类药物对于高血压患者具有显著的靶器官保护作用和降低心血管终点事件。尤其适用于高血压伴慢性心力衰竭、心肌梗死后伴心功能不全、糖尿病肾病、非糖尿病肾病、蛋白尿或微量白蛋白尿、代谢综合征、心房颤动预防等。限盐或加用利尿剂可增加ACEI降压效果。最常见不良反应为持续性干咳,发生率为10%~20%,多见于用药初期,症状较轻者可逐渐适应,不能耐受者可改用ARB。其他不良反应有低血压、皮疹,偶见血管神经性水肿及味觉障碍。高钾血症、妊娠及哺乳期妇女、双侧肾动脉狭窄患者禁用。血肌酐超过265μmol/L(3mg/dl)患者应禁用。

(3) ARB:作用机制是阻断血管紧张素Ⅱ1型受体发挥降压作用。大量大规模临床研究也证实,ARB能够显著降低高血压患者心血管事件的危险,降低糖尿病或肾病患者的蛋白尿及微量白蛋白尿。尤其适用于伴左心室肥厚、心力衰竭、心房颤动预防、糖尿病肾病、代谢综合征、微量白蛋白尿或蛋白尿患者,以及不能耐受ACEI干咳的患者。最大的特点是直接与药物相关的不良反应很少,不引起刺激性干咳,持续治疗的依从性高。高钾血症、妊娠及哺乳期妇女、双侧肾动脉狭窄的患者禁用。血肌酐超过265μmol/L患者也应慎用。

(4) β受体阻滞剂:有选择性(β_1)、非选择性(β_1与β_1)和兼有α受体阻滞三类。主要通过抑制过度激活的交感神经活性、抑制心肌收缩力、减慢心率发挥降压作用。高选择性β_1受体阻滞剂对β_1受体有较高选择性,因阻断β_2受体而产生的不良反应较少,既可降低血压,也可保护靶器官、降低心血管事件,是临床上常用的种类。β受体阻滞剂尤其适用于交感神经活性增高以及高动力状态伴快速性心律失常、冠心病、慢性心力衰竭的高血压患者。不良反应主要有心动过缓、乏力、四肢发冷等。非选择性β受体阻滞剂还可能影响糖脂代谢。急性心力衰竭、支气管哮喘、病态窦房结综合征、二及三度房室传导阻滞患者禁用。慢性阻塞型肺病、周围血管病、糖耐量异常或运动员慎用。

(5)利尿剂:有噻嗪类、袢利尿剂和保钾利尿剂。主要通过排钠,减少细胞外容量,降低外周血管阻力而发挥降压作用。我国常用的噻嗪类利尿剂主要是氢氯噻嗪和吲达帕胺。小剂量噻嗪类利尿剂(如氢氯噻嗪6.25~25.00mg/d)对代谢影响很小,与其他降压药(尤其是ACEI或ARB)合用时可明显增加后者的降压作用。噻嗪类利尿剂尤其适用于老年高血压、单纯收缩期高血压或伴心力衰竭患者,也是顽固性高血压的基础用药之一。长期应用者应定期监测血钾,必要时适量补钾,痛风患者禁用。对于高尿酸血症以及明显肾功能不全者慎用。袢利尿剂主要用于肾功能不全者。保钾利尿剂可引起高血钾,不能与ACEI或ARB合用,肾功能不全者禁用。此外,螺内酯长期应用有可能导致男性乳房发育及胀痛等不良反应。

(6)α受体阻滞剂:适用于高血压伴前列腺增生患者,也可用于顽固性高血压患者的联合用药之一,但一般不作为高血压治疗的首选药。开始给药时应在入睡前,宜小剂量或使用控释制剂以防止直立性低血压发生。有直立性低血压者禁用,心力衰竭者慎用。

(7)肾素抑制剂:为一类新型降压药,有确切的降压疗效,可与ACEI、ARB、CCB或利尿剂合用,但对高血压患者心血管事件的影响尚待更多的循证医学证据证实。

4. **降压药物的联合应用**:为达到目标血压水平,许多高血压患者需要联合应用2种或2种以上降压药物进行治疗。

(1)联合用药的适应证:血压≥160/100mmHg或高于目标血压20/10 mm Hg和(或)伴有多种危险因素、靶器官损害或相关临床疾患的高危患者,初始治疗即需要联合应用2种低剂量降压药物,如不能达到目标血压时,可在原药基础上加量或可能需要联用3种,甚至4种以上降压药物。

(2)联合用药方法:采用不同降压机制的药物,使其具有相加的降压作用,并可相互抵消或减轻不良反应。例如,在应用ACEI或ARB基础上加用小剂量噻嗪类利尿剂,其降压效果可以达到甚至超过将原有的ACEI或ARB剂量倍增的程度,同样加用二氢吡啶类 CCB 也有相似效果。

(3)联合用药方案

1)临床主要推荐应用优化联合治疗方案是:①二氢吡啶类 CCB + ACEI 或 ARB;②ACEI 或 ARB + 噻嗪类利尿剂;③二氢吡啶类 CCB + 噻嗪类利尿剂;④二氢吡啶类 CCB + β 受体阻滞剂。

2)次要推荐使用的联合治疗方案是:①利尿剂 + β 受体阻滞剂;②α 受体阻滞剂 + β 受体阻滞剂;③二氢吡啶类 CCB + 保钾利尿剂;④噻嗪类利尿剂 + 保钾利尿剂。

3)不常规推荐但必要时可慎用的联合治疗方案是:①ACEI + β 受体阻滞剂;②ARB + β 受体阻滞剂;③ACEI + ARB;④中枢作用药 + β 受体阻滞剂。

4)多种药物的合用:①三药联合的方案。在上述各种两药联合方式中加上另一种降压药物便构成三药联合方案,其中以二氢吡啶类 CCB + ACEI 或 ARB + 噻嗪类利尿剂组成的联合方案最为常用。②4 种药联合的方案:主要适用于顽固性高血压患者,它们是上述 3 药联合基础上加用第 4 种药物如 β 受体阻滞剂、螺内酯、α 受体阻滞剂或可乐定等。

5. 固定配比复方制剂:通常由不同作用机制的两种或两种以上降压药物组成,也称为单片固定复方制剂。与随机组方的降压联合治疗方案相比,其优点是使用方便,可改善治疗的依从性及疗效,是联合治疗的新趋势。对 2 或 3 级高血压或某些高危患者可作为初始治疗的选择药物之一。我国传统的固定配比复方制剂包括复方利血平(复方降压片)、复方利血平氨苯蝶啶片(降压 0 号)等。目前我国上市的新型固定配比复方制剂主要包括 ACEI 或 ARB + 噻嗪类利尿剂,二氢吡啶类 CCB + ARB,二氢吡啶类 CCB + β 受体阻滞剂,噻嗪类利尿剂 + 保钾利尿剂等。

(六)并存危险因素的处理

高血压患者发生心、脑血管并发症往往与血压高度密切相关,但高血压常常与其他心、脑血管病的危险因素合并存在,例如高脂血症、肥胖、糖尿病等,它们相互协同作用大大增加了心血管风险,也决定了高血压患者的治疗措施必须是综合性的,只有这样才能最大限度地降低其致残率及致死率。尤其在心血管疾病危险分层为中、高危或很高危者中更加需要强化综合性治疗措施。

高血压患者并存危险因素的处理包括:调脂治疗、抗血小板治疗、血糖控制、高血压并发心房颤动的抗凝治疗、H型高血压补充叶酸治疗等,具体治疗措施请参照相关章节。

(七)特殊人群的降压治疗

1. 老年高血压:临床研究已经证实,降压治疗可显著降低老年高血压患者的心血管事件和死亡率,对于年龄≥80岁的高龄老年患者均可降低脑卒中和各种心血管事件的发生率和死亡率,且绝对获益甚至还超过中年高血压患者。老年高血压患者的血压应降至150/90mmHg以下,如能耐受可降至140/90mmHg以下。对于80岁以上的高龄老年人的降压目标值为<150/90mmHg。对于合并双侧颈动脉狭窄≥70%并有脑缺血症状的患者,降压治疗应慎重,不应过快、过度降低血压。

老年高血压的理想降压药应符合以下条件:①平稳、有效;②安全、不良反应少;③服药方便,依从性好。优先选用小剂量噻嗪类利尿剂、钙拮抗剂、ACEI或ARB等。

2. 妊娠高血压:妊娠合并高血压的患病率占孕妇的5%~10%,其中70%是与妊娠有关的高血压,其余30%在妊娠前即存在高血压。妊娠合并高血压分为慢性高血压、妊娠期高血压和先兆子痫3类。妊娠期间的降压用药不宜过于积极,治疗的主要目的是保证母子安全和妊娠的顺利进行。非药物治疗(限盐、富钾饮食、情绪放松、适量活动)是妊娠合并高血压安全和有效的治疗方法,应作为药物治疗的基础。在接受非药物治疗后,血压≥150/100mmHg时应开始药物治疗,治疗目标是将血压控制在130~140/80~90mmHg。

降压药物的选择:①口服药物包括甲基多巴、拉贝洛尔、二氢吡啶类CCB、β受体阻滞剂等;②常用的静脉降压药物有拉贝洛尔和硫酸镁;③硫酸镁是治疗严重先兆子痫的首选药物;④妊娠期间禁用ACEI或ARB。

3. 高血压合并心力衰竭:高血压是引起心力衰竭最重要的原因之一,积极治疗高血压是防治心力衰竭至关重要的举措,对于合并有心力衰竭的高血压患者优先应用利尿剂、ACEI或 ARB、β 受体阻滞剂进行治疗,其血压控制的目标水平为≤130/80mmHg。

4. 高血压合并冠心病:高血压是冠心病的主要危险因素。高血压促进了动脉粥样硬化的发生和发展,并引起一系列心脑血管事件,甚至导致患者的死亡。对于合并冠心病的高血压患者,优先应用 β 受体阻滞剂、CCB、ACEI 或 ARB。降压的目标水平是≤130/80mmHg。

5. 高血压合并糖尿病:高血压患者约 18% 合并糖尿病,而糖尿病患者高血压患病率达到 40% ~60% 。糖尿病一旦合并高血压,可使心脑血管事件的风险明显增加,至少是单纯高血压或糖尿病患者的2倍,其死亡风险将增加7.2倍。其降压药物优先应用 RAS 抑制剂如 ACEI 或 ARB,如果血压控制不理想,再加用 CCB 或利尿剂。降压目标水平是≤130/80mmHg。

6. 高血压合并肾脏损害:高血压的肾脏损害很常见,实际上肾脏损害几乎与心脏损害同时和平行发生。高血压患者如果出现肾脏损害的早期表现,如微量白蛋白尿或血肌酐水平轻度升高时,应积极控制血压。其降压药物优先应用 RAS 抑制剂如 ACEI 或 ARB,必要时联合应用 CCB 或利尿剂。降压目标水平是≤130/80mmHg。

抗高血压药物治疗后患者的随诊流程见图 1-5-3。

【顽固性高血压】

(一)定义

在改善生活方式的基础上,应用了足量且合理联合的3种降压药物(包括利尿剂)后,血压仍在目标水平之上,或至少需要4种药物才能使血压达标时,称为顽固性高血压,占高血压患者的5% ~20% 。

(二)病因筛查

与一般高血压比较,顽固性高血压其血压较高,病程较长,心脑血管并发症较多,是临床中最需要干预的一组患者,故临床医师要重视顽固性高血压患者的诊断和病因筛查。

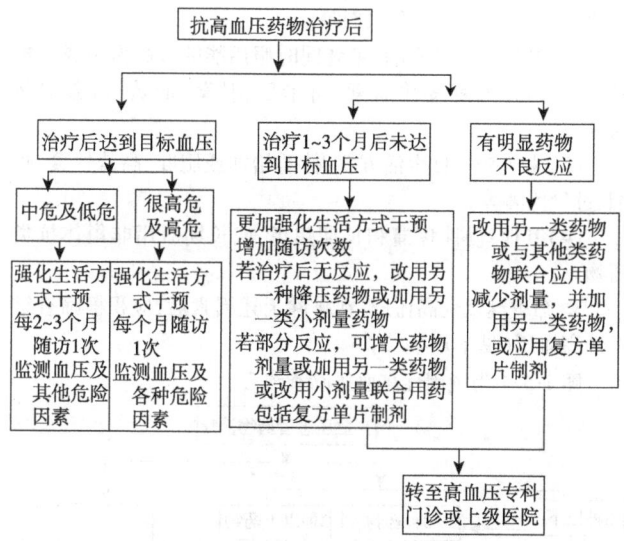

图 1-5-3　抗高血压药物治疗后患者的随诊流程

1. 判断是否为假性顽固性高血压

(1)"白大衣"高血压:患者就诊时精神紧张或特定性神经反应导致诊所血压显著超过其平时血压,家中反复自测血压及动态血压监测有助于鉴别。

(2)假性高血压:多见于老年人的血压测量错误,由于动脉血管壁僵硬加上弹性下降,使得袖带测量的血压不能真实地反映动脉内的血压值。下列情况应怀疑假性高血压:①显著的高血压而无靶器官损害;②抗高血压治疗并没有将血压降至过低时出现较明显的低血压样症状(头晕、乏力等);③X线显示肱动脉钙化征;④上肢动脉比下肢动脉血压更高;⑤严重的和单纯收缩期高血压。临床上如果怀疑假性高血压时,可行动脉内测压。

(3)血压测量方法不当:如测量血压时姿势不正确,血压计未置于心脏相同的水平,上臂较粗者未使用较大的袖带。

2. 寻找影响高血压的其他原因

(1)降压药物方面:患者依从性差(未坚持服药),降压药物的剂量偏低,未选择利尿剂等。

(2)其他药物的影响:患者同时服用能够升高血压或拮抗降压的药物,如糖皮质激素、可卡因、甘草、麻黄、口服避孕药等。

(3)未改变不良生活方式:体重增加或肥胖、高盐饮食、吸烟、过量饮酒等。

(4)其他:慢性疼痛和长期焦虑,或长期服用非甾体抗炎药物。

3. 筛查继发性高血压:在排除上述因素后,应积极筛查继发性高血压(见本章第二节)。

图 1-5-4 为顽固性高血压筛查流程。

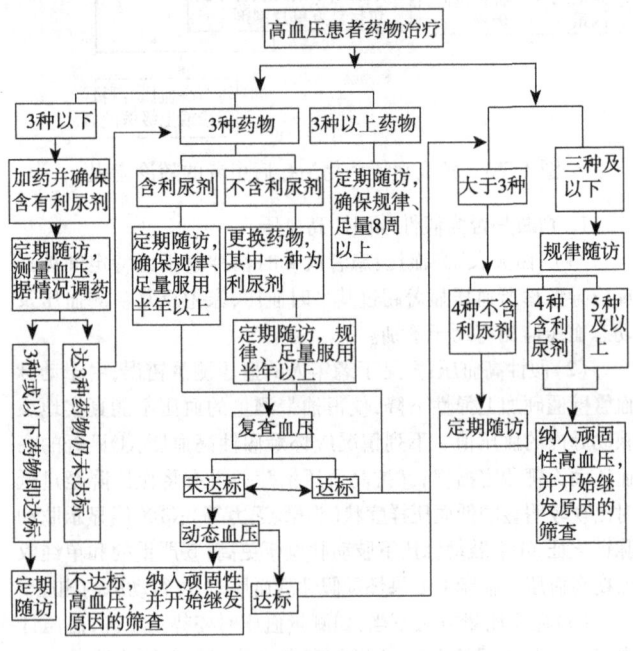

图 1-5-4 顽固性高血压筛查流程

(三)治疗原则

1. 一般原则:强化生活方式干预,如严格控制体重、戒烟、限酒及限制钠盐摄入等。多与患者沟通,提高长期服药的依从性,并增加随访次数,建议转高血压专科治疗。

2. 联合用药:先采用3种药物的方案,如 ACEI 或 ARB + CCB + 噻嗪类利尿剂,如果效果不理想可再加一种降压药物如螺内酯、β受体阻滞剂、α受体阻滞剂或交感神经抑制剂(可乐定)。当上述治疗方案疗效不佳时,可在严密观察下停用现有降压药物,重启其他的治疗方案。

(唐家荣)

第二节 继发性高血压的诊断和治疗

【定义】

继发性高血压是指由可以检查明确发病原因和致病因素,并且当去除病因后血压能够恢复正常的高血压。当然去除病因后血压恢复正常的可能性还受到病因去除的年龄和靶器官如肾脏和血管受损程度的影响,患者年龄越轻、器官损害越轻,完全恢复的可能性越大。

【发病率】

没有关于继发性高血压的人群患病率的研究资料。但是,随着人们对继发性高血压认识和意识的逐步加深、研究的深入和检查手段的不断改进,继发性高血压的检出率显著增高。根据武汉同济医院心血管内科544例经过系统筛查的高血压患者的研究发现,继发性高血压比例高达27%,这与国内其他大型综合医院的报告一致。较常见的继发性高血压包括原发性醛固酮增多症、肾实质性高血压、肾血管性高血压和睡眠呼吸暂停综合征,较少见的包括单基因遗传的高血压、嗜铬细胞瘤、Cushing 综合征、主动脉缩窄、其他内分泌肿瘤(如生长激素瘤、嫌色细胞瘤),药物相关性高血压(如中药甘草或甘草制剂、避孕药)等。

【筛查的基本思路】

首先,对所有高血压患者都应该想到继发性高血压的可能性,尤其是要排除那些重要而又常见的原因,如原发性醛固酮增多症、肾实质性疾病(如肾炎、肾病、糖尿病肾病和多囊肾)等。筛查和排除继发高血压可根据一些临床线索进行,主要包括:①较年轻的高血压患者,尤其是年龄小于 20 岁的高血压患者,应排除先天性因素如肾动脉发育不良等;②伴有性征发育异常或生殖障碍者需排除先天性肾上腺皮质增生症;③老年突然出现的血压增高或血压突然难以控制应注意排除肾脏损害和/(或)肾动脉狭窄;④出现乏力等低血钾症状或诱导性低血钾者,考虑低血钾合并血压增高,应排除原发性醛固酮增多症及其他相关疾病;⑤血压过高和较难控制(或顽固性)高血压者继发性高血压比例更高,需积极排除;⑥伴有某些特殊临床征象的高血压如发作性血压增高或在高血压基础上伴有发作性进一步显著增高者应排除嗜铬细胞瘤,有明显向心性肥胖、腹壁皮肤指纹和显著面部红润者应考虑 Cushing 综合征。

【常用检测技术和方法】

(1)尿常规、血液电解质(必要时尿电解质)水平、血清肌酐水平及计算评估的内生肌酐清除率,血尿素氮水平。

(2)影像学检查:肾脏超声检查能够看到肾脏形态、结构,对于诊断肾炎、多囊肾、肿瘤和肾积水等有重要价值,但是对于肾动脉狭窄和肾上腺疾病合并高血压帮助不大;CT 血管显影或增强对于诊断肾动脉狭窄和其他大血管病变,肾上腺疾病均有重要价值。

(3)尿糖皮质激素、盐皮质激素和性激素及其代谢物水平。

(4)血浆肾素活性、血管紧张素和醛固酮水平及醛固酮/肾素活性比值(ARR)。

(5)核素肾脏分泌及排泄功能检查。

(6)尿儿茶酚胺代谢物,过去常用 VMA,但是近来发现尿变肾上腺素和变去甲肾上腺素定量对于确定嗜铬细胞瘤诊断的灵敏性和特异性均显著增高。

(7)基因诊断对于单基因遗传高血压的诊断具有决定性

意义。

一、原发性醛固酮增多症

【患病率】

过去原发性醛固酮增多症(原醛症)的患病率被大大低估,当然直到现在由于没有专门的流行病学研究,因而也没有一个非常肯定的患病率。但是,有较多非随机研究报告显示,其患病率占高血压患者的6%~18%,而且随着血压增高其患病率也增高,在顽固性高血压患者中可能高达20%,而且有研究显示血压正常的人群也有少数患有原发性醛固酮增多症(图1-5-5)。

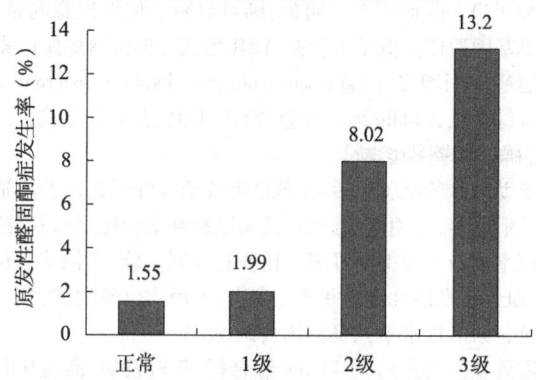

1-5-5 按照血压水平确定的原发性醛固酮增多症的患病率
(采自 Hypertension,2003)

【临床特点】

本病常发生于30~50岁,也可见于3~75岁。典型特点是高血压、低血钾、尿钾排泄增多、血钠增高和代谢性碱中毒。绝大部分原醛症患者都有血压增高,较高且较顽固,但是如图1-5-5所示,并非所有患者都非常高,少数患者甚至血压正常。血清钾降低是本病特点之一,但是如果以3.5~5.5mmol/L为正常值,则约有70%的原醛患者血钾不低,或并非总是低,但是通常不会高于4.0 mmol/L。然而患者很容易发生诱导性低血钾,如在使用小剂量利尿剂(DHCT 12.5mg/d)2~3天时即可诱导显著的低钾血症。低血钾患者可出现显著的多尿和夜尿增多。

【筛查】

由于原醛症患病率高,因此对所有高血压患者都应该做一次原醛筛查。筛查方法为检查患者清晨空腹时立位和卧位血浆肾素活性、醛固酮水平,计算醛固酮/肾素活性比值(ARR),如果 ARR > 25,但是 < 50,则为可疑,需复查和随访;如果 ARR > 50,则高度怀疑原醛症,可做卡托普利等试验予以明确;如果同时血清钾降低也可以开始使用螺内酯治疗(20mg,3次/天);如果患者降血压效果明显,则可诊断。值得注意的是,有少数单基因遗传高血压也合并 ARR 增高,包括糖皮质激素可治疗的醛固酮增多症(glucocorticoid-remediable aldosteronism)、Gordon 综合征,Liddle 综合征患者有时也可见 ARR 增高。

【确诊和鉴别诊断】

帮助确诊的试验包括:①低血钾或诱导性低血钾及不适当尿钾排泄增多,可用高钠试验、低钠试验和螺内酯试验;②醛固酮分泌增加而不受抑制可用卡托普利抑制试验、高钠抑制试验等;③血浆肾素活性降低并不受兴奋,可用体位激发试验(空腹立卧位肾素活性水平),低钠饮食试验。

需要鉴别的疾病:①Liddle 综合征,年轻发病,高血压伴低血钾,血压较高且顽固,常染色体显性遗传、ARR 通常不高,用螺内酯治疗无效;②糖皮质激素可治疗的醛固酮增多症,为常染色体显性遗传,家族性发病、早期发病、ARR 增高,最显著特点是糖皮质激素治疗有效。③其他单基因遗传高血压,如显著盐皮质激素过多、先天性肾上腺增生症、Gordon 综合征等,可用基因测序等做出诊断。

【病理诊断】

在确定原醛症诊断的基础上,通过影像技术检查肾上腺有无肿瘤或增生。超声检查对于较小的腺瘤和增生几乎没有帮助,需要使用薄层 CT 和 MRI 检查确立诊断。值得注意的是,用目前的薄层 CT 检查 50% 的原醛症患者不能发现增生和腺瘤等。因此,有无肾上腺肿瘤或增生不是诊断原醛的必要条件。另外,有许多肾上腺增生而无分泌功能者,所以功能检测是至关重要的。如果考虑手术治疗,还应通过分侧肾上腺静脉采血测定 ARR,当一侧 ARR 显著高于另一侧(3~4倍)时,则确定为致病侧。

【治疗】

1. 药物治疗:螺内酯治疗,根据血钾高低开始可以 20~40mg,每日 3 次,1~2 周后复查血清钾和血压,调整用药量,最终使用剂量因人而异,有些患者可能仅需 20mg 每日 1 次即可。螺内酯对盐皮质激素受体选择性不太高,因而长期、大量使用可出现男性乳房发育及胀痛、女性长胡须、皮肤变黑等,而使用选择性高的依普利酮(eplerenone)则会减少相关不良反应。此外,还可以加用血管紧张素转换酶抑制剂(ACEI)或血管紧张素受体阻断剂(ARB)等协助降血压。

2. 手术治疗:如果诊断为肾上腺腺瘤且为单侧的犯罪病变或者腺癌,则应予微创手术治疗;如果为单侧肾上腺增生,且药物治疗不良反应大而无法坚持者,可考虑手术治疗。

3. "去势"治疗:对于病情较重的患者,如果药物不良反应大,还可以在有相当经验的医院采用高选择性肾上腺动脉内注射乙醇做化学消融以造成一侧部分肾上腺坏死而达到"去势"的目的,术后还需用药物治疗。这一治疗方法的疗效和安全性还有待进一步观察和确认。

原发性醛固酮增多症诊治流程见图 1-5-6。

二、肾动脉狭窄

【概况和患病率】

肾动脉狭窄也是引起血压增高的较常见的继发因素之一,国内没有确切的患病率研究资料。随着年龄构成和时代变化,其患病率和病因构成均不同。青少年和年轻人多为先天性肾动脉肌发育不良和动脉炎(包括大动脉炎、红斑狼疮等所致的肾动脉狭窄),而中老年则主要为动脉粥样硬化所致。美国

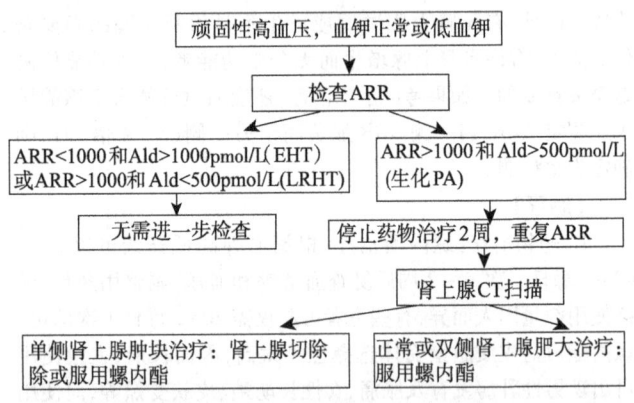

图 1-5-6 原发性醛固酮增多症诊治流程[OPIE 等(2000)建议]

如血浆醛固酮采用 ng/dl,肾素活性采用 ng/(ml·h),则 ARR>25 为可疑,ARR>50 则高度提示原发性醛固酮增多症

Bashore 等的一组系统研究资料显示,在一组连续收集的年龄在 (60±11)岁的高血压患者,均行导管检查,结果发现 1235 例患者中有肾动脉狭窄的比例高达 30%,其中小于 50% 肾动脉轻度狭窄的为 15%,而大于 50% 的明显狭窄者也高达 15%,包括单侧狭窄 11% 和双侧狭窄 4%。而有周围动脉粥样硬化的患者其肾动脉狭窄可能高达 50%~70%。另外,年轻的高血压患者也占有相当的比例。因此,有大量肾动脉狭窄患者被忽略了。

【临床特点】

肾动脉狭窄没有特殊的临床表现,主要是血压增高,而且较难控制,但有些肾性高血压也能较好地被控制,因此也就被忽略了。当然,也有一些规律可循:①年轻的高血压患者,尤其是 20 岁以下,没有高血压家族史的年轻患者,肾性和肾动脉狭窄的比率更高,应该经过检查予以排除;②自身免疫性疾病,特别是红斑狼疮者因大血管炎症而致肾动脉狭窄,因此高血压者尤其是年轻和女性高血压也应注意排除大动脉炎和全身免疫性疾病;③较老年发生的高血压、较大年龄平时高血压控制良好而突然控制不佳者、周围血管有动脉粥样硬化的高血压患者可能有动脉粥样硬化性肾动脉狭窄。

【诊断】

最重要的是影像诊断。虽然肾脏超声检查能够看到受累侧肾脏可能变小,有经验的超声医师可以观察到狭窄的肾动脉局部血流加速,但是不能依靠超声对肾动脉狭窄做出筛查或诊断。常用而有效的方法是:①多排CT血管显影和成像对肾动脉狭窄诊断快速、准确、可靠;②肾动脉造影除了诊断外,还可以直接行介入治疗;③磁共振显影还在探索中;④肾动态灌注显像用来评价肾脏灌注和排泄功能,对于治疗选择有重要意义。

【治疗】

1. 病因治疗:对于有明确病因的肾动脉狭窄应予积极纠正,如粥样硬化性肾动脉狭窄应给以足量调脂药和阿司匹林治疗,活动性的血管炎和风湿性疾病应给予激素和免疫抑制剂治疗。

2. 狭窄的肾动脉的治疗:粥样硬化性狭窄程度达60%或70%以上者可采用支架置入治疗,支架选择应该为药物涂层支架并用氯吡格雷(75mg/d,持续半年以上);先天性肾动脉狭窄可用球囊扩张治疗,也有些患者需反复扩张或用支架治疗。部分技术上困难的患者也可行自体肾脏移植治疗。行介入治疗前应该用核素技术评价肾脏灌注和排泄功能。图1-5-7为肾动脉狭窄的诊断和治疗流程,可以参考。

三、嗜铬细胞瘤

【概念】

嗜铬细胞瘤是发生于肾上腺髓质和交感神经节的内分泌肿瘤,通过分泌过多的肾上腺素、去甲肾上腺素而致血压升高。90%的嗜铬细胞瘤发生于肾上腺,而仅少数发生于其他部位,包括膀胱、腹膜后主动脉旁、胸部纵隔、颅内、心肌组织中等。嗜铬细胞瘤通常为良性,也有少数为恶性。

【临床特点】

(1)发作性血压显著增高或在持续血压增高的基础上出现

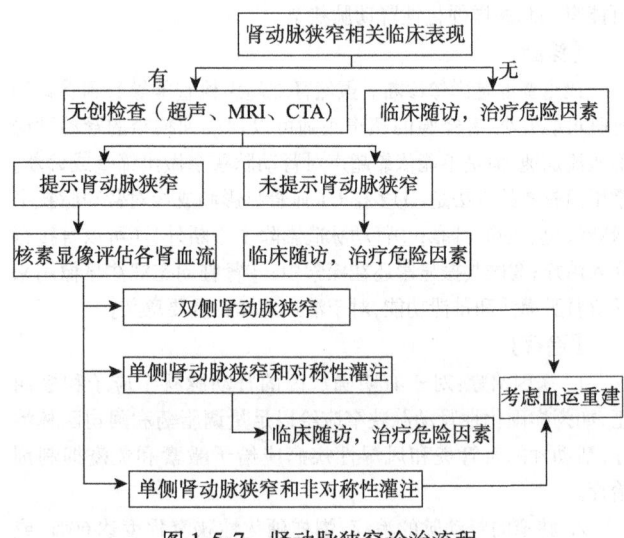

图 1-5-7 肾动脉狭窄诊治流程

发作性增高为其特点。

(2)患者血压高而较难以控制,β 受体阻断剂加 α 受体阻断剂可能更有效。

(3)瘤体较大时可以出现瘤体出血,这时患者可有局部疼痛,而更重要的是可能出现血压剧烈升高,可能 >200mmHg,甚至达 300mmHg,伴有剧烈头痛、恶心呕吐、心慌、出汗。此时血压可能大幅度波动,甚至出现低血压、休克、电解质紊乱。由于持续血管痉挛可致器官缺血而出现急性肝肾功能损害、胰腺损害,尤其是心肌损害,可以类似心肌梗死表现。

【确定诊断】

确定嗜铬细胞瘤的诊断极其重要,虽然这一疾病较少见,但是有许多高血压患者由于不同原因而出现血压波动,因而需要肯定的诊断或排除嗜铬细胞瘤。嗜铬细胞瘤的确定诊断包括定性诊断和定位诊断,定性诊断是首要的因而更重要。传统都用 24h 尿 VMA 定量方法,在我国仍广泛采用,但是这一方法灵敏性和特异性都不到 70%。最近建立并采用的高压液相-电化学监测器检测方法检测24h尿变肾上腺素(metanephrine)和变去甲肾上腺素(metanorepinephrine)水平(均为较稳定的肾上腺素和去甲肾上腺素代谢物),用这项指标诊断嗜铬细胞瘤的灵敏性和特异性均显著提高,几乎没有一例漏诊。另外,还需要做定位诊断,以利于手术治疗。通常采用间碘苄胍全身核素扫描;如果采用PET/CT可能更好,但是对设备要求更高,价格也极其昂贵。

【鉴别诊断】

主要是那些难治且血压很高的高血压患者及显著血压波动的高血压患者需要排除嗜铬细胞瘤。

【治疗】

1. 手术切除肿瘤:这是最主要的治疗方法。有随访研究证明,良性肿瘤患者预后良好,一组176例患者手术后9年77%无复发,肿瘤复发率为16%,12例死亡(6.8%)。复发患者再次手术仍有效。

2. 血压控制:可使用α受体阻断剂和β受体阻断剂治疗。

3. 急性发作期的血压控制和支持治疗:所谓急性发作期可能为肿瘤出血或破裂,这时血压大幅度波动,伴有剧烈疼痛、烦躁不安、头痛、恶心、呕吐、电解质紊乱等。给予患者镇静、止痛药物,补液和纠正电解质紊乱,静脉给予降血压药物以便灵活调节。

四、库欣综合征

【概述】

库欣综合征(Cushing综合征)是由于体内糖皮质激素产生过多引起的一组以高血压和向心性肥胖为特征的综合征。可以由垂体腺瘤引起,也可由肾上腺增生和肿瘤所致,还有少见病例为异位ACTH综合征。

【临床特点】

(1)向心性肥胖、满月脸、水牛背、下腹部皮肤宽大紫纹,皮肤变薄,肌肉萎缩。

(2)血压较高而常规降血压治疗效果不好,通常伴有血钾降低(有时甚至很低)、碱中毒。

(3)糖耐量降低甚至糖尿病。

(4)性功能障碍、闭经。

【实验室检查】

至关重要。

(1)24小时尿游离皮质醇(UFC)为较有效的筛查方法,如UFC>150μmol/24h,诊断本病的可能性很大。

(2)血皮质醇:通常测上午8时及下午4时(皮质醇的分泌有昼夜规律,上午8时最高,午夜12时最低)的皮质醇浓度,上午8时正常范围为140~690nmol/L,下午4时为80~330nmol/L,如浓度增高、节律失调有诊断意义。

(3)小剂量地塞米松抑制试验:上午8时血皮质醇不能被抑制到对照值的50%以下,或尿游离皮质醇不能抑制到55nmol/24h以下,提示为皮质醇分泌增多。

(4)大剂量地塞米松抑制试验:上午8时血皮质醇不能抑制到对照值的50%以下,或尿游离皮质醇能够抑制到55nmol/24h以下,提示为肾上腺皮质增生(库欣病),否则提示为腺瘤或癌。

(5)血ACTH测定:库欣病ACTH增高,异位ACTH综合征患者异常增高,肾上腺性库欣综合征降低甚至测不出。正常值上午8时为10~50ng/L。

【鉴别诊断】

1. 与单纯性肥胖鉴别:单纯性肥胖可有类似皮质醇增多症的表现,本病多为均匀性肥胖,皮质醇增高可被小剂量地塞米松所抑制,且皮质醇分泌昼夜节律存在,定位检查无阳性发现。

2. 与2型糖尿病相鉴别:2型糖尿病患者大多肥胖,可伴有高血压、糖耐量异常、高血糖等。

【治疗】

应根据不同的病因做相应治疗。

1. 垂体性库欣病:①经蝶窦切除垂体微腺瘤:该手术方法

为近年来治疗本病的首选方法,手术创伤小,并发症少,术后可发生暂时性垂体-肾上腺皮质功能不足,需补充糖皮质激素,直至垂体-肾上腺皮质功能恢复正常。②一侧肾上腺全切,另一侧大部分切除或全切,适用于经蝶窦手术未能发现并摘除微腺瘤者,术后做垂体放疗及皮质激素替代治疗。③对于垂体大腺瘤者,宜做开颅手术尽可能切除肿瘤,术后辅以放疗。④药物治疗:可使用赛庚啶、氨鲁米特、米托坦、酮康唑、溴隐亭等辅助治疗。

2. 肾上腺腺瘤:经检查明确肿瘤的部位后,手术切除可获根治,术后应使用适量的激素替代。

3. 肾上腺癌:早期应尽可能手术治疗,如未能根治或已转移者用药物治疗。

4. 异位 ACTH 综合征:主要是治疗原发肿瘤,可根据肿瘤的性质、部位、分期等情况选择手术,化疗或放疗。

5. 高血压的治疗:由于库欣综合征的高血压发生主要因过多的糖皮质激素非特异性结合于醛固酮受体所致,所以可以用醛固酮受体阻断剂治疗,也可加用血管紧张素转化酶抑制剂(ACEI)或血管紧张素受体阻断剂(ARB)等。

五、睡眠呼吸暂停

【概述】

睡眠呼吸暂停是最常见的致血压增高原因之一,主要致病机制为脑缺氧导致交感神经兴奋,儿茶酚胺分泌增高所致,包括中枢性、阻塞性和混合型三种,其中以阻塞性最常见。本病伴有高血压者占 50% ~80% ,以肥胖、短颈者居多。

【临床特点】

呼吸暂停为在 7h 的睡眠时间内呼吸暂停 30 次以上,每次持续时间 >30s,同时伴有血氧饱和度降低 >40% 。严重睡眠呼吸暂停除引起血压增高外,还可引起各种心律失常、嗜睡。睡眠呼吸暂停在饮酒、呼吸道感染或疲劳时尤为严重。

【多导睡眠仪检查及分度】

根据呼吸紊乱指数(AHI = 呼吸暂停次数 + 低通氧次数/总睡眠时间小时数)分为三度:AHI < 5 次/h 属正常;AHI 为 5~15次/h 属轻度;AHI 为 15~30 次/h 属中度;AHI > 30 次/h 属重度。呼吸紊乱的程度与高血压程度有一定关联。

【与原发性高血压的鉴别诊断】

在原发性高血压基础上合并睡眠呼吸暂停从而加重高血压者多见,也有由于肥胖、颈部粗短,或者呼吸道结构及慢性炎症水肿而致阻塞的。经过正压通气治疗后血压恢复正常者表明高血压是睡眠呼吸暂停所致,如果经过正压辅助呼吸能部分降低血压,但仍然较高则为原发性高血压与继发性高血压并存。

【治疗】

(1)正压通气辅助呼吸能够有效改善呼吸状况,从而纠正睡眠呼吸障碍而纠正高血压。

(2)呼吸道结构问题可经过手术矫正治疗。

(3)血压纠正不足时,可加用抗高血压药物治疗。

【预防】

避免受凉和呼吸道感染、避免醉酒和过劳而致的呼吸道水肿加重,将有利于减轻睡眠呼吸暂停。

六、先天性主动脉缩窄

【概述及临床表现】

主动脉狭窄到一定程度即可引起上肢血压升高。先天性主动脉缩窄包括导管前型和导管后型。导管前型小儿常见,动脉导管多呈开放状态、主动脉缩窄范围较广,常累及主动脉弓,侧支循环不充分患儿常合并其他畸形;导管后型动脉导管成人多见,动脉导管呈闭合状态,缩窄较局限。患者双上肢血压升高且对称,胸部及背部可闻及血管杂音,较局限。成人型主动脉缩窄严重者局部可以听不到杂音,但此时常有侧支循环形成,大血管显像可见从颈动脉至胸和腹主动脉等处广泛的侧支循环,在颈部可闻及收缩期血管紊紊音。患者股动脉及下肢动脉搏动减弱或触及不到动脉搏动,下肢血压减低或测不出。身材常较矮小,但是如果侧支循环充分则对身材发育影响较小。

【鉴别诊断】

主要与大动脉炎所致的降主动脉狭窄鉴别,后者累及的范围广且不规则,也常累及肾动脉。活动期有炎症因子水平增高、红细胞沉降率增快。

【治疗】

主动脉缩窄可通过主动脉球囊扩张加支架植入治疗。

七、肾性高血压

【概述】

肾性高血压(肾实质性高血压)是指慢性肾实质性疾病所致的高血压。慢性肾实质性疾病包括慢性肾小球肾炎、慢性肾盂肾炎、肾病、糖尿病肾病、多囊肾、类风湿和红斑狼疮肾炎等。这些疾病均可引起血压升高,但是引起高血压概率不尽相同,单侧肾病引起高血压的比例为10%~50%,而双侧肾病则比例明显增高,依病因不同其比例为20%~80%,终末期肾病90%以上合并高血压。

【临床特点】

(1)患者有肾脏疾病的特点如水肿、蛋白尿等,但是早期通常比较隐匿,需要做适当的检查和检验才能发现。

(2)血压较高且难以控制,且容易进展为恶性高血压,尤其是IgA肾病。当然也不绝对,少数患者血压不高,且较容易控制。

(3)容易发生靶器官功能损害和器官功能衰竭。

【治疗】

大样本随机对照研究证明,有效降低血压至125/75mmHg水平将能明显延缓肾脏损害的进展,因此指南中将其降血压目标定位在130/80mmHg以下。当然,对于肾性高血压患者大多难以达到这一目标。治疗原则:①选择对肾脏有保护作用的药物,如血管紧张素转换酶抑制剂(ACEIs)、血管紧张素Ⅱ受体阻断剂(ARB);②使用钙通道阻断剂,其降压效果强而肯定;③联合使用多种药物;④加用利尿剂,对于血钾正常或在做透析治疗的患者可加用螺内酯治疗;⑤对于合并有肺动脉压升高的难治性肾性高血压者加用前列腺素制剂可能有意想不到的效果。

八、醛固酮相关高血压

【概述】

醛固酮相关的高血压是指一类与醛固酮及其结构/功能类似物代谢异常有关的血压增高,这类高血压的发生均与肾小管上皮细胞的离子通道蛋白或ATP酶或转运体的功能调节密切关联。在这里主要介绍那些单基因遗传的高血压,因此不包括原发性醛固酮增多症。

【临床特点】

临床特点各不相同,但均有甾体类激素(包括盐皮质激素、糖皮质激素和性激素)代谢异常的征象、电解质异常,大多数有家族史,能够发现基因异常因而做出诊断。

【诊断思路】

这类疾病诊断的基本原则和路径如下。

(1)评价肾素-血管紧张素-醛固酮系统至关重要。

(2)代谢评价:电解质(K^+、Na^+、Ca^{2+}、Mg^{2+}、Cl^-)血尿酸碱度、尿渗透压。

(3)评价远曲小管功能:ENaC功能、盐皮质激素活性——经跨小管K^+梯度(TTKG)评价(TTKG = 尿K^+ × 血浆渗透压/血浆K^+ × 尿渗透压)。

(4)24小时尿皮质激素谱:包括盐皮质激素、糖皮质激素、性激素和它们的代谢物。

(5)基因诊断。

各种遗传性高血压的诊断流程(图1-5-8)可能为疾病的诊断和鉴别诊断提供参考。

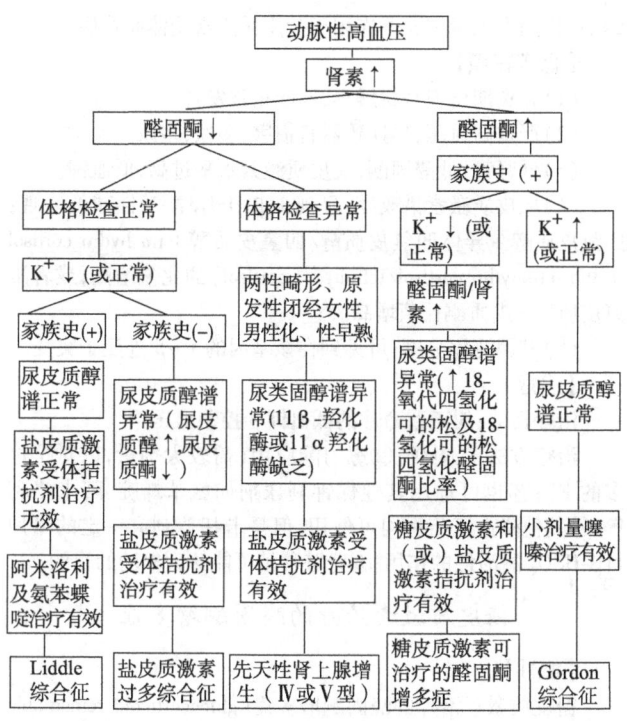

图 1-5-8 各种遗传性高血压的鉴别流程(不包括非遗传性和原发性醛固酮增多症)

九、单基因遗传性高血压

显著盐皮质激素过多综合征

【概述】

显著盐皮质激素过多综合征(apparent mineralocorticoid excess, AME)是 11β-羟基类固醇脱氢酶 2 型基因(11β-hydroxysteroid dehydrogenase 2, 11β-HSD_2)突变, 导致其不能将活性的糖皮质激素(cortisol, F)转变成无活性的皮质酮(cortisone,

E),这样前者大量堆积并作用于盐皮质激素受体而致病。

【临床特点】

(1) 儿童期出现身材矮小,不能正常发育。

(2) 严重高血压,早期致器官损害,多饮、多尿。

(3) 低肾素、低醛固酮,盐皮质激素水平过高,低血钾。

(4) 尿皮质激素谱改变:呈现 11β-HSD_2 酶活性减低表现:四氢皮质醇 + 异体四氢皮质醇/四氢皮质醇 tetra hydro cortisol + allo tetrahydro cortisol/tetrahydro cortisol)的比值增高,或者游离皮质醇/皮质酮比值增高。

(5) 基因测序分型:可见到在该基因的 1~5 外显子突变。

【治疗】

治疗目的:纠正致命性的低血钾和控制血压。

治疗方法:①补钾;②螺内酯应用(需较大剂量,以对抗过多的 F);③也可加用其他保钾利尿剂如氨苯蝶啶、阿米洛利等;④其他降血压药物均可使用,但是卡托普利有一定的增加 11β-HSD_2 酶活性的作用;⑤肾脏移植可能达到根治的目的。

糖皮质激素治疗的醛固酮增多症

【概述】

糖皮质激素治疗的醛固酮增多症(glucocorticoid remediable aldosteronism, GRA)是由于在基因遗传过程中,醛固酮合成酶和类固醇 11β-羟化酶(负责糖皮质激素合成)铰链不平衡,结果形成一个多余的嵌合基因,该基因的调节区来自类固醇 11β-羟化酶(即受糖皮质激素 ACTH 调节),而基因本体却是盐皮质激素合成酶,因而患者醛固酮增高,而用糖皮质激素可以抑制该基因表达从而治疗本病。

【临床特点和诊断】

(1) 常染色体显性遗传。

(2) 患者早期发生高血压,血清钾降低和碱中毒。

(3) 血醛固酮增高,肾素活性降低,ARR 升高,酷似原发性醛固酮增多症。

(4) 其临床表型可用糖皮质激素纠正。

(5)经过基因分析能见嵌合基因形成。病情的严重程度与该嵌合基因中醛固酮合成酶所占比例呈正相关。

【诊断和鉴别诊断】

根据上述特点,尤其是经过基因型分析证实醛固酮合成酶和类固醇11β-羟化酶嵌合基因形成即可肯定诊断。此外,本病可以见到肾上腺皮质增生。

临床上需要与这些疾病鉴别:①原发性醛固酮增多症:GRA酷似原醛,但是它早期发病、有明确的家族史、临床上高血压和电解质紊乱能经糖皮质激素治疗完全纠正,尤其是基因分析发现嵌合基因形成可与之鉴别。②Liddle综合征:Liddle综合征也有家族史、早期发病、高血压、低血钾和碱中毒,但是ARR并不升高,糖皮质激素治疗无效,没有醛固酮合成酶和类固醇11β-羟化酶嵌合基因形成。③其他:需要与同时存在高血压、低血钾和家族史的疾病如AME、先天性肾上腺皮质增生等鉴别。

【治疗】

用糖皮质激素治疗会有迅速和明确的治疗反应,如果没有其他共存高血压不需要另外加降血压药物。较低剂量的地塞米松(0.125~0.25mg/d)可以控制血压,但是还是推荐使用0.5~2mg/d的剂量,因为这样才能够较好地抑制皮质醇和ACTH水平,从而达到抑制嵌合基因表达的目的。但是也要注意有导致皮质激素过多症的可能。此外,也可用螺内酯治疗。

Liddle 综合征

【概述】

Liddle综合征是由肾小管上皮细胞钠离子通道基因(ENaC)β或γ亚单位胞质C端突变导致该通道不能正常被泛素化和降解,半衰期延长,因而增加钠氯水重吸收和钾的排泄,从而出现高血压、低血钾和碱中毒。

【临床特点】

(1)常染色体显性遗传。

(2)早期出现高血压伴低血钾、代谢性碱中毒;有时伴有高钙血症。

(3)血浆肾素活性降低,醛固酮也抑制,但是 ARR 可以增高,需与原醛鉴别。

(4)基因诊断至关重要,可以见到 ENaC β 或 γ 亚单位胞质 C 端的点突变,偶见 γ 亚单位胞外环突变,或者出现碱基缺失或插入。低血钾可以导致心律失常和猝死,高血压致靶器官损害。

(5)Liddle 综合征是常染色体显性遗传疾病,可以做产前或胚胎植入前诊断,这样可以避免下一代再生出一个有突变的个体。

【治疗】

螺内酯治疗无效。患者对钠离子通道抑制剂阿米洛利(amiloride)非常敏感,也可用氨苯蝶啶(triamterene)治疗,可以完全纠正高血压和低血钾等表型。

先天性肾上腺皮质增生症

【概述】

先天性肾上腺皮质增生症(congenital adrenal hyperplasia, CAH)这里是以先天性肾上腺皮质增生和高血压为共同特点的一组疾病的总称。甾体激素包括糖皮质激素、盐皮质激素和性激素分别在肾上腺皮质球状带、束状带和网状带合成,在这三个带内分别有相应的细胞色素 P-450 氧化酶催化产生。其中有一些酶是他们共有的前体生成酶,如果相应的酶基因突变就可致相应的通路形成障碍,前体物质增多而致病(图 1-5-9)。

【临床特点】

(1)CAH 是一类由几个酶的缺陷导致皮质醇产生减少, ACTH 增高刺激肾上腺增生引起的疾病,体格发育有异常。

(2)11β-羟化酶缺陷(Ⅳ型)和 17α-羟化酶缺陷(Ⅴ型)导致血压高。

(3)11β-羟化酶缺陷(Ⅳ型)导致性激素前体增加,具有雄激素作用,结果引起女孩男性化,男孩性早熟。

(4)17α-羟化酶缺陷(Ⅴ型)则不能合成皮质醇和性激素合成早期阻断,导致女孩原发性闭经和性发育迟滞,男孩性器官分辨不清。

(5)两型醛固酮合成大大减少,皮质激素前体增加且具有醛固酮活性,导致低血钾、碱中毒和高血压。

(6)由于上述酶均为氧化酶,他们还需要还原酶(也即cytochrome P-450 oxidoreductase,POR)一起才能正常工作,如果POR发生突变,则临床上可见到Ⅵ型和Ⅴ型兼有的特征。

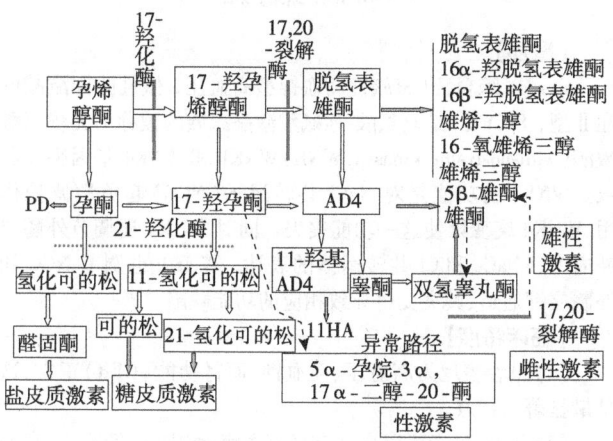

图1-5-9　甾体激素代谢

········· 受损的21-羟化酶　——受损的17-羟化酶/17,20-裂解酶
⇒甾体合成　→甾体代谢　--▶异常途径
PORD中21-羟化酶、17-羟化酶、17,20-裂解酶均受损;
C21OHD中仅21-羟化酶受损

【诊断】

(1)根据上述特点在临床上可以做出初步诊断,也即Ⅳ型CAH患者系11β-羟化酶缺陷导致具有雄激素作用的性激素前体增加,因而出现女性男性化,男性性早熟,而Ⅴ型CAH患者系17α-羟化酶缺陷导致不能合成皮质醇和性激素合成早期阻断而出现女孩原发性闭经和性发育迟滞,男孩性器官发育障碍因而分辨不清。

(2)类固醇谱分析中有过量类固醇前体可以诊断。尿中大量雄激素前体是Ⅵ型CAH,可以区别Ⅴ型。

(3)基因诊断:基因定位于 8q21(Ⅳ)和 10q24.3。经过基因测序可以确诊。

【治疗】

Ⅳ型:补充类固醇。Ⅴ型:补充类固醇和性激素。

Gordon 综合征

【概述】

Gordon 综合征(家族性高血钾型高血压,假性醛固酮减低症Ⅱ型,PHAⅡ)是丝氨酸-苏氨酸激酶家族的被称为无赖氨酸激酶(with-no-lysine kinases,WNK)WNK1 和 WNK4 基因突变所致。WNK4 的功能是对 NaCl 共转运子(NCC)起负性调控作用,WNK4 突变则使这一功能丧失。同时 WNK4 还调节外髓层钾通道、ENaCs 和 Cl 共转运体的表达。WNK1 也调节 NCC 和外髓层钾通道,其突变也导致相应的功能缺陷。

【临床特点】

(1)患者表现为高血压、高血钾,而肾功能(GFR)正常,这是最显著的特点。

(2)此外,患者可以合并有高氯血症、酸中毒、低肾素、高醛固酮和高血钙。

【诊断】

(1)基于上述临床特点,尤其是高血压、高血钾而肾功能正常的特点可以做出初步诊断。

(2)基因诊断:*WNK4*(PHA type ⅡB)突变位于外显子 7 和 17 上,经过测序可以做出诊断;*WNK1*(PHA type ⅡC)在 60kb 的内含子 1 中两个大的内含子缺失,可以通过大片段扩增等方法做出诊断。

(3)PHAⅡ是常染色体显性遗传疾病,可以做产前或胚胎植入前诊断,可以避免本病遗传给下一代;对患者直系亲属,一定要做检查,对于患病孕妇,要监测电解质和血压。

【治疗】

(1)避免高盐和钾饮食。

(2)噻嗪类利尿剂是治疗本病最有效的药物。

(3)必要时加用其他降血压药物。

(汪道文)

第三节 高血压危象的诊断及治疗

【概述】

高血压危象(hypertensive crisis,HC)包括高血压急症(hypertensive emergencies,HE)和高血压亚急症(hypertensive urgencies,HU)。前者是短期内(数小时或数天)血压严重升高(BP>180/120mmHg),伴有靶器官如脑、心、肾、眼底及大动脉等严重功能障碍或不可逆性损害;后者是血压严重升高但不伴有靶器官损害(表1-5-4)。

表1-5-4 高血压急症与高血压亚急症的比较

	高血压急症	高血压亚急症
症状	有	几乎没有
急性血压升高	是	是
急性靶器官损害	有	无
住院	需要	不需要
加强监护	需要	不需要
治疗途径	静脉给药	口服给药
血压下降速率	数分钟至数小时	数小时至数天
评估有无继发性高血压	需要	需要

高血压急症可以发生在高血压患者,表现为高血压脑病,也可以发生在其他许多疾病过程中,如脑出血、缺血性脑梗死、蛛网膜下腔出血、急性左心衰竭、不稳定型心绞痛和急性心肌梗死、急性主动脉夹层、急性肾衰竭、先兆子痫和子痫、急性术后高血压等。

Gudbrandsson曾报道在5000万高血压患者中,HC发病率低于1%。但HC的预后是凶险的,在静脉内降压药物问世前,1年存活率仅20%,5年存活率仅1%,但近年来由于静脉内降压药物的广泛应用及强化了血压控制和随访观察,HC 10 年存活率达到了 70% 以上。

【治疗原则】

通过详细地询问病史和仔细地体格检查,同时完善各项实验室检查、特殊辅助检查(如超声心动图、眼底检查、头颅 CT 或 MRI 等),确定高血压的可能病因和评估脑、心、肾等靶器官损害情况。

在正常情况下,尽管血压有一些波动,但平均动脉压(MAP)在 60~150mmHg 时脑、心、肾等重要脏器的动脉血流能保持相对恒定。但在 HE 患者由于暴露于极高水平的血压之下,重要脏器血管床包括脑动脉、冠状动脉及肾动脉等均因动脉硬化或血管阻力增加导致血压/血流自动调节曲线右移。故急剧地将严重升高的血压降至上述血管床自动调节范围以下时,将加重脑、心、肾等脏器缺血和梗死(图 1-5-10)。

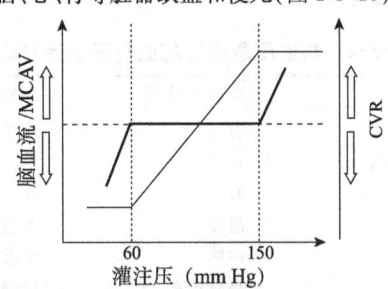

图 1-5-10　血压正常者与高血压患者脑血流的自动调节
(摘自 Samuel JE et al. Hypertension,2010)

HE 一旦诊断,所有患者必须进入重症监护病房(ICU)进行严密的血压及其他生命体征监护,并立即给予快速且短效的静脉用降压药物,只有迅速而适当地降低血压,同时去除引起 HE 的直接原因或诱因,才能够最大限度地防止或减轻脑、心、肾等靶器官损害。

HE 的降压治疗目标是在最初的数分钟至 1 小时内 MAP 下降 <25%,如果病情稳定,在随后的 2~6h 内将血压逐渐降至 160/(100~110)mmHg,如果患者能够很好地耐受降压治疗和病

情稳定,应在随后的 24~48h 内进一步将血压降至正常水平。主动脉夹层的患者应将收缩压(SBP)降至 100~120mmHg。舌下含服或口服短效硝苯地平时,由于其降压幅度不易调控,故不主张应用在 HC 患者的降压治疗中。

对于 HU 患者可以在急诊室观察治疗数小时,口服短效降压药物如卡托普利、拉贝洛尔或可乐定等。但值得一提的是,临床上 HU 患者常常存在过度降压的情况,因为口服数种负荷剂量的降压药物产生累积效应而引起低血压,有时候发生在离开急诊室之后,应该引起临床医生的高度重视。另外,有些患者治疗顺应性差,没有坚持服药,常在数周内因病情变化又返回急诊室。

【治疗高血压急症时的常用药物】

HE 的降压治疗以静脉用药为主。常推荐起效迅速、作用时间短及不良反应较小的降压药物。用于高血压急症的经静脉降压药物主要有以下几种(表1-5-5)。

表1-5-5 治疗高血压急症的常见经静脉降压药物

药物名称	剂量	起效时间/持续时间(停药后)	常见不良反应及注意事项
艾司洛尔	负荷剂量为 500μg/kg,超过 1min 静脉注射,然后 25~50μg/(kg·min)静脉滴注,每 10~20min 增加 25μg/(kg·min),最大剂量为 300 μg/(kg·min)	1min/10~20min	恶心、面色潮红、一度房室传导阻滞、注射部位疼痛、支气管痉挛
拉贝洛尔	首剂为 20mg 静脉注射,必要时间隔 10 min 后 20~80 mg 静脉注射,然后 2mg/min 静脉滴注,24h 最大剂量<300 mg	2~5 min/2~4h	直立性低血压、头晕、恶心/呕吐、感觉异常、头皮麻木感、支气管痉挛
非诺多泮	起始剂量为 0.1μg/(kg·min),每次调整时增加剂量 0.05~0.1μg/(kg·min),最大剂量 1.6μg/(kg·min)	5 min/30~60min	恶心、头痛、面色潮红

续表

药物名称	剂量	起效时间/持续时间(停药后)	常见不良反应及注意事项
尼卡地平	5mg/h,每5 min增加2.5mg/h,最大剂量15mg/h	5~15 min/4~6h	头痛、头晕、面色潮红、恶心、水肿、心动过速
硝酸甘油	5μg/min,每5~10min增加5μg/min,最大剂量为60μg/min	2~5 min/5~10min	头痛、头晕、面色潮红、易耐药
硝普钠	0.5μg/(kg·min),最大剂量<2μg/(kg·min),以避免中毒	即刻/1~2min	硫氰酸盐和氰化物中毒、高铁血红蛋白血症、头痛、恶心、呕吐、面色潮红、肌肉痉挛;输液系统需遮光
酚妥拉明	1~5mg静脉注射,最大剂量15mg	即刻/15min	面色潮红、心动过速、头晕、恶心/呕吐、直立性低血压

【常见高血压急症的处理】

1. 高血压脑病:应注意与出血性和缺血性脑卒中鉴别,排除脑卒中后才可以诊断为高血压脑病。高血压脑病是在脑血管自动调节功能失调基础上,严重高血压致脑组织过度血流灌注,引起脑水肿和微出血。如果不积极治疗,最终导致脑出血、昏迷和死亡。但是,如果采用积极治疗措施,其临床情况能够完全逆转,直至恢复正常。逐渐降低血压通常可使症状迅速缓解,但降压速度过快可导致脑灌注不足,损害脑组织。故建议在最初1小时内舒张压(DBP)降低幅度应<25%或DBP>100mmHg。常用药物为尼卡地平、拉贝洛尔和非诺多泮等。

2. 脑卒中:包括缺血性和出血性脑卒中。需要强调的是,大多数急性缺血性或出血性脑卒中患者都会存在不同程度的血压升高,后者是维持受损部位血流灌注的适应性调节机制。然而,急剧地降压治疗将影响脑血流灌注,加重脑组织损伤。脱水治疗除降低颅内压外,还有不同程度的降压作用。近期美国和欧洲脑卒中指南均指出,在急性缺血性脑卒中的患者,其血压 > 220/120 mmHg 时才考虑降压治疗,其幅度在最初 24h 内降低 10%~15%。对准备接受溶栓治疗的患者,血压 > 185/110mmHg 时考虑降压治疗,其目标血压为 180/105mmHg。如果收缩压 > 220mmHg 或舒张压在 121~140 mmHg 时,建议应用拉贝洛尔或尼卡地平。如果舒张压 > 140 mmHg 时考虑应用硝普钠。

脑出血患者因颅内压升高总是同时存在反射性血压升高,目前尚无证据证实高血压引起进一步的出血。目前普遍认为,血压 > 200/110mmHg 或 MAP > 130mmHg 时才考虑缓慢及谨慎地降压。常用降压药物选择尼卡地平、拉贝洛尔、非诺多泮等。

3. 主动脉夹层:一旦确诊,应立即应用冬眠合剂镇痛、镇静,并迅速将血压降至能够维持脑、心、肾等主要脏器供血的最低水平,通常将 SBP 降至 100~120mmHg(MAP 60~75mmHg)。

血管扩张剂能有效地降低血压,但引起反射性心动过速,增加左心室 dp/dt,促进夹层分离及扩展,故必须与 β 受体阻滞剂同时合用,后者减慢心率至 60~70 次/分及降低左心室 dp/dt,可防止夹层进一步扩展。临床上常用的静脉用 β 受体阻滞剂有艾司洛尔和美托洛尔。

硝普钠是传统的扩血管药物,其作用强效,价格低廉,但尼卡地平或非诺多泮的不良反应明显低于前者,也可应用于主动脉夹层。

4. 急性左心衰:是 HE 常见临床表现之一,严重时发生急性肺水肿,抢救是否及时合理与预后密切相关。硝普钠能够有效地扩张动脉和静脉,降低心脏前后负荷。故常推荐作为急性肺水肿的首选药物。硝普钠应该与吗啡、吸氧和襻利尿剂等联合应用。

5. 急性心肌缺血:严重高血压常常引起显著的冠状动脉缺血。硝酸甘油主要扩张静脉,减少回心血量,降低左心室舒张末期容积及室壁张力,降低心肌耗氧量。其次,它能扩张动脉,改善冠状动脉血流灌注,降低动脉压及心脏后负荷。DBP应降至100mmHg左右,β受体阻滞剂和钙通道阻滞剂也是可以选用的药物,两者均能够降低血压和改善心肌氧供。

6. 急性肾功能不全:它是严重高血压的原因和后果。这些患者需要降压治疗,但不减少肾血流量或肾小球滤过率。可首选非诺多泮。

7. 先兆子痫和子痫:大多数先兆子痫的患者存在血管收缩和血液浓缩,故先兆子痫的初始治疗包括扩容和硫酸镁的应用以防止抽搐。胎儿的娩出对先兆子痫和子痫的治疗起决定性作用。

硫酸镁能降低血压、防止抽搐,故常用于先兆子痫和子痫的患者。首先用硫酸镁 4~6g 加入 100ml 葡萄糖盐水中,15~20min 以上滴完,然后,根据尿量和深腱反射按 1~2g/h 持续静脉滴注。

妊娠期高血压应将血压控制在 SBP 140~160mmHg,DBP 90~105mmHg,当血压 > 160/105mmHg 时才考虑降压治疗,建议选择静脉用拉贝洛尔或尼卡地平。硝普钠和 ACEI 因不良反应大禁用于妊娠期妇女。

8. 交感神经危象:常见于滥用兴奋剂如可卡因、苯丙胺或苯环利定等,少见于嗜铬细胞瘤的患者。β受体阻滞剂因阻滞β受体后导致α受体激活,继而增高血压,应避免使用。控制血压主要应用尼卡地平、非诺多泮或维拉帕米,上述药物要与苯二氮䓬类药物联合应用。酚妥拉明也是可选择的药物。

9. 围手术期高血压:尽管它可以发生于任何大型外科手术,但其与心胸、血管、头颈部及神经外科手术之间最为密切。在心脏外科手术中,当血压 > 140/90mmHg 或 MAP > 105mmHg 时考虑降压治疗。但降压前需要排除或纠正术后患者的一些异常情况,如疼痛、焦虑不安、低体温所致的肌肉颤抖、低氧血症、高二氧化碳血症及尿潴留等,因为它们也能够引起高血压。典型的围手术期高血压与交感神经的激活及儿茶酚胺的过度分泌有关,故治疗中常选用β受体阻滞剂或拉贝洛尔。

(唐家荣)

第六章 心律失常

一、窦性心律失常

【概念】

窦性心律的心电图特征为代表心房电活动的 P 波具有窦性 P 波的特点,即 P 波在标准 12 导联中 Ⅰ、Ⅱ、aVF 导联直立,aVR 导联倒置;P 波额面电轴介于 0°~+90°,而在水平面上指向正前方伴轻度左偏;因此,V_1、V_2 导联 P 波可以倒置,但 V_3~V_6导联 P 波必须直立;PR 间期≥0.12s。正常成人窦性心律的频率为 60~100 次/分,比较规则。

窦性心动过速

【概念】

成人的窦性心率>100 次/分,称为窦性心动过速(sinus tachycardia)。窦性心动过速由生理(如运动、情绪激动、饮酒或喝咖啡等)或病理(如发热、贫血、甲亢、缺氧、休克、心力衰竭、药物等)因素引起。迷走功能减弱会导致不恰当的窦性心动过速。体位改变时也可引起窦性心动过速(直立性心动过速综合征)。窦房结折返性心动过速或窦房折返性心动过速是由窦房结内或其邻近组织的折返激动所致。

【病因】

1. 生理性原因:正常人在运动、情绪激动、饮酒或喝咖啡等时可出现短暂的窦性心动过速。

2. 病理性原因:心内外疾患如发热、贫血、甲亢、缺氧、休克、心力衰竭等以及应用肾上腺素类、阿托品等药物。

【诊断要点】

(一)临床表现

1. 症状:患者常自觉心悸,其他症状取决于发生的原因。当心动过速发生在心衰或心肌缺血患者时,由于心室充盈的缩短和冠状动脉血流的减少,可诱发心衰加重或心绞痛恶化。

2. 体征:窦性心动过速通常是逐渐开始与逐渐终止的,频率大多在 100~180 次/分,偶尔超过 200 次/分,容易有暂时的波动。刺激迷走神经的操作(按摩颈动脉窦、Valsalva 动作等)可使其频率逐渐减慢,停止刺激后又加速至原先水平。

(二)心电图诊断

1. 窦性心律:P 波在 Ⅰ、Ⅱ、aVF 导联直立,在 aVR 导联倒置,PR 间期≥0.12s。

2. P 波频率>100 次/分(图 1-6-1)。

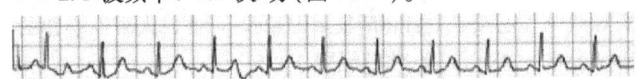

图 1-6-1 窦性心动过速

此为患者 Ⅱ 导联的心电图,窦性 P 波规律出现,频率约 105 次/分

【治疗】

一般不必治疗。应注意病因和诱因的寻找与纠正,如给低血容量患者补液、给发热患者降温等。少数病例可使用镇静剂(如地西泮 5~10mg,1~4 次/日),必要时可用 β 受体阻滞剂(如普萘洛尔 10~40mg,4 次/日)。

【分型】

(一)生理性窦速

1. 定义、机制:正常情况下,窦房结频率在 60~90 次/分,其频率受自主神经调节,还受温度、低氧血症酸中毒、机械张力、激素(如三碘甲状腺素、5-羟色胺)以及药物(氨茶碱、阿托品、儿茶酚胺、迷幻剂、大麻)等因素的影响。抗癌治疗(特别是蒽环类抗生素如阿霉素、柔红霉素)可引起急性或慢性心脏毒性反应,出现窦速。上述因素均影响了窦房结内起搏细胞的除极频率。生理性窦速呈非阵发性,不同于折返所致的窦速。

2. 治疗:窦速的处理首先要寻找病因,针对病因治疗。β受体阻滞剂用于情绪激动或焦虑所致的症状性窦速十分有效,用于治疗 AMI 后的窦速可改善预后,也可用于慢性心衰所致的窦速,以改善症状和预后;对症状性甲亢患者应联合用 β 受体阻滞剂和抗甲亢药物。伴有症状的甲亢患者对 β 受体阻滞剂禁忌时,可用非二氢吡啶类钙离子拮抗剂如地尔硫䓬或维拉帕米替代。

(二)不适当的窦速

1. 定义:不适当的窦速是指无明确的生理、病理诱因,静息状态时窦性心率加快。

2. 机制:不适当的窦速可能的机制为窦房结自律性增加或窦房结自主神经调节异常,交感张力过度增加而副交感张力减弱。

3. 临床表现:不适当的窦速在医务人员较多见,而且近 90 % 为女性,平均年龄(38 ± 12)岁,可能与医务人员容易觉察自己的心率有关。心悸是主要症状,但胸痛、气短、头昏、眼花以及接近晕厥等症状也有报道。不适当的窦速程度变化极大,患者可完全没有症状而仅在常规体检时发现;症状严重者需服用药物,辅以心理治疗。临床体检和常规检查可以排除心动过速的继发性原因。

4. 诊断:①Holter 监测白天心率 > 100 次/分,而夜间心率正常;②心动过速和相关症状呈非阵发性;③P 波形态与心内激动顺序和窦性心律时一致;④除外继发性原因(如甲亢、嗜铬细胞瘤、心衰、贫血、心肌炎等)。

5. 治疗:不适当的窦速的治疗主要取决于有无症状。在不治疗的患者中,心动过速致心肌病的风险尚不清楚,但可能性很小。尽管无大规模的临床试验证据,但 β 受体阻滞剂和非二氢吡啶类钙通道阻滞剂如维拉帕米和地尔硫䓬仍为首选药物。对难治性不适当的窦速,导管消融改良窦房结也是一种治疗选择。但其预后良好,症状也轻微,一般不需采用创伤性的治疗方法,治疗推荐见表 1-6-1。

表1-6-1 对不适当的窦速的治疗建议

方法、治疗建议	推荐类别	证据水平
β受体阻滞剂	I	C
地尔硫䓬、维拉帕米	Ⅱa	C
导管消融窦房结改良或消融	Ⅱb	C

(三)窦房结折返性心动过速

窦房结折返性或窦房折返性心动过速是由于窦房结内或其邻近组织发生折返而形成的心动过速,呈阵发性。常常表现为非持续性发作,其P波形态和窦性P波相同或相似。通常可以被一个房性期前收缩突然诱发或终止。

1. 机制:窦房结内传导的不一致性是形成折返的基础,但折返环是否局限在窦房结内,以及窦房结周围心房组织或部分界嵴是否也参与折返尚不清楚。然而这类心律失常和房室结折返性心动过速(AVNRT)相似,对刺激迷走神经和腺苷敏感,这一事实表明窦房结组织参与了折返环。

2. 临床表现:在因室上速而行电生理检查的患者中,窦房结折返性心动过速的检出率为1.8%~16.9%;而在局灶性房速的患者中,窦房折返可高达27%。伴有器质性心脏病患者的窦房结折返性心动过速发病率较高。患者有心悸、头晕和接近晕厥。晕厥相当少见,因为心动过速的频率很少超过180次/分。阵发性发作是诊断的重要线索。

3. 诊断:①心动过速和相关症状呈阵发性;②P波形态和窦性P波相同;③心内心房激动顺序和窦性心律时相同;④房性期前收缩刺激可诱发和(或)终止心动过速;⑤刺激迷走神经或腺苷可终止发作;⑥心律失常的诱发与房内或房室结传导时间无关。

4. 治疗:目前尚缺乏窦房结折返性心动过速药物预防的对照试验。临床上疑为窦房结折返性心动过速的患者,可能对迷走刺激、腺苷、胺碘酮、β受体阻滞剂、非二氢吡啶类钙通道阻滞剂甚至地高辛都有效。如果患者心动过速能够很好地耐受以及容易用药物或刺激迷走神经的方法控制,不必考虑电生理检查。电生理检查适用于心动过速发作频繁或者发作时难以耐受、对药物治疗反应差、考虑接受射频消融治疗者。

窦性心动过缓

【概念】

成年人的窦性心率<60次/分,称为窦性心动过缓(sinus bradycardia)。

【病因】

1. 生理性原因:常发生于健康的青年人、运动员、体力劳动者及睡眠时。一些致迷走神经张力增高的手法如压迫眼球、按压颈动脉窦、诱导呕吐等,亦可引起窦性心动过缓。

2. 病理性原因:心内外疾患如颅内压增高、低温、甲状腺功能减退症、黄疸、窦房结病变、冠心病等以及应用洋地黄、β受体阻滞剂与利血平等药物。

【诊断要点】

(一)临床表现

1. 症状:窦性心动过缓并不严重、心脏每搏排血量能代偿性增加时,患者可无症状。当窦性心动过缓严重(频率<40次/分)或伴严重器质性心脏病时,若每搏排血量不能代偿性增加,心排血量明显降低,则出现器官灌注不足的症状,如头晕、疲乏、气促、心绞痛等。

2. 体征:心率<60次/分。

(二)心电图诊断

1. 窦性P波,频率<60次/分。

2. 常同时伴随窦性心律失常(PP间期长短不一,其差值在同一导联上>0.12s)。

3. 可出现逸搏、逸搏心律和继发于心动过缓的快速性心律失常(图1-6-2)。

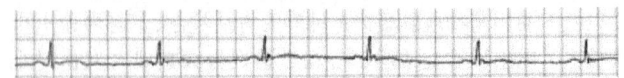

图 1-6-2 窦性心动过缓

图为患者Ⅱ导联的心电图,窦性 P 波规律出现,频率约 51 次/分

【鉴别诊断】

1. 二度窦房传导阻滞:当发生 2:1 窦房传导阻滞时,心率可以很慢,酷似窦性心动过缓。鉴别方法为活动或注射阿托品后心率突然成倍增加,而在窦性心动过缓时心率虽也可加快,但增加缓慢,且不成整倍数关系。

2. 未下传的房性期前收缩:仔细观察可识别出未下传的房性期前 P'波。注意有时它可融合在前一心跳的 T 波中,仅造成 T 波形态的改变。

【治疗】

正常变异者不需治疗。有基础病因者应予以纠正。心动过缓出现黑矇、晕厥等心脑供血不足的症状时,可给予药物治疗,如阿托品(0.3~0.6mg,3~4 次/日)、氨茶碱(0.1g,3 次/日)或异丙肾上腺素(0.5~2mg 加入 500ml 液体中,浓度 1~4μg/ml,起始 1~2 μg/min 并根据心率调整滴速),但长期应用效果不确定。对严重而持续的窦性心动过缓,心脏起搏治疗比药物更可取。具体治疗可参见本章"病态窦房结综合征"。

窦 性 停 搏

【概念】

窦性停搏/窦性静止(sinus arrest/sinus block)是指窦房结在一个或多个心动周期中不能形成冲动。

【病因】

1. 功能性原因:如迷走神经张力增高或颈动脉窦过敏等。

2. 器质性原因:如窦房结病变、急性心梗、脑血管意外等病变以及应用洋地黄、奎尼丁、钾盐等药物。

【诊断要点】

（一）临床表现

短暂的窦性停搏无症状,过长时间的窦性停搏如无逸搏发生,患者可出现头晕、黑矇,甚至发生晕厥、抽搐（Adams-Stokes综合征）。

（二）心电图诊断

1. 窦性心律中有一段停顿,停顿的 PP 间期与基本窦性的 PP 间期无倍数关系。

2. 停顿长的 PP 间歇内无 P 波发生,或 P 波与 QRS 波群均不出现。

3. 长间歇后可出现房室交界性或室性逸搏,如窦性停搏时间过长,可出现房室交界性或室性逸搏心律（图1-6-3）。

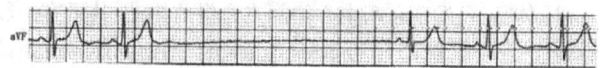

图 1-6-3　窦性停搏

窦性停搏3.3s时出现房性逸搏,P 波形态与窦性 P 波不同

【鉴别诊断】

1. 主要与二度Ⅱ型窦房传导阻滞鉴别,后者所致的长 PP 间期是基本窦性 PP 间期的简单倍数。

2. 窦性停搏与三度窦房传导阻滞在心电图上不能鉴别。

【治疗】

治疗同窦性心动过缓。

二、房性心律失常

房性期前收缩

【概念】

期前收缩可起源于心脏的任何部位,起源于心室最多,心房和房室交界处次之,起源于窦房结最少。虽然期前收缩可见于正常心脏,但更常见于器质性心脏病。

房性期前收缩(atrial premature beat)简称房早,是起源于窦房结以外心房任何部位提前发出的异位激动。

【病因】

房早可发生在正常人、心脏或心外疾病患者。

(1)正常24h长程心电图中检出率为60%,烟酒、咖啡、情绪激动可作为诱因。

(2)心源性:各种器质性心脏病患者均可发生房早。

(3)非心源性:心外感染(尤其是呼吸道疾患)、甲亢以及拟交感药物亦可诱发。

【诊断要点】

(一)临床表现

1. 症状:可无症状或主诉心悸、漏搏。

2. 体征:可发现在基本心律间夹有提前搏动,其后有一较长间歇。期前收缩之 S_1 可增强,S_2 减弱。期前收缩的脉搏减弱或消失,形成漏脉,这是由于心室充盈和搏血量减少的结果。

(二)心电图

1. 提早出现的房性 P′波,形态与窦性 P 波不同;P′R 间期 ≥0.12s。

2. 房早下传的 QRS 波群形态多与窦性心律相同;如房早出现较早,落于前次搏动的相对不应期,则 QRS 波群稍增宽或畸形,称为房早伴室内差异性传导,需与室早鉴别;如房早出现更早,落于前次搏动的绝对不应期,则 P′波之后无 QRS 波出现,称为房早未下传。

3. 代偿间歇多不完全(图1-6-4)。

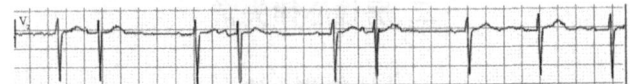

图1-6-4 房性期前收缩

第2、4、6个心搏可见提前出现的 P′波,形态与窦性
P 波不同,P′R 间期 >0.12s,P′波后 QRS 波群
正常,其后代偿间歇不完全

【鉴别诊断】

1. 房室交界性期前收缩逆行的 P′波亦可位于 QRS 波群之前,但其 P′R 间期 <0.12s。

2. 房早伴室内差异性传导需与室早鉴别,前者 QRS 波群前可见 P′波,P′R 间期≥0.12s,V_1 导联 QRS 波群多为 rsR′;后者 QRS 波群前后无相关 P 波。

3. 房早未下传要与缓慢性心律失常(窦房阻滞、窦性停搏以及二度房室传导阻滞等)鉴别,鉴别要点在于仔细寻找房性 P′波,并确定其与窦性 P 波的关系。

【治疗】

1. 一般不需治疗,应去除诱因与病因。伴有缺血或心衰的房早,随着原发因素的控制往往能够好转。

2. 症状十分明显或诱发室上速、房颤的房早应给予治疗。治疗药物包括镇静剂(如地西泮 5~10mg,1~4 次/日)、β 受体阻滞剂(如普萘洛尔 10~20mg,3 次/日),适用于伴有交感神经功能亢进者;亦可选用非二氢吡啶类钙拮抗剂(如维拉帕米 40~80mg,3~4 次/日)。但以上两类药物对低血压和严重心衰者慎用。对心功能不全伴有房早者选用洋地黄(如地高辛 0.25mg,1 次/日)。

房性心动过速

【概念】

房性心动过速(atrial tachycardia),简称房速。根据发生机制与心电图表现的不同,可分为局灶性房速、折返性房速与多源性房速三种。

局灶性房速

【概念】

局灶性房速是指起源于心房的某一局灶部位的规律性的心房过速、心房激动由该起源部位向心房的其他部位成离心性传导,心房率通常在 100~250 次/分,很少达到 300 次/分。窦房结和房室结在房速的发生和维持中不起作用。

【病因】

1. 洋地黄中毒,在低血钾甚至是正常血钾时均可出现。
2. 严重心肺疾病、急性酒精中毒以及各种代谢障碍。
3. 特发性房速少见,多发生于儿童和青少年。

【诊断要点】

(一)临床表现

发作呈短暂间歇或持续发生,可历时数分钟、数日乃至数月以上。

(二)心电图

1. 发作后频率逐渐加速至稳定(温醒现象),心房率通常为 100~250 次/分。

2. P'波位于 QRS 波群之前,形态与窦性 P 波不同,在Ⅰ、Ⅱ、aVF 通常直立,但来自心房下部者可呈倒置,P'R 间期≥0.12s。

3. 如因洋地黄过量引起者,继续应用会使心房率逐渐加速。P'R 间期逐渐延长,出现二度Ⅰ型或Ⅱ型房室传导阻滞。房室传导阻滞的发生不能终止心动过速。

4. 如出现房速伴房室传导阻滞,则可以排除 AVRT,此外也不支持 AVNRT。刺激迷走神经亦不能终止心动过速,仅加重房室传导阻滞(图 1-6-5)。

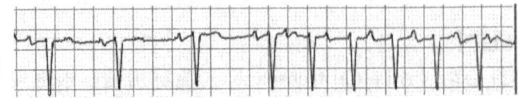

图 1-6-5　局灶性房速

图为患者 V₁ 导联,窦性心搏后可见一阵心动过速发作,其 QRS 波群为室上型,其前可见房性 P'波,形态与窦性 P 波不同,部分 P'波落在前一心搏的 T 波中,造成 T 波形态的改变

5. 在房速发作中,P'波之间多有等电位线,由此可以与典型和不典型的房扑相鉴别(房扑时的心房波为无等电位线的锯齿样或正弦样形态)。

(三)心电生理

1. 在房速时,能标测到较体表心电图 P′波明显提前和比其他心房部位更早的局部最早心脏激动点。

2. 心房激动顺序符合从该局部最早心房激动点呈单一的放射状和规律性传导。

3. 在该局部行心房 S_1S_1 刺激的激动顺序和房速时完全相同。

4. 在局灶点性单电消融可以终止心动过速发作。

5. 排除大折返机制的房速。

【治疗】

心室率不快、无血流动力学障碍者,不需紧急处理。心室率>140次/分、由洋地黄中毒所致或出现血流动力学障碍(如严重心衰或休克等)时应紧急处理。

(1)由洋地黄过量引起者应立即停用该药。血清钾不高时补充钾盐;已有高血钾者试用利多卡因、苯妥英钠、普萘洛尔等。

(2)如患者未服用过洋地黄,根据情况口服或静脉应用洋地黄、β受体阻滞剂或非二氢吡啶类钙拮抗剂以减慢心室率;未能转复窦性心律者,可应用ⅠA(如奎尼丁、普鲁卡因胺)、ⅠC(如普罗帕酮)或Ⅲ类(如胺碘酮)等抗心律失常药物。血流动力学严重障碍者,可采用直流电复律。刺激迷走神经的方法通常无效。对特发性房速,应首选射频消融治疗,无效者可用胺碘酮口服(表1-6-2)。

表1-6-2 局灶性房速的治疗建议
(2005年中国室上性快速心律失常治疗指南)

临床状况	治疗建议	推荐类别	证据水平
1. 急性期治疗			
复律			
血流动力学不稳定	直流电复律	Ⅰ	B

续表

临床状况	治疗建议	推荐类别	证据水平
血流动力学稳定	腺苷	Ⅱa	C
	β受体阻滞剂	Ⅱa	C
	维拉帕米、地尔硫䓬	Ⅱa	C
	普鲁卡因胺	Ⅱa	C
	氟卡尼、普罗帕酮	Ⅱa	C
	胺碘酮、索他洛尔	Ⅱa	C
室率控制(排除洋地黄中毒)	β受体阻滞剂	Ⅰ	C
	维拉帕米、地尔硫䓬	Ⅰ	C
	地高辛	Ⅱb	C
2. 预防性治疗			
反复发作症状性房速	导管消融	Ⅰ	B
	β受体阻滞剂、钙拮抗剂	Ⅰ	C
	丙吡胺	Ⅱa	C
	氟卡尼、普罗帕酮	Ⅱa	C
	胺碘酮、索他洛尔	Ⅱa	C
症状性或无症状性无休止房速	导管消融	Ⅰ	B
非持续性或无症状性房速	不处理	Ⅰ	C
	导管消融	Ⅲ	C

折返性房速

【概念】

折返性房速是由于心房组织复极不同步,形成心房内的折返环路所致。

【病因】

本型较为少见,折返形成的基础可为心房外科手术的瘢痕或解剖上的缺陷等。

【诊断要点】

(一)临床表现

心动过速突发突止,发作时常觉心悸。

(二)心电图

1. 突然发作,无温醒现象。心房率一般 130~150 次/分,亦可高达 180 次/分,变化范围较大。

2. P'波固定在 QRS 波群之前,形态与窦性 P 波不同,P'R 间期 $\geqslant 0.12s$。

3. 刺激迷走神经可产生房室传导阻滞,但不影响心房内传导,故不能终止心动过速发作。

(三)心电生理

1. 心房程控期前刺激能诱发与终止心动过速。
2. 心动过速开始前必先经历房内传导延缓。
3. 心房激动顺序与窦性心律时不同。

【治疗】

参照本章"房室结折返性心动过速"。

多源性房速

【概念】

多源性房速是一种不规律的房速,其特点是 P 波形态多变(三种或三种以上)、频率不一、节律不整,最终将发展为房颤。

【病因】

通常发生于慢性阻塞性肺病和充血性心衰的老年患者。

洋地黄、茶碱类药物中毒是较少见的原因。

【诊断要点】

(一)临床表现

发作时可觉心悸。其他症状与原发性心、肺疾患有关。

(二)心电图

1. 心房率通常为 100~130 次/分。
2. 同一导联上 P'波至少有三种形态,P'R 间期各不相同。
3. 大多数 P'波传至心室,但部分 P'波因过早发生而受阻,心室率不规则(图 1-6-6)。

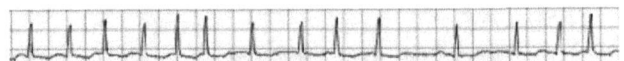

图 1-6-6 紊乱性房速

此为患者 II 导联的心电图,P'波形态各异,频率约为 147 次/分,P'R 间期各不相同

【治疗】

治疗基础的心肺疾患,去除诱因;停用洋地黄、茶碱及儿茶酚胺类等药物;β 受体阻滞剂在慢性阻塞性肺疾病患者中应避免使用;维拉帕米和胺碘酮对减慢房率或室率可能有效;补充钾盐和镁盐可抑制这种心动过速的发作;慢性期治疗可以应用非二氢吡啶类钙拮抗剂,而电复律、抗心律失常药物或导管消融均无效。

心 房 扑 动

【概念】

心房扑动(atrial flutter,AFL)简称房扑。多为阵发性,每次发作历时数分钟至数小时,有不稳定的倾向,可恢复至窦性心律或发展为房颤。少数为持续性,可持续数月或数年。

【病因】

1. 阵发性房扑可发生于无器质性心脏病者。
2. 持续性房扑大多发生在各种器质性心脏病,其中最主要病因是风湿性心脏病(二尖瓣狭窄)与冠心病。心外病因包括甲亢、洋地黄等药物过量及酒精中毒等。

【诊断要点】

(一)临床表现

1. 症状:主要取决于心室率的快慢。心室率不快且规则者,患者可无症状。心室率快或不规则时可致心悸、乏力、呼吸困难或胸痛的表现。极快的心室率可以诱发心功能不全与心脑供血不足症状,如心绞痛、眩晕和晕厥等。预激综合征、甲亢等并发的房扑,或使用ⅠA、ⅠC类抗心律失常药物将心房律减慢至200次/分以下时,以及运动、应用拟交感类药物者可能形成1:1房室传导,产生极快的心室率。因此,ⅠC类抗心律失常药物治疗房扑时,应该与抑制房室结的药物联合应用。房扑时心房收缩功能尚有保存,据报道栓塞发生率较房颤为低。

2. 体征:房室传导比例恒定时,心脏听诊心音规则,S_1强度一致。如果房室传导比例不恒定,则心室律不规则,S_1强弱不等,偶可听到舒张期附加之心房音。按摩颈动脉窦能增加房室传导阻滞,使房扑的心室率突然减慢;停止按摩后又恢复至原先心室率水平。令患者运动、应用增加交感神经张力或降低迷走神经张力的方法,可改善房室传导,使房扑的心室率明显加速。

(二)心电图

1. P波消失,代以形态、振幅、间距规则的锯齿状房扑波(F波),F波在Ⅱ、Ⅲ、aVF或V_1导联最明显,频率在250~350次/分,等电位线消失。增加迷走神经张力的措施可产生短暂的房室传导阻滞而使F波清晰显示。

2. QRS波群形态正常,伴室内差异性传导、束支传导阻滞或预激综合征时,QRS波群增宽、畸形。

3. 心室率的快慢,取决于房室传导比例。传导比例以偶数多见,奇数少见。其中以2:1传导最常见。当房扑率为300次/分时,产生150次/分的心室率最具特征性。

4. 心室律规则与否,取决于房室传导比例是否恒定。不规则的心室率是由于传导比率不恒定所致(图1-6-7)。

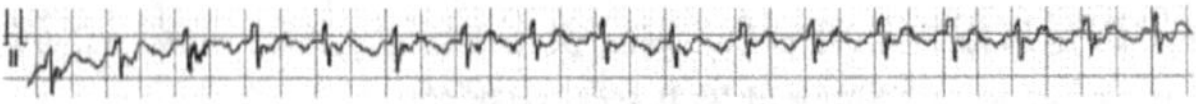

图 1-6-7 房性扑动

P 波消失,代以大小、间隔相等的 F 波,心房率约 300 次/分,心室率约 150 次/分,房室比例为 2:1

【电生理机制与分类】

房扑的电生理机制是心房内的大折返,折返环在右心房或左心房,围绕解剖或功能性的传导障碍区域形成。折返环通常位于右心房,其关键部位即缓慢传导区常位于右心房峡部(介于三尖瓣环、下腔静脉和冠状静脉窦之间的三角区域)。很少情况下,折返环局限于左心房内,或围绕心肌瘢痕组织及外科手术切口。房扑的分类并不统一,中华医学会建议分类如下。

(1)根据房扑的电生理机制而分为典型房扑和非典型房扑。前者即峡部依赖性房扑,折返环位于右心房,心房率常在 240~350 次/分,依照激动的传导方向又分为顺钟向房扑和逆钟向房扑。顺钟向房扑心电图表现为 Ⅱ、Ⅲ、aVF 导联负向 F 波和 V_1 导联正向 F 波;逆钟向房扑心电图表现与之相反。非典型房扑的折返环位于右心房外的先天性解剖或功能障碍区,通常无固定的折返环路。其心电图上 F 波波形与典型者有差异,频率较典型者快,常在 340~433 次/分。与手术切口或补片有关的房扑是一种特殊的类型,可归入房速范畴。

(2)根据房扑是否可以被快速心房起搏终止而分为Ⅰ型房扑和Ⅱ型房扑。Ⅰ型房扑可被快速心房起搏终止,Ⅱ型房扑则不能。虽然Ⅰ型房扑常表现出典型房扑中顺钟向房扑的特征,但不能把典型房扑等同于Ⅰ型房扑,这是两类不同的概念。

【鉴别诊断】

1. 窦性心动过速心率多为 100~150 次/分,有明显窦性 P 波,可见等电位线。心室率可有一定的变化,而房扑时心室率固定或成倍增减。

2. 房速心率多为 150~200 次/分,有房性 P′波,可见等电位线,刺激迷走神经通常不能终止发作,只能引起或加重房室传导阻滞。

3. 阵发性室上速(房室结折返性心动过速和顺向型房室折返性心动过速)心房率150~250次/分,有逆行P'波,可见等电位线,按压颈动脉窦可使发作突然停止或无效。

4. 阵发性室速 QRS波宽大、畸形,时限≥0.12s,无房扑波,多有器质性心脏病基础。房扑伴室内差异性传导、束支传导阻滞或预激综合征时应注意与之鉴别。

【治疗】

(一)病因治疗

治疗原发病因(如风湿热、甲亢、心衰等)往往生效。

(二)终止房扑和预防复发

1. 直流电转复:房扑伴极快心室率、血流动力学障碍者,首选直流电复律,终止房扑安全、有效。只有下列情况下才考虑心率转复(包括电复律、药物复律或导管消融):患者抗凝指标达标(INR值2.0~3.0)、房扑持续时间少于48h或经食管超声未发现心房血栓。起始能量通常<50J。心内转复可将两根电极分别置于高位右心房和冠状窦,能量一般为2~3J。

2. 药物转复:ⅠA类(如奎尼丁)或ⅠC类(如普罗帕酮)药物对转复房扑和预防复发有一定的成功率。但如单独使用,可能由于减慢心房率和对抗迷走神经作用,使房室传导阻滞消失而形成1:1传导,反而导致心室率加快。因而应用Ⅰ类药物前,应以洋地黄、钙拮抗剂或β受体阻滞剂减慢心室率。Ⅲ类药物亦能有效转复房扑,口服胺碘酮(200mg/d,5天/周)对预防房扑复发有良效。

3. 心房调搏心房快速起搏:以大于房扑频率行超速抑制(起搏频率从快于心房频率10~20次/分开始,最适频率常为房扑频率的120%~130%,最适刺激时间为10~15s),能使大多数房扑转复为窦性心律或心室率较慢的房颤。特别是对电复律无效、已应用大量洋地黄不能电复律以及伴病窦综合征的Ⅰ型房扑(Ⅱ型无效)患者。

4. 射频消融:对于典型房扑即所谓的"峡部依赖性房扑",消融右心房峡部的固定缓慢传导区、打断折返环路而终止房扑。对于非典型房扑,借助 Carto 系统,亦可成功地消融。

(三)控制房扑心室率

如房扑持续发作,上述处理不能转复,则治疗目标旨在控制心室率,主要药物是洋地黄、β受体阻滞剂或钙拮抗剂。

1. 洋地黄:毛花苷 C 静脉注射或口服地高辛,可通过兴奋迷走神经而缩短心房不应期、加快心房率而使房扑变为房颤,停用后再转变为窦性心律。洋地黄的另一作用是加重房室传导阻滞以减慢房扑心室率。若单独应用洋地黄未能奏效,可联合应用 β 受体阻滞剂或钙拮抗剂控制心室率。

2. 钙拮抗剂:维拉帕米[起始剂量 5~10mg 静脉注射,继之 5μg/(kg·min)静脉滴注]或地尔硫䓬(0.25mg/kg 静脉滴注)能有效减慢房扑之心室率,并能使近期发生的房扑转复为窦性心律,但不易终止慢性房扑。

3. β 受体阻滞剂:普萘洛尔、阿替洛尔、美托洛尔和艾司洛尔等可用于减慢房扑之心室率。

(四)抗凝治疗

新近观察显示,房扑栓塞发生率为 1.7%~7.0%,未经充分抗凝的房扑患者直流电复律后栓塞的风险为 2.2%。因此有关房颤的抗凝治疗指南也适用于预防房扑的血栓栓塞并发症。

表 1-6-3 和表 1-6-4 分别为房扑急性期和远期的治疗建议。

表 1-6-3 房扑的急性期治疗建议
(2005 年中国室上性快速心律失常治疗指南)

临床症状与目标	治疗建议	推荐级别	证据水平
(一)难以耐受者			
1. 复律	直流电复律	Ⅰ	C
2. 室率控制	β受体阻滞剂	Ⅱa	C
	维拉帕米或地尔硫䓬	Ⅱa	C
	洋地黄	Ⅱb	C
	胺碘酮	Ⅱb	C
(二)血流动力学稳定者			

续表

临床症状与目标	治疗建议	推荐级别	证据水平
1. 复律	心房或经食管起搏	I	A
	直流电复律	I	C
	伊布利特	IIa	A
	氟卡尼	IIb	A
	普罗帕酮	IIb	A
	索他洛尔	IIb	C
	普鲁卡因胺	IIb	A
	胺碘酮	IIb	C
2. 室率控制	地尔硫䓬或维拉帕米	I	A
	β受体阻滞剂	I	C
	洋地黄	IIb	C
	胺碘酮	IIb	C

表1-6-4 2003年ACC/AHA/ESC室上性快速性心律失常治疗指南中有关房扑的远期治疗建议

临床症状	治疗建议	推荐类别	证据水平
首次发作、良好耐受者	直流电复律	I	B
	导管消融*	IIa	B
复发、良好耐受者	导管消融*	I	B
	多非利特	IIa	C
	胺碘酮、索他洛尔或氟卡尼	IIb	C
	奎尼丁、普罗帕酮	IIb	C
难以耐受者	导管消融*	I	B
IC类或胺碘酮治疗房颤后发生房扑	导管消融*	I	B
	停用原药,换其他药物	IIa	C

续表

临床症状	治疗建议	推荐类别	证据水平
药物无效、有症状的非峡部依赖性房扑	导管消融*	Ⅱa	B

注:根据2003年ACC/AHA/ESC室上性快速性心律失常治疗指南中有关房扑的远期治疗。

*如果导管消融不能成功根治,且药物治疗无效,应考虑房室结消融并植入起搏器心室起搏治疗。

心房颤动

【概念】

心房颤动(atrial fibrillation, AF)简称房颤,是临床上最常见的持续性心律失常,>60岁人群中发生率为1%,且随年龄而增加。

【病因】

1. 多见于器质性心脏病,心脏瓣膜病(二尖瓣狭窄最多见)、冠心病、高血压性心脏病是常见的病因。此外,亦见于心肌病、心包疾病、预激综合征等。

2. 非心源性病因,如甲亢、肺部疾患、急性酒精中毒、电解质紊乱等亦可为其潜在的病因。对于某些易感人群,自主神经系统通过迷走或交感张力的增加可触发房颤,称为神经源性房颤,按其发病特点分别称为迷走性或肾上腺素性房颤。

3. 临床上30%的房颤患者未能发现器质性病变基础,称为孤立性或特发性房颤,发生原因不明。

【诊断要点】

(一)临床表现

1. 症状:主要取决于心室率的快慢、房颤的持续时间、存在的结构性心脏病及其程度。心室率慢时,患者可无症状。心室率>150次/分,患者感到心悸、气短,并可发生心绞痛、充血性心衰等血流动力学障碍表现。房颤有较高发生体循环栓塞的危险。由于房颤时心房机械协调收缩能力丧失,因此左心房/左心耳血流减慢,导致附壁血栓形成。栓子脱落后可造成脑、肾及肢体动脉等处栓塞。晕厥是房颤不常见的症状,可发生在伴有窦房结功能异常者、经房室旁道前传而致极快心室率者、肥厚型梗阻性心肌病以及球状附壁血栓堵塞二尖瓣口等。持续而快速的心房率与心室率可诱发心房和心室组织的重构,甚至形成心动过速性心肌病。无症状房颤的首发表现可能是灾难性的,如血栓栓塞或心力衰竭。

2. 体征:心脏听诊 S_1 强弱变化不定,心律绝对不规则。当心室率快时可发生脉搏短绌;发生栓塞时有相应的体征。

房室传导正常时,房颤的心室律不规则且速率较快。当房颤患者的心室律变得规则,应考虑以下可能性:①转复窦性心律;②房速;③房扑伴固定的房室传导比率;④房室交界性心动过速;⑤室速;⑥如心室律变为慢而规则(30~60次/分),提示可能出现完全性房室传导阻滞。

房颤患者并发房室交界性与室性心动过速或完全性房室传导阻滞时,其最常见原因为洋地黄中毒。

(二)心电图

1. P 波消失,代之以形态、振幅、间距绝对不规则的房颤波(f 波),频率为 350~600 次/分,以 V_1 导联最为明显。

2. QRS 波群通常形态正常,但振幅并不一致;伴室内差异性传导、束支传导阻滞或预激综合征时,QRS 波群增宽、畸形。

3. 心室律绝对不规则。未接受药物治疗、房室传导正常者,心室率通常为 100~160 次/分。宽 QRS 波群伴极快速的心室率(>200 次/分)提示存在房室旁道。儿茶酚胺类药物、运动、发热、甲亢等均可缩短房室结不应期,使心室率加速;相反,洋地黄延长房室不应期,减慢心室率(图 1-6-8)。

【房颤的分类】

根据 2012 年 ESC 心房颤动诊疗指南将房颤分为首次诊断的房颤、阵发性房颤、持续性房颤、长期持续性房颤、永久性房颤五种。①首次出现房颤的每位患者都视为首次诊断的房颤患者,无论房颤的持续时间或是否存在房颤相关症状及严重程

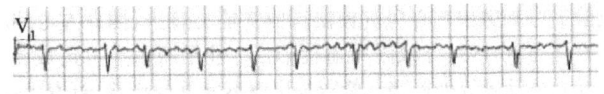

图1-6-8 房颤

P波消失,代之以大小不一、形态不同、间隔不等的f波,心房率>350次/分,RR间期绝对不等,心室率约为86次/分

度。②阵发性房颤指能够自发终止的房颤,通常房颤持续发作≤1周。③持续性房颤指房颤持续超过7天或需要药物或直流电复律转复的房颤。④长期持续性房颤指房颤需采取控制策略时已超过1年或更长时间。⑤永久性房颤指经药物或电复律治疗难于复律或即使复律但难以维持窦性心律的房颤。

【鉴别诊断】

1. 房扑P波消失,代之以快速而规律的锯齿状F波,F波电压及FF间距相等,心房率在250~350次/分,QRS波电压相同,心室率规则或成整倍数关系增减。与房扑不同,房颤的心房率为350~600次/分,P波消失代之以杂乱无章的f波,f波电压及ff间距均绝对不等,QRS波电压及心室率变化很大。

2. 紊乱性房速心电图上可见到清楚的P′波,形态至少3种以上,P′R间期各不相同,心房率100~130次/分;多数P′波能下传至心室,但部分P′波因过早发生而受阻,心室率不规则,最终可发展为房颤。

【治疗】

房颤治疗有三个目标:心率控制、节律控制、预防栓塞性事件。

(一)一般治疗

针对房颤发生的病因或诱因进行治疗,如积极控制甲亢或急性肺部疾患

(二)转复和维持窦性心律

1. 复律的指征:房颤患者理论上均应考虑转复窦性心律。但在房颤持续多年、左心房明显扩大、基础病因(如二尖瓣狭窄)尚未纠正或疑为病窦综合征者,复律成功率很小且难以维持窦性心律,故不宜强行复律。当房颤伴有极快心室率(尤其

是房颤经房室旁道下传时),或严重血流动力学障碍(低血压、急性心衰、心绞痛恶化、心肌梗死等)时应立即电复律。初发房颤大部分在24～48h内可自动转复为窦性心律。因此,对无器质性心脏病的初发房颤仅予休息和镇静,不必急于复律。房颤持续7天以内,尤其是持续时间<48h者,药物复律非常有效。超过7天,电复律治疗优于药物复律。房颤持续时间超过48h或不知道持续时间的患者可能有心房血栓,有可能引起栓塞。对于这类患者,应延迟复律时间,直到抗凝治疗达到适当水平(INR值2.0～3.0)或食管超声排除心房血栓。

2. 复律的方法

(1)药物复律:用于房颤复律的药物包括IA(如奎尼丁)、IC(如普罗帕酮)和Ⅲ类(如胺碘酮、索他洛尔、多非利特、伊布利特)等抗心律失常药物,它们主要作用于心房,延长心房不应期或减慢心房内传导。无器质性心脏病的房颤患者,口服或静脉应用普罗帕酮比较安全和有效,但对有缺血性心脏病或充血性心衰患者应避免应用。如有心功能不全,首选Ⅲ类药物中的胺碘酮。用药方法:①普罗帕酮:口服450～600mg(10mg/kg),首次给半量,1h后再给半量的1/2,以后每天10mg/kg,分3次服用,共4天;静脉应用时1.5～2.0mg/kg,静脉注射10min,继之0.007 mg/(kg·min)静脉滴注,不超过2h。②胺碘酮:口服0.2g每日3次,5～7天后部分患者可转复,继之0.2g每天2次,5～7天以后每天0.2g维持;静脉应用时5～7mg/kg,持续30～60min,然后15mg/kg,1天内静脉滴注。

(2)直流电复律:适用于房颤伴血流动力学恶化以及药物复律无效者。房颤电复律总体成功率是75%～93%。体外电复律前后位复律成功率高于前侧位,起始能量100～150J为宜,不成功时用200J再次复律。心内电复律以右心房为负极,冠状窦或左肺动脉为正极,能量不大于20J为宜。

3. 维持窦性节律 房颤复律后应选用药物维持窦性心律,预防复发。若无器质性心脏病,ⅠC类较安全,如普罗帕酮每天10 mg/kg,分3次服用;伴有心衰或心肌缺血时,胺碘酮可作为首选,每天100～200 mg。

对迷走神经诱发的房颤,抗迷走神经性药物(如丙吡胺)较为有效,此类患者不宜使用普罗帕酮。对肾上腺素能介导的房颤,β受体阻滞剂可作为一线药物。孤立性房颤可试用β受体阻滞剂。

(三)控制心室率

AFFIRM等研究显示,对持续性房颤者,"心律控制"(恢复并维持窦性心律治疗)并不优于"心率控制"(控制心室率加长期抗凝治疗),使控制心室率治疗从过去的被动地位提升为一线治疗的方法之一。

用于控制房颤心室率的药物包括β受体阻滞剂、非二氢吡啶类钙拮抗剂(维拉帕米和地尔硫䓬)以及洋地黄类药物。它们作用于房室结,以延长房室结不应期,增加隐匿传导。近年来趋向于选择β受体阻滞剂和钙拮抗剂作为控制心室率的首选药物。地高辛对运动或应激时的快心室率无效,仅在房颤合并心衰时作为一线治疗,不伴心衰时不宜作为首选药。房颤急性发作时,如无旁道下传,静脉应用β受体阻滞剂或钙拮抗剂可以减慢心室对房颤的反应,但在低血压和心力衰竭时应注意。房颤的心室率控制标准为静息状态时60~80次/分,日常中度体力活动90~115次/分,24h心电监护平均心率低于100次/分,心率不能高于依据年龄预测的最高值的110%。多数患者使用一种β受体阻滞剂或钙拮抗剂可奏效,部分患者需联合应用地高辛。对合并预激综合征的房颤患者,上述减慢房室结传导的药物(钙通道拮抗剂、洋地黄和β受体阻滞剂等)应属禁忌,因为抑制房室结前传会促使房颤冲动经房室旁路前传,从而导致极快的心室率,诱发室速或室颤,甚至猝死。

如果患者抗心律失常药物和负性变时药物不能有效控制房产的快速心室率,出现快室率相关的症状,那么消融房室结并植入永久性起搏器是改善房颤患者症状非常有效的办法。如果在适当药物治疗下心室率仍过快并产生心动过速介导的心室收缩功能下降,则房室结消融是最有效的办法。

(四)抗凝治疗

抗凝治疗对预防血栓栓塞性事件有肯定的作用,是房颤治疗中的重要组成部分。

1. 长期抗凝：华法林及新型口服抗凝药（NOAC，如达比加群）均可用于房颤的抗凝治疗。具体方案的选择视评估的血栓风险而定。CHA_2DS_2-VASc 评分是目前验证最好且最具临床实用性的模式（表1-6-5）。CHA_2DS_2-VASc 积分 0 分的患者无需抗凝，CHA_2DS_2-VASc 积分 ≥1 分的患者推荐实用华法林或新型口服抗凝药。大多数接受华法林治疗的 AF 患者推荐的 INR 值为 2.0~3.0，对于 75 岁以上具有高度出血风险的老年患者，目标 INR 值为 1.8~2.5，这对于该年龄组在毒性和有效性之间可能是更合理的折中数值。患者口服华法林无法维持 INR 值在 2.0~3.0 时可选择新型口服抗凝药，如达比加群、利伐沙班。达比加群多数患者每次服用 150mg，2 次/日；年龄大于 80 岁，患者服用相关药物（如维拉帕米等），高出血风险和中度肾功能受损患者每次服用 110mg，2 次/日。利伐沙班常规每次服用 20mg，1 次/日，中度肾功能受损者减至 15mg；严重肾功能受损者（CrCl<30ml/min）不推荐使用新型口服抗凝药。

表1-6-5 CHA_2DS_2-VASc 评分

危险因素	CHA_2DS_2-VASc
CHF/LV 功能障碍（C）	1
高血压（H）	1
年龄≥75 岁（A）	2
糖尿病（D）	1
卒中/TIA/栓塞史（S）	2
血管疾病（V）	1
年龄 65~74（A）	1
性别（女性）（Sc）	1
总积分	9

2. 复律前后的抗凝

（1）电复律与药物复律均应给予抗凝治疗。房颤发作 >

48h 或发作时间不明者,应遵循"前三后四"的抗凝方案,即复律前 3 周与复律后 4 周口服华法林,调整剂量控制 INR 值在 2.0~3.0。

(2)新发的急性房颤导致心绞痛、心肌梗死、休克或肺水肿时,可在未抗凝治疗下直接复律。如无禁忌,同时给予肝素,先静脉注射,再以静脉维持用药,调节部分凝血酶原激活时间(APTT)至对照组的 1.5~2 倍;复律后的抗凝治疗同择期复律者。

(3)经食管超声检测到左心房血栓者,在复律前应延长抗凝时间,直至复查时血栓消失方可复律。未检测到血栓者,复律前予肝素静脉注射,继以静脉维持,调节 KPTT 至对照值的 1.5~2 倍。

(五)特殊治疗

房颤发作与预激有关者,射频消融可达到根治目的。对有显著症状而药物治疗无效者,可以采用房室交界区改良或消融术造成房室传导阻滞,然后植入永久性起搏器(如 VVI 或 VVIR)。其他治疗方法包括外科心房迷宫手术、植入式心房自动除颤器(IAD)、心房起搏治疗和导管消融治疗等。

三、房室交界性心律失常

房室交界性期前收缩

【概念】

房室交界性期前收缩(premature atrioventricular junctional beats)是房室交界区提前发出的异位激动。

【病因】

与房性期前收缩类似。

【诊断要点】

(一)临床表现

1. 症状:可无症状或主诉心悸、漏搏。
2. 体征:可闻及提前心搏,继之出现一个略为长的间歇。

(二)心电图

1. 提前出现的 QRS 波群,形态与窦性心律相同,或因伴室内差异传导而增宽、畸形。

2. P'波为逆行型(P 波在 Ⅱ、Ⅲ、aVF 导联倒置),可位于 QRS 波群之前(P'R 间期 <0.12s)、之中(P'波不可见)或之后(RP'间期 <0.20s)。

3. 代偿间期多数为完全性(图 1-6-9)。

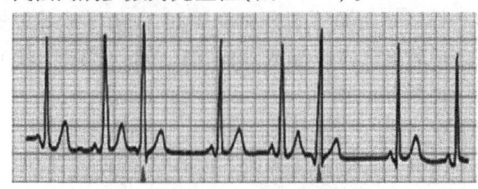

图 1-6-9 交界性期前收缩

第三个窦性心搏后可见提前出现的正常的 QRS 波群,其前有逆行 P'波,P'R 间期 <0.12s,其后代偿间歇不完全

【治疗】

通常无需治疗。

非阵发性房室交界性心动过速

【概念】

非阵发性房室交界性心动过速(nonparoxysmal atrioventricular junctional tachycardia)是由房室交界区组织自律性增高或触发活动所致。与阵发性心动过速的区别在于无起止突然的规律、发作后不出现较长的代偿间歇等。

【病因】

本病可见于心肌炎、下壁心肌梗死、心脏手术后、洋地黄过量等。也可见于正常人。

【诊断要点】

心电图表现如下。

(1)心动过速发作开始与终止时,心率呈逐渐变化,有别于阵发性心动过速,心房率多在 70~130 次/分。

(2) QRS 波群多正常,少数因伴室内差异传导而增宽、畸形。

(3) QRS 波群前或后可见逆行 P′波,P′R 间期 <0.12s 或 RP′间期 <0.20s。

(4) 常伴房室分离,心房激动由窦房结或异位心房起搏点控制,心室激动由房室交界区起搏点控制。

(5) 心律经短暂温醒现象而变规则,但由洋地黄过量引起者,可因合并房室交界区起搏点的文氏型传出阻滞,使心室律变得不规则(图 1-6-10)。

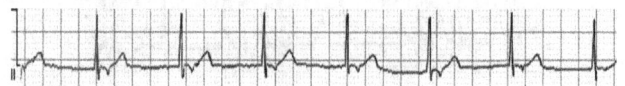

图 1-6-10 非阵发性交界性心动过速

为一系列连续的节律匀齐的室上性 QRS 波群,频率约为 65 次/分。逆行 P′波位于 QRS 波之后

【治疗】

本型心律失常通常能自行消失,假如患者耐受性良好,仅需密切观察和治疗原发疾病。治疗基础疾病后心动过速仍反复发作并伴有明显症状者,可选用 β 受体阻滞剂。洋地黄过量所致者应立即停药,补充钾盐以及给予利多卡因、苯妥英钠或 β 受体阻滞剂治疗。不应施行电复律。

房室结折返性心动过速

【概念】

阵发性室上性心动过速(paroxysmal supraventricular tachycardia,PSVT)简称室上速,最主要的发生机制为折返,自律性增高及触发激动者少见。折返可发生于不同部位,分为:①窦房结折返性心动过速;②房内折返性心动过速;③房室结折返性心动过速(atrioventricular nodal reentrant tachycardia,AVNRT);④房室折返性心动过速(atrioventricular reentrant tachycardia,

AVRT)。

房室结折返性心动过速是阵发性室上速中最为常见的类型。

【病因】

患者一般无器质性心脏病,不同性别与年龄均可发生。

【发病机制与分类】

患者房室结存在两条电生理特性不同的径路:一条为快径,传导快但不应期长;另一条为慢径,传导慢但不应期短。正常时激动从快径下传。若激动提早下传遇到快径不应期,激动便会从慢径下传。当激动传到慢径远端时快径已脱离了不应期,激动便可以通过快径逆行传到心房。此时慢径也已脱离不应期,激动得以再次经慢径下传,周而复始形成折返性心动过速。这种通过慢径路下传、快径路逆传者是房室结折返性心动过速中最常见的类型,即慢-快型;反之,若冲动通过快径路下传、慢径路逆传者则称为快-慢型;两条径路均相对较慢者是为慢-慢型(图1-6-11)。

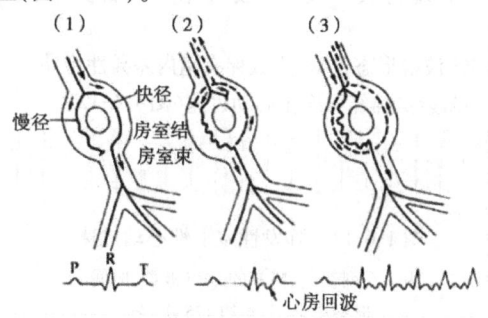

图1-6-11 折返的机制示意图(慢-快型)

近端的公共通道分成两条散开的通道:慢径和快径,然后在远端再合并成为公共通道。(1)在正常情况下,传导在快、慢径中同时进行,因快径传导快,激动从快径下传心室。(2)激动传到慢径远端时,快径的兴奋性已恢复,允许沿慢径下传的冲动返回快径往上回传,引起折返。

(3)折返持续存在,形成心动过速

【诊断要点】

（一）临床表现

1. 症状发作性心悸，突发突止，持续时间长短不一，可为数秒、数小时或数日。发作时可伴头晕、气短、乏力等，少数引起血流动力学不稳，诱发低血压、心绞痛、晕厥与心力衰竭。症状轻重取决于发作时心室率的快慢、持续时间的长短以及有无器质性心脏病基础。

2. 体征心率快，多大于160次/分，心尖区 S_1 强度恒定，心律绝对规则。

（二）心电图（慢-快型）

1. 起始突然，通常由一个房早触发，下传的 P'R 间期显著延长，随之引起心动过速发作。

2. 心率 150~250 次/分，节律规则。

3. P'波为逆行型（P 波在Ⅱ、Ⅲ、aVF 导联倒置），常埋藏于 QRS 波群内或位于其终末部分，在 V_1 导联可表现为假 r'波，在下壁导联表现为假 S 波。P'波与 QRS 波群关系恒定，RP' <70ms。

4. QRS 波群形态正常，少数伴有室内差异性传导。

5. 刺激迷走神经可终止心动过速（图1-6-12）。

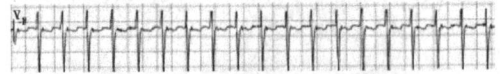

图 1-6-12　阵发性室上性心动过速

为一系列快速、整齐的 QRS 波群，时间、
形态正常，心率约 175 次/分

（三）心电生理

1. 跳跃延长现象：当提前的心房刺激逐渐缩短，快径进入不应期而经慢径下传时，突然出现房室传导时间明显延长，称为跳跃延长。延长时间 >50ms，即可诊断房室结双径路。

2. 心房期前刺激能诱发与终止心动过速。

3. 心动过速的开始几乎一定伴随房室结传导延缓（AH 间

期延长)。

4. 心房与心室可不参与形成折返环路。

5. 逆行心房激动顺序为"向心性",即希氏束邻近的电极最早记录到逆传的心房电活动。

【鉴别诊断】

与其他类型的窄 QRS 型心动过速鉴别:窄 QRS 心动过速包括窦性(窦性心动过速、窦房结折返性心动过速)、房速(自律性、折返性等)、房扑、房室结折返性心动过速、房室折返性心动过速、持久性交界性心动过速。此外,分支型室速亦可表现为窄 QRS 心动过速。

1. 窦房结折返性心动过速:①类似于窦性心动过速(窦性 P 波且 PR 间期≥0.12s),但突发突止。②刺激迷走神经可减慢心率或终止发作。③房室传导阻滞能终止发作。

2. 房内折返性心动过速:①P′波固定在 QRS 波群之前,P′R 间期>0.12s。②刺激迷走神经通常不能终止心动过速发作。③房室传导阻滞不能终止发作。

3. 自律性房速:①P′波位于 QRS 波群之前,直立或倒置,P′R 间期>0.12s。②刺激迷走神经不能终止心动过速,仅加重房室传导阻滞。③常合并房室传导阻滞,后者不能终止发作。④发作有温醒现象,非突发突止。

4. 房室折返性心动过速:显性预激综合征并发顺向型房室折返性心动过速和通过隐匿性房室旁路逆传的房室折返性心动过速,QRS 波群亦为室上性。与房室结折返性心动过速(慢-快型)鉴别见表1-6-6。

表1-6-6 房室折返性心动过速与房室结折返性心动过速的鉴别

		房室折返性心动过速	房室结折返性心动过速
体表心电图	P′波与 QRS 波群关系	逆行 P′波紧跟在 QRS 波群终结后,RP′>70ms	逆行 P′波埋在 QRS 波群内不能查见,RP′<70ms

续表

		房室折返性心动过速	房室结折返性心动过速
心内电生理检查	是否合并房室传导阻滞	绝对不会出现	偶尔可出现2:1房室传导阻滞
	逆传心房激动顺序	房室环某一部位最早记录到逆传心房激动("偏心性"激动)	希氏束电极最早记录到逆传心房激动("向心性"激动)
	折返环的构成	心房和心室均参与	心房和心室均不参与
	房室传导曲线	房室传导曲线连续	房室传导曲线有>50ms跳跃现象

5. 持久性交界性心动过速(permanent junctional reciprocating tachycardia, PJRT):现已证实为一种特殊类型的房室折返性心动过速,由一种具有递减性、逆向传导性、隐匿性慢旁道参与形成折返,多呈持续性发作。①发作时QRS波群为室上性,频率130~200次/分。②P'波在Ⅱ、Ⅲ、aVF导联倒置。③由于激动在旁道逆传非常缓慢,使RP'间期明显延长。RP'间期>P'R间期。

【治疗】

(一)心动过速发作时的处理

1. 对血流动力学状态稳定者,首先尝试刺激迷走神经。①颈动脉窦按压:患者取仰卧位以免发生晕厥。在甲状软骨上缘水平摸得颈动脉搏动最明显处用手指按压。先按压右侧约10min,每次不宜长过5s,无效则按压左侧。不可两侧同时按压,以免引起脑缺血。②Valsalva动作:深吸气后屏气,再用力作呼气动作。与颈动脉窦按压合用可能提高疗效。③引吐:用压舌板刺激悬雍垂诱发恶心、呕吐。④压迫眼球:因可引起视网膜剥离,目前少用。兴奋迷走神经的措施除终止室上速外,尚有鉴别作用。只有阵发性室上速可以因兴奋迷走神经而突然终止,而其他快速心律失常或无反应,或逐渐减慢心率。

上法如无效,则可用药物治疗。用药过程中,应进行心电监护,当室上速终止或出现明显的心动过缓或传导阻滞时应立即停用。①首选腺苷(6~12mg,快速静脉注射)。起效迅速,多在10~40s内能终止心动过速;半衰期短,即使发生不良反应亦很快消失。可用三磷腺苷(ATP,5~20mg 快速静脉注射)代替。②腺苷类药物无效时改用维拉帕米静脉注射(首次5mg,无效时隔10min再注射1次)。但若患者合并心衰、低血压,基本心律有缓慢型心律失常或宽 QRS 波群心动过速,尚未明确室上速诊断者,则不宜选用维拉帕米。③ⅠC 类药物普罗帕酮在临床上亦较常用,可用 70mg 溶于葡萄糖液中,5min 内缓慢静脉注射。无效时,于 20min 后可重复注射。④静脉注射洋地黄(如毛花苷 C 0.4~0.6mg 静脉注射,以后每 2~4h 给予 0.2~0.4mg,总量<1.6mg)可终止发作,因起效慢,目前已少用,适用于伴心功能不全者。⑤其他药物如地尔硫䓬、β受体阻滞剂(如普萘洛尔)、ⅠA 类(如普鲁卡因胺)、Ⅲ类(如胺碘酮、索他洛尔)等药物静脉应用亦能终止心动过速发作,但安全性或者有效性不高。

2. 对出现严重血流动力学障碍(严重心绞痛、低血压、心衰等),应立即电复律。一般所需电量在 100W 左右,但已用洋地黄者禁忌。经食管调搏或直接心内起搏,给以程序刺激延长折返途径中某一段组织的不应期,使再传来的激动无法如期通过,亦可终止发作。

(二)预防复发

射频消融术消融房室结慢径,打断折返环路,已成为首选的根治方法(Ⅰ类推荐,B级证据)。药物仅适用于不愿导管消融的频繁发作患者。优选 CCB、$β_2$ 受体阻滞剂、索他洛尔,一般不选胺碘酮。普罗帕酮、氟卡尼可以考虑,但对于冠心病、左心室功能下降及其他严重心脏病患者为相对禁忌。洋地黄效果差,一般不选。

四、室性心律失常

室性心律失常指起源于心室的快速心律失常,包括室性期前收缩、室速、心室扑动与心室颤动。单个出现的室性异位激动,心电图上表现为提早出现的宽大、畸形QRS波群,时限≥0.12s,称为室性期前收缩(ventricular premature beats),简称室早。连续出现3个或3个以上的室性异位激动,称为室性心动过速(ventricular tachycardia,VT),简称室速。当正常QRS波群消失,出现规则而宽大的正弦波图形,频率150~300次/分,称为心室扑动(ventricular flutter),往往持续时间短暂而转为心室颤动(ventricular fibrillation)。心室颤动表现为形态、振幅与间距均完全不规则的颤动波。心室扑动与心室颤动均为致命性心律失常,两者对血流动力学的影响等同于心室停搏。室扑或室颤一旦发生,患者迅速出现Adams-Stokes综合征,表现为意识丧失、抽搐、呼吸停顿继而死亡,体检发现心音消失,脉搏触不到,血压测不出。由于室性心律失常是导致心脏性猝死(sudden cardiac death,SCD)的重要原因,因此及早发现认识、积极处理有SCD风险的室性心律失常患者是本节的重要内容。

【分类】

以往将室性心律失常按Lown分级标准分为五级:0级,无室性期前收缩。Ⅰ级,偶发,室早<30次/时。Ⅱ级,频发,室性期前收缩>30次/时。Ⅲ级,多形性或多源性室性期前收缩。Ⅳa级,连续出现成对的室性期前收缩。Ⅳb级,短阵室速。Ⅴ级,室性期前收缩R on T。其临床意义在于判断室性心律失常的危险程度,级别越高,则被认为危险性越大。这对于急性心梗患者具有一定的参考价值,但该分级法由于忽略了患者心脏及全身的临床情况,对于其他疾病的室性心律失常危险分层有一定局限性。

2006年9月美国心脏病学会、美国心脏病协会和欧洲心脏病学会(ACC/AHA/ESC)发表室性心律失常治疗和心脏性猝死(SCD)预防指南。为了更好地反映室性心律失常的危险程度,该指南将室性心律失常按不同方法(包括临床特征分类、电生理分类、疾病单元)进行分类(表1-6-7)。

表1-6-7 室性心律失常分类

1. 临床特征分类

血流动力学稳定	无症状	无异常感觉
	轻微的症状,发生在患者胸、喉、颈部的心悸感	冲击感或快跑时的感觉 令人不舒服的心跳感 漏搏或停搏感
血流动力学不稳定	晕厥前兆	头晕、头昏眼花、乏力、黑矇
	晕厥	突然意识丧失,可自行恢复
	心脏性猝死	出现症状1小时内由于循环衰竭(通常是心律失常)而死亡
	心搏骤停幸存者	由于医生干预而幸存的心搏骤停患者

2. 电生理分类

非持续性室性心动过速	频率超过100次/分、连续3个以上心室激动、30s内自行终止	单形性	单一QRS形态的非持续性VT
		多形性	QRS形态多变、周长在(600±180)ms间变动的非持续性VT
持续性室性心动过速	时间超过30s,或因血流动力学原因在30s内被终止	单形性	单一QRS形态的持续性VT
		多形性	QRS形态多变、周长在(600±180)ms间变动的持续性VT
束支折返性VT	His-Purkinje折返所致的VT,表现为LBBB形态,通常发生于心肌病患者		
双向性室速	室速发生时的QRS波群的额面电轴上下交替变换,通常与地高辛中毒相关		

续表

尖端扭转型室速(TdP)	长QT或QTc患者,VT表现为QRS波群围绕等电位线上下翻转	典型者在"短-长-短"配对间期后发作 短配对变异型在"正常-短"配对间期后发作
心室扑动	单型、规律、频率约为300次/分的室性心律失常(周长差异≤30ms),QRS波群间没有等电位线	
心室颤动	显著不规则的室性心律失常,QRS波群周长、形态、振幅显著易变,频率通常超过300次/分,持续200ms(周长≤180ms)	

3. 疾病单元分类
   冠心病
   心力衰竭
   先天性心脏病
   神经系统疾病
   心脏结构正常
   婴儿猝死综合征

心肌疾病	扩张型心肌病、肥厚型心肌病、致心律失常性右心室心肌病

【临床评估】

(一)临床表现

室性心律失常在有无器质性心脏病者均可发生。其临床表现与患者的器质性心脏疾病的严重程度和类别有很大的重叠。如血流动力学稳定的、能耐受的室速可发生在有心梗史和心功能受损的患者;而心脏功能正常者亦可能发生血流动力学不稳定的室速,甚至室颤(表1-6-8)。

表1-6-8 室性心律失常的临床表现

无症状患者(有或无心电图表现)	
有室性心律失常相关的症状	心悸 呼吸困难 胸痛 晕厥或晕厥前兆

续表

血流动力学稳定的室速	
有血流动力学不稳定的室速	
心搏骤停	心电静止(窦性停搏,房室传导阻滞)
	室性心动过速
	心室颤动
	无脉电活动

(二)病史和体格检查

对于怀疑室性心律失常的患者,心悸、晕厥前兆和晕厥是最重要的3个症状,需要进一步询问特点。心悸通常是突发突止,可能伴有晕厥前兆和(或)晕厥。持续数秒钟、无先兆的突然意识丧失必须要考虑到传导阻滞或室性心律失常。患者可能具有其他与基础心脏病有关的症状,特别是胸部不适、呼吸困难和乏力。对于怀疑室性心律失常的患者,必须详细了解用药史,包括用药剂量。除非患者正在发作,体格检查往往不能发现阳性的结果,或者只能发现一些与基础心脏病有关的体征。SCD在以下人群中依次增加:正常人群、高危亚组人群(具有导致首次冠状动脉事件多重危险因素的人群)、有任何冠心病事件史、左心室射血分数(LVEF)≤30%、心力衰竭、心搏骤停复苏者、心梗后室性心律失常。

(三)非侵入性和侵入性检查手段

室性心律失常的非侵入性检查手段见表1-6-9。

表1-6-9 室性心律失常的非侵入性检查手段

非侵入性检查手段	建议	推荐类别	证据水平
12导联心电图	所有进行室性心律失常评价的患者	I	A
运动试验	从年龄、性别、心肌缺血导致的症状等方面具有冠心病中或高危因素的成年室性心律失常患者	I	B

续表

非侵入性检查手段	建议	推荐类别	证据水平
	对存在或怀疑具有运动诱导的室性心律失常患者(包括对儿茶酚胺敏感的VT)的诊断,并判断患者在心动过速发作时的反应	Ⅰ	B
	判别药物或消融治疗对运动诱发的室性心律失常治疗的效果	Ⅱa	B
动态心电图	确定心律失常的诊断、QT间期的改变、T波交替、ST改变,并可判断疗效	Ⅰ	A
	判断患者的症状是否与一过性室性心律失常的发作相关	Ⅰ	B
	对偶尔发生的怀疑与心律失常相关的症状(如晕厥)但传统诊断技术不能诊断的,推荐用植入记录仪检测	Ⅰ	B
心电图检测和技术	T波电交替有助于作为室性心律失常患者的诊断和危险分层或者帮助判断是否容易发展到致命性室性心律失常	Ⅱa	A
	心电图技术(如平均信号心电图、心率变异、BRS、心率震荡)可作为室性心律失常患者的诊断和危险分层或者帮助判断是否容易发展到致命性室性心律失常	Ⅱb(即认为不可靠的检测技术)	B

续表

非侵入性检查手段	建议	推荐类别	证据水平
左心室功能和影像学检查	对所有怀疑有心脏结构异常的室性心律失常患者,均需要心脏超声检查	I	B
	严重室性心律失常或SCD高危者,如DCM、HCM、右心室心肌病、急性心肌梗死生存者或亲属中有SCD相关的遗传性心脏疾病者需要心脏超声检查	I	B
	从年龄、症状、性别等方面具有冠心病中危因素的室性心律失常患者,因为在应用地高辛、左心室肥厚、静息下ST段压低超过1mm、WPW综合征、左束支阻滞等情况下,常规心电图不能确定心肌缺血与室性心律失常的关系,这时可以通过运动试验+心脏超声或心肌核素扫描(SPECT)检查	I	B
	上类患者不能行运动试验检查的可通过心脏超声或心肌灌注SPECT的药物负荷试验完成	I	B
	不能通过心脏超声正确地评估左心室、右心室的结构或功能改变时,可以用MRI、CT或放射性核素显像术	IIa	B
	从年龄、症状、性别等方面中度怀疑有冠心病的致命性室性心律失常患者或SCD幸存者,可以用冠状动脉造影直接确定或排除严重的冠状动脉病变	IIa	C
	对双室起搏患者进行左心室影像学检查	IIa	C

续表

非侵入性检查手段	建议	推荐类别	证据水平
心脏电生理检查	评估陈旧性心肌梗死患者具有提示室性心动过速的症状,包括心悸、晕厥先兆或晕厥	I	B
	对于冠心病患者指导和评估 VT 消融的疗效	I	B
	冠心病患者具有诊断不清的宽 QRS 波心动过速	I	C
	对于陈旧性心肌梗死、非持续性室速、LVEF≤40% 的冠心病患者进行风险分层	IIa	B
	LV 功能受损或心脏结构异常患者发生原因不明的晕厥	I	B
	晕厥患者怀疑具有缓慢性或快速性心律失常,而无创性检测方法不能确定时	IIa	B

【治疗】

预后和治疗除了取决于心律失常的临床表现外,还取决于心脏疾病本身的严重程度。对室性心律失常(室性期前收缩、非持续性室速、持续性单形和多形室速、心室扑动和心室颤动)选择恰当的治疗措施,有赖于对心律失常病因和机制的理解,对可能导致心律失常恶化的相关医疗状况的评价,以及对心律失常带来的风险和治疗的风险得益比的评估。心律失常的治疗包括停用可以导致心律失常的药物,以及应用药物、可植入性装置导管消融和外科手术等特殊的抗心律失常治疗。

(一)药物治疗

除了 β 受体阻滞剂,现有的抗心律失常药物在随机的临床试验中,没有显示对恶性室性心律失常或猝死的预防有益处。此外,抗心律失常药物本身有潜在的致恶性心律失常作用,因此必须慎重使用。

对于各种器质性心脏病患者,无论有无心力衰竭,β受体阻滞剂都能有效地抑制室性期前收缩和其他心律失常,减少 SCD,是目前最为重要的、安全和有效的抗心律失常药物。胺碘酮总的长期生存益处还有争议,尽管有研究认为胺碘酮减少了陈旧性心肌梗死或非缺血性扩张型心肌病导致的左心室功能不全患者的心源性猝死,但是 SCD-HeFT 试验显示,胺碘酮和安慰剂相比较没有生存获益。长期应用胺碘酮可能引起复杂的药物相互作用,并涉及肺、肝、甲状腺和皮肤的不良反应。索他洛尔和胺碘酮相似,有抑制室性心律失常的作用,但致心律失常作用更强,没有明显的改善生存的作用。应用索他洛尔的患者中 2%~4% 出现更严重的室性心律。

因此,除β受体阻滞剂外,抗心律失常药物不应作为治疗室性心律失常和预防 SCD 的首选方法。对有室性快速心律失常,但不符合植入 ICD 者,β受体阻滞剂被推荐作为一线治疗药物,如果已经达到治疗剂量仍无效,可在密切监测其不良反应的前提下试用胺碘酮或索他洛尔。对已植入 ICD,因反复 VT/VF 而使 ICD 频繁放电的患者(这个极端的表现称为除颤或快速心律失常风暴),需要加用抗心律失常药物和(或)射频消融来控制 VT 的反复发作和减少与之相关的 ICD 放电。索他洛尔可以有效地抑制心房和心室快速心律失常;β受体阻滞剂与胺碘酮联合应用为选择方案之一;静脉注射胺碘酮是有效的。对于安装了 ICD,发生阵发性或持续性伴快速心室率的房颤导致 ICD 误放电的患者,必须控制房性心动过速的快速心室率。β受体阻滞剂和(或)钙通道拮抗剂有效;如果其他治疗有禁忌、不能耐受或无效,可以应用胺碘酮控制心室率;药物治疗无效时可能需要消融房室结。

除了抗心律失常药物外,无论是紧急情况下通过静脉或者慢性情况下通过口服补充钾和镁,提高这些电解质在血液中的水平,都可能减少室性心律失常的发生。尤其在存在低钾血症和低镁血症的情况下,这些药物尤其有效;在没有电解质降低的情况下,也应该作为辅助治疗。在心力衰竭患者,尤其是使用了大剂量袢利尿剂的患者,电解质紊乱是很常见的。心肌梗死后或非缺血性心肌病,出现有害的心室重塑;这些结构变化带来继发性的通道改变,增加了心律失常的可能性。ACE阻滞剂、血管紧张素Ⅱ受体拮抗剂和醛固酮拮抗剂(包括螺内酯),可能通过逆转心室重塑改善心肌基质,从而减少室性心律失常的发生。

(二)植入性和体外心脏复律装置

1. 体外自动除颤器(AED):通过体外除颤在VF发生数分钟内终止VF而挽救生命,是心搏骤停的有效救治手段。对发生室扑和室颤者,应立即进行心肺复苏,并予以电复律,同时可经静脉应用胺碘酮或利多卡因预防复发。参见第三十一章。

AED放置在适当的地方可以减少心搏骤停到除颤的时间。指南推荐把AED放在学校、体育场所、人口密度高的社区、机场以及飞机、警车和救火车上。

2. 植入性心脏复律除颤器(ICD):对易发心室颤动的高危患者,可置入埋藏式心脏自动复律除颤器。对陈旧性心梗和非缺血性心肌病导致左心室功能不全的高危患者,ICD治疗可以提高生存率。参见第二十六章。

3. 可穿式的自动除颤仪:是一种类似背心的装置,可以穿着在衣服里面,持续监测心律,发现室颤时自动电击。除了洗澡的时候,这种装置可以24h穿着。美国FDA已经批准这种自动除颤仪用于短期内具有室颤高危险的患者,如那些等待心脏移植的患者、近期心梗或介入性心脏治疗后极高危的患者,或那些因为感染,需要暂时撤除可植入性除颤仪以便抗生素治疗的患者。

(三)射频消融治疗

室性心律失常的射频消融治疗见表1-6-10。

表 1-6-10 室性心律失常的射频消融治疗

建议	推荐类别	证据水平
SCD 风险低,持续性单形性室速为主,药物治疗无效,不能耐受或不愿意长期药物治疗的患者	I	C
束支折返性 VT	I	C
ICD 植入者,反复发作 VT 多次放电、不能有效程控或药物无效及不希望长期药物治疗者	I	C
预激综合征合并房颤经旁道下传、快速心室率诱发室颤心脏停搏复苏者	I	B
可用于 SCD 低危,有症状的非持续性单型室速,药物治疗无效,或不愿意长期服药的患者	Ⅱa	C
可用于 SCD 低危,有症状的单型为主的频发室性期前收缩,药物治疗无效,或不愿意长期服药的患者	Ⅱa	C
可用于有症状的预激综合征,旁路不应期小于 240ms 的患者	Ⅱa	C
消融浦肯野纤维电位,用于室性心律失常风暴总是被类似形态的室性期前收缩诱发	Ⅱb	C
频繁发作的 PVC,尽管无症状但为预防或治疗心动过速性心肌病	Ⅱb	C

(四)抗心律失常的外科治疗和再血管重建治疗

外科治疗室性心律失常包括消融或手术切除心律失常起源病灶、心脏交感神经切除术或室壁瘤切除术。对反复室速而使用药物、植入性除颤器和射频导管消融治疗均无效的患者,直接外科消融或切除心律失常起源病灶是一种可能采取的治疗手段。手术要求术前、术中精确的标测,确定引起心动过速的部位。LQTS 患者心律失常导致的晕厥,植入 ICD 后仍反复发作晕厥或有心搏骤停事件,β 受体阻滞剂无效或不能耐受情况下,可考虑左颈胸的交感神经节切除术。继发于心肌梗死的,大的心脏室壁瘤影响血流动力学,经常伴有严重的室性心律失常。在特定的患者,室壁瘤切除术可以提高心功能,连同 EP 标测指导下切除致心律失常的心室肌,可能减少或消除伴发的心律失常。在指南中对这些治疗方法没有推荐级别。外科手术或经皮冠状动脉血管重建术增加冠状动脉血流,减少了心肌缺血,具有抗心律失常作用。

【紧急治疗建议】

室性心动过速的紧急治疗建议见表 1-6-11。

表 1-6-11 室性心动过速的紧急治疗建议

室性心动过速的分类	建议	推荐类别	证据水平
单形性室性心动过速	宽 QRS 波心动过速如果诊断不清,应按照 VT 处理	Ⅰ	C
	持续单形性 VT 伴有血流动力学异常时,推荐直流电复律并给予镇静治疗	Ⅰ	C
	稳定的持续单形性 VT 患者可首先给予静脉注射普鲁卡因胺	Ⅱa	B
	血流动力学不稳定的持续性单形性 VT 患者,如电转复效果不佳,或给予普鲁卡因胺或其他药物后复发,建议静脉给予胺碘酮	Ⅱa	C
	对于电转复效果不佳,或给予抗心律失常药物后反复发作的持续单形性 VT,经静脉导管起搏终止可能有用	Ⅱa	C
	静脉应用胺碘酮、β 受体阻滞剂和静脉普鲁卡因胺(或索他洛尔或欧洲使用的阿义马林)治疗反复发作的单形性 VT 有效,包括冠状动脉疾病相关的 VT 和特发性 VT	Ⅱa	C
	稳定的持续性单形性 VT 患者,特别是与急性心肌缺血或梗死相关者,可首先静脉给予利多卡因	Ⅱb	C
	对于不明原因的宽 QRS 波心动过速,特别是有心功能不全病史的患者,应避免使用钙通道阻断剂,如维拉帕米和地尔硫䓬	Ⅲ	C

续表

室性心动过速的分类	建议	推荐类别	证据水平
多形性室性心动过速	持续的多形性 VT 伴血流动力学异常,推荐进行直流电复律,同时给予适当的镇静治疗	I	B
	复发的多形性 VT,静脉应用 β 受体阻滞剂有效,尤其是可疑心肌缺血时	I	B
	复发的多形性 VT,在除外先天性或获得性 LQTS 所致的复极异常时,静脉给予负荷量胺碘酮有效	I	C
	多形性 VT 患者,在不能除外心肌缺血时,应考虑急诊冠状动脉造影及血运重建	I	C
	多形性 VT,特别是与急性心肌缺血或梗死相关的患者,可静脉给予利多卡因	IIb	C
不能中止的室性心动过速(室速风暴)	急性心肌缺血导致的反复发作或不能中止的 VT,推荐静脉应用普鲁卡因胺或胺碘酮,随后给予 β 受体阻滞剂并血运重建	I	C
	反复发作的或不能中止的单形性 VT,静脉给予胺碘酮或普鲁卡因胺及消融治疗有效	IIa	B
	室性心动过速风暴的患者,静脉胺碘酮和 β 受体阻滞剂单独使用或联合应用有效	IIb	C
	反复发作或不能中止的 VT,可考虑超速起搏及全身麻醉	IIb	C
	反复发作或不能中止的 VT,可考虑脊髓调节	IIb	C

【特殊类型的室性心律失常的处理】

(一)特发性室速

特发性室速多见于青壮年,临床上无器质性心脏病证据,发作时有特征性心电图图形,预后多良好。可分为起源于右心室流出道的特发性室速和起源于左心室间隔下部的左心室特发性室速。右心室流出道室速呈左束支阻滞伴电轴左偏或右偏。β受体阻滞剂和(或)钙通道阻滞剂(RVOT VT 可使用 I C 类药物)适用于心脏结构正常并伴随临床症状的右心室起源 VT 患者(Ⅰ类推荐,证据水平 C)。左心室特发性室速呈右束支阻滞图形伴电轴左偏,少数右偏(图 1-6-13)。药物治疗首选维拉帕米,β 受体阻滞剂亦可能有效。药物无效或伴血流动力学障碍者,应施行直流电复律。导管消融适用于有临床症状、心脏结构正常、起源于右心室或左心室的药物难治性 VT 或不能耐受药物或不愿长期接受药物治疗的患者(Ⅰ类推荐,证据水平 C)。

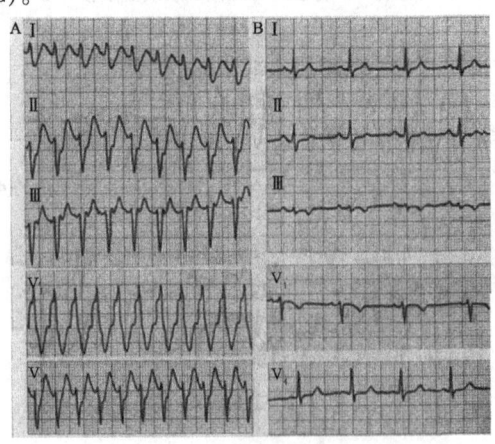

图 1-6-13　左后分支室速
A. 发作时心电图;B. 未发作时心电图

(二)束支折返性室速

束支折返性室速由右束支、左束支或左束支分支之间构成折返。室速 QRS 波群图形由构成折返的束支通路所决定。最常见者经左束支逆传、右束支顺传,QRS 波群呈左束支阻滞图形,电轴约 +30°;经相反路径传导,则 QRS 波群呈右束支阻滞图形。常见于器质性心脏病,如扩张型心肌病患者。药物治疗与一般室速相似。射频消融造成束支阻滞可予根治。

(三)儿茶酚胺敏感型多形性室速

儿茶酚胺敏感型多形性室速(CPVT)和 LQTS、Brugada 综合征一样是遗传性致心律失常疾病。CPVT 的遗传方式可以是常染色体显性遗传,也可以是常染色体隐性遗传。半数常染色体显性遗传患者为编码心脏肉桂碱受体($RyR2$)的基因突变所致,该基因负责肌质网的钙离子释放。隐性遗传形式由编码肌贮钙蛋白基因($CASQ2$)突变引起,后者是一种肌质网的钙缓冲蛋白。CPVT 的特点是静息心电图基本正常、在体力活动或情绪激动时出现快速性心律失常。多于儿童时期首发,但也有晚发的报道。临床确诊的 CPVT,有自发或有记录的应激诱导的室性心律失常,首先推荐 β 受体阻滞剂(Ⅰ类推荐,证据水平 C);对于发生心搏骤停幸存的 CPVT 患者,推荐联合 β 受体阻滞剂与 ICD 治疗(Ⅰ类推荐,证据水平 C)。儿童时期遗传分析诊断的没有临床症状的 CPVT,可用 β 受体阻滞剂有效地预防(Ⅱa 类推荐,证据水平 C);在用 β 受体阻滞剂时,出现晕厥和(或)有记录的持续性 VT,则应在应用 β 受体阻滞剂的基础上植入 ICD(Ⅱa 类推荐,证据水平 C)。

(四)加速性室性自主节律

加速性室性自主节律起始渐缓(非阵发性),其频率一般为 60~110 次/分,多发生在缓慢性心律失常的基础上,由于心率较慢,易出现室性融合波。常见于急性心梗(特别是再灌注治疗时)、洋地黄过量、心肌炎、心肌病等心脏疾患。本型为一种良性室速,可自行消失,一般不需治疗,主要处理基础疾病。心动过缓者可用阿托品(0.5~1mg 静脉注射)或心房起搏,通过提高窦性心率、夺获心室可终止这种异位室性心律。若心率成倍加速而产生症状时,则首选利多卡因。

(五)尖端扭转型室速(torsade de pointes,TdP)

见本章"长QT间期综合征"。

有明显的QT间期延长,形态上区别于多形性VT的TdP常见于下列3种情况:先天性LQTS、药物诱发的以及原有严重的心脏传导系统疾病进展为心脏阻滞。合并心脏传导阻滞的TdP患者,应予临时起搏治疗,并随后植入永久起搏器。其他原因如严重的电解质紊乱或中枢神经系统损伤比较少见;以反复发作TdP为特点的先天性综合征更罕见,应避免使用儿茶酚胺。

五、心脏传导异常

冲动在心脏传导系统的任何部位传导时均可发生阻滞,如窦房传导阻滞、房内传导阻滞、房室传导阻滞和室内传导阻滞等。

按照传导阻滞的严重程度,通常可将其分成三度。一度传导阻滞传导时间延长,所有冲动仍能传导。二度传导阻滞分为莫氏(Mobitz)Ⅰ型和Ⅱ型两型。Ⅰ型阻滞即文氏阻滞(Wenckebach block),表现为传导时间进行性延长,直至一次冲动不能传导;Ⅱ型阻滞,冲动的传导时间恒定不变,但间歇出现传导阻滞。三度又称完全性传导阻滞,即全部冲动均不能传导。

窦房传导阻滞

【概念】

窦房传导阻滞(sinoatrial block,SAB)指窦房结冲动传导至心房时发生延缓或阻滞。

【病因】

窦房传导阻滞多为间歇性,常见于迷走神经亢进或颈动脉窦过敏者。持续性窦房阻滞绝大多数见于器质性心脏病,包括窦房结病变、冠心病特别是下壁心肌梗死、心肌炎、心肌病等。此外洋地黄或奎尼丁中毒、高血钾等均可导致发生窦房阻滞。

【诊断要点】

按其阻滞程度,可分一度、二度和三度窦房阻滞。但只有二度窦房阻滞才能从心电图上做出诊断。二度Ⅰ型表现为PP间期进行性缩短,直至出现一次长的PP间期,该PP间期短于基本PP间期的两倍。二度Ⅱ型阻滞时,P波之间出现长间歇,长PP间期为基本PP间期的整倍数。窦房阻滞后可出现下位起搏点逸搏或逸搏心律。若房室交界区或心室未能及时发出冲动,患者可有头晕,甚至发生晕厥和抽搐,即Adams-Stokes综合征。

【鉴别诊断】

需与窦性心动过缓、窦性停搏及房早未下传鉴别,参见各自相关章节。

【治疗】

参见本章"病态窦房结综合征"。

房室传导阻滞

【概念】

房室传导阻滞(atrioventricular block, AVB)是指房室交界区脱离生理不应期后,心房冲动在房室之间传导延迟或中断。分为不完全性和完全性两类,前者包括一度和二度房室传导阻滞,后者又称三度房室传导阻滞,阻滞部位可在房室结、希氏束以及双束支等。

【病因】

1. 生理性原因:正常人或运动员可发生一度或二度Ⅰ型房室传导阻滞,与迷走神经张力增高有关。

2. 病理性原因:各种器质性心脏病以及电解质紊乱、洋地黄等药物中毒等可引起房室传导阻滞。特发性的传导系统病变,如Lev病(心脏纤维支架的钙化与硬化)与Lenegre病(传导系统本身的原发性硬化变性疾病)可能是成人孤立性慢性心脏传导阻滞的病因。

【诊断要点】

(一)临床表现

1. 症状:一度房室传导阻滞患者通常无症状。二度房室传导阻滞可有心悸、胸闷与心搏脱漏感。三度房室传导阻滞时，若心室逸搏心律建立且较快，患者可无症状；若心室逸搏心律未能建立或频率缓慢，可出现严重的心脑供血不足，发生心绞痛、心力衰竭或 Adams-Stokes 综合征，严重者可致猝死。

2. 体征：一度房室传导阻滞，听诊 S_1 强度减弱，此是由于 PR 间期延长，心室收缩开始时房室瓣叶接近关闭所致。二度 Ⅰ 型房室传导阻滞，S_1 强度逐渐减弱并有心搏脱漏；二度 Ⅱ 型房室传导阻滞亦有间歇性心搏脱漏，但 S_1 强度恒定。三度房室传导阻滞时，由于房室分离、房室收缩不协调，S_1 强度经常变动，并可不规则地出现心房音及响亮的 S_1（大炮音），如心房与心室收缩同时发生，颈静脉出现巨大的 a 波。心室率缓慢可引起收缩压升高和脉压增宽。

（二）心电图

1. 一度房室传导阻滞：每个心房冲动都能下传心室，但传导延缓。

(1) PR 间期>0.20s。

(2) 每个 P 波后都有相关的 QRS 波群（图 1-6-14）。

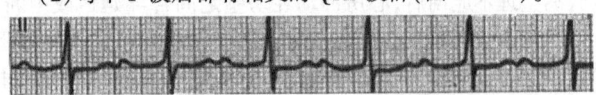

图 1-6-14　一度房室传导阻滞

PR 间期 0.23s，频发室性期前收缩

2. 二度房室传导阻滞：部分心房冲动不能传至心室，一些 P 波后没有 QRS 波群。二度房室传导阻滞可分为两型，Ⅰ 型亦称文氏（Wenckebach）型或莫氏（Mobitz）Ⅰ 型；Ⅱ 型称莫氏 Ⅱ 型。

(1) 二度Ⅰ型房室传导阻滞：①PR 间期进行性延长，直至一个 P 波受阻不能下传至心室。②PR 间期增量递减，相邻 RR 间期呈进行性缩短，直至一个 P 波不能下传至心室。③包含受阻 P 波在内的 RR 间期小于正常窦性 PP 间期的两倍（图 1-6-15）。

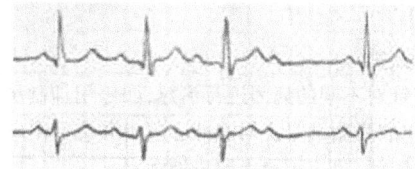

图 1-6-15　二度 I 型房室传导阻滞
第一至第二个心搏 PR 间期逐渐延长,直至第三个 P 波后
QRS 波群脱落,继之 PR 间期又延长,周而复始

(2)二度 II 型房室传导阻滞:①PR 间期恒定不变,可正常或延长。②QRS 波群呈周期性脱漏,阻滞程度可经常变化,可为 2:1、3:1、3:2、4:3 等(图 1-6-16)。

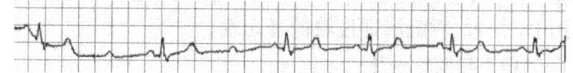

图 1-6-16　二度 II 型房室传导阻滞
下传的 PR 间期固定,呈 2:1 或 3:1 下传

一度和二度 I 型房室传导阻滞,阻滞部位大多在房室结,其 QRS 波群不增宽;二度 II 型房室传导阻滞,其阻滞部位可在希氏束以下,此时 QRS 波群常增宽。

(3)三度房室传导阻滞:①P 波与 QRS 波群相互无关,各自按自己的频率出现。②心房率快于心室率。心房冲动来自窦房结或房性异位节律。③心室起搏点通常在阻滞部位稍下方。如位于希氏束邻近,QRS 波群正常,心室率约 40~60 次/分;如位于室内传导系统的远端,QRS 波群增宽,心室率可低至 40 次/分以下(图 1-6-17)。

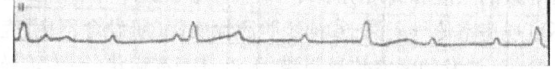

图 1-6-17　三度房室传导阻滞
三度房室传导阻滞,室性逸搏。QRS 波群增宽
(提示心室起搏点在希氏束以下)

【治疗】

(一)病因治疗

首先应针对不同的病因进行治疗,如停用抑制房室传导的药物、纠正电解质紊乱等。对急性心肌炎和急性下壁心梗伴发的房室传导阻滞,可应用肾上腺皮质激素。

(二)药物治疗

一度和二度Ⅰ型房室传导阻滞心室率不慢者预后良好,无需特殊处理。二度Ⅱ型与三度房室传导阻滞如心室率不慢、无症状者可不急诊处理;如心室率过慢,伴有血流动力学障碍,甚至有 Adams-Stokes 综合征发作者,应给予异丙肾上腺素($1\sim4\mu g/min$)静脉滴注,维持心室律,并及早给予临时性或永久性心脏起搏治疗。阿托品($0.5\sim2.0mg$)静脉注射仅适用于阻滞位于房室结者,对阻滞部位较低者无效。

(三)植入起搏器治疗

植入起搏器之前需考虑房室阻滞是否为永久性,可逆性的原因(如电解质紊乱)因予以纠正。2010 年植入性心脏起搏器治疗——目前认识和建议中指出成人获得性完全性房室传导阻滞永久性起搏治疗的适应证如下。

1. Ⅰ类适应证

(1)任何阻滞部位的三度和高度房室传导阻滞伴下列情况之一者:①有房室传导阻滞所致的症状(包括心力衰竭)或继发于房室阻滞的室性心律失常;②需要药物治疗其他心律失常或其他疾病,而所用的药物可导致症状性心动过缓;③虽无临床症状,但也已证实心室停搏 > 3s 或清醒状态时起搏心率 < 40 次/分,或逸搏心律起源点在房室结以下者;④射频消融房室交界区导致的三度和高度房室传导阻滞;⑤心脏外科手术后发生的不可逆房室传导阻滞;⑥神经肌源性疾病(肌发育不良、克氏综合征等)伴发的房室传导阻滞,无论是否有症状(因为传导阻滞随时会加重);⑦清醒状态下无症状的房颤和心动过缓者,有一次或更多至少 5s 的长间歇。

(2)任何阻滞部位和类型的二度房室传导阻滞产生的症状

性心动过缓。

(3)无心肌缺血情况下运动时的二度或三度房室传导阻滞。

2. Ⅱ类适应证

(1)Ⅱa类:①成人无症状的持续性三度房室传导阻滞,清醒时平均心室率>40次/分,不伴有心脏增大。②无症状的二度Ⅱ型房室传导阻滞,心电图表现为窄QRS波。若为宽QRS波包括右束支阻滞则应列为Ⅰ类适应证;③无症状二度Ⅰ型房室传导阻滞,因其他情况行电生理检查发现阻滞部位在希氏束内或以下水平。④一度或二度房室传导阻滞伴有类似起搏器综合征的临床表现。

(2)Ⅱb类:①神经肌肉圆形疾病(肌发育不良、克氏综合征)伴发的任何程度的房室传导阻滞,无论是否有症状(因为传导阻滞随时会加重)。②某种药物或药物中毒导致的房室传导阻滞,停药后可改善者。③清醒状态下无症状的房颤和心动过缓,出现多次3s以上的长间歇。

3. Ⅲ类适应证:①无症状的一度房室传导阻滞。②发生于希氏束以上以及未确定阻滞部位是在希氏束还是以下的二度Ⅰ型房室传导阻滞。③预期可以恢复且不再复发的房室传导阻滞。

室内传导阻滞

【概念】

室内传导阻滞(intraventricular block)简称室内阻滞,是指希氏束分叉以下部位的传导阻滞。希氏束在室间隔上端分出左、右束支,左束支主干很短,又分出左前分支和左后分支两组纤维。左、右束支及左前分支和左后分支均可发生阻滞。室内传导阻滞可呈现单分支、双分支或三分支阻滞。

【病因】

右束支细长且为单独一支,故易于受损,且损害范围不大即可致完全性阻滞。常见的病因有冠心病、原发性高血压、风湿性心脏病、急性及慢性肺源性心脏病、肺梗死、心肌炎、心肌病,以及 Fallot 四联症或室间隔缺损纠正手术后等。右束支阻滞可发生在无心脏病证据的正常人,这种孤立的右束支传导阻滞常见,其发生率随年龄而增加。

左束支较粗分支较早,不易发生传导阻滞,如出现多表示心肌病变广泛。常见的病因有冠心病、高血压性心脏病、风湿性心脏病、心肌病及梅毒性心脏病等。左前分支与左后分支相比,前者更易于受到损伤,故左前分支阻滞较左后分支阻滞多见,后者常提示心肌病变范围较为广泛。

【诊断要点】

(一)临床表现

单支、双支阻滞在临床上除心音分裂外无其他特殊表现。完全性三分支阻滞的临床表现与完全性房室传导阻滞相同。束支阻滞可为永久性,也可呈间歇性。

(二)心电图

1. 右束支阻滞:V_1 导联呈 rsR′型,R′波粗钝;V_5、V_6 导联呈 qRS 型,S 波宽阔。ST-T 波呈继发性改变,与 QRS 主波方向相反。Ⅰ、aVL 导联波型多似 V_5 导联;aVR 导联波型多似 V_1 导联。当 QRS 时限≥0.12s 时,为完全性右束支阻滞;QRS 时限≤0.12s 时,为不完全性右束支阻滞(图 1-6-18)。

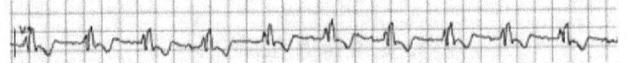

图 1-6-18 右束支传导阻滞

V_1 呈 rSR′型,各导联 QRS 波群终末部分宽钝,

QRS 波群时间=0.12s,为完全性阻滞

2. 左束支阻滞:V_5、V_6 导联呈宽大 R 波,顶部粗钝,其前无 q 波;V_1、V_2 导联呈 QS 或 rS 型。ST-T 波呈继发性改变,与 QRS 主波方向相反。Ⅰ、aVL 导联波型多似 V_5 导联;Ⅲ、aVF、aVR 导联波型多似 V_1 导联。当 QRS 时限≥0.12s 时,为完全性左束支阻滞;QRS 时限≤0.12s 时,为不完全性左束支阻滞(图 1-6-19)。

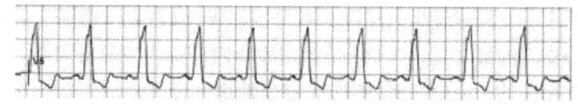

图 1-6-19 左束支传导阻滞

V_5 导联 R 波宽大,顶部粗钝

3. 左前分支阻滞:①QRS 电轴左偏 -45°~-90°。②QRS 波在Ⅰ、aVL 导联呈 qR 型,QRS 波在Ⅱ、Ⅲ、aVF 导联呈 rS 型,且 $R_{aVL} > R_I$。③QRS 不宽或轻度增宽,时限≤0.12s(图 1-6-20)。

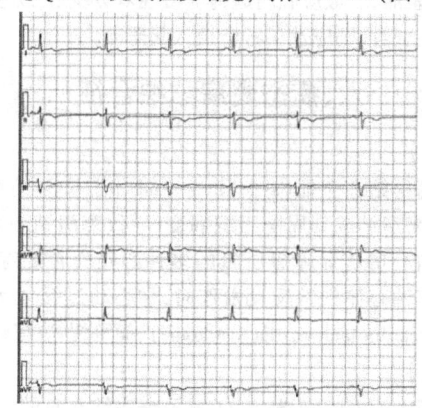

图 1-6-20 左前分支阻滞

电轴左偏,Ⅰ、aVL 导联呈 qR 或 R 型,Ⅱ、Ⅲ、aVF 导联呈 rS,$S_Ⅲ > S_Ⅱ$ QRS 时间正常

4. 左后分支阻滞:①QRS 电轴右偏 +90°~+120°。②QRS 波在Ⅰ、aVL 导联呈 rS 型,QRS 波在Ⅱ、Ⅲ、aVF 导联呈 qR 型,且 $R_Ⅲ > R_Ⅱ$,QRS 时限轻度增宽,时限≤0.12s。必须在排除肺气肿、肺梗死、右心室肥厚、侧壁心梗与正常变异后,才能确立左后分支阻滞的诊断。

5. 单分支阻滞、双分支阻滞与三分支阻滞:室内传导系统三分支(右束支、左前与左后分支)可单独或同时发生阻滞。其中任何两个分支同时发生阻滞称为双分支阻滞,以右束支阻滞合并左前分支阻滞最常见。三个分支同时发生阻滞称为三分支阻滞。三分支阻滞均为完全性时,则形成完全性房室传导阻滞。双侧束支阻滞是指右束支阻滞合并左束支或左侧一个分支阻滞。

【治疗】

患者如无症状,无需接受治疗。双分支阻滞与不完全性三分支阻滞可以多年保持稳定而并不进展为完全性房室传导阻滞,因此不主张给予预防性起搏器治疗。急性心梗伴发的双分支、三分支阻滞,一般应临时起搏。慢性双分支、三分支阻滞伴有晕厥等症状者,则应及早考虑植入起搏器。

六、病态窦房结综合征

【概念】

病态窦房结综合征(sick sinus syndrome,SSS)简称病窦综合征,是由窦房结或其周围组织病变,导致窦房结冲动形成障碍或冲动向心房传导障碍所致的多种心律失常的综合病征。当合并快速性心律失常反复发作时,称心动过缓-心动过速综合征(bradycardia tachycardia syndrome),简称慢-快综合征。

【病因】

1. 窦房结的器质性损害:①累及窦房结本身的病变,如淀粉样变性、感染与炎症、纤维化与脂肪浸润、硬化与退行性病变等。②窦房结周围神经与神经节或心房肌的病变。③窦房结动脉的阻塞,多见于下壁心肌梗死。当器质性损害同时累及窦房结和房室结时,形成双结病变。

2. 窦房结的功能性障碍:迷走神经张力增高、某些抗心律失常药物能导致可逆性窦房结的功能抑制。急性下壁心肌梗死可引起暂时性窦房结功能不全,急性期过后多消失。

【诊断要点】

(一)临床表现

1. 症状:主要表现为与心动过缓相关的心、脑、肾等器官灌注不足的症状,如头晕、气短、胸痛、乏力与进行性心力衰竭等。

出现高度窦房阻滞或窦性停搏时,可出现发作性黑矇,甚至晕厥。相当一部分患者因发病缓慢、逐渐适应而症状并不明显。部分患者病程为间歇性。

2. 体征:持久的窦性心动过缓,心率低于 50 次/分。常在运动、发热及心力衰竭等时心率有不相称的缓慢。

(二)心电图诊断

病窦综合征表现为广泛的心律失常谱,包括以下几项。

(1)持续而显著的窦性心动过缓(<50 次/分)。

(2)窦性停搏与窦房阻滞并存。

(3)窦房阻滞与房室传导阻滞并存。

(4)慢-快综合征是指心动过缓与房性快速性心律失常交替发作,后者通常为房速、房扑或房颤。心动过速发作终止时,在恢复窦性心律前,出现较长的间歇(≥2.0s)。

(5)心房颤动的心室率缓慢,或其发作前后有窦性心动过缓和(或)一度房室传导阻滞。

(6)持久、缓慢的房室交界性逸搏心律。

上述心电图表现需排除因药物所致。

(三)特殊检查

1. 窦房结功能测定:对于病窦综合征的疑似患者,下列试验将有助诊断。

(1)运动和药物试验:运动、阿托品试验(静脉注射阿托品 1~2mg)或异丙肾上腺素试验(异丙肾上腺素 0.5mg 加入 500ml 液体中,以 2~3 μg/min 的速度静脉滴注),若心率不能达到 90 次/分和(或)出现窦房阻滞、交界区性心律等为阳性。如窦性心律增快>90 次/分者,则多为迷走神经功能亢进所致。

(2)固有心率(IHR):应用普萘洛尔与阿托品完全阻断自主神经系统对心脏的支配后,测定窦房结产生冲动的频率。正常值=118.1-(0.57×年龄)。IHR 低于正常值者,提示窦房结功能低下。

(3)窦房结恢复时间(SNRT)与窦房传导时间(SACT):起搏心房(心内直接起搏右心房或食管调搏起搏左心房),频率逐级加速致使窦房结完全被抑制,然后突然终止起搏,窦房结经过一段"温醒"过程后恢复窦性心律。测定最后一次起搏的心房激动到第一次自发的窦性恢复引起心房激动的间期称为 SNRT。因为自发性窦性心率影响 SNRT，故从测定的 SNRT 减去起搏前窦性周期时限得到校正的 SNRT（CSNRT）。正常值 SNRT < 1500ms，CSNRT < 500ms。SACT 亦可通过程序期前刺激或心房起搏测定。正常值 SACT 45～125ms。应当指出，虽然 SNRT 与 SACT 测定是病窦综合征较可靠的诊断方法，但其结果正常不能完全排除病窦综合征的可能。

2. 动态心电图检查：单次或多次 24h 动态心电图检查可查明患者 24～48h 最快及最慢心率、最长的 RR 间隔、是否有窦性停搏、窦房阻滞与房室传导阻滞以及短阵快速性心律失常（慢-快综合征的依据）发作。

【诊断】

根据典型心电图的表现，以及临床症状与心电图改变存在的相关性，并排除迷走神经兴奋性增高和药物影响的因素，便可确定诊断。一次或多次动态心电图检查有助于确定症状的出现与心电图改变的关系。对疑似患者，可借助辅助诊断方法测定窦房结功能。

【治疗】

1. 病因治疗：应尽可能明确病因，如心肌炎可应用糖皮质激素，急性心肌梗死进行冠状动脉血运重建以改善冠状动脉供血等。

2. 药物治疗：无症状者不必治疗，但需定期随访。对于有症状的病窦综合征患者，应给予治疗。异丙肾上腺素、阿托品、氨茶碱等药物可作为安置心脏起搏器前的过渡治疗，长期应用效果不佳。

慢-快综合征患者发作房性快速性心律失常时，单独应用抗心律失常药物及洋地黄治疗可能加重心动过缓，甚至心搏骤停。此外，由于房性快速性心律失常可能是慢-快综合征的一种表现，故对该类患者（特别是中老年患者）在应用抗心律失常药物前应审慎，需查明有无病窦综合征的可能。应用起搏治疗后，患者仍有心动过速发作，可同时应用抗快速性心律失常药物治疗。

3. 植入起搏器治疗：病窦综合征是临床上最为常见的植入起搏器的适应证，植入起搏器前，应仔细评价心率失常与症状的关系。房室传导功能尚好者可选用心房起搏器，否则，应选择双腔起搏器以维持正常的房室激动顺序。心室起搏由于不符合生理，其价值不如心房或双腔起搏。窦房结功能障碍植入起搏器治疗的适应证如下。

(1) Ⅰ 类适应证：①窦房结功能障碍表现为症状性心动过缓，包括频发的有症状的窦性停搏；②因窦房结变时性不良而引起症状者；③由于某些疾病必须使用某些类型和剂量的药物治疗，而这些药物又可引起或加重窦性心动过缓并产生症状者。

(2) Ⅱ 类适应证

1) Ⅱa 类：①自发或药物诱发的窦房结功能不全，心率<40 次/分，虽有心动过缓的症状，但是症状与所发生的心动过缓有关；②不明原因晕厥，若合并窦房结功能不全或经电生理检查发现有窦房结功能不全。

2) Ⅱb 类：清醒状态下心率长期低于 40 次/分，但症状轻微。

(3) Ⅲ 类适应证：①无症状的窦房结功能障碍者；②虽有类似心动过缓的症状，但是该症状并非由窦性心动过缓引起；③非必须应用的药物引起的症状性心动过缓。

七、预激综合征

【概念】

心房的冲动使整个心室或心室的某一部分提前激动，或心室的冲动使整个心房或心房的某一部分提前激动，称为预激综合征（preexcitation syndrome）。发生预激的解剖学基础是房室附加旁道，即在除了正常的房室传导系统以外，房室之间还存在一条或数条附加的由普通工作心肌组成的肌束。①房室旁路（Kent 束）：最常见，为连接心房与心室之间的旁道，可位于房室环的任何部位，是典型预激综合征，即 Wolff-Parkinson-

White(WPW)综合征产生的解剖基础。②房-希氏束(James束):为连接心房与希氏束远端的旁道,是短 PR 综合征,即 Lown-Ganong-Levin(LGL)综合征产生的解剖基础。③结室纤维与分支室纤维(Mahaim 束):为连接房室结或房室束与心室的旁道,是变异型预激综合征产生的解剖基础。

【病因】

多无器质性心脏病,少数伴发于先天性心脏病,如三尖瓣下移畸形、二尖瓣脱垂与心肌病等。

【诊断要点】

(一)临床表现

预激本身并无症状,但可导致快速性室上性心律失常(如房室折返性心动过速、房扑与房颤)发作。并发房室折返性心动过速时,可呈发作性心悸。并发房颤与房扑时,若冲动经旁道下传,由于旁道前传不应期短,且不似房室结有减慢传导的特性,故可产生极快的心室率(可快达 220~360 次/分),甚至变为室颤,发生休克、晕厥与猝死。运动、焦虑、酒精等刺激交感神经可能进一步缩短旁道不应期,加快心室率。

(二)心电图

1. **典型预激综合征(WPW 综合征)**

(1)窦性心律时 PR 间期缩短,时限 <0.12s。

(2)QRS 波群增宽,时限≥0.12s。

(3)QRS 波群起始部分粗钝,为预激波(Delta 波)。

(4)ST-T 波呈继发性改变,与 QRS 波群主波方向相反。

既往按胸导联 QRS 波群的形态将典型预激综合征分成两型:A 型 QRS 波群在各胸导联均向上;B 型 QRS 波群在 V_1 导联向下,左胸导联(V_5、V_6)向上(图 1-6-21)。

2. **短 PR 综合征(LGL 综合征)**

(1)PR 间期 <0.12s。

(2)QRS 波群正常,无预激波。

(3)无继发性 ST-T 改变。

3. **变异型预激综合征(马氏型)**

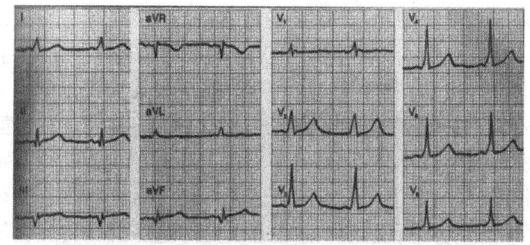

图 1-6-21　典型预激综合征（A 型）

PR 间期缩短 <0.12s，QRS 波群起始部有预激波，QRS 波群时间≥0.12s

(1) PR 间期正常。
(2) QRS 波群增宽，时限 >0.12s，有预激波。
(3) 伴有 ST-T 波继发性改变。

（三）心电生理

1. 全或无传导由于房室旁路由肌纤维组成，呈无房室结的递减性传导的特性。

2. 心房程序刺激时，随着期前刺激愈提前，预激成分愈大，HV 愈短，甚至 H 波可埋在 V 波中。

3. 心房起搏时越靠近旁路，记录到的预激波出现越早；心室起搏时越靠近旁路，记录到的 VA 间期越短，当 VA 融合、其间没有等电位线时，可认为即是旁路所在部位。

【房室旁道并发室上速的常见类型】

1. 显性预激综合征并发顺向型房室折返性心动过速：显性预激综合征发作室上速时，通过房室结前向传导，经旁路通道逆向传导，即顺向型房室折返性心动过速。心电图表现 QRS 波群形态与时限正常，逆行 P 波位于 QRS 波群终结之后，落在 ST 段或 T 波的起始部分。心电生理检查时，心房或心室程序刺激可诱发和终止心动过速，最早的心房逆行激动部位在心房而不是房室交界区。

2. 显性预激综合征并发逆向型房室折返性心动过速：显性预激综合征发作室上速时，折返回路与顺向型者恰好相反，经旁路通道前向传导、房室结逆向传导,即逆向型房室折返性心动过速。此时,心动过速的 QRS 波群因有预激波的存在而增宽、畸形,极易与室性心动过速混淆,应仔细加以鉴别。

3. 通过隐匿性房室旁路逆传的房室折返性心动过速:部分阵发性室上速的患者,心电图表现与顺向型房室折返性心动过速相同,经心电生理检查发现这类患者与预激综合征患者一样,存在房室旁道,但该房室通道仅允许室房逆行传导而不能房室顺行传导,故而心电图无心室预激图形出现,被称为"隐匿性"预激综合征。

【鉴别诊断】

1. 预激综合征的心电图图形应与束支传导阻滞心室肥大或心肌梗死鉴别。鉴别要点是注意 PR 间期是否缩短,其他导联上是否存在有预激波。

2. 预激综合征并发顺向型房室折返性心动过速时,要与房室结折返性心动过速鉴别。参见"房室结折返性心动过速"。

3. 预激综合征并发逆向型房室折返性心动过速时,其 QRS 波群也宽大、畸形,要与室性心动过速鉴别。参见"室性心动过速"。

【猝死的危险】

WPW 综合征患者随访 3~10 年的猝死发生率为 0.15%~0.39%。发生猝死的高危因素有:①心房颤动时最短的旁路前传的 RR 间期 < 250 ms;②症状性心动过速病史;③多旁路;④Ebstein 畸形;⑤家族性 WPW 综合征。发生猝死的低危因素有:①间歇性 WPW,提示旁路不应期较长;②用普鲁卡因胺后预激波消失。

【治疗】

1. 发作时的处理:药物治疗根据情况选择延长房室结或旁路传导时间与不应期的药物,打断折返环,从而终止心动过速或减慢房扑、房颤的心室率。

(1)当预激综合征并发顺向型房室折返性心动过速(心电图表现为窄 QRS 波群心动过速)时,其治疗与一般室上性心动过速相同。首先尝试迷走神经刺激,无效时选用维拉帕米、普萘洛尔等。这些药物选择性作用于房室结,延长房室结传导时间或不应期,对旁道传导性无直接影响。腺苷应慎用,因为可能诱发快心室率的房颤。

(2)当预激综合征并发逆向型房室折返性心动过速(心电图表现为宽 QRS 波群心动过速)时,选用ⅠA、ⅠC 类或Ⅲ类(如普罗帕酮、索他洛尔、胺碘酮等),这些药物可延长旁道不应期。ⅠC 类或Ⅲ类药物同时延长房室结不应期,对顺向型和逆向型房室折返性心动过速均有作用。使用阻断房室结的药物可终止发作,但一般不用,因可能在发生心房颤动时导致心室率加快而诱发心室颤动。

(3)预激综合征患者发作经旁道前传的房扑与房颤,可伴极快的心室率而导致严重血流动力学障碍,应立即行电复律。药物宜选择延长旁路不应期的药物,如ⅠA(普鲁卡因胺)、ⅠC(普罗帕酮)或Ⅲ类(胺碘酮、伊布利特)等。洋地黄、钙拮抗剂和β受体阻断剂等通常用于减慢房室结传导的药物,并不能阻断旁道传导,甚至可加速旁道传导,从而加速预激综合征并房颤的心室率,甚至诱发室颤,因而不主张应用。

2. 长期治疗:射频消融射频消融术消融房室旁道,打断折返环路,已成为首选的根治方法。所有旁路患者只要患者同意均可做导管消融治疗。

(1)预激综合征无症状者,可以不行电生理检查或治疗,亦可以行导管消融治疗(Ⅱa 类适应证,证据水平 B 级)。

(2)预激综合征合并房颤并快速心室率者,或者发生 AVRT 者,建议行导管消融治疗(Ⅰ类适应证,证据水平 B 级)。

(3)患者坚决拒绝导管消融且发作频繁,症状重时才考虑长期药物治疗,可选ⅠC 类或Ⅲ类抗心律失常药物(Ⅱb 类适应证),不宜选β受体阻滞剂、CCB 和洋地黄(Ⅲ类适应证)。对于偶发的 AVRT(无显性预激)如不愿导管消融,可以不长期服药治疗,仅在发作时给予相应处理(Ⅰ类适应证,证据水平 B 级)。

八、长 QT 间期综合征

【概念】

长 QT 间期综合征(long QT syndrome, LQTS)是具有心电图上 QT 间期延长、T(U)波异常,易发生室性心律失常,尤其是尖端扭转型室速(torsade de pointes, TdP)、晕厥和心源性猝死的一组综合征。

【病因】

LQTS 可分为遗传性和获得性两种类型。

1. **遗传性 LQTS**:是因编码心肌离子通道蛋白的基因突变导致心肌细胞膜离子通道功能异常的家族性疾病。共有两种形式,不伴听力障碍的称为 Romano-Ward(RW)综合征,系常染色体显性遗传;有先天性神经性耳聋者称为 Jervell-Lange-Nielsen(JLN)综合征,为常染色体隐性遗传。后者更为少见,病情更严重。已确定的 8 个致病基因中,7 个编码心肌离子通道亚单位,1 个编码锚定蛋白 B,后者的功能是控制离子通道蛋白靶向定位于膜特定部位。基因的突变使钾外流减少和(或)钠内流增加,导致 QT 间期延长。遗传性 LQTS 的基因分型见表 1-6-12。

表 1-6-12 LQTS 的亚型

名称	基因	染色体	功能
LQT1	KCNQ1	11p15.5	IKs α 亚单位
LQT2	KCNH2	7q35-35	IKr α 亚单位
LQT3	SCN5A	3p21-23	INa α 亚单位
LQT4	ANK2	4q25-2	靶向蛋白
LQT5	KCNE1	21p221-22.2	IKs β 亚单位
LQT6	KCNE2	21p22.1-22.2	IKr β 亚单位
LQT7	KCNJ2	17p23.1-24.2	IK1
LQT8	CACNA1C	12p13.3	ICa α 亚单位
JLN1	KCNQ1	11p15.5	IKs α 亚单位
JLN2	KCNE1	21p22.1-22.2	IKr α 亚单位

2. 获得性LQTS：通常与应用某些药物如ⅠA、ⅠC及Ⅲ类抗心律失常药物、电解质紊乱、心脏与中枢神经疾患等有关。

【诊断要点】

(一)临床表现

晕厥和心搏骤停：发作性晕厥是LQTS最常见的临床表现，其原因是发生TdP或室颤，可自然恢复，亦可导致猝死。晕厥常由紧张、情绪激动或者运动诱发；然而在最常见的3个基因亚型中，心血管事件的发生有其基因特异性触发因素。LQT1型患者(编码IKs离子通道蛋白的基因 *KCNQ*1 或称 *KvLQT*1 上的突变)易在运动中发生心血管事件，尤以游泳多见。LQT2型患者在编码IKr钾通道的基因 *KCNH*2 (或称 *HERG*)发生突变，其心脏事件多发于休息或情绪激动时，尤其在有声音刺激时。最后，LQT3患者携带编码心脏钠通道的基因 *SCN*5A 突变，心脏事件多发于休息和睡眠中(一般首发年龄为5~15岁，男性发病早于女性)。

(二)心电图

1. QT(QTc)间期延长是LQTS的特征。但QT间期延长程度不等，范围在0.41~0.60s。女性QTc≥0.48s或男性≥0.47s可作为独立诊断标准；女性QTc<0.43s或男性<0.41s即可排除LQTS；QTc处于临界值的患者(0.44s < QTc < 0.47s)需进一步做运动试验及动态ECG判断。

2. T波和U波异常是LQTS的另一特征。T波宽大有切迹，双向或倒置；U波显著。

3. 发作时呈TdP、室颤或心电静止。LQTS容易导致TdP，诱因可能有两个，一是QT间期显著延长的心动过缓，二是窦性心动过速伴交感神经亢进。TdP是介于室速和室颤之间的恶性室性心律失常，表现为宽大、畸形的QRS波群，极性和振幅呈周期性变化，每隔3~20个心搏，QRS波群方向逐渐或突然向相反方向转变，形成围绕基线上下扭转的图形，频率200~250次/分(图1-6-22)。

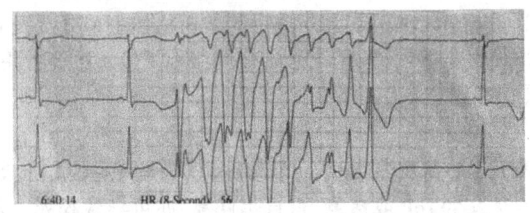

图 1-6-22　长 QT 间期综合征与尖端扭转型室速

本图为一患先天性长 QT 间期综合征的青年男性。发作前 QT(U) 间期延长至少达 0.60s。第二个窦性心搏后出现的晚发性室早落在其 T(U) 波的下降支上,并触发一阵室速,且 QRS 极性与振幅随着时间变化而变化

(三)诱发试验

对 QT 间期延长伴家族史的年轻人应高度重视,可做各种激发试验如听力试验、冷加压刺激及运动试验诱发 TdP。刺激星状交感神经节常常诱发心律失常。进行各种诱发试验前必须准备好复苏设备。QT 间期延长是 LQTS 患者发生心脏事件(晕厥,SCD)最强的预测因子,遗传学检查可为临床诊断为 LQTS 的先证者提供更准确的危险分层依据,并指导制订治疗方案。

【诊断标准】

LQTS 目前的诊断主要依靠家族史、不明原因的晕厥和 ECG 上 QTc 延长。1993 年国际 LQTS 协作组颁布了临床诊断标准,如表 1-6-13 所示。

表 1-6-13　遗传性 LQTS 的诊断标准

诊断依据	记分
1. ECG 表现	
QTc > 0.48s	3
QTc > 0.46 ~ 0.47s	2
QTc > 0.45s(男)	1
TdP	2
T 波交替	1

续表

诊断依据	记分
切迹型 T 波（3 个导联以上）	1
静息心率低于正常值 2 个百分位数	0.5
2. 临床表现	
晕厥：紧张引起	2
非紧张引起	1
先天性耳聋	0.5
3. 家族史	
家庭成员中有肯定的 LQTS	1
直系亲属中有 <30 岁的心性猝死	0.5

注：排除继发性 TdP；得分 >4 分为肯定的 LQTS，2~3 分为可能的 LQTS。

【治疗】

1. 对后天性 LQTS：治疗主要是针对病因和去除诱因，如停用延长 QT 间期的药物等。发作 TdP 时治疗方法如下。

(1) 首选硫酸镁静脉注射：首剂 2~5g 稀释至 40ml，3~5min 内注射完毕，继以 2~20mg/min 速度持续给药；如 TdP 复发，可再行一次 2g 注射。若伴低血钾时，应同时补钾。

(2) 心脏起搏：以 90~110 次/分的频率临时起搏，通过加快心率缩短 QT 间期，预防 TdP 复发。

(3) 对心动过缓依赖型 TdP，在安置临时起搏前可给予异丙肾上腺素持续静脉滴注，维持心率在 90 次/分以上。

(4) 必要时可试用ⅠB类抗心律失常药物，如利多卡因、苯妥英钠或钙拮抗剂维拉帕米（异搏定）。

(5) 如果 TdP 发作已转为室颤，电除颤是首选方法（表1-6-14）。

表 1-6-14 后天性 LQTS 的治疗建议

建议	推荐类别	证据水平
对于 TdP 的患者,推荐停用所有诱发该心律失常的药物,并纠正电解质紊乱	I	A
如果 TdP 与心脏传导阻滞及有症状的心动过缓有关,推荐紧急和长期的起搏治疗	I	A
对于 LQTS 患者,TdP 发作时可以静脉给予硫酸镁。而对于 QT 间期正常的患者,镁剂无效	IIa	B
对于反复的长间歇依赖的 TdP 患者,给予紧急和长期的起搏治疗	IIa	B
对于 TdP 合并窦性心动过缓的患者,可在应用紧急起搏治疗的同时应用 β 受体阻滞剂	IIa	C
长间歇依赖的 TdP 患者,如除外先天性 LQTS,可临时给予异丙肾上腺素	IIa	B
TdP 患者,血钾应补至 4.5~5.0 mmol/L	IIb	B

2. 对于遗传性 LQTS:治疗主要是 β 受体阻滞剂的应用与左侧心交感神经切除术,少数病例需要辅以起搏器或 ICD 治疗。治疗措施包括以下几方面。

(1)一般治疗:避免应用延长 QT 间期的药物。避免剧烈运动,情绪激动。建议所有 LQTS 患者避免剧烈的竞技性活动。LQT1 型患者尤其要限制游泳或在他人监护下进行;LQT2 型应尽量避免声音刺激,尤其在睡眠时(避免被电话和闹钟惊醒)。所有 LQTS 患者应避免服用可延长 QT 间期和降低钾、镁血浓度的药物。

(2)药物治疗:β 受体阻滞剂是遗传性 LQTS 患者的首选治疗,宜选择非选择性药物普萘洛尔(30~100mg/d),用至最大耐受量。对 LQT2 型补钾、镁有效。

(3)手术治疗:药物无效时可行左侧心交感神经切除术。

(4)心脏起搏:适用于长间歇依赖性恶性心律失常的 LQTS

患者。

(5) ICD：ICD 能预防猝死的发生，因此推荐用于下述具有指征的患者(表1-6-15)。

表1-6-15　遗传性 LQTS 的治疗建议

建议	推荐类别	证据水平
改变生活方式适用于所有 LQTS 患者[临床和(或)分子水平]	Ⅰ	B
β 受体阻滞剂适用于有临床症状的 LQTS 患者(即有 QT 间期延长者)	Ⅰ	B
置入 ICD 并联用 β 受体阻滞剂适用于有心搏骤停病史、预计生存时间 1 年以上的 LQTS 患者	Ⅰ	A
β 受体阻滞剂可有效降低 QT 间期正常、基因诊断成立的 LQTS 患者的 SCD 发生率	Ⅱa	B
置入 ICD 可有效降低接受 β 受体阻滞剂治疗后仍发生晕厥和(或)VT、预计生存时间 1 年以上的 LQTS 患者的 SCD 发生率	Ⅱa	B
当 LQTS 患者接受 β 受体阻滞剂治疗时仍发生晕厥、尖端扭转型室性心动过速或心搏骤停时，可考虑进行左心交感神经切除手术	Ⅱb	B
置入 ICD 并联用 β 受体阻滞剂可以预防心搏骤停高危型患者发生 SCD，如 LQT2 型和 LQT3 型，预计生存时间 1 年以上的患者	Ⅱb	B
对于 LQT3 发作 TdP 的患者，可考虑使用静脉利多卡因或口服美西律	Ⅱb	C

九、Brugada 综合征

【概念】

Brugada 综合征是一种离子通道基因突变的原发性心电疾病，是以右胸导联 V_{1-3} ST 段抬高、多变，心脏结构无明显异常、多形性室速或室颤与晕厥的反复发作以及猝死为特征的综合征。其 ECG 改变可能是永久的也可能是暂时的。其他导联也可偶见 J 点抬高(如后壁导联)。

【病因】

Brugada 综合征是由于编码心肌离子通道的基因突变引起离子通道功能异常所致。其中已经明确的一种遗传变异的类型是 LQT3 等位基因——钠离子通道基因(*SCN5A*)突变,是一种常染色体显性遗传性疾病。主要发生于 30~40 岁的男性,尽管在新生儿或儿童中也有心搏骤停的报道。

【诊断要点】

(一)临床表现

晕厥或心搏骤停:不明原因的晕厥与猝死,主要发生在男性,不伴器质性心脏病的证据。有些患者发生晕厥或猝死前有发热作为诱因。猝死的原因为快速多形性室性心律失常,多发生于休息或睡眠中。既往有晕厥病史伴 ECG 上 ST 段自发性抬高的患者,发生心搏骤停的概率是没有晕厥史和 ST 改变者的 6 倍。

(二)心电图

Brugada 综合征的 ECG 特点是发作性右束支阻滞、$V_{1~3}$ 导联 ST 段抬高。患者可有以下 3 型 ECG 改变:①1 型,"穹隆型" ST 段抬高,表现为 J 波振幅或抬高的 ST 段顶点 ≥2mm,伴随 T 波倒置,很少或无等电位线分离;②2 型,"马鞍型" ST 段图形,表现为 J 波振幅(≥2mm)引起 ST 段逐渐下斜型抬高(在基线上方仍然 ≥1mm),紧随正向或双向 T 波;③3 型,右侧胸前导联 ST 段抬高 <1mm,可以表现为"马鞍型"或"穹隆型"或两者兼有(图 1-6-23)。

Brugada 综合征的心电图的 ST 段改变可以是动态的,不同的心电图图形可以在同一个患者身上先后观察到,或在应用特殊的药物如钠通道阻滞剂后观察到。"Brugada 综合征样心电图改变"并不仅见于 Brugada 综合征,亦可见于急性冠状动脉综合征、急性肺栓塞、致心律失常性右心室心肌病等。

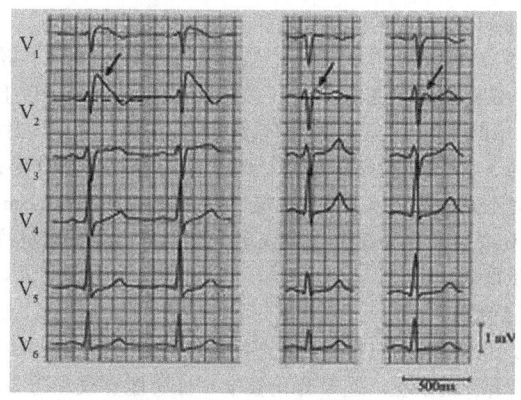

图 1-6-23　Brugada 综合征

同一患者在不同时期出现 3 种类型心电图的
动态改变,箭头所示为 J 波

(三)药物激发试验

静脉注射钠通道阻滞剂如氟卡尼(2mg/kg)和缓脉灵(1mg/kg)可以揭示隐匿性 Brugada 综合征,但其灵敏性和特异性尚不明确。部分静息基因携带者药物激发试验为阴性。

【诊断标准】

2002 年,ESC 心律失常分子基础研究组提出 Brugada 综合征的暂时建议诊断标准如下。

(1)无论是否使用钠通道阻滞剂,若 1 个以上右胸导联(V_{1-3})出现 1 型(穹隆型)ST 段抬高,且伴下列情况之一者:明确的室颤、自行终止的多形性室速、心性猝死的家族史(<45 岁)、家族成员中有 1 型 ST 段抬高、电生理检查中可诱导出室速或室颤、晕厥或夜间垂死样呼吸;并排除其他致上述 ECG 异常的情况。当仅有以上 ECG 特征时,称为"特发性 Brugada 综合征样 ECG 改变",而不称为 Brugada 综合征。

(2)基础 ECG 上 1 个以上右胸导联出现 2 型(马鞍型)ST 段抬高,药物激发试验时转变为 1 型 ST 段抬高,其意义等同于"标准(1)"中的 1 型 ST 段抬高。在伴有"标准(1)"中的一个或更多的临床表现,且药物激发试验中 ST 段抬高值超过 2mm

时,Brugada 综合征的可能性增加。

(3)基础 ECG 上 1 个以上右胸导联出现 3 型 ST 段抬高,药物激发试验时转变为 1 型 ST 段抬高,其意义等同于以上"标准 1"中的 1 型 ST 段抬高,并应接受相应的疾病筛检。对药物激发的 3 型 ST 段抬高转变为 2 型 ST 段抬高,尚不能作结论。

对不完全符合以上建议标准(如 J 波抬高幅度仅 1mm 的 1 型 ECG 表现),但又符合一个或多个以上提出的临床标准者,亦应予重视。

【治疗】

β 受体阻滞剂与胺碘酮等药物治疗不能预防 Brugada 综合征患者猝死的发生。迄今为止被唯一证明能有效预防心性猝死的治疗是 ICD。此外,患者应避免使用钠通道阻滞剂和三环类抗抑郁药(表 1-6-16)。

表 1-6-16 Brugada 综合征的治疗建议

建 议	推荐类别	证据水平
置入 ICD 适用于在接受适当治疗时发生心搏骤停、预计生存时间一年以上的 Brugada 综合征患者	I	C
置入 ICD 适用于既往有晕厥病史,V_1、V_2 或 V_3 导联有自发性 ST 段抬高,有或无 SCN5A 基因突变,预计生存时间 1 年以上的 Brugada 综合征患者	IIa	C
只有在药物激发试验中才出现自发 ST 段抬高伴或不伴临床症状的患者,建议进行临床的密切跟踪,看能否记录到自发的 ST 段抬高	IIa	C
置入 ICD 适用于既往有室速病史、没有心搏骤停、预计生存时间 1 年以上的 Brugada 综合征患者	IIa	C
异丙肾上腺素可以用于治疗 Brugada 综合征患者的电风暴	IIa	C

十、宽 QRS 波心动过速的鉴别诊断及处理

【概念】

心动过速时体表心电图 QRS 波宽度≥120 ms 为宽 QRS 心动过速。宽 QRS 波心动过速主要包括室速与室上速伴室内差传、束支阻滞及预激综合征并发逆向型房室折返性心动过速等。

【鉴别诊断】

诊断宽 QRS 心动过速首先考虑室性心动过速(室速)诊断,但也不能除外某些特殊类型的室上速。

(一)危险性分层

晚电位阳性表明存在可发生折返性室性心律失常的缓慢传导的异常心肌,并为存在折返性室性快速心律失常基质的重要标记。SAECG 阴性对排除宽 QRS 心动过速引起的不明原因晕厥具有较高的预测价值(89% ~ 99%)。心电生理检查可用于冠心病患者不明原因宽 QRS 快速心律失常的诊断;评价非缺血性扩张型心肌病患者出现的持续性心悸、宽 QRS 波心动过速、晕厥前兆或晕厥(Ⅰ类推荐,证据水平:C)。

(二)分类及鉴别要点

1. 室速多种心电图特征有助于室速的鉴别诊断。

(1)房室分离:宽 QRS 心动过速伴房室分离且室率快于房率,支持室速诊断,但房室分离现象只见于 30 % 的室速患者。按摩颈动脉窦可引发房室分离现象,室速的维持无需心房(P 波)参与。有时宽 QRS 心动过速时心电图上 P 波识别困难,可设法找出房室分离的其他证据,如不规则的大炮波、第一心音强弱不等、收缩压波动等;也可使用食管电极导联记录 P 波,帮助鉴别诊断。

(2)融合波:心室融合波或心室夺获是室速的一个重要诊断依据。但某些特殊情况下的室上速亦可出现室性融合波。因此,有室性融合波不能完全排除室上速。

(3)QRS 宽度:QRS 宽度在右束支传导阻滞(RBBB)图形

时超过0.14 s，左束支传导阻滞（LBBB）时超过0.16 s，支持室速诊断。但室上速经旁路前传、室上速合并束支阻滞或室上速使用ⅠA、ⅠC类抗心律失常药物时，QRS宽度也可在0.14 s以上。QRS时限≤0.14 s也不能排除室速，因为某些分支型室速可发生相对窄的QRS波群。

（4）QRS电轴：发作时电轴左偏有利于室速的诊断，不偏则有利于室上速的诊断。电轴右偏对鉴别诊断意义不大。但室速也可见到电轴右偏，相反，室上速伴室内差传时亦偶见电轴左偏。

（5）胸前导联QRS波同向性：指V_1～V_6所有QRS波群均向上或均向下，支持室速的诊断。

（6）心动过速时QRS图形特征：V_1和V_6导联的形态对鉴别室上速和室速有帮助。支持室速诊断的心电图特征为：胸前导联上RS宽度>100 ms（R波起始到S低点）；胸前导联上QRS均为负向，呈QS型（若为正向一致性，有可能是经左后旁路前传的AVRT）。室上速伴室内差传，V_1多呈3相波（rsR′型），R′>R，少数呈QS或Rs型，V_5呈典型右束支阻滞型，S波粗钝。而室速呈右束支阻滞型者，V_1多呈单相R波或双峰R型，左峰高于右峰，V_5呈QS或rS型。室速呈左束支阻滞型时V_1呈rS型，r波宽于窦性心律r波或≥30 ms，S波下降支有挫折，V_1的r波起始至S波间期≥70 ms，同时伴电轴左偏，V_6呈QR或qR型。QR型提示心肌瘢痕，见于大约40%的AMI后室速患者（AMI和器质性心脏病史对室速的诊断很重要）。值得注意的是，尽管室速有上述心电图特征，但仍有不少误诊。QRS宽度及形态标准的特异性在服用抗心律失常药和高钾血症及严重心衰患者中会受影响。

2. 室上速合并束支阻滞或差异传导：束支阻滞可以是在窦律下就已存在，或在心动过速时才出现的，是由于心室率过快，在束支系统产生的差异传导。大多数差异传导不仅仅只与频率过快有关，也可由于开始的长短周期现象引发。发生旁路同侧束支差异传导，可使心动过速频率相应减慢。

3. 室上速合并旁路前传：多种室上速可合并旁路前传，如房速、房扑、房颤等。由旁路参与的 AVRT 可经旁路前传,而经正常房室传导系统或另一条旁路逆传。表现为 LBBB 的宽 QRS 心动过速也可由少数特殊房室旁路(如房束旁路、结束旁路和结室旁路)引起。

(三)鉴别流程

目前较多应用的是 Brugada 提出的宽 QRS 波心动过速鉴别诊断的心电图流程(图 1-6-24)和 Vereckie 新四步法(图 1-6-25)。

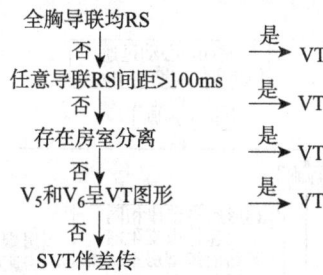

图 1-6-24 宽 QRS 波心动过速鉴别诊断流程(Brugada 法)

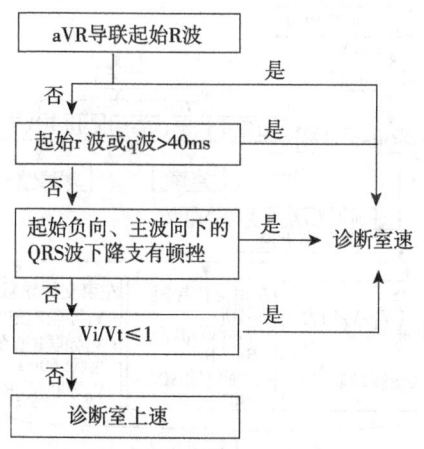

图 1-6-25 宽 QRS 波心动过速鉴别诊断流程(Vereckie 新四步法)

以上第4步中符合 VT 的 V_1 和 V_6 QRS 波群形态为：①呈右束支阻滞型：V_1 呈 R、QR、RS 型，一般无小 r 波；V_1 为3相波，但电轴左偏且 V_6R<S。②呈左束支阻滞型：V_1 或 V_2 的 R 波宽度 >30ms，或 R 波起始到 S 波最低点与等电位线垂直交叉点距离 >60ms，或 S 波下降支有切迹；V_6 有 Q 波，如 qR 或 QS 型。

2005年《中华心血管病杂志》发表的《室上性快速心律失常治疗指南》亦提出了如下宽 QRS 心动过速鉴别诊断程序（图1-6-26）：

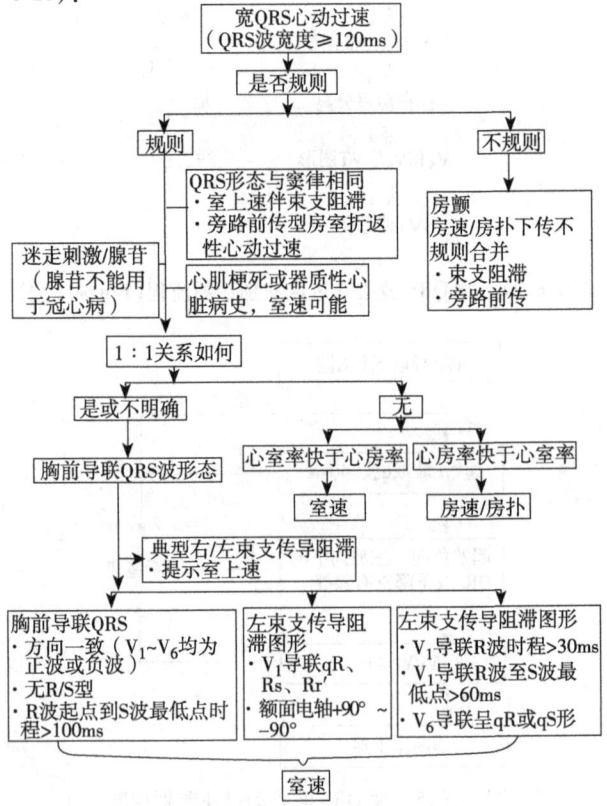

图 1-6-26 宽 QRS 心动过速鉴别诊断程序

【处理】

根据病史及心电图资料,一旦诊断明确,应针对其机制及伴随的血流动力学状态采取相应的急、慢性治疗措施。对一个宽 QRS 心动过速并不能以心动过速时血流动力学状况估计心动过速类型。不能明确诊断则按室速处理。某些用于终止室上速的药物如维拉帕米、地尔硫䓬有可能使室速患者血流动力学恶化,用药前应注意鉴别诊断。无论是室速或是室上速,若血流动力学不稳定,最有效的处理方法是直流电转复。

宽 QRS 心动过速的急性期处理:

(1)对血流动力学不稳定的心动过速,应立即行直流电转复。对不规则的宽 QRS 心动过速(房颤合并预激)建议电转复。

(2)若血流动力学尚稳定,也应尽早终止。先通过询问病史及 12 导联心电图检查进行判断,然后选择电转复、抗心律失常药物或起搏超速抑制来终止。

1)直流电转复:优势包括没有致心律失常作用、快捷、高效;缺点是不能够避免心律失常的再发,需要镇静或麻醉。

2)抗心律失常药物:对于无器质性心脏病和血流动力学稳定的宽 QRS 心动过速可选用。其优点是无需麻醉,且多数有效;缺点是终止较慢,部分患者不能终止;不良反应包括低血压和致心律失常作用。被广泛采用的药物有静脉的普鲁卡因胺、索他洛尔、利多可因和胺碘酮。对有器质性心脏病、左心室功能损害或有心衰征象者,胺碘酮更为安全。参见本章"室性心律失常"之室性心动过速的紧急治疗建议。

(3)对血流动力学稳定、诊断为室上速者,则按窄 QRS 心动过速处理。经旁路前传的宽 QRS 心动过速可按室上速处理,但不能使用影响房室结传导的药物。

(4)洋地黄过量的室速主要针对洋地黄过量处理。

(林　立　周洪莲　王　琳)

第七章 感染性心内膜炎

【概念】

感染性心内膜炎(infective endocarditis, IE)是由病原微生物循血行途径引起的心内膜、心瓣膜或邻近大动脉内膜的感染并伴赘生物的形成。心内膜如有微生物,包括细菌、病毒和真菌等感染,在瓣叶上形成赘生物,并能延伸至腱索及心室、心房、室间隔的内膜。此外,某些心外的先天性血管疾病,如主动脉缩窄、动脉导管未闭也能形成上述病理变化,从而发生临床症状。

【流行病学】

感染性心内膜炎的年发病率为$(3~10)/10$万人,以往多见于年轻心脏瓣膜病(风湿性心脏病为主)患者,目前多见于与医疗活动有关的老年患者(无明确瓣膜疾病者或人工心脏瓣膜置换者)。病原菌学也有变化,葡萄球菌位居首位,链球菌已退至第二位,其次为肠球菌;但在发展中国家,最常见的仍旧是链球菌,其次为金黄色葡萄球菌。

心脏病变主要侵犯左侧心脏,多见的为主动脉瓣和二尖瓣的轻至中度关闭不全,右侧较少见。

【病因】

在原有心脏或血管疾患的基础上并发细菌或真菌感染,早期国外2345例统计结果最常见的细菌为草绿色链球菌,其次为金黄色葡萄球菌、革兰阴性杆菌,真菌培养阳性者有9.3%。最近的3784例统计结果显示最常见的为金黄色葡萄球菌,其次为链球菌。IE也可发生在正常心脏。最常见的心脏病病因为风湿性心瓣膜病变,常见为主动脉瓣或二尖瓣关闭不全;其次为先天性心血管畸形,或曾有心脏外科手术史,包括人造瓣膜置换术。最新资料显示,人工心脏瓣膜病变、退行性瓣膜钙化、静脉注射吸毒等导致的 IE 不断增加,而这些多与临床侵入性医疗操作引起的菌血症有关。

【发病机制】

1. 非细菌性血栓性心内膜炎:湍流损伤瓣膜内皮,血小板及纤维蛋白沉积,有利于细菌黏附和感染。

2. 一过性菌血症:创面释放多种微生物至血液循环中。

3. 细菌黏附:微生物黏附于受损内皮。

4. 定植细菌繁殖:定植微生物不断繁殖并进一步刺激纤维蛋白和血小板沉积,形成赘生物。

【病理】

(一)赘生物

1. 组成:血小板、纤维蛋白、红细胞、白细胞及病原体。

2. 部位:内膜表面。

3. 特点:脆性大,易脱落,可引起体循环的栓塞,如脑、脾、肾和肢体动脉栓塞,有时可形成细菌性动脉瘤。病原体血行播散可在远隔部位形成转移性脓肿。

4. 并发症:经尸检证实并发症总共为 45% ~60%,临床诊断亚急性占 12% ~35%,急性占 50% ~60%。

5. 具体脏器:瓣膜、腱索破坏或穿孔,包括其他心内膜炎,心肌脓肿较少见,病变还可由心肌发展至心包。心肌小脓肿为 6% ~20%;肾脏栓塞或脓肿为 20% ~30%;脑栓塞或脓肿为 20% ~30%;肺梗死或脓肿,尤见于右侧病变,占 12%;脾以栓塞为主,脓肿少见,占 6% ~30%;肢体和肠系膜动脉栓塞占 10%;眼部的大栓塞占 2%,小栓塞占 10% ~25%,微栓塞占 15%。

(二)免疫复合物

血中循环免疫复合物(circulating immune complex,CIC)水平升高。

1. 皮肤:小血管炎,如皮肤、黏膜瘀点,指(趾)甲下出血。

2. 手指或脚趾 Osler 小体,伴有疼痛。

3. 手心及脚心 Janeways 结节出血性病变,但不伴疼痛。

4. 肾脏灶性肾小球肾炎或弥漫性肾小球肾炎。

【诊断要点】

(一)临床表现

1. 发热:最常见,亚急性 IE 常为低热及间歇性发热,急性 IE 如金黄色葡萄球菌所致可有高热伴寒战,中毒症状明显。

2. 心脏杂音:原无杂音而新出现杂音为 2%~5%,原有杂音性质发生改变占 36%~52%。

3. 脾大:20 世纪 80 年代报道较多。

4. 进行性贫血:多见于亚急性 IE。

5. 皮肤及黏膜改变:皮肤及黏膜瘀点,注意眼睑结膜、口腔软腭及颊黏膜、手足背及锁骨上皮肤,这种瘀点 2~3 天即消失。由于毛细血管通透性增高伴有局部血栓,手指或脚趾甲床下可见线状出血;Osler 结节发生在指(趾)尖的红色疼痛性结节,持续数小时至数日;Janeway 损害病变即发生在手及脚掌的无痛性小结节或出血性红斑,可持续数日,发生率约 5%,主要见于急性 IE;在慢性 IE 部分可见杵状指(趾)。

6. 栓塞表现:为 IE 常见的并发症。

(1)脾栓塞:左上腹部剧痛并向肩部放射,发生率约 50%。

(2)肾栓塞:两季肋部和腹部疼痛,肉眼或镜下血尿。

(3)脑栓塞:中枢神经系统症状和体征。

(4)肠系膜动脉栓塞:腹痛、肠绞痛和大便隐血阳性。

(5)肺栓塞:呼吸困难、咳嗽、胸痛、痰中带血和咯血等,常见于由左向右分流的先天性心脏病所致的右心 IE。

(6)肢体栓塞:相应部位缺血和疼痛。

(二)实验室检查

1. 血培养:血培养阳性为诊断 IE 的肯定依据。

2. 一般化验:红细胞及血红蛋白减少,血红蛋白一般为 60~100g/L,见于 70%~90% 亚急性 IE,贫血随着病情的进展而加重。白细胞一般在正常范围,在并发栓塞时可增高,并见核左移现象。红细胞沉降率 90%~100% 增高。尿常规检查蛋白尿见于 50%~60% 的患者,镜下血尿发生率为 30%~50%。

3. 血液生化检查

(1) IE 并发肾脏病变时尿素氮及肌酐升高。

(2) C 反应蛋白在急性期升高,治疗有效时下降。

4. 血清免疫学检查

(1) 慢性期 γ 球蛋白增加,清蛋白/球蛋白比例倒置。

(2) CIC 阳性有助于诊断,但非特异性。

(3) 类风湿因子阳性(50%)。

(三)特殊检查

1. 心电图:呈非特异性改变,可检出各种心律失常。如不同程度房室传导阻滞,左、右束支传导阻滞,若伴有心包炎可有急性 ST 段升高,有时可出现非特异性 ST 段和 T 波缺血性改变。

2. 超声心动图:多普勒二维超声心动图能检测到 2~3mm 赘生物,能明确心内赘生物、瓣膜损害、脓肿形成、血流动力学改变和心功能。近年来经食管二维超声心动图能检出更小的如 1.0~1.5mm 的赘生物,有助于确定诊断。

3. 心导管及心血管造影:疑有冠心病为基础病者可做心导管检查,可评估瓣膜的功能,并能从局部采集血标本测定细菌数,但有引起赘生物脱落而发生栓塞的危险。

4. 组织病理学检查:切除的瓣膜组织和栓子碎片的病理学检测是诊断 IE 的金标准。

(四)诊断

1. 诊断线索

(1) 原有瓣膜病、先天性心脏病或换瓣患者伴有 1 周以上不明原因的发热或新的杂音,有吸毒史或抵抗力低下者可以没有基础心脏病而发生 IE。

(2) 栓塞现象。

(3) 脑卒中、脾大及皮肤病变者。

2. 诊断依据:以下情况可以肯定诊断,但是血培养阴性和未发现心脏赘生物者不能排除诊断。

(1) 血培养阳性。

(2) 超声检查发现有赘生物。

【鉴别诊断】

1. 风湿活动：原有风湿性心瓣膜病，已确诊 IE 者经足量抗生素治疗体温不退。

2. 右心内膜炎：有肺梗死症状或反复发生的肺部感染，而无皮肤及体循环栓塞现象。

3. 糖尿病、结核病：非特异性全身不适、疲乏、体重降低、夜间盗汗。

4. 结缔组织病：发热伴有类风湿症状。

5. 淋巴瘤：有发热、贫血、脾大。

6. 动脉粥样硬化：所致脑血栓形成见于老年患者，有脑卒中症状。

【治疗】

(一)药物治疗

1. 治疗原则

(1)以杀菌剂为主，如青霉素(青霉素 G)。

(2)抑菌剂要与杀菌剂联合应用，如庆大霉素 + 氨苄西林。

(3)用药要早，剂量要足，如青霉素 1200 万 ~ 1800 万 U/d。

(4)疗程宜长，一般为 4 ~ 6 周。

2. 具体药物应根据细菌的敏感性选择

(1)草绿色链球菌：用青霉素 1200 万 ~ 1800 万 U/d，分 4 次静脉注射。若 3 天体温不退，应考虑耐药性，可加大剂量至 1800 万 ~ 2400 万 U，用 4 ~ 6 周，应该联合使用氨基糖苷类抗生素。

(2)肠球菌

1)对青霉素敏感性较差，故需加大剂量至 2000 万 ~ 4000 万 U/d，用 6 周，加庆大霉素 1mg/kg，静脉注射，3 次/日，用 2 周。

2)氨苄西林 12g/d，分 4 次静脉注射，用 4 ~ 6 周，加庆大霉素 1mg/kg，肌内注射或静脉注射，3 次/日，用 2 周。

3)万古霉素 30mg/kg，静脉注射，2 次/日，加庆大霉素 1mg/kg，静脉注射，3 次/日，用 2 周。

(3)金黄色葡萄球菌

1)若菌种对青霉素仍敏感者,仍先考虑用青霉素2000万~4000万U/d。

2)苯唑西林(oxacillin)2g,静脉注射,q4h,疗程4~6周,加庆大霉素1mg/kg,肌内注射或静脉注射,3次/日,用2周。

3)头孢唑啉钠(cephazolin)2g静脉注射,3次/日,用4周,必要时加庆大霉素1mg/kg,肌内注射或静脉注射,用3~5日。

4)万古霉素30mg/kg,静脉注射,2次/日,用6周;不能用青霉素者或耐甲氧西林和第1代头孢菌素者可用此方案。

(4)革兰阴性杆菌

1)头孢曲松(ceftriaxone,rocephin,菌必治)2g,静脉注射,1次/日,用4周。

2)氨苄西林12g/d,分4次静脉注射,用4周,加庆大霉素1mg/kg,静脉注射或肌内注射,3次/日,用4周。

(5)血培养阴性(文献报道达2.5%~14%)而临床高度怀疑IE者,可用大剂量苄星青霉素和氨基糖苷类药7周,若无效,可用万古霉素和头孢菌素。

(6)真菌感染:死亡率高,常需双重抗真菌药及瓣膜置换。可选两性霉素B单用或联用唑类抗真菌药。经换瓣治疗联用两性霉素B至少6周,继而多需要终身口服唑类药物治疗。

(二)手术治疗

1. 绝对适应证

(1)中度至重度心力衰竭:由于瓣膜功能损害,必须换瓣。

(2)感染不能控制:抗生素治疗无效,真菌性IE,细菌持续阳性,要考虑有栓塞所致的有关脏器脓肿,如脾栓塞。

2. 相对适应证

(1)瓣膜周围感染延伸。

(2)金黄色葡萄球菌IE,瓣膜破坏严重,主动脉瓣和二尖瓣区新出现杂音。

(3)人工瓣膜反复感染者。

(4)巨大赘生物(>10mm),并有较大活动度者,有发生栓塞的可能。

【预后】

1. 短期:达临床及实验室疗效标准,即感染控制者,一般情况良好,能恢复正常生活。

2. 长期:取决于下列因素:①原有瓣膜结构有无受损。②感染细菌、草绿色链球菌预后最好,其次为肠球菌、金黄色葡萄球菌、革兰阴性杆菌。③有无复发。④栓塞病灶是否控制或清除。⑤诊断及治疗时间。有上述因素者随诊。

【随诊】

1. 复发:停用抗生素后最少观察2~4周体温,以便早期发现可能的复发。

2. 心功能的改变(感染控制的患者):因心脏瓣膜有不同程度受损,易发生心功能不全,应每半年复查。

3. 肾功能:由于肾栓塞的发生率较高(尸检证实达20%~30%),故应经常复查尿常规,注意WBC、RBC及肾功能,以免因肾脏诱发再感染。

4. 中枢神经系统改变:由于老年人常伴有动脉粥样硬化,结合脑栓塞率也有20%~30%,要注意一过性脑缺血发作时的鉴别诊断。

参 考 文 献

Baddour LM, Wilson WR, Bayer AS, et al. 2005. Infective endocarditis: diagnosis, antimicrobial therapy, and management of complications: a statement for healthcare professionals from the Committee on Rheumatic Fever, Endocarditis, and Kawasaki Disease, Council on Cardiovascular Disease in the Young, and the Councils on Clinical Cardiology, Stroke, and Cardiovascular Surgery and Anesthesia, American Heart Association: endorsed by the Infectious Diseases Society of America. Circulation, 111: e394 - e434.

Friedman ND, Kaye KS, Stout JE, et al. 2002. Health care - associated bloodstream infections in adults: a reason to change the accepted definition of community - acquired infections. Ann Intern Med, 137: 791 - 797.

Habib G, Hoen B, Tornos P, et al. 2009. Guidelines on the prevention, diagnosis, and treatment of infective endocarditis (new version 2009): the Task Force on the Prevention, Diagnosis, and Treatment of Infective Endocarditis of the European Society of Cardiology (ESC). Endorsed by the European Society of Clinical Microbiology and Infectious Diseases (ESCMID) and the International Society of Chemotherapy (ISC) for Infection and Cancer. Eur Heart J,30:2369-2413.

Moreillon P, Que YA. 2004. Infective endocarditis. Lancet,363:139-149.

Wilson W, Taubert KA, Gewitz M, et al. 2007. Prevention of infective endocarditis: guidelines from the American Heart Association: a guideline from the American Heart Association Rheumatic Fever, Endocarditis, and Kawasaki Disease Committee, Council on Cardiovascular Disease in the Young, and the Council on Clinical Cardiology, Council on Cardiovascular Surgery and Anesthesia, and the Quality of Care and Outcomes Research Interdisciplinary Working Group. Circulation,116:1736-1754.

第八章 心肌疾病

1995年世界卫生组织/国际心脏病学会联合会将心肌病定义为伴心功能不全的心肌疾病,分为原发性和特异性两大类。

第一节 原发性心肌病

原发性心肌病又可分为扩张型(DCM)、肥厚型(HCM)、限制型(RCM)、致心律失常型右心室心肌病及未定型心肌病。20世纪80年代末至90年代初,南京地区两组心肌病调查显示HCM和DCM的年代发病率分别为1.3/10万和1.5/10万人群;2007年北京报道大规模、多中心以超声检查为依据的8080例流行病资料显示HCM患病率为180/10万人群,为全球范围HCM发病率提供了重要数据。

一、扩张型心肌病

【定义】

扩张型心肌病(dilated cardiomyopathy,DCM)是一类既有遗传又有非遗传原因造成的复合型心肌病,以左心室、右心室或双腔扩大和收缩功能障碍等为特征,通常经二维超声心动图诊断,扩张型心肌病导致左心室收缩功能降低、进行性心力衰竭、室性和室上性心律失常、血栓栓塞和猝死。扩张型心肌病是心肌疾病的常见类型,是心力衰竭的第三位原因。

【临床特点】

1. 症状:常发生于青壮年人,多数在40岁以下,可有心悸、呼吸困难等充血性左心衰或全心衰及多种心律失常表现,部分患者可发生栓塞和猝死。

2. 体征:心界向左下及双侧扩大,第一心音低钝,可闻及第三心音或第四心音奔马律,严重左心衰时可有双肺底湿啰音,还可有右心衰表现,如颈静脉怒张、肝大及外周水肿表现。

【特殊检查】

1. 胸部 X 线:心脏明显增大,常呈普大型,搏动减弱。

2. 心电图:常表现为心房颤动或房室传导阻滞或其他各种复杂心律失常,非特异性 ST-T 改变,窄而深的病理性 Q 波,后者与心肌纤维化有关。

3. 超声心动图:左心室或双侧心腔普遍扩大,成人左心室舒张末内径常 >60mm,最大可达 80mm,室壁变薄,心室弥漫性运动减弱,部分表现为室间隔及左心室后壁运动减弱,可有二尖瓣或三尖瓣反流,射血分数降低。

4. 核素心血池显像:可见心腔明显扩大,心室弥漫性运动减弱,射血分数降低。

5. 心导管检查和选择性心血管造影:左心导管检查可发现左心室舒张末期压升高,右心导管检查可见右心房压、右心室压、肺动脉压和肺毛细血管楔嵌压增高。左心室造影可见左心室明显扩大,弥漫性运动减弱,并可测得左心室射血分数明显降低。

6. 心内膜心肌活组织检查:用心肌活检钳从右心室或左心室取出心内膜下心肌活组织,组织学检查可见心肌细胞肥大、变性、间质纤维化。

【诊断标准】

临床常用诊断标准:①左心室舒张期末内径(LVEDd) >5.0cm(女性)和 >5.5cm(男性);②LVEF <45% 和(或)左心室缩短速率(FS) <25%。临床上主要以超声心动图作为诊断依据,X 线胸片、心脏放射性核素、心脏 CT 有助于诊断,磁共振检查对于一些心脏局限性肥厚的患者具有确诊意义。在诊断扩张型心肌病时需要排除引起心脏损害的其他疾病,如高血压、冠心病、心脏瓣膜病、先天性心脏病、酒精性心肌病、心动过速性心肌病、心包疾病、肺心病和神经肌肉性疾病等。

【鉴别诊断】

本病需要与冠心病缺血性心肌病、病毒性心肌炎、心包积液鉴别。

(一)冠心病缺血性心肌病

(1)冠心病常发生于中老年人,多在40岁以后发病,且多有冠心病危险因素。

(2)冠心病多有心绞痛或心肌梗死病史。

(3)冠心病心衰以左心衰表现为主,从出现充血性左心衰到发展为全心衰需较长时间(通常需数年)。

(4)心电图多有动态变化和导联选择性的心肌缺血型ST-T改变,心肌梗死性的病理性Q波,宽度多≥0.04s。

(5)超声心动图示左心室扩大和左心房扩大,左心室局限性变薄或节段性运动异常。

(6)冠心病对抗心肌缺血的药物治疗反应比心肌病好。

(7)冠状动脉造影可确立冠心病诊断。

(二)病毒性心肌炎

(1)常在上呼吸道感染或腹泻等病毒感染后1~3周内发病,急性期表现为心脏轻中度扩大、第一心音减弱、奔马律、心力衰竭。

(2)心电图有严重心律失常和心肌受损改变。

(3)急性期有心肌酶谱升高或肌钙蛋白阳性。

(4)病毒性心肌炎病程<6个月。

(5)病毒学检查、抗病毒血清学检查有助于诊断。

(三)心包积液

(1)有引起心包积液原发病的表现。

(2)心界向双侧扩大呈烧瓶样改变,心尖搏动明显减弱或消失,第一心音遥远,可有心脏压塞表现,如颈静脉怒张、血压下降和奇脉。常无心脏杂音和奔马律。

(3)心电图有心包积液的动态序列表现,但无心脏肥大、异常Q波及各种复杂的心律失常。

(4)X线示心脏双侧正常弓弧消失,其外形随体位变化而变化,心脏搏动明显减弱。

(5)超声心动图易于鉴别心包积液或心肌病。

此外,需排除风湿性心脏病、先天性心脏病、高血压性心脏病、肺源性心脏病。

【治疗】

1. 控制感染:呼吸道和泌尿系统感染是促进病情加重的常见诱因,一旦确认感染存在,应酌情使用抗生素。同时注意休息,避免体力劳动。

2. 早期治疗:仅仅是心脏结构的改变,超声心动图显示心脏扩大、收缩功能损害,但无心力衰竭的临床表现。此阶段应积极地进行早期药物干预治疗,包括β受体阻滞剂、血管紧张素转换酶抑制剂(ACEI),可减少心肌损伤和延缓病变发展。

3. 中期治疗:超声心动图显示心脏扩大、左心室射血分数(LVEF)降低并有心力衰竭的临床表现。液体潴留的患者应限制盐的摄入和合理使用利尿剂。利尿剂通常从小剂量开始,如呋塞米每日20mg或氢氯噻嗪每日25mg,并逐渐增加剂量直至尿量增加,体重每日减轻0.5~1kg。所有无禁忌证者应积极使用ACEI,不能耐受者使用血管紧张素受体拮抗剂(ARB),治疗前应注意利尿剂已维持在最合适的剂量,ACEI或ARB从很小剂量开始,逐渐递增,直至达到目标剂量。所有病情稳定、LVEF<40%的患者应使用β受体阻滞剂,目前有证据用于心力衰竭的β受体阻滞剂是卡维地洛、美托洛尔和比索洛尔,应在ACEI和利尿剂的基础上加用β受体阻滞剂(无液体潴留、干体重),需从小剂量开始,患者能耐受则每2~4周将剂量加倍,以达到静息心率不小于55次为目标剂量或最大耐受量。在有中、重度心力衰竭表现又无肾功能严重受损的患者可使用螺内酯、地高辛。有心律失常导致心脏性猝死发生风险的患者可针对性选择抗心律失常药物治疗(如胺碘酮等)。

4. 晚期治疗:超声心动图显示心脏扩大、LVEF明显降低并有顽固性终末期心力衰竭的临床表现。此阶段在上述利尿剂、ACEI/ARB、地高辛等药物治疗基础上,可考虑短期应用cAMP正性肌力药物3~5天,推荐剂量为多巴酚丁胺2~5μg/

(kg·min),磷酸二酯酶抑制剂米力农 50μg 负荷量,继以 0.375~0.750μg/(kg·min)。药物不能改善症状者建议考虑心脏移植等非药物治疗方案(图1-8-1)。

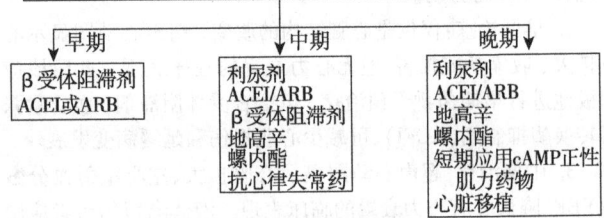

图 1-8-1　DCM 的诊断与治疗流程

二、肥厚型心肌病

【定义】

肥厚型心肌病(hypertrophic cardiomyopathy,HCM)是一种原发于心肌的遗传性疾病,心室肥厚是诊断依据,需排除高血压等疾病和运动员心脏肥厚。临床表现多样,无症状或有轻度胸闷、心悸、呼吸困难、恶性室性心律失常、心力衰竭、心房颤动伴栓塞、青少年时期猝死等。病理改变涉及心肌和结缔组织两个方面,心肌结构紊乱、间质纤维化,肥大心肌细胞与无序的核相互卷曲,局限性间质纤维化,胶原骨架无序和增厚,心肌内小血管壁增厚等形态异常。

【临床特点】

1. 症状:心悸、劳力性呼吸困难、心前区疼痛,似心绞痛,但可不典型。部分患者以黑矇、晕厥和猝死为首发症状。

2. 体征:心界可正常或扩大,可闻及第三心音及第四心音。

梗阻性可在胸骨左缘第3、4肋间或心尖部内侧闻及粗糙的收缩中晚期喷射性杂音,可伴收缩期震颤,该杂音常因左心室前负荷降低(屏气、含化硝酸酯类药)或心肌收缩力增强(运动、应用洋地黄类药)而增强;反之,当左心室前负荷增加(下蹲位时)或心肌收缩力减弱时(应用β受体阻滞剂)则杂音减弱。约1/2病例心尖区可闻及相对性二尖瓣关闭不全的收缩期反流性杂音,与乳头肌受肥厚室间隔影响移位有关。非梗阻性患者则无上述杂音。可有房颤和室性期前收缩等心律失常。

【特殊检查】

1. 心电图:以左心室肥厚和继发性 ST-T($V_4 \sim V_5$ 导联)改变最为常见,室间隔肥厚者 V_1、V_2 导联 R 波增高,R/S 比值增大。胸前导联广泛、巨大、倒置 T 波,以 V_3、V_4 导联为最突出者应高度怀疑心尖肥厚型心肌病。20% ~50% 的患者有深而窄的病理性 Q 波,出现于 Ⅱ、Ⅲ、aVF、aVL、V_4、V_5 导联为本病的另一个特征。约 50% 以上病例有心律失常,房性和室性期前收缩最常见,可发展为阵发性心动过速、房颤、室颤。其次可有左束支和右束支传导阻滞、左前分支传导阻滞、预激综合征。

2. 超声心动图:为本病最重要的检查,可发现局限性心肌肥厚的部位和肥厚的程度及局部运动减弱,心腔明显变小,而左心室后壁较少发生肥厚。在舒张期室间隔厚度 >15mm,室间隔厚度与左心室后壁厚度之比≥1.3,特别是≥1.5,则可确诊为室间隔非对称性肥厚型心肌病。梗阻性肥厚型心肌病,可见二尖瓣前叶收缩期前向运动,靠近肥厚的室间隔。若不注意检查心尖部,易漏诊心尖肥厚型心肌病。

3. X 线检查:早期多正常,或轻度左心室增大,后期出现心力衰竭时,左心室和左心房扩大。

4. 磁共振检查:可发现局限性心肌肥厚部位和肥厚的程度,特别是心尖肥厚型心肌病。心腔变小,舒张期肥厚的室间隔厚度 >14mm,室间隔厚度与左心室后壁厚度之比≥1.3,此为室间隔非对称性肥厚型心肌病的特征表现。

5. 核素心肌显像:放射性核素^{99m}Tc 或 TI 心肌显像可确定非对称性肥厚的部位和程度。

6. 心导管检查和心室造影:左心导管检查可见左心室舒张末压增高,梗阻性心肌病在左心室流出道的压力阶差常 > 2.67kPa(20mmHg)。在异位期前收缩后记录主动脉压,若主动脉内压较窦性搏动时降低,此为梗阻性心肌病的特征表现,称为 Brokenbrough 现象。而主动脉瓣狭窄患者在期前收缩后心搏增强,心室内压升高,由于没有左心室流出道梗阻存在,主动脉压与左心室内压成正比升高。做 Valsalva 动作,或含化硝酸酯类制剂,或静脉滴注异丙肾上腺素,均可增大左心室与主动脉间的压力阶差。

选择性左心室造影可显示肥厚型心肌病的解剖和功能特征。采用右前斜位可见左心室腔变小,室间隔肥厚者的室间隔突入左心室流出道,心室呈"S"形。心尖肥厚型者左心室腔则呈香蕉状或纺锤形,心尖部心腔十分狭小。冠状动脉造影常为正常。由于有了超声诊断,无需行双侧心室同步造影显示室间隔肥厚。

7. 心肌活组织检查:通过活检钳取肥厚部位的心内膜心肌组织,光镜检查可见心肌细胞畸形肥大、排列紊乱。

【诊断】

(一)主要标准

1. 超声心动图:左心室壁或(和)室间隔厚度超过 15mm。

2. 组织多普勒、磁共振:发现心尖、近心尖室间隔部位肥厚,心肌致密或间质排列紊乱。

(二)次要标准

1. 35 岁以内患者,12 导联心电图 Ⅰ、aVL、$V_4 \sim V_6$ 导联 ST 段下移,深且对称性倒置 T 波。

2. 二维超声室间隔和左心室壁厚 11~14mm。

3. 筛查发现已知基因突变,或新的突变位点,与 HCM 连锁。

(三)排除标准

1. 原发性高血压、风湿性心脏病二尖瓣病、先天性心脏病(房间隔或室间隔缺损)及代谢性疾病伴发心肌肥厚。

2. 运动员心脏肥厚。

(四)临床确诊标准

符合以下任何一项者:①1 项主要标准 + 排除标准;②1 项主要标准 + 次要标准第三项(阳性基因突变);③1 项主要标准 + 排除标准第二项(运动员心脏肥厚);④次要标准第二项和第三项;⑤次要标准第一项和第三项。

【鉴别诊断】

(一)心室间隔缺损

胸骨左缘第 3、4 肋间的收缩期杂音易造成误诊。鉴别要点:

(1)心室间隔缺损为全收缩期杂音,非喷射性,不易变化,向胸骨右侧方向传导。

(2)X 线检查肺循环血量增多征象。

(3)心电图无病理性 Q 波。

(4)超声心动图示心室间隔缺损特征,而无心室局部肥厚改变。

(5)心导管检查可进一步确诊室间隔缺损。

(二)主动脉瓣狭窄

鉴别要点:

(1)收缩期杂音常以胸骨右缘第 2 肋间最响亮,向右颈传导,主动脉瓣第二心音减弱。

(2)X 线示升主动脉扩张,主动脉瓣可有钙化影。

(3)心电图无病理性 Q 波。

(4)超声心动图示主动脉瓣狭窄病变,左心室为对称性向心性肥厚。

(5)左心导管检查在左心室与流出道之间无压力阶差,左心室与主动脉之间有明显压力阶差。

(三)冠心病心绞痛

胸痛和异常 ST-T 改变及病理性 Q 波需与冠心病鉴别。鉴别要点:

(1)冠心病以中年以后发病常见,常有冠心病的危险因素。

(2) 多有较典型的劳力性胸痛或胸闷症状。

(3) 心电图常伴相关导联缺血型 ST-T 动态改变。

(4) 超声心动图无心肌异常局限性肥厚特征。

(5) 舌下含服硝酸甘油胸痛好转。

(6) 冠状动脉造影可确立冠心病诊断。

【治疗】

1. 避免剧烈的体力活动和情绪激动及屏气：根据病情参加轻或中度体力劳动或体育活动，以防猝死发生；避免用洋地黄、硝酸酯类药。

2. 无症状 HCM 患者的治疗：对无症状的 HCM 患者是否用药存在分歧，部分学者主张无症状不用药。HCM 病程呈现典型的心室重构进程，为了延缓和逆转重构，建议服用 β 受体阻滞剂或非二氢吡啶类钙拮抗剂，小到中等剂量。β 受体阻滞剂（普萘洛尔 10~20mg，3 次/日。需逐步增量，直到最大使用剂量）减慢心率，降低心肌收缩力，减轻运动时左心室流出道压力阶差。钙离子拮抗剂（地尔硫䓬 30~90mg/d，维拉帕米 240~480mg/d，应观察血压，防止低血压的发生）能降低运动和安静时左心室流出道压力阶差和左心室顺应性。

3. 症状明显 HCM 患者的治疗：对已出现呼吸困难、运动受限患者，建议用丙吡胺，100~150mg/d，每天 4 次，治疗流出道梗阻效果优于 β 受体阻滞剂。HCM 患者伴前列腺肥大者不用或慎用。对有症状又有室上性心动过速的 HCM 患者建议用胺碘酮，通常不与丙吡胺合用。不推荐 ACEI，出现明显心功能不全，心脏扩张的终末阶段疾病时可适当应用。不用硝酸甘油、利尿剂等降低前、后负荷药。

4. 药物难治性 HCM 和 HCM 特殊问题的治疗：药物治疗后不能改善，并出现心搏骤停、持续性室性心动过速、流出道压差超过 30mmHg、心室壁厚度超过 30mm 等，属于药物难治性患者。①临时或埋藏式双腔起搏，对于发生急性呼吸困难、胸痛、超声证实流出道压力阶差大于 30mmHg 的患者，双腔起搏能降低压力阶差。不鼓励置入双腔起搏器作为药物难治性 HCM 患者的首选方案。②外科手术，切除最肥厚部分心肌，解除机械梗阻,修复二尖瓣反流,能有效降低压力阶差,明显解除或缓解心力衰竭,延长寿命,是有效治疗的标准方案。③化学消融,利用冠状动脉介入技术找到"罪犯"血管,通过球囊中心腔缓慢注入96%~99%的乙醇1~5ml,封闭罪犯血管,消除肥厚的室间隔(图1-8-2)。

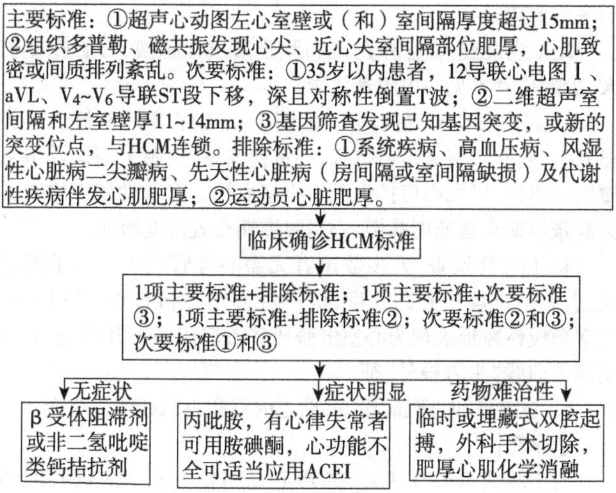

主要标准:①超声心动图左心室壁或(和)室间隔厚度超过15mm;②组织多普勒、磁共振发现尖、近心尖室间隔部位肥厚,心肌致密或间质排列紊乱。次要标准:①35岁以内患者,12导联心电图Ⅰ、aVL、V_4~V_6导联ST段下移,深且对称性倒置T波;②二维超声室间隔和左室壁厚11~14mm;③基因筛查发现已知基因突变,或新的突变位点,与HCM连锁。排除标准:①系统疾病、高血压病、风湿性心脏病二尖瓣病、先天性心脏病(房间隔或室间隔缺损)及代谢性疾病伴发心肌肥厚;②运动员心脏肥厚。

↓

临床确诊HCM标准

↓

1项主要标准+排除标准;1项主要标准+次要标准③;1项主要标准+排除标准②;次要标准②和③;次要标准①和③

无症状	症状明显	药物难治性
β受体阻滞剂或非二氢吡啶类钙拮抗剂	丙吡胺,有心律失常者可用胺碘酮,心功能不全可适当应用ACEI	临时或埋藏式双腔起搏,外科手术切除,肥厚心肌化学消融

图1-8-2 肥厚型心肌病诊断与治疗流程图

三、限制型心肌病

【定义】

限制型心肌病(restrictive cardiomyopathy,RCM)是不明原因的以心内膜和心内膜下心肌纤维化,从而导致心室舒张充盈受阻为特征的心肌病。该型心肌病在我国少见。

【临床特点】

1. 症状:以左心室病变为主者引起呼吸困难,如阵发性夜间呼吸困难、端坐呼吸,累及右心室引起外周水肿、腹水等。

2. 体征:右心受累者有右心室抬举性搏动、右心室奔马律、颈静脉怒张、肝大、全身严重水肿、腹水等酷似慢性缩窄性心包炎体征。左心受累者则有双肺底湿啰音、左心室奔马律、P_2亢进。

【特殊检查】

1. 心电图:可见心房肥大、心律失常,如窦性心动过速、房颤、室内束支传导阻滞和房室传导阻滞等,QRS 波低电压,T 波低平或倒置。

2. X 线检查:可有肺充血和胸膜渗出性积液,心脏轻度扩大,少数患者可见心内膜钙化影。

3. 超声心动图:左心室心腔缩小,心尖心室腔和流入道明显缩小,而左心室流出道扩张,心室壁增厚,内膜下组织及房室瓣反射增强,可见心房扩大及右心室血栓。多普勒超声检查可见舒张早期充盈速度减慢,心房收缩期充盈速度增加。

4. 心导管检查:大多数患者无需心导管检查。为了测定左、右心室充盈压升高程度,则需进行左心和右心导管检查。心室顺应性减低表现为心室舒张压和心房压均有升高,左右心室压力曲线"平方根号"征。

5. 心内膜和心肌活检:可见心内膜和心肌纤维化改变。

【诊断】

有上述典型临床表现,超声心动图检查有心尖部心腔闭塞、心内膜增厚等典型限制型心肌病变特征改变,心内膜心肌病变活检有心内膜和心肌纤维化改变者可确诊。

【鉴别诊断】

RCM 主要与缩窄性心包炎进行鉴别,鉴别要点为:

(1)常有引起心包积液原发病,如结核、细菌性感染病史和表现。

(2)常有心包叩击音,心尖部冲动减弱,第一心音减弱,心尖部无心脏杂音,Kussmaul 征阳性。

(3)X 线检查心包膜示心包膜钙化,超声显示心包膜明显增厚,光反射增强,心内膜正常;而限制型心肌病则显示心内膜钙化,心内膜增厚,心室腔狭小。

(4)对难于鉴别的病例,可做心导管检查和心内膜心肌活检。

【治疗】

(1) 心功能不全引起肺循环和体循环充血时选用利尿剂。但应注意,利尿过度将引起有效循环血量不足,导致低血压、尿素氮升高。若无低血压可选择使用血管紧张素转化酶抑制剂。用胺碘酮和奎尼丁治疗限制型心肌病伴发的房颤,可防治血栓形成。

(2) 当心内膜及心内膜下心肌纤维化比较严重时,可行外科手术切除心内膜,房室瓣受损严重者可同时行瓣膜置换术。

(3) 对于药物治疗效果不佳的患者,在肺、肾、肝和其他脏器出现功能损害之前,可积极考虑进行心脏移植术。

第二节 特异性心肌病

特异性心肌病是指病因明确或与系统疾病相关的心肌疾病,包括缺血性心肌病、风湿性心肌病、瓣膜性心肌病、高血压性心肌病、炎症性心肌病、代谢性心肌病、肌营养不良、神经肌肉病变、过敏及中毒反应、围生期心肌病等。

一、风湿性心肌炎

【定义】

风湿性心肌炎(rheumatic myocarditis)是由 A 组溶血性链球菌感染所引起的自身免疫性疾病,是风湿热最重要的临床表现之一,发病有显著的地域性及季节性,在我国东北及华北地区发病率最高,其次为华东、华中及华西等地区。发病季节以寒冬及早春居多,发病年龄多见于 5~15 岁青年。

【临床特点】

1. 病史:发病前 1~3 周,约半数患者有上呼吸道感染史。

2. 症状:轻者可无症状,多数患者可诉心前区不适、隐痛和心悸,重者可出现心力衰竭、严重心律失常或心源性休克等症状。

3. 体征:可有心脏扩大,与体温不成比例的心动过速,第一心音低钝,可呈胎心音或钟摆律,或出现病理性第三心音和舒张期奔马律,累及心包者可有心包摩擦音,相对性二尖瓣或三尖瓣关闭不全所致的反流性杂音。严重者有心力衰竭、心律失常或休克体征。

4. **实验室检查**:可有白细胞增高,红细胞沉降率增快,抗链球菌溶血素"O"(ASO)滴定度>500U,C反应蛋白(CRP)水平异常增高。部分患者咽拭子培养链球菌阳性。

【特殊检查】

1. **心电图**:非特异性ST-T改变(ST段升高或下降,T波平坦或倒置),QT间期延长,心动过速或过缓,室性期前收缩,室性心动过速,房室传导阻滞。

2. **X线检查**:病情轻者一般无心脏增大,重症者胸片见轻中度心脏扩大,透视下见心搏减弱,可有不同程度肺淤血表现。

3. **超声心动图**:因瓣膜充血肿胀,部分患者可出现相对性二尖瓣关闭不全的征象,合并心功能不全者有心腔扩大及左心室射血分数(EF)降低。

【诊断】

青少年患者有发热、游走性全身大关节痛、心悸、胸闷;心脏增大,心音低钝,可有舒张期奔马律,与体温不成比例的心动过速;重症者有心力衰竭、休克及各种严重心律失常。ASO高(通常>500U),红细胞沉降率快,CPR水平异常增高,咽拭子培养溶血性链球菌阳性。根据上述表现,一般均能及时做出诊断。

【鉴别诊断】

1. **病毒性心肌炎**:除心肌炎表现外,起病前1~3周有上呼吸道或消化道病毒感染史,心肌酶谱异常增高,红细胞沉降率正常或轻度升高,病毒中和抗体滴定度>1:640或恢复期血清中和抗体效价比病初增高4倍以上。咽拭子、粪便或心包穿刺液中可分离出病毒,心肌活检标本可分离出病毒,或免疫荧光抗体检查证实病毒抗体,或在电镜下发现病毒颗粒。

2. **其他感染性心肌炎**:如白喉、伤寒、大叶性肺炎、葡萄球菌、脑膜炎球菌血症,白色念珠菌、隐球菌等引起的心肌炎等。除心肌炎表现外,它们各自具有细菌性或真菌感染特有的临床表现,病灶分泌物或血培养常能检查出相应的细菌或真菌。

【治疗】

(一)一般治疗

急性期应卧床休息,在风湿活动控制后应继续休息1个月,然后逐渐增加活动量。饮食中应补充足够量的蛋白质及维生素A、维生素C。

(二)药物治疗

1. 清除链球菌感染:首选青霉素,10%葡萄糖溶液250ml+青霉素800万U静脉滴注,1次/日,疗程至少2周。随后每周肌内注射长效青霉素(苄星青霉素G,benzathine penicillin G)120万U,4周后改为每个月1次,至少预防注射5~10年,青少年患者要应用到25岁左右。上述治疗能够大大减少风湿性心脏病发生率。

2. 抗风湿药物治疗:最常用的药物是乙酰水杨酸(阿司匹林),一般剂量为成人4~6g/d。疗程为8~12周,可连用2~3个疗程。对阿司匹林不能耐受者,建议使用布洛芬缓释剂(fenbid)0.6g/d、舒林酸(sulindac)0.4g/d、分次口服,双氯芬酸(扶他林,voltaren)75~150mg/d,分3次口服。

3. 肾上腺皮质激素:是治疗风湿性心肌炎最有效的药物之一,它能够迅速消除心肌及心内膜炎症,对改善症状及预防瓣膜狭窄或关闭不全很有效,应尽早使用。可每日静脉注射氢化可的松(hydrocortisone)200~400mg或地塞米松(dexamethasone)10~30mg/d,分3次静脉注射;症状控制后改用泼尼松(predisone)40~60mg/d,逐渐减量并维持用药2~4周。当激素开始减量时即加用水杨酸制剂,停用激素后继续用抗风湿药4~8周。

(三)对症和并发症的治疗

当发生心力衰竭、心律失常或心源性休克时,应积极进行相应急救治疗。由于风湿性心肌炎患者对洋地黄敏感,宜采用小剂量快速制剂,如毛花苷 C(西地兰,cedilanid)0.2mg,或毒毛花苷 K(strophanthin K)0.125mg 静脉注射。

二、围生期心肌病

【定义】

1971 年,Demakis 等首次定义围生期心肌病(peripartum cardiomyopathy, PPCM)的 3 条诊断标准:①发生于妊娠最后 1 个月或产后 5 个月内;②无其他明确的心力衰竭原因;③超声心动图证实为左心室收缩性心力衰竭。PPCM 发病率在世界各地差异很大。近年来世界各地报道显示 PPCM 平均发病率占孕妇的 1/4000~1/1485,发病率有逐年增加趋势。

【临床特点】

1. 危险因素:主要包括高龄产妇(>30 岁)、多产、黑色人种、肥胖、营养不良、妊娠期高血压等。

2. 主要症状:表现为左心室收缩性心力衰竭的表现,常伴有栓塞并发症,全身性动脉栓塞可有短暂性脑缺血发作、偏瘫、肺栓塞、急性心肌梗死、肠系膜动脉栓塞、肾梗死、脾梗死等表现。

3. 体征:血压可正常。颈静脉怒张、心动过速、奔马律、肝大、下肢水肿较常见,还可闻及二尖瓣、三尖瓣反流杂音,部分患者可有肺动脉高压体征。

【辅助检查】

心电图可见各种心律失常,部分可表现类似急性心肌梗死的病理性 Q 波;胸部 X 线提示心影扩大、肺淤血;超声心动图显示左心室射血分数 <45%,缩短分数 <30%,和(或)左心室舒张容积 >2.7cm/m^2,证实为收缩性心力衰竭。经常规治疗 2 周后无明显好转的病例可试行心内膜心肌活检,多聚酶链反应(PCR)寻找心肌病毒感染证据,活检可见炎性细胞因子增加、大量淋巴细胞浸润等。但常规进行心内膜心肌活检是有争议的,据报道其诊断敏感性仅为 50%,但其特异性可达 99%。发病 2 周后血清肌钙蛋白 T 可呈阳性。

【诊断】

PPCM 为排除性诊断,诊断标准:①发生于妊娠最后 1 个月或产后 5 个月内;②无其他明确的心力衰竭原因,其他常见的心力衰竭原因包括缺血性心肌病、高血压性心脏病、心脏瓣膜病、感染、中毒、代谢性心肌病、肺栓塞、甲亢等;③超声心动图证实为左心室收缩性心力衰竭。

【治疗】

及时正规的治疗可缓解症状、促进左心室功能恢复、降低死亡率,药物治疗原则类似慢性充血性心力衰竭。

1. 一般治疗:限制入液量,维持液体出入量负平衡,限钠摄入 2~4g/d,严重病例发病早期要求卧床休息 6~12 个月,可减轻心脏扩大的程度,但长期卧床致栓塞发生率明显增加,而适当有氧运动还可促进心功能改善。

2. 标准药物治疗:利尿剂、血管紧张素转换酶抑制剂、β 受体阻滞剂、血管扩张药、洋地黄、抗凝药等。但首先应注意药物对妊娠、哺乳的影响。血管紧张素转换酶抑制剂禁用于妊娠期,因可能致胎儿畸形。β 受体阻滞剂可改善远期预后,适用于心功能 Ⅱ~Ⅲ 级(纽约心脏病协会分级),无明显脏器淤血体征,已达干体重者。

3. 明确诊断后开始抗凝治疗直至左心室功能得到恢复(LVEF>45%)。妊娠期间可给予低分子肝素抗凝,分娩后可改口服华法林治疗,至少应持续到产后 6 个月,应把预防性抗凝治疗作为治疗 PPCM 重要的辅助治疗。

4. PPCM 患者发生猝死的风险很高,心律失常较常见,早期可考虑植入心脏复律除颤器。对治疗不敏感的难治性心力衰竭者,心脏移植是可供选择的治疗方法。

三、糖尿病性心肌病

【概念】

糖尿病性心肌病(diabetic cardiomyopathy)是指发生在糖尿病中,不能用原发性高血压、冠心病、心脏瓣膜病及其他心脏病来解释的心肌疾病。心肌壁内微血管病变、血管周边间质纤维化可能是产生糖尿病心肌病的原因。

【临床特点】

1. 充血性心力衰竭:为糖尿病心肌病的主要临床表现。
2. 心律失常:可表现为房颤、病窦综合征、房室传导阻滞、室性期前收缩及室性心动过速等。不同于冠心病主要呈各种室性心律失常。
3. 心绞痛:糖尿病患者除伴发心外膜下冠状动脉病变外,也由于壁内小冠状动脉阻塞而发生心绞痛。

【辅助检查】

1. 超声心动图:在无临床心衰表现的糖尿病患者,以左心室舒张功能的异常为特征,较收缩功能异常出现早且明显。当糖尿病患者并发充血性心衰时,有心脏扩大、左心室收缩运动障碍、左心室收缩功能受损等扩张型心肌病的超声心动图表现。
2. 心电图:常见窦性心动过速、ST-T 改变及各种心律失常、左心室高电压等。
3. X线胸片:多数糖尿病性心肌病患者心脏大小是正常的,伴心力衰竭或高血压的患者可见左心室增大。
4. 心肌活检:对疑诊患者可进行心内膜心肌活检,发现特征性微血管病变和(或)间质 PAS 阳性物质沉着时有助于诊断。
5. 介入性心导管检查:有研究表明糖尿病心肌病患者一般有左心室舒张末压(LVEDP)升高,舒张末容积(LVEDV)正常或增加,前者与后者的比值(LVEDP/LVEDV)升高,此比值反映左心室僵硬度和左心室舒张功能状态。
6. 心率变异性检测(HRV):有报道,约占 50% 的糖尿病患者 24h 内心率变异性减弱或消失。
7. 心脏自主神经功能检测:临床上可作为评估糖尿病患者交感神经受损的程度。自主神经病变的证据:①立、卧位试验,心率差值<10 次/分;②Valsalva 动作指数≤1.0;③直立性低血压:由卧位 5s 内起立时,收缩压下降 > 30mmHg(3.99kPa),舒张压下降 > 20mmHg(2.66kPa),伴头晕等症状;

④病理检查见心脏自主神经纤维减少、分段,局部有核状和球状增厚。

8. 心功能检查:糖尿病心肌病其心室肌大部或全部受累,整个心室收缩能力普遍降低,心室壁顺应性降低,心肌收缩不协调。

【诊断】

糖尿病性心肌病目前尚无统一的诊断标准,以下几点可供参考。

(1)确诊糖尿病(尤其是1型糖尿病)。

(2)有心力衰竭的临床表现。

(3)心脏扩大伴心脏收缩功能受损,心脏无扩大者则有舒张功能障碍。

(4)排除了高血压性心脏病、冠心病及风湿性心脏瓣膜病等其他心脏病引起的心衰。

(5)必要时行心肌活检,发现微血管病变及PAS染色阳性者可确诊。

(6)有其他微血管病变,如视网膜、肾血管病变者则支持诊断。

【鉴别诊断】

本病主要与冠状动脉粥样硬化性心脏病鉴别。冠状动脉造影显示主要分支存在狭窄性病变者有助于本病的诊断,可资鉴别。

【治疗】

目前无特效的治疗方法,可采取以下治疗措施。

1. 控制血糖:虽然尚不清楚严格的血糖控制是否改变糖尿病性心肌病的病程,仍应及时、有效地控制高血糖。

2. 降血压:治疗高血压是基本治疗措施,理想的降压药有ACEI、钙通道阻滞药、α_1受体阻滞药。噻嗪类利尿药和β受体阻滞药均增加胰岛素抵抗,使胰岛素释放降低,加重高血糖,引起并加重高脂血症和阳痿,糖尿病患者应避免应用,尤其是避免两者合用。

3. 调脂治疗:研究表明,和正常体重的糖尿病患者相比,即使中度肥胖的糖尿病患者,其左心室舒张期僵硬也很明显,糖尿病患者较正常人群患高脂血症的概率高,即使血脂不高,如果没有禁忌证,患者都应调脂治疗。

4. 抗心衰治疗

(1)以收缩功能障碍为主的充血性心力衰竭的治疗同一般心力衰竭。

(2)以舒张功能障碍为主者,应以钙离子拮抗药为主,加用其他抗心衰治疗药物,如利尿药、血管紧张素转换酶抑制药及硝酸酯类等。

(3)β受体阻滞药:对糖尿病患者低血糖反应时机体的肾上腺素能反应有钝化作用,选用有内在拟交感活性的β受体阻滞药则无此钝化作用。

5. 治疗心绞痛:应用抗心肌缺血药物治疗。

6. 其他:如戒烟;合并酸碱失衡及水、电解质紊乱者,应注意纠正;用阿司匹林或噻氯吡啶等改善血液凝固性异常。

四、病毒性心肌炎

【定义】

病毒性心肌炎(viral myocarditis)是指嗜心性病毒感染引起的、以心肌及间质非特异性炎症为主要病变的心肌炎。病变虽以心肌为主,但心包、心内膜亦可累及,心肌炎常是各种全身性疾病的一部分。本病可见于各年龄组,儿童更高。病毒性心肌炎是儿童和健康青年猝死的原因之一。

【临床特点】

1. 病史:发病年龄以儿童和青少年多见。发病前1~3周内常有上呼吸道或消化道病毒感染史。

2. 症状:轻者可无症状,或仅有心悸、气促、心前区不适或隐痛等,重者可发生心力衰竭、休克或严重心律失常。

3. 体征:可有心脏扩大及相对性二尖瓣或三尖瓣关闭不全所致的反流性杂音,与体温不成比例的心动过速,第一心音减弱,可有病理性第三心音或第四心音,累及心包者可有心包摩擦音。严重者有心力衰竭、休克或心律失常体征。

4. 实验室检查:可有白细胞增高,红细胞沉降率增快,血清心肌酶 CK、CK-MB 及 LDH 增高。咽拭子、粪便或心包穿刺液中可分离出病毒。病毒中和抗体滴定度 >1:640,或起病 3~4 周后的血清抗体比急性期病毒血清抗体高 4 倍。

【特殊检查】

1. 心电图:非特异性 ST-T 改变(ST 段升高或压低,T 波平坦或倒置),QT 间期延长,室性期前收缩或室性心动过速,束支传导阻滞和(或)一度到三度 AVB。

2. X 线检查:局灶性病变者心影正常,弥漫性病变者心影扩大,不同程度肺淤血表现,透视下可见心搏减弱。

3. 超声心动图:可以完全正常或明显异常,严重者室壁运动弥漫性减弱,少数局灶性心肌炎者可有局限性室壁运动异常,需与冠心病鉴别,左心室射血分数降低。

4. 放射性核素检查:弥漫性心肌炎可显示室壁运动减弱,左心室射血分数降低。

5. 心肌活检:心内膜心肌活检能从病理学、组织学与病原学提供诊断依据,但也有一定的局限性,活检阴性并不能排除心肌炎的可能性。

【诊断】

青少年发病,起病前 1~3 周有上呼吸道或消化道病毒感染史;有心悸、气促、胸闷,重症者心力衰竭、休克及严重心律失常。白细胞增多,红细胞沉降率快,心肌酶谱异常,病毒中和抗体 >1:640,心肌活检检测出病毒、病毒基因片段或病毒蛋白抗原等要考虑病毒性心肌炎。

由于病毒性心肌炎的诊断困难,国际上至今尚无统一标准,1999 年全国心肌炎心肌病专题学术会议所修订的成人急性病毒性心肌炎诊断标准仍为参考方案。

1. 病史与体征:在上呼吸道感染、腹泻等病毒感染后 3 周内出现心脏表现,如出现不能用一般原因解释的感染后重度乏力、胸闷、头晕(心排血量降低所致)、心尖第一心音明显减弱、舒张期奔马律、心包摩擦音、心脏扩大、充血性心力衰竭或阿-斯综合征等。

2. 上述感染后3周内新出现下列心律失常或心电图改变：①窦性心动过速、房室传导阻滞、窦房阻滞或束支阻滞。②多源、成对室性期前收缩，自主性房性或交界性心动过速，阵发或非阵发性室性心动过速，心房或心室扑动、颤动。③两个以上导联 ST 段呈水平型或下斜型下移≥0.1mV，或 ST 段异常抬高或出现异常 Q 波。

3. 心肌损伤的参考指标：病程中血清心肌肌钙蛋白 I 或肌钙蛋白 T(强调定量测定)、CK-MB 明显增高。超声心动图示心腔扩大或室壁活动异常和(或)核素心功能检查证实左心室收缩或舒张功能减弱。

4. 病原学依据

(1) 在急性期从心内膜、心肌、心包或心包穿刺液中检测出病毒、病毒基因病毒片段或病毒蛋白抗原。

(2) 病毒抗体：第二份血清中同型病毒抗体(如柯萨奇 B 组病毒中和抗体或流行性感冒病毒血凝抑制抗体等)滴度较第一份血清升高 4 倍(2 份血清应相隔 2 周以上)或一次抗体效价≥640 者为阳性，320 者为可疑(如以 1:32 为基础者则宜以≥256 为阳性，128 为可疑阳性，根据不同实验室标准决定)。

(3) 病毒特异性 IgM：以≥1:320 为阳性(按各实验室诊断标准，但需在严格指征条件下)。如同时有血中肠道病毒核酸阳性者更支持有近期病毒感染。

对同时具有上述 1、2[(1)、(2)、(3) 中任何一项]、3 中任何两项，在排除其他原因心肌疾病后，临床上可诊断急性病毒性心肌炎。如同时具有 4 中(1)项者，可从病原学上确诊急性病毒性心肌炎；如仅具有 4 中(1)项者，可从病原学上确诊急性病毒性心肌炎；如仅具有 4 中(2)、(3)项者，在病原学上只能拟诊为急性病毒性心肌炎。

如患者有阿-斯综合征发作、充血性心力衰竭伴或不伴心肌梗死心电图改变、心源性休克、急性肾衰竭、持续性室性心动过速伴低血压或心肌心包炎等一项或多项表现，可诊断为重症病毒性心肌炎。如仅在病毒感染后 3 周内出现少数期前收缩或轻度 T 波改变，不宜轻易诊断为急性病毒性心肌炎。对尚难明确诊断者可长期随访,有条件时可做心内膜心肌活检进行病毒基因检测及病理学检查。

在考虑病毒性心肌炎诊断时,应除外甲状腺功能亢进症、二尖瓣脱垂综合征及影响心肌的其他疾患,如风湿性心肌炎、中毒性心肌炎、冠心病、结缔组织病、代谢性疾病及克山病(克山病地区)等。

【鉴别诊断】

1. 风湿性心肌炎:风湿性心肌炎常有扁桃体炎或咽峡炎链球菌感染史,ASO>500U,红细胞沉降率明显增快,可达80~120mm/h,C反应蛋白(CRP)水平异常升高,心电图改变以PR间期延长较常见,咽拭子培养常检出链球菌阳性,且多合并全身游走性大关节炎,阿司匹林(4~6g/d)治疗常奏效。

2. β受体功能亢进综合征:本病多见于青年女性,无心脏增大、心功能不全等器质性心脏病的依据,常与精神因素有关,主诉多而易变,客观体征少,主要变现为心电图上ST-T异常改变及窦性心动过速,口服普萘洛尔20~30mg后半小时可使异常改变的ST-T恢复正常。

3. 心包积液:病毒性心肌炎有时亦可累及心包,发生心包积液(多为少量积液)称为病毒性心肌心包炎,需与其他病因所致的心包炎相鉴别。结核性心包炎有低热、消瘦、盗汗、血性心包积液、心包积液培养结核菌阳性,同时有心包外结核感染的证据,常形成缩窄性心包炎。化脓性心包炎常有高热及全身感染中毒症状,血培养及心包积液培养有阳性化脓性细菌。

4. 原发性心肌病:扩张型心肌病起病隐匿,进展缓慢,常有明显心脏增大,出现栓塞现象,心电图有各种心律失常,肥厚型心肌病可有家族史,病理性Q波,有室间隔及左心室前壁肥厚,无病毒感染的证据。近年来有关资料表明,部分病毒性心肌炎可演变成扩张型心肌病,某些所谓原发性心肌病可能是慢性病毒性心肌炎或心肌炎的晚期表现,以致两者很难鉴别。

【治疗】

(一)一般治疗

急性期应卧床休息,恢复期应当适当限制活动3~6个月,直至体温、心电图与扩大的心脏基本恢复正常。

(二)药物治疗

1. 促进心肌营养与代谢药物:大剂量维生素 C(600~1000mg)静脉滴注,1 次/日;肌酐 200~400mg,肌内注射或静脉注射,1~2 次/日;辅酶 Q_{10} 10~20mg,3 次/日,1 个月为 1 疗程;1,6-二磷酸果糖 5g,静脉滴注,1~2 次/日。

2. 抗病毒药物:阿昔洛韦或更昔洛韦 0.4~0.6/d,静脉滴注,连用 1 周;抗病毒口服液 10ml,2 次/日。

3. 肾上腺皮质激素:因激素能抑制干扰素的合成与释放,加速病毒复制,使病毒性心肌炎难以治愈或容易转变成慢性。故多数学者主张病毒性心肌炎急性期尤其是最初 2 周,病情非危急者不用激素,但短期内心脏急剧增大、高热不退、急性心力衰竭、休克、高度房室传导阻滞或合并多器官功能损害者,可试用地塞米松 10~30mg/d,分次静脉注射,连用 3~7 天。

4. 抗生素:抗生素虽无杀灭病毒作用,多主张使用广谱抗生素,防止继发性细菌感染,后者常是诱发病毒感染的条件。

5. 控制心律失常:对于室性期前收缩、快速型房颤可用胺碘酮 200mg 口服,3 次/日,1~2 周或有效后改为每日 100~200mg 维持。阵发性室性心动过速、室扑或室颤,首选直流电复律,亦可迅速静脉注射利多卡因 50~100mg,必要时隔 5~10min 后再注射,有效静脉滴注维持 24~72h,对于二度Ⅱ型 AVB 和三度 AVB 者,尤其有脑供血不足或阿-斯综合征发作者,应及时安装临时或永久性人工心脏起搏器。

6. 心力衰竭和休克治疗:有心力衰竭者应低盐饮食,适当应用利尿剂、ACEI、β 受体阻滞剂,并酌情使用小剂量快速型洋地黄类药物(如毛花苷 C 或毒毛花苷 K);对顽固性心力衰竭者可短期应用多巴酚丁胺、米力农(米利酮)等非洋地黄类正性肌力药物;严重心力衰竭或休克者可并用酚妥拉明、多巴胺或硝普钠等血管活性药物。

7. 合并多器官功能损害:如肝、肾功能明显受损,可行血液透析治疗清除毒素,促进患者恢复(图 1-8-3)。

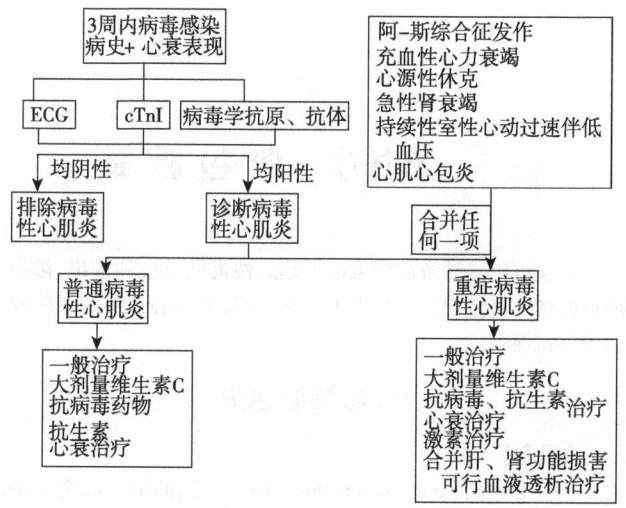

图 1-8-3 病毒性心肌炎诊断治疗流程

(蒋建刚 唐家荣)

第九章 心包疾病

心包可由多种致病因素而引起急性炎症反应和渗出,渗出液迅速增加且量较多时可发生心脏压塞,某些心包疾病最终发展为心包缩窄。

一、急性心包炎

【概念】

急性心包炎(acute pericarditis)是心包膜的脏层和壁层的急性炎症,可以同时合并心肌炎和心内膜炎,也可以作为唯一的心脏病损而出现。

【病因分类】

1. 非特异性心包炎。
2. 感染性心包炎

(1)细菌性:①化脓性;②结核性。

(2)病毒性:如柯萨奇病毒、埃可病毒、流感病毒、传染性单核细胞增多症和巨细胞病毒等。

(3)真菌性:如组织胞浆菌、放线菌、奴卡菌、耳笄状菌等。

(4)其他:如立克次体、螺旋体、支原体、肺吸虫、阿米巴原虫和棘球蚴(包囊虫)等。

3. 伴有其他器官或组织系统疾病的心包炎。
4. 物理因素引起的心包炎。
5. 药物引起的心包炎。
6. 肿瘤引起的心包炎。

【诊断】

(一)临床表现

1. 症状:心前区疼痛多见于急性非特异性心包炎和感染

性心包炎,而结核性和肿瘤性心包炎则疼痛不明显。疼痛常位于胸骨后或心前区,可放射至颈部、左肩、左臂、背部等处,吸气、咳嗽、改变体位时疼痛加重。心包积液压迫肺组织可引起呼吸困难。

2. 体征:心包摩擦音,在胸骨左缘下端听得清楚,吸气时加重。

(二)实验室检查

感染者常有白细胞升高、红细胞沉降率加快。

(三)特殊检查

1. X线检查 当心包积液超过300ml时出现心影增大,呈烧瓶状,心脏搏动减弱。

2. 心电图:表现为ST-T的特征性变化。常规12个导联,除aVR外皆出现ST段抬高,呈弓背向下,无病理性Q波,这些变化可在心包炎发病后数小时至1~2天内出现,可持续数小时至数日。随后ST段下降到等电位线,T波变为低平或倒置。

3. 超声心电图:可发现心包积液。

【鉴别诊断】

心包炎的鉴别诊断见表1-9-1。

【治疗】

(一)病因治疗

根据不同病因进行治疗。

1. 风湿性心包炎:应加强抗风湿治疗,一般对肾上腺皮质类固醇的反应好。

2. 结核性心包炎:应尽早、足量联合使用抗结核药物治疗,直至结核活动停止后1年左右停药。如出现心脏压塞症状,应行心包穿刺放液,当渗液继续产生或有心包缩窄表现时,应考虑心包切除,以防发展为缩窄性心包炎。

3. 化脓性心包炎:诊断一旦确定,应针对致病菌选用足量、有效的抗生素,并反复心包穿刺抽脓和心包腔内注入抗生素。当疗效不佳时,应立即施行心包切开引流术,如发现心包增厚,则作广泛心包切除。由于本病同时存在严重的原发病,应予以重视。

表1-9-1 心包炎的鉴别诊断

	风湿性心包炎	结核性心包炎	化脓性心包炎	非特异性心包炎	肿瘤性心包炎
病史	起病前1~2周常有上呼吸道感染,伴其他风湿病的表现,为全心炎的一部分	常伴有原发性结核病灶,或与其他浆膜腔结核同时存在	常有原发的感染病灶,伴明显的毒血症表现	起病前1~2周常有上呼吸道感染,起病多急骤,可复发	转移肿瘤多见
发热	多数为不规则的轻度或中度发热	低热或常不显著	高热	持续发热,为稽留热或弛张热	常无
胸痛	常有	常无	常有	常极为剧烈	少有
心包摩擦音	常有	少有	常有	明显,出现早	常无
心脏杂音	常伴有显著杂音	无	无	无	无
抗链球菌溶血素"O"滴定数	常增高	正常	正常或增高	正常或增高	阴性
白细胞计数	中度增高	正常或轻度增高	明显增高	正常或增高	一般中量

续表

	风湿性心包炎	结核性心包炎	化脓性心包炎	非特异性心包炎	肿瘤性心包炎
血培养	阴性	阴性	可阴性	阴性	常为浆液性
心包渗液 量	较少	常大量	较多	无	常大量
性质	多为草黄色	多为血性	脓性		血性
ADA活性	<30U/L	≥30U/L	<30U/L	糖皮质激素	≥30U/L
细胞分类	中性粒细胞占多数	淋巴细胞较多	中性粒细胞占多数	淋巴细胞占多数	可见肿瘤细胞
细菌	无	有时找到结核杆菌	能找到化脓性细菌	无	无
心包腔空气注入术	心脏增大	心脏不大	心脏不大	心脏常增大	心脏不大
治疗	抗风湿病药物	抗结核药	抗生素	肾上腺皮质激素	抗肿瘤治疗

4. 非特异性心包炎:应用肾上腺皮质类固醇能有效地抑制本病急性期,如反复发作亦可考虑心包切除。

5. 其他:如尿毒症性心包炎、急性心肌梗死并发心包炎、肿瘤性心包炎、系统性红斑狼疮性心包炎、真菌性心包炎、类风湿系性心包炎、阿米巴性心包炎等,治疗均为针对原发病为主,必要时行心包穿刺术或心包切除术。

(二)对症治疗

1. 卧床休息至发热及胸痛消失。

2. 非甾体抗炎剂治疗,如阿司匹林、吲哚美辛(消炎痛)、布洛芬等。

二、心脏压塞

【概念】

心包积液使心脏受到压挤而出现血流动力学变化时,称为心脏压塞。急性心包炎、心包积血、肿瘤可发生心包腔内液体量迅速增加,即使积液量相对较少(100～250ml),也可使心脏受到挤压。特发性、结核性、心脏肿瘤等情况下,有时积液增加速度缓慢,积液量较大时才出现心脏压塞症状。

【临床特点】

1. 症状:可有呼吸困难,表现为端坐呼吸、呼吸浅快等。

2. 体征:临床表现具有三大特征,即血压下降、静脉压上升、心脏大小正常但搏动减弱。急性心脏压塞时动脉收缩压突然下降,舒张压不变,脉压减小,可出现休克征象伴奇脉。但静脉压显著升高,致颈静脉怒张。慢性心脏压塞,除血压下降、奇脉、颈静脉怒张外,还有肝大、腹水、水肿,心脏向两侧扩大,坐起或立位时缩小。

【特殊检查】

1. 超声心动图:可见大量心包积液。

2. X线检查:急性心脏压塞时心影可不增大;慢性积液或压塞可见心影增大,呈烧瓶样,心脏搏动减弱或消失。

【治疗】

1. 心包穿刺放液:利用超声心动图检查,确定穿刺的部位和方向。穿刺时患者采取坐位或半卧位,穿刺时针尖向上向后,指向心尖。

2. 若不能立即做心包穿刺放液,可用异丙肾上腺素或去甲肾上腺素维持血压,随后进行心包穿刺放液。

3. 对慢性心脏压塞者应治疗原发病。

4. 外科心包切除。

三、缩窄性心包炎

【概念】

缩窄性心包炎指心包纤维化、粘连、增厚、钙化,导致各房室舒张期充盈障碍而产生的血液循环障碍。慢性缩窄性心包炎的主要病因是结核菌感染,其次是化脓性细菌感染。

【临床特点】

1. 症状:主要症状为呼吸困难、腹胀、周围水肿、疲劳无力及咳嗽。

2. 体征:肝大、颈静脉怒张、水肿、腹水;心浊音界正常、心音减弱,可闻及心包叩击音。

【特殊检查】

1. 心电图检查:约70%的患者出现P波异常,P波增宽或P波有切迹,或两者兼有之。T波低平或倒置。1/3～2/3的患者有房性心律失常,房性心律失常中75%为心房颤动。

2. 超声心动图:可见心包膜明显增厚或粘连,回声增强;左心室游离壁舒张中晚期运动呈平直外形;二尖瓣早期快速关闭;肺动脉瓣提前开放;室间隔运动异常及心室舒张末期内径缩小。

3. X线检查:心脏X线摄片示心影正常或稍大,或偏小;心脏轮廓不规则、僵直;上纵隔增宽,为上腔静脉扩大所致;周围肺野清晰;心包钙化也是X线改变的主要证据,与临床特征共存即可明确诊断。

4. CT 及磁共振：磁共振是诊断缩窄性心包炎的最佳无创性检查，可准确测量心包厚度以及右心房扩张与右心室缩小的程度。

【治疗】

结核菌引起的缩窄性心包炎，应给予系统的抗结核药物治疗，在体温、红细胞沉降率及全身营养状况接近正常或比较稳定后早日实施心包切除手术。

(蒋建刚　唐家荣)

第十章 肺血管疾病

一、特发性肺动脉高压

【概念】

肺动脉高压(肺高压)的主要特征是肺动脉阻力进行性升高,最终导致患者因右心衰竭死亡。右心衰竭是所有类型肺动脉高压患者致残、致死的共同原因。2009年美国和欧洲均公布了更新的肺动脉高压指南或专家共识,我国于2010年公布了肺动脉高压诊治指南。

肺高压是指肺内循环系统发生高血压,包括肺动脉高压、肺静脉高压和混合性肺高压。整个肺循环的任何系统或者局部病变而引起的肺循环血压增高均可称为肺高压(pulmonary hypertension,PH)。肺动脉高压(pulmonary arterial hypertension,PAH)是指孤立的肺动脉血压增高,而肺静脉压力正常。特发性肺动脉高压(idiopathic pulmonary arterial hypertension,IPAH)是肺动脉高压的一种,指没有发现任何原因,包括遗传、病毒或药物而发生的肺动脉高压,并需排除肺静脉压力增高。

【诊断标准】

肺高压的诊断标准是:在海平面状态下、静息时右心导管检查肺动脉平均压≥25mmHg。诊断肺动脉高压,除了上述肺高压的标准之外,尚需包括PCWP≤15mmHg。

【临床诊断分类】

2008年Dana会议制订的肺高压诊断标准见表1-10-1。

表 1-10-1 肺高压的临床诊断分类

肺动脉高压
　特发性肺动脉高压
　遗传性肺动脉高压
　人骨形成蛋白受体Ⅱ基因突变
　活化素受体样激酶Ⅰ、转化生长因子-β 受体Ⅲ（伴或不伴遗传性出血性毛细血管增多症）基因突变
　未知基因突变
　药物和毒物诱导
　相关因素所致
　结缔组织病
　HIV 感染
　门静脉高压
　先天性心脏病
　血吸虫病
　慢性溶血性贫血
　新生儿持续性肺高压
肺静脉闭塞性或肺毛细血管瘤样增生症
左心疾病相关性肺高压
　收缩功能障碍
　舒张功能障碍
　心脏瓣膜疾病
与呼吸系统疾病或缺氧相关的肺高压
　慢性阻塞性肺疾病
　间质性肺疾病
　其他同时存在限制性和阻塞性通气功能障碍的肺疾病
　睡眠呼吸障碍
　肺泡低通气综合征
　慢性高原病
　肺泡毛细血管发育不良

续表

慢性血栓栓塞性肺高压
未明确的多种因素所致肺高压
 血液学疾病:骨髓增生性疾病、脾切除
 全身性疾病:类肉瘤样病、肺朗格汉斯细胞瘤、组织细胞增多症、多发性神经纤维瘤、血管炎
 代谢性疾病:糖原累积病、戈谢病、甲状腺疾病
 其他:肿瘤性阻塞、纤维性纵隔炎、长期透析的慢性肾衰竭

【特殊检查】

1. 超声心动图:在不合并肺动脉口狭窄、肺动脉闭锁及右心室流出道梗阻时,肺动脉收缩压(PASP)等于右心室收缩压(RVSP)。可通过多普勒超声心动图测量收缩期右心室与右心房压差来估测 RVSP。按照改良伯努利公式 $RVSP = 4V^2 + RAP$,V 是三尖瓣最大反流速度(m/s),右心房压(RAP)可以用标准右心房压 5~10mmHg 计算。目前国际推荐超声心动图拟诊肺动脉高压的标准为肺动脉收缩压≥40mmHg。

2. 右心导管检查:以下指标是右心导管检查过程中所必须获得的参数:①心率、体循环血压和动脉血氧饱和度;②上下腔静脉压力、血氧饱和度和氧分压;③右心房、右心室压力和血氧饱和度;④肺动脉压力、混合静脉血氧饱和度;⑤心排血量、心搏指数;⑥肺循环阻力;⑦肺动脉阻力;⑧体循环阻力;⑨肺动脉楔压(PCWP)。

急性肺血管扩张试验:研究证实,采用钙通道阻滞剂治疗可显著改善试验结果阳性患者的预后。首次急性肺血管扩张试验总肺阻力指数下降>50% 的患者预后优于反应相对较低的患者。试验药物:目前国内有吸入用伊洛前列素(iloprost,商品名万他维)和腺苷注射液(商品名艾朵)。吸入伊洛前列素方法:右心导管检查获取基线血流动力学资料后,吸入伊洛前列环素 20μg,持续吸入约 10min,吸入结束后立即重复测定肺动脉平均压、心排血量等参数。腺苷注射液试验方法:右心导

管检查获取基线血流动力学资料后,从中心静脉或肺动脉泵入腺苷,起始剂量为 50μg/(kg·min),每 2min 递增 25μg/(kg·min),直至达到最大剂量[200~300μg/(kg·min)]或最大耐受量。

终止急性肺血管扩张试验的指征包括以下情况:①体循环收缩压下降超过 30% 或低于 85mmHg。②心率增加超过 40% 或大于 100 次/分。③心率低于 60 次/分并出现体循环低血压。④发生不可耐受的不良反应。⑤肺动脉压下降达到目标值。⑥血管扩张剂已应用至最大剂量。

急性肺血管扩张试验阳性标准:平均肺动脉压下降到 40mmHg 之下;平均肺动脉压下降幅度超过 10mmHg;心排血量增加或至少不变。必须满足此三项标准,才可将患者诊断为试验结果阳性。急性肺血管扩张试验阳性率不到 10%。初次急性肺血管扩张试验阳性患者中仅 54% 能够从钙通道阻滞剂治疗中长期获益,另约 46% 的患者则变为阴性。

【诊断】

肺动脉高压的诊断流程见图 1-10-1。

(一)心肺功能评价

1. 6min 步行距离试验(6 minutes walk test,6MWT):6min 步行距离试验是评价肺动脉高压患者活动耐量最重要的检查方法。6MWT 的绝对禁忌证为近 1 个月出现过不稳定型心绞痛或心肌梗死。相对禁忌证为静息心率 > 120 次/分,收缩压 > 180 mmHg(1 mmHg = 0.133 kPa),舒张压 > 100 mmHg。目前还没有取得理想的正常参考值(在健康人群用标准 6MWT 方法取得的数据)。有研究报道,117 名健康男性平均 6MWT 是 580 m,173 名健康女性平均距离是 500 m。目前多推荐用 6MWT 绝对值变化比较(如距离提高 50m),而不是用每次的结果与正常值来比较。

2. Borg 呼吸困难分级指数。

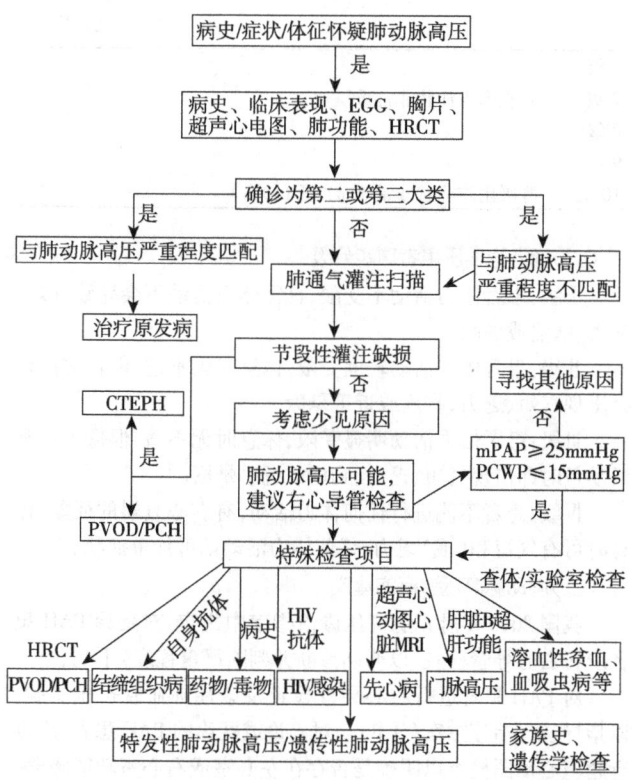

图 1-10-1 肺动脉高压的诊断流程

表 1-10-2 Borg 呼吸困难分级

0 级	无任何呼吸困难症状
0.5 级	呼吸困难症状非常非常轻微(刚刚能觉察到)
1 级	呼吸困难症状非常轻微
2 级	呼吸困难症状轻微(轻)
3 级	有中等程度的呼吸困难症状
4 级	呼吸困难症状稍微有点重
5 级	呼吸困难症状严重(重)

续表

6级	
7级	呼吸困难症状非常重
8级	
9级	
10级	呼吸困难症状非常非常严重(最重)

(二)肺动脉高压患者功能分级

Ⅰ级:患者体力活动不受限,日常体力活动不会导致气短、乏力、胸痛或黑矇。

Ⅱ级:患者体力活动轻度受限,休息时无不适,但日常活动会出现气短、乏力、胸痛或近乎晕厥。

Ⅲ级:患者体力活动明显受限,休息时无不适,但低于日常活动量时即出现气短、乏力、胸痛或近乎晕厥。

Ⅳ级:患者不能进行任何体力活动,有右心衰竭的征象,休息时可有气短和(或)乏力,任何体力活动都可加重症状。

(三)肺动脉高压诊断的建议

我国2010年肺动脉高压诊治指南中规定:对疑诊PAH患者应行右心导管检查,以明确诊断并判断严重程度(ⅠA)。

对PAH患者进行右心导管检查及急性肺血管扩张试验,以指导选择治疗方案(ⅠB)。对确诊或疑诊的PAH患者,应进行超声心动图检查以明确是否存在左心室或右心室功能障碍、是否合并心脏瓣膜病、测量左心房和左心室大小(ⅠA)。应选择短效药物如腺苷或伊洛前列素对IPAH患者进行急性肺血管扩张试验(ⅠA)。

对PAH患者常规进行6min步行距离试验,以评价患者的活动耐量、疾病的严重程度、治疗反应及预后(ⅠB)。对无明确病因的PAH患者应进行结缔组织疾病和HIV感染相关的血清学筛查(ⅠC)。

【治疗】

(一)PAH药物靶向治疗途径

1. 内皮素受体拮抗剂:目前已经有双重内皮素受体拮抗

剂波生坦(商品名全可利)和选择性内皮素 A 受体拮抗剂安立生坦(商品名凡瑞克)在国内上市。欧洲和美国的指南认为内皮素受体拮抗剂是治疗心功能Ⅲ级肺动脉高压患者首选治疗药物。第一个随机、双盲:安慰剂对照的试验入选了 32 例肺动脉高压患者,证实波生坦组 6min 步行距离提高了 70m[从基础的 $(360+19)$m 到第 12 周的 $(430+14)$m, $P<0.05$],而安慰剂组的 6min 步行距离没有改善[从基础的 $(355+25)$m 到第 12 周的 $(349+44)$m]。通过波生坦的治疗,能够改善心肺血流动力学和心功能。McLaughlin 等通过对 169 例以波生坦作为一线治疗药物 3 年以上的肺动脉高压患者随访发现,波生坦治疗 12 个月和 24 个月的生存率分别为 96% 和 89%。而根据 NIH 生存率计算公式,其预测的生存率分别为 69% 和 57%。推荐用法是初始剂量 62.5mg,2 次/日,连用 4 周后加量至 125mg,2 次/日维持治疗。需要特别注意的是,由于具有潜在的肝脏毒性,建议治疗期间至少每个月监测 1 次肝功能。谷丙转氨酶增高小于等于正常值高限的 3 倍,继续用药观察;3~8 倍之间,暂停用药,每 2 周监测 1 次肝功能,待谷丙转氨酶恢复正常后再继续使用;达 8 倍以上时,需要立即停止使用,终生不再考虑重新用药。

2. 磷酸二酯酶抑制剂:西地那非(商品名万艾可)是一种有效的、高度特异性的磷酸二酯酶 5 抑制剂,最初用于改善勃起功能障碍。一个双盲、安慰剂对照的试验(the sildenafil use in pulmonary arterial hypertension-1 study)入选了 278 名有症状的 PAH 患者,随机口服安慰剂或是西地那非(20mg、40mg、80mg,3 次/日)12 周。在所有剂量的西地那非组,6MWT 距离较基线有提高。我国目前尚未批准西地那非用于肺动脉高压的适应证,也没有用于治疗肺动脉高压的专用剂型。FDA 推荐的剂量为 20mg,3 次/日,ACCP 指南推荐剂量为 25mg,3 次/日或 50mg,3 次/日,不良反应有视觉障碍、头痛、脸红、鼻出血、消化不良和腹泻。伐地那非(商品名艾力达)可有效改善 PAH 患者的运动耐量、心功能分级及血流动力学指标,耐受性良好,推荐剂量为 5mg,1 次/日,2~4 周后加至 5mg,2 天/日。

3. 前列环素(PGI$_2$)类药物:依前列醇(商品名 Flolan)静脉持续注射是治疗肺动脉高压的里程碑。伊洛前列素(商品名万他维)可以通过静脉注射、口服和雾化吸入给药。雾化吸入具有一定的优势,可以选择性地作用于肺循环。McLaughlin 等随访了 162 例诊断为 PAH 并用依前列醇治疗的患者平均 36.3 个月。用依前列醇治疗的观察组中 1 年、2 年、3 年的生存率分别为 87.8%、76.3%、62.8%,明显高于对照组的 58.9%、46.3% 和 35.4%。Olschewski 等 2002 年首先在新英格兰医学杂志上发表了 AIR(aerosolized iloprost randomized)研究的结果,证实了吸入伊洛前列素的卓越疗效。依前列醇的治疗可以从 2~4ng/(kg·min)开始,视不良反应的情况逐渐加量至目标剂量,最初 2~4 周的靶剂量为 10~15ng/(kg·min),为达到最佳疗效应继续加量,多数患者的理想剂量为 20~40ng/(kg·min)。伊洛前列素推荐每次吸入 10~20μg,每天吸入 6~9 次。贝前列素钠(商品名德纳)是一种前列环素衍生物口服制剂,限于口服吸收、血药浓度稳态时间、半衰期等因素,目前研究发现单用贝前列素钠治疗肺动脉高压短期疗效肯定,远期疗效欠佳。

4. 新药物:新近有研究表明,PAH 有类似于肿瘤的特性,在此观点的基础上,美国的 Gomberg-Maitland 等尝试应用有抑制酪氨酸激酶(Rho)及抗血管新生作用的药物索拉非尼治疗小鼠 PAH 模型,应用 110 天后与对照组相比,索拉非尼组 6min 步行距离增加 13.6m,右心室射血分数增加 8%,平均 PAH 下降 4mmHg。该研究首次证实了索拉非尼可能是一种有效的 PAH 靶向治疗药物。

5. 联合治疗:STEP 试验观察了 65 例 PAH 患者联合应用波生坦和万他维或安慰剂的安全性和有效性,结果显示患者可良好耐受联合治疗,且不良反应并不多于安慰剂组。已有小规模的临床试验观察了联合应用西地那非和万他维治疗 PAH 的疗效和安全性。同时大规模的随机、双盲、对照的多中心研究 VISION 试验正在进行中。

(二)治疗流程

肺动脉高压的治疗流程见图 1-10-2。

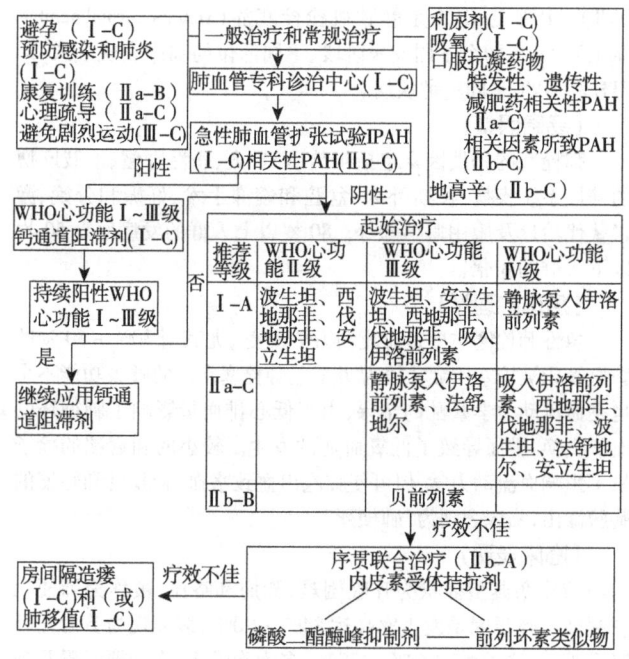

图1-10-2 肺动脉高压的治疗流程

二、肺 栓 塞

【概念】

肺栓塞(pulmonary embolism, PE)是内源性或外源性栓子阻塞肺动脉引起肺循环功能障碍的临床和病理生理综合征,包括肺血栓栓塞症、脂肪栓塞综合征、羊水栓塞、空气栓塞、肿瘤栓塞和细菌栓塞等。

肺血栓栓塞症(pulmonary thromboembolism, PTE)是来自全身静脉系统或右心的内源性或外源性栓子阻塞肺动脉及其分支,引起肺循环和呼吸功能障碍的临床和病理生理综合征,是最常见的肺栓塞类型,通常所称的肺栓塞即指PTE,引起PTE的血栓主要来源于深静脉血栓形成(deep venous thrombosis,

DVT)。PTE 与 DVT 是静脉血栓栓塞症(venous thromboembolism,VTE)在两个不同发病阶段、不同部位的临床表现形式,即 PTE 和 DVT 是同一种疾病。

【易患因素】

肺栓塞的诱发因素包括年龄、VTE 史、恶性肿瘤、下肢麻痹的神经系统疾病、长期卧床、盆腔和髋部手术、妊娠和分娩、激素替代治疗及服用避孕药等。80 岁以上人群的发病率是 50 岁以下人群的 8 倍。

【病理生理学】

急性肺栓塞主要是血流动力学改变,尤其当 30%~50% 的肺血管床被栓塞后症状较为明显。肺栓塞常伴的呼吸功能不全也是血流动力学紊乱的结果,由于低心排血量影响了肺循环的血氧交换,进而导致了低氧血症的发生。较小的和远端的栓子虽不影响血流动力学,但可使肺泡出血致咯血、胸膜炎和轻度的胸膜渗出,临床表现为"肺梗死"。

【临床表现】

肺栓塞典型症状为呼吸困难、胸痛和咯血,被称为肺梗死三联征。呼吸困难发生率高达 84%~90%,多表现为劳力性呼吸困难;胸痛发生率 40%~70%,多为胸膜痛,为肺梗死累及到胸膜所致,4%~12% 的患者表现为"心绞痛样痛",可能由于冠状动脉痉挛或右心室肥厚缺血所致。咯血发生率 11%~30%,血量不多,鲜红色,数日后变为暗红色,提示有肺梗死。其他症状有咳嗽,发生率 53%,多表现为干咳,可伴哮鸣音;惊恐,发生率 55%,由胸痛或低氧血症所致;当大块肺栓塞或重症肺动脉高压时,可引起一时性脑缺血,表现为晕厥,其发生率 11%~20%,可为肺栓塞的首发症状。

肺栓塞体格检查可发现体温正常或升高,呼吸和脉搏加快。血压下降通常提示大块肺栓塞,发绀提示病情严重。胸部检查可无任何异常体征,如一侧肺栓塞范围较大,肺容积缩小。可闻及干啰音、湿啰音、心包摩擦音和胸膜摩擦音,或有胸腔积液、肺动脉高压和右心衰竭体征。重症慢性栓塞性肺动脉高压可并发心包积液。颈静脉充盈和异常搏动有诊断和鉴别诊断意义。

【辅助检查】

1. 动脉血气分析:常表现为低氧血症、低碳酸血症、肺泡动脉血氧分压差[$P_{(A-a)}O_2$]增大。

2. 心电图:大多数病例表现为非特异性的心电图异常。较为多见的表现包括 $V_1 \sim V_4$ 的 T 波改变和 ST 段异常;部分病例可出现 $S_I Q_{III} T_{III}$ 征(即 I 导联 S 波加深,III 导联出现 Q/q 波及 T 波倒置);其他心电图改变包括完全或不完全性右束支传导阻滞、肺型 P 波、电轴右偏、顺钟向转位等。

3. 血浆 D-二聚体(D-dimer)是纤维蛋白胶连蛋白的代谢产物,急性肺栓塞时血浆含量增加,敏感性高,但特异性不强,应排除手术、外伤和急性心肌梗死。如 D-dimer 低于 500μg/L,可排除急性肺栓塞诊断,不必做肺动脉造影。

4. X 线胸片:多有异常改变,最常见的征象为肺纹理稀疏、减少,透充度增加和肺血分布不匀。偶见形状不一的肺梗死浸润影,典型表现为底边朝向胸膜或膈肌上的楔形影,有少至中量胸腔渗液。此外还可见气管移向患侧或较重侧,膈肌抬高。当并发肺动脉高压或右心扩大或衰竭时,上腔静脉影增宽,肺动脉段凸出,右肺下动脉增宽,右心室扩大。

5. 螺旋 CT 和电子束 CT 造影:能够发现段以上肺动脉内的栓子,是 PTE 的确诊手段之一。PTE 的直接征象为肺动脉内的低密度充盈缺损,部分或完全包围在不透光的血流之间(轨道征),或者呈完全充盈缺损,远端血管不显影(敏感性为 53% ~89%,特异性为 78% ~100%)。CT 对亚段 PTE 的诊断价值有限。

6. 磁共振成像(MRI):对段以上肺动脉内栓子诊断的敏感性和特异性均较高,避免了注射碘造影剂的缺点,与肺血管造影相比,患者更易于接受。适用于碘造影剂过敏的患者。MRI 具有潜在的识别新旧血栓的能力,有可能为将来确定溶栓方案提供依据。

7. 超声心动图:可显示右心的大小和功能,对病情危重、血流动力学不稳定的可疑急性大面积肺栓塞有诊断价值,可列入首选,在患者就诊 2h 内完成。下肢静脉超声可发现下肢深部静脉血栓形成。

8. 通气-血流灌注比值显像(ventilation-perfusion ratio, V/Q):发现栓塞后继发的肺实质灌注缺损,但特异性不高,因许多肺部疾病也可以影响其数值。V/Q 对诊断亚段及以下的肺栓塞和慢性肺栓塞性肺动脉高压有独到价值。

9. 肺动脉造影(pulmonary angiography):是诊断肺栓塞的"金标准",敏感性98%,特异性95%~98%。但它属于有创检查,应严格掌握适应证。

【风险评估】

肺栓塞的严重程度应依据其早期死亡风险来评估,而不是依据肺动脉内血栓形状、分布及解剖学负荷。因此最新治疗指南建议替代以往"大面积"、"次大面积"、"非大面积"肺栓塞术语。依据危险分层指标对肺栓塞早期死亡的风险进行危险分层,危险分层的指标包括临床特征、右心功能不全及心肌损伤标志物。

危险分层的步骤:首先进行血流动力学状态的评估,出现休克或持续性低血压(SBP < 90 mmHg 或者血压 15min 下降 ≥ 40 mmHg 以上,除外心律失常、低容量或败血症所致)或危及生命的需立即处理的症状均诊为高危。在血压正常的非高危 PE 中,若伴 RVD 和(或)心肌损伤标志物阳性为中危,且两者均为阳性的危险性更大,血流动力学稳定且两者均阴性为低危。

【诊断程序】

根据 Wells 评分(表1-10-3)评估患者诊断为 PE 的可能性大小,然后根据可疑程度进行筛查诊断。

表1-10-3 Wells 评分表

临床特征	分值
肿瘤	1
瘫痪或近期下肢石膏固定	1
近期卧床 > 3 天,或大手术后 12 周内	1
沿深静脉走行的局部压痛	1
整个下肢的水肿	1

续表

临床特征	分值
与健侧相比,小腿肿胀>3cm(胫骨粗隆下10cm处测量)	1
既往有DVT病史	1
凹陷性水肿(有症状腿部更严重)	1
有浅静脉的侧支循环(非静脉曲张性)	1
其他诊断(可能性≥DVT)	-2
临床概率	
低度	≤0
中度	1~2
高度	≥3

患者疑为急性PE时,诊断程序如下(图1-10-3、图1-10-4)。

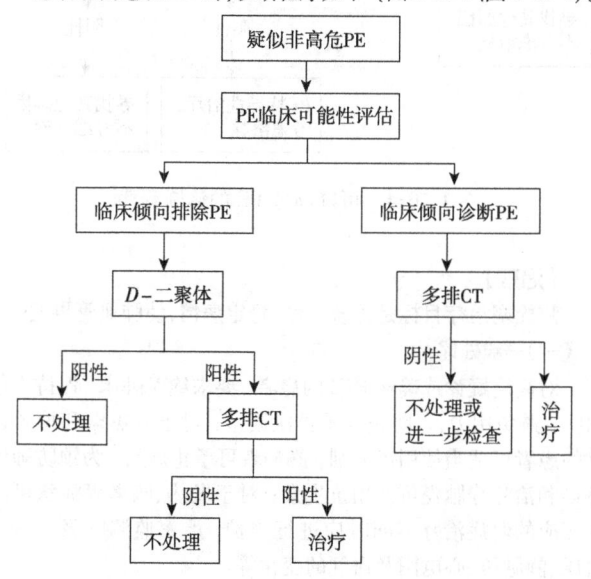

图1-10-3 可疑非高危PE的诊断程序

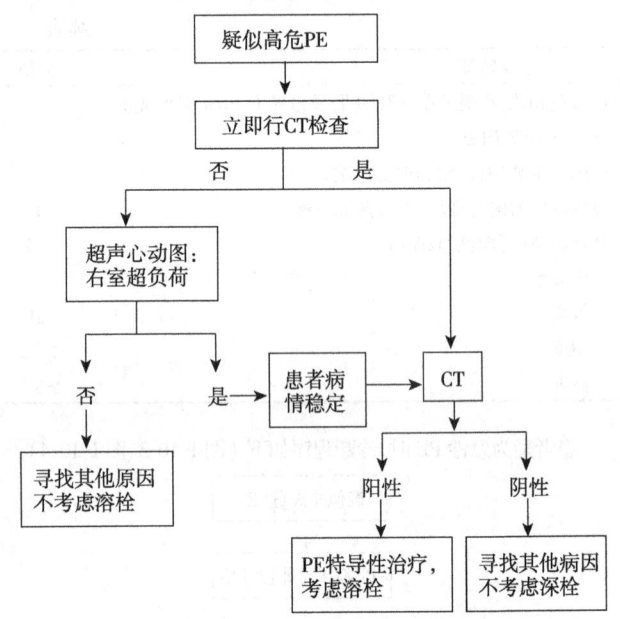

图 1-10-4 可疑高危 PE 的诊断程序

【治疗】

肺栓塞治疗目标是抢救生命,稳定病情,使肺血管再通。

(一)一般处理

对高度疑诊或确诊 PTE 的患者,要求绝对卧床,保持大便通畅,避免用力,以防止栓子再次脱落;对于有焦虑和惊恐症状的患者可适当使用镇静剂;胸痛者可予止痛剂;为预防肺内感染和治疗静脉炎可使用抗生素;对于发热、咳嗽等症状可给予相应的对症治疗。同时应进行监护,严密监测呼吸、心率、血压、静脉压、心电图及血气的变化等。

(二)溶栓治疗

溶栓是治疗肺栓塞的基本方法,溶栓治疗主要适用于高危患者,对中危患者,若无禁忌证可以进行溶栓;对于血压和右心室运动均正常的低危患者不主张进行溶栓治疗。在老年人（<75岁）溶栓治疗有同样的效果，只是大出血的危险性增加。溶栓的时间一般为症状发生在14天以内者，溶栓治疗越早越好。

1. 溶栓禁忌证：溶栓治疗的绝对禁忌证有活动性内脏出血、近期（14天内）自发性颅内出血。相对禁忌证有10天内的胃肠道出血；15天内的严重创伤；2周内的大手术、分娩、器官活检或血管穿刺部位不能够压迫止血的；1个月内的神经外科或眼科手术；2个月内的缺血性卒中病史；近期曾行心肺复苏；未控制的重度高血压（收缩压>180mmHg，舒张压>110mmHg）；细菌性心内膜炎；严重肝、肾功能不全；糖尿病出血性视网膜病变；出血性疾病；血小板计数<100×10^9/L；妊娠、分娩期等。对于大面积PTE，因其对生命的威胁极大，上述绝对禁忌证亦应被视为相对禁忌证。

2. 溶栓药物用法

（1）UK：12h溶栓，4400 IU/kg加0.9%氯化钠溶液20ml，静脉注射10min，随后以2200 IU/(kg·h)加入0.9%氯化钠溶液250~500ml，以输液泵持续静脉滴注12h；另可考虑2h溶栓方案，即20 000 IU/kg加入0.9%氯化钠溶液100ml中，以输液泵持续静脉滴注2h。

（2）SK：负荷量250 000 IU，静脉注射30min，随后以100 000 IU/h的速度持续静脉滴注24h。

（3）rt-PA：50~100mg rt-PA加入注射用水50~100ml，以输液泵持续静脉滴注2h，输注完毕后注意用0.9%氯化钠溶液将输液管路内药液冲洗入静脉。溶栓药物还可以通过导管在血栓局部应用。

（三）抗凝治疗

抗凝为PTE的基本治疗方法，可以有效地防止血栓再形成和复发，同时机体自身纤溶机制也可溶解已形成的血栓。对于高度怀疑的PTE，如无抗凝治疗的禁忌证，均应立即开始抗凝。抗凝治疗的禁忌证有活动性出血、凝血功能障碍、血小板减少、未予控制的严重高血压等。

1. 抗凝的疗程:根据 DVT 的发生情况,抗凝的疗程也随之不同(具体见本章"深静脉血栓形成")。

2. 抗凝药物:包括普通肝素、低分子肝素、维生素 K 拮抗剂、直接Ⅱa因子抑制剂、Xa因子抑制剂等。

(1)普通肝素:治疗剂量个体差异较大,使用时必须监测凝血功能,一般采用静脉持续给药。起始剂量为 80~100 U/kg 静脉注射,之后以 10~20 U/(kg·h)静脉泵入,以后每 4~6h 根据活化部分凝血活酶时间(APTT)再作调整,使 APTT 值保持在对照值的 1.5~2.5。

(2)低分子肝素:临床按体重给药,每次 100 U/kg,每 12h 1 次,皮下注射,肾功能不全者慎用。

(3)直接Ⅱa因子抑制剂(如阿加曲班):相对分子质量低,能进入血栓内部,对血栓中凝血酶的抑制能力强于普通肝素。在肝素诱导的血小板减少症(HIT)及存在 HIT 风险的患者更适合使用。

(4)间接Xa因子抑制剂(如磺达肝癸钠):治疗剂量个体差异小,每日 1 次,无需监测凝血功能。对轻中度肾功能不全者无需减量,但严重肾功能不全者慎用或禁用。

(5)维生素 K 拮抗剂(如华法林):是长期抗凝治疗的主要口服药物,需监测凝血功能的 INR。治疗剂量范围窄,个体差异大,药效易受多种食物和药物影响。治疗起始需与低分子肝素或普通肝素联合使用 3~5 天,建议起始华法林剂量 2.5~6.0 mg/d,2~3 天后开始测定 INR,当 INR 稳定在 2.0~3.0 并持续 24 h 后,停用低分子肝素或普通肝素,继续华法林治疗。妊娠的前 3 个月和最后 6 月禁用华法林。

(6)直接Xa因子抑制剂(如利伐沙班):治疗剂量个体差异小,无需监测凝血功能。

(四)介入治疗

导管溶栓术、导管碎栓术、导管吸栓术等介入治疗用于血流动力学不稳定者、溶栓疗法禁忌或无效者。

(五)下腔静脉滤器置入术

下腔静脉滤器置入术用于有抗凝和溶栓治疗禁忌证或抗

凝和溶栓失败的高危患者。

(六)慢性血栓栓塞性肺动脉高压

小部分急性肺栓塞和慢性反复肺栓塞者可发展成慢性血栓栓塞性肺动脉高压。常用治疗药物有抗凝药华法林、血管扩张药和抗心力衰竭药。有适应证者建议尽早行肺动脉内膜剥离术。

(蒋建刚)

三、深静脉血栓形成

【概念】

深静脉血栓形成(deep venous thrombosis,DVT)是血液在深静脉内不正常凝结引起的静脉回流障碍性疾病,多发生于下肢,血栓脱落可引起肺动脉栓塞。

【病因和危险因素】

DVT 的主要原因是静脉壁损伤、血流缓慢和血液高凝状态。危险因素包括原发性因素和继发性因素。DVT 多见于长期卧床、肢体制动、大手术或创伤后、晚期肿瘤或有明显家族史的患者。

【临床表现】

DVT 主要表现为患肢的突然肿胀、疼痛、软组织张力增高,活动后加重,抬高患肢可减轻,静脉血栓部位常有压痛。发病 1~2 周后,患肢可出现浅静脉显露或扩张。血栓位于小腿肌肉静脉丛时,Homans 征和 Neuhof 征呈阳性(患肢伸直,足突然背屈时,引起小腿深部肌肉疼痛,为 Homans 征阳性;压迫小腿后方,引起局部疼痛,为 Neuhof 征阳性)。

严重的下肢 DVT 患者可出现股白肿甚至股青肿。股白肿为全下肢明显肿胀、剧痛,股三角区、腘窝、小腿后方均有压痛,皮肤苍白,伴体温升高和心率加快。股青肿是下肢 DVT 最严重的情况,由于髂股静脉及其侧支全部被血栓堵塞,静脉回流严重受阻,组织张力极高,导致下肢动脉痉挛,肢体缺血;临床表现为患肢剧痛,皮肤发亮呈青紫色、皮温低伴有水疱,足背动脉搏动消失,全身反应强烈,体温升高;如不及时处理,可发生休克和静脉性坏疽。静脉血栓一旦脱落,可随血流进入并堵塞肺动脉,引起 PE 的临床表现。

DVT 慢性期可发生血栓后综合征(post-thrombotic syndrome,PTS),主要症状是下肢肿胀、疼痛(严重程度随时间的延长而变化),体征包括下肢水肿、色素沉着、湿疹、静脉曲张,严重者出现足靴区的脂性硬皮病和溃疡。PTS 发生率为 20%~50%。

【诊断】

DVT 不能仅凭临床表现做出诊断,还需要辅助检查加以证实。

(一)辅助检查

1. 血浆 D-二聚体测定:D-二聚体是反映凝血激活及继发性纤溶的特异性分子标志物,诊断急性 DVT 的灵敏度较高(>99%), >500 μg/L(ELISA 法)有重要参考价值。

2. 多普勒超声检查:灵敏度、准确性均较高,是 DVT 诊断的首选方法,适用于对患者的筛查和监测。在超声检查前,按照 DVT 诊断的临床特征评分(Wells 评分),可将患有 DVT 的临床可能性分为高、中、低度。如连续两次超声检查均为阴性,对于低度可能的患者可以排除诊断,对于高、中度可能的患者,建议行血管造影等影像学检查。

3. 螺旋 CT 静脉成像:准确性较高,可同时检查腹部、盆腔和下肢深静脉情况。

4. MRI 静脉成像:能准确显示髂、股、腘静脉血栓,但不能满意地显示小腿静脉血栓。无需使用造影剂。

5. 静脉造影:准确性高,不仅可以有效判断有无血栓、血栓部位、范围、形成时间和侧支循环情况,而且常被用来鉴定其他方法的诊断价值。

(二)临床可能性评估和诊断流程

DVT 的临床可能性评估参考 Wells 临床评分,DVT 诊断流程见图 1-10-5。

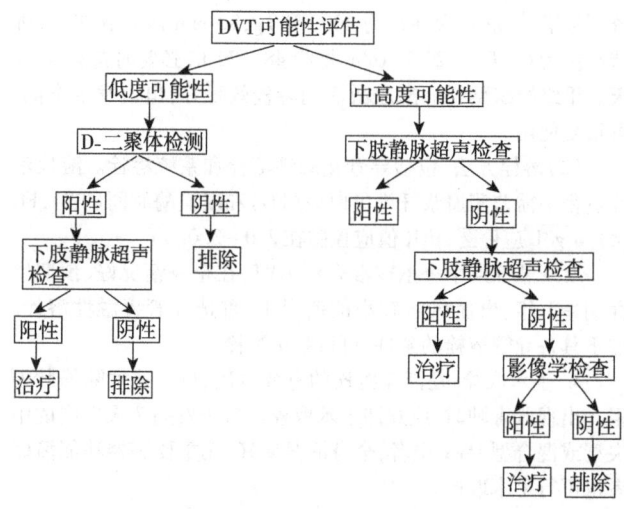

图 1-10-5 DVT 诊断流程

【治疗】

(一) 早期治疗

1. 抗凝：抗凝是 DVT 的基本治疗，可抑制血栓蔓延、有利于血栓自溶和管腔再通，从而减轻症状、降低 PE 发生率和病死率。但是单纯抗凝不能有效消除血栓、降低 PTS 发生率。用药方法及剂量见本章"肺栓塞"。

急性期 DVT 建议使用维生素 K 拮抗剂联合低分子肝素或普通肝素；在 INR 达标(2.0~3.0)且稳定 24 h 后，停用低分子肝素或普通肝素；也可以选用直接(或间接) X a 因子抑制剂。高度怀疑 DVT 者如无抗凝治疗禁忌证，在等待检查结果期间可行抗凝治疗，根据确诊结果决定是否继续抗凝。有严重肾功能不全的患者建议使用普通肝素。

2. 溶栓治疗

(1) 溶栓药物：尿激酶最为常用，对急性期血栓起效快，溶栓效果好，过敏反应少；常见的不良反应是出血。治疗剂量无统一标准,一般首次剂量为 4000 U/kg,30 min 内静脉注射;维持剂量为 60 万 ~ 120 万 U/d,持续 48 ~ 72 h,必要时持续 5 ~ 7 天。重组组织型纤溶酶原激活剂溶栓效果好,出血发生率低,可重复使用。

(2)溶栓方法:包括导管接触性溶栓和系统溶栓。溶栓治疗过程中需监测血浆纤维蛋白原(FG)和凝血酶时间(TT),FG <1.0 g/L 应停药,INR 值应控制在 2.0 ~ 3.0。

对于急性期中央型或混合型 DVT,在全身情况好、预期生存期≥1 年、出血风险较小的前提下,首选导管接触性溶栓。如不具备导管溶栓的条件,可行系统溶栓。

3. **手术取栓**:是消除血栓的有效方法,可迅速解除静脉梗阻。出现股青肿时,应立即手术取栓。对于发病 7 天以内的中央型或混合型 DVT 患者,全身情况良好,无重要脏器功能障碍者也可行手术取栓。

4. **合并髂静脉狭窄或闭塞的处理**:髂静脉狭窄或闭塞在 DVT 的发病中起重要作用,导管溶栓或手术取栓后同时矫正髂静脉狭窄或闭塞,可以提高通畅率,改善治疗效果,减少 PTS 的发生。

5. **下腔静脉滤器置入指征**:对多数 DVT 患者,不推荐常规应用下腔静脉滤器,下列情况可以考虑置入下腔静脉滤器:①髂、股静脉或下腔静脉内有漂浮血栓;②急性 DVT,拟行导管溶栓或手术取栓等血栓清除术者;③具有 PE 高危因素的患者行腹部、盆腔或下肢手术。

(二)长期治疗

DVT 患者需长期行抗凝等治疗,以防止血栓蔓延和(或)血栓复发。

1. 抗凝治疗

(1)抗凝的药物及强度:维生素 K 拮抗剂(如华法林)、直接 Xa 因子抑制剂(如利伐沙班)等对预防复发有效。如果使用维生素 K 拮抗剂,治疗过程中应使 INR 维持在 2.0 ~ 3.0,需定期监测。

(2)抗凝的疗程:根据 DVT 的发生情况,抗凝的疗程也随之不同。①继发于一过性危险因素(如外科手术)的首次发生的DVT患者,3个月的抗凝治疗已经足够;②对危险因素不明的情况下首次发生DVT的患者应充分抗凝至少3个月;③伴有癌症的首次发生DVT的患者,应用低分子肝素3~6个月后,长期口服维生素K拮抗剂治疗;④具有血栓形成的原发性危险因素的首次发生DVT的患者,复发率较高,应长期口服维生素K拮抗剂的治疗;⑤反复发病的DVT患者,应长期抗凝治疗。

2. 其他治疗

(1)静脉血管活性药物:如黄酮类、七叶皂苷类等。

(2)物理治疗:对于慢性期患者,建议服用静脉血管活性药物,并长期使用弹力袜;有条件者,可使用肢体循环促进装置辅助治疗。

(蒋建刚)

附:抗凝治疗的原则和检测

抗凝治疗

随着对血栓栓塞性疾病认识的深入和新型抗栓药物的不断出现,越来越多的患者将接受抗凝/抗血小板治疗。采取合适的应对策略来平衡并降低出血栓塞的风险,在临床工作中具有非常重要的意义。

【适应证】

急性冠脉综合征及心肌梗死后血栓栓塞、静脉血栓栓塞、心源性脑栓塞的预防(瓣膜病、非瓣膜性心房颤动、房颤电复律)和人工瓣膜置换。

【禁忌证】

活动性内脏出血、凝血机制障碍、血小板减少症、严重未控制的高血压、急性细菌性心内膜炎、严重肝肾功能不全及近期手术史、对肝素过敏。

【抗凝治疗药物的分类】

1. 肝素和低分子肝素：普通肝素与低分子肝素主要通过激活抗凝血酶Ⅲ发挥抗凝作用，普通肝素的抗凝强度与持续时间并不随剂量增加而成正比增强及延长。肝素相关的出血风险随剂量增加，其半衰期与给药剂量有关，静脉注射普通肝素100IU/kg、400IU/kg、800 IU/kg，半衰期分别为1h、2.5h、5h。可以用鱼精蛋白静脉注射来中和普通肝素的抗凝效应，使用比例为鱼精蛋白1mg：普通肝素100U。低分子肝素半衰期是普通肝素的3~4倍，抗凝效果呈明显的量效关系，临床应用无需常规监测APTT。较少诱发血小板减少症，不易被鱼精蛋白拮抗，不用于体外循环抗凝。

2. 比伐卢定：为静脉使用的直接凝血酶抑制剂，是合成的含20个氨基酸的多肽凝血酶，其有效抗凝成分为水蛭素衍生物片段，并特异性抑制凝血酶活性而发挥抗凝作用，作用可逆而短暂。它可与游离型或与结合型凝血酶催化位点和底物识别位点发生特异性结合，从而直接抑制凝血酶的活性。在实施冠状动脉造影之前，常规剂量为首剂 1.0 mg/kg，合并 2.5 mg/(kg·h) 静脉滴注4h。

3. 华法林（双香豆素类）：华法林为香豆素衍生物，是维生素K拮抗剂，影响凝血因子Ⅱ、Ⅶ、Ⅸ、Ⅹ的合成。抗凝作用出现较慢，一般口服后8~12h后才发挥作用，1~3天达到高峰，停药后其抗凝作用维持2~5天。凝血酶原时间(PT)主要用于监测华法林的抗凝效果。多数情况下，华法林抗凝治疗时，应维持PT所对应的国际标准化比值(INR)2.0~3.0，抗凝作用可用小剂量维生素K_1所对抗。INR在4.5~10但无出血证据时不推荐常规使用维生素K；INR>10.0但无出血证据时，推荐给予口服维生素K。临床上INR<1.5可以加用华法林，若INR>1.5可以暂时不增加剂量，1周后复查。另外，临床上不同患者的个体差异可以相差10倍以上，如果服用过量则可出现致命性出血，但剂量过低则有血栓风险。CYP2C9和VKORC1的遗传变异分别可解释15%和25%的剂量变异，种族、年龄、身高、体重、饮食、吸烟、有无肝疾病等以及药物（如苯妥英钠、胺碘酮)也对华法林剂量有较大影响。基因分型对指导临床上华法林的使用具有非常重要的意义。

4. 磺达肝癸钠:是因子Xa抑制剂。与普通肝素和低分子质量肝素不同,磺达肝癸钠对凝血酶无直接抑制作用。静脉或皮下给药,个体内和个体间的变异性均很小,可以固定剂量给药。皮下给药后吸收迅速完全,2h可达血浆峰浓度,生物利用度达100%,对于肾功能正常患者2~3天可达到平台期血浆浓度。磺达肝癸钠主要以原型经肾脏排泄,在肾功能受损和低体重患者中清除率下降。常规剂量为2.5mg,皮下注射,1次。

5. 口服新型抗凝药

(1) 利伐沙班:为Xa因子抑制剂,可选择性抑制Xa因子,延长凝血时间,减少凝血酶生成而达到抗血栓作用,与常用药物及食物间的相互作用很小,无需调整剂量和用药监控。利伐沙班和Xa因子的活性位点结合后进而直接阻断Xa因子与底物的相互作用,对Xa因子具有高度的选择性,除可抑制呈游离状态的Xa因子外还可抑制结合状态的Xa因子。常规使用剂量为10mg口服,1次/1日。

(2) 阿哌沙班:属于氨基苯并噁唑类化合物,Xa因子直接抑制剂,抗凝活性为直接结合于Xa因子的活性部位。常规使用剂量为2.5mg口服,2次/日。

(3) 达比加群酯:经口服的达比加群酯在肝代谢中迅速转化为达比加群,通过直接抑制游离凝血酶和血栓结合的凝血酶而发挥抗凝血效应。达比加群酯具有口服生物利用度高、强效、无需特殊监测、药物相互作用少等优点。常规使用剂量为110mg口服,2次/日。

【常用疾病的抗凝治疗】

1. 急性冠脉综合征:抗凝药物主要为低分子肝素或磺达肝癸钠,常规8天后停用。

2. 瓣膜病患者:机械瓣置换的患者应该终身服用华法林,抗凝强度维持在2.5左右(2.0~3.0)。

3. 非瓣膜病心房颤动:华法林抗凝强度维持在2.5左右,75岁以上老年人可维持INR在1.6~2.5。如果患者没有抗凝治疗禁忌证,下列患者应该使用华法林。①有短暂性脑缺血发作、周围血管栓塞及脑卒中病史;②具有一项以上中危因素:年龄>75岁,高血压、左心室功能低下或心力衰竭、糖尿病。具有一项中危因素可选择阿司匹林或华法林;低危患者可选用阿司匹林每天 100~300mg。

4. **房颤电复律**:若房颤持续时间超过48h,复律前口服华法林3周,复律成功后口服华法林4周,抗凝强度维持在2.5。若房颤持续时间小于48h或需要紧急复律者,复律前使用肝素或低分子肝素,复律成功后加用华法林。

5. **静脉血栓栓塞**:药物主要为普通肝素、低分子肝素和华法林。符合抗凝治疗的患者给予普通肝素或低分子肝素进行抗凝治疗,通常在开始应用的第1~3天内加用华法林,初始剂量为2.5mg/d,与普通肝素或低分子肝素需至少重叠应用4~5天,当连续两天测定的国际标准化比率(INR)达到2.5(2.0~3.0)时,或PT延长1.5~2.5倍时,即可停止使用普通肝素或低分子肝素,单独口服华法林治疗。长期治疗时,约每4周测定INR 1次并根据INR调整华法林剂量和监测频率。抗凝治疗时间因人而异。一般口服华法林抗凝时间3~6个月。部分病例原因可以消除(如口服雌激素或临时制动),口服3个月即可;栓子来源不明原因首发病例,抗凝6个月。复发静脉血栓栓塞,并发肺心病或危险因素长期存在患者,应该终身服用。

(丁 虎 陈 琛 唐家荣)

第十一章 心血管神经症

【概念】

心血管神经症是由于神经功能失调所致的心血管功能紊乱,是以心血管、呼吸和神经系统症状为主要表现的特殊类型的神经症,是一种非器官性的功能性心血管疾病,亦称心脏神经症、神经性血循环衰弱症、分离综合征、Da Costa 综合征、焦虑性神经症。常见于 20~40 岁的女性及更年期妇女。

【临床表现】

(一)症状

1. 心悸:自觉心动过速、心脏搏动增强或心前区不适,运动或情绪激动时加重。但客观检查常无异常,时有偶发期前收缩、窦性心动过速。

2. 心前区疼痛:心前区疼痛部位不恒定,常为游走性和多变性,多局限于心前区或左乳房下区,可有局部压痛,压痛点常固定;疼痛常为持续数秒的针刺样、触电样痛,偶有剧烈刀割样痛,或持续数小时至数天无缓解期的隐痛或胸部压迫感;常于安静时或活动劳累之后,或休息状态及精神紧张过后发病,与劳力和精神紧张无直接关系或活动后胸痛消失;发病时常不伴多汗、恶心、呕吐等症状。含化硝酸酯类药无效。

3. 呼吸困难:自觉胸闷、气短,常做深快呼吸或叹气样呼吸。由于换气过度而引起呼吸性碱中毒,导致口唇和四肢麻木、双上肢颤抖、头昏、眩晕。常于安静或嘈杂环境中发病,阴雨天或气温变化时也易发病。

4. 神经功能紊乱:神经衰弱表现为头昏、头痛、失眠、睡眠不深,或多梦、焦虑易激动、记忆力下降、乏力等。自主神经功能紊乱表现为面红、潮热、多汗、口干、手足冷、两手震颤、上腹胀、腹痛、食欲不振、便秘或排便次数增加、尿频、低热等。

（二）体征

常无明显异常体征，血压偏低或偏高，体温可达37.5℃左右，焦虑或忧郁表情，手足多汗，可有心动过速（睡眠状态下恢复正常）、期前收缩、第二心音亢进，心尖部及胸骨左缘可闻及2/6级收缩期功能性杂音。

【特殊检查】

1. 心电图：多为正常或窦性心动过速，房性或室性期前收缩，非特异性ST-T改变，具有易变性，部分患者运动心电图检查阳性，但普萘洛尔试验可使心率减慢、ST-T改变恢复正常。

2. X线检查：心脏、肺部无异常征象。

3. 超声心动图检查：心脏形态和功能正常。

根据患者具有上述诸多症状而无特异性体征，在排除器质性心、肺疾病后方可做出该疾病的诊断，应该强调的是，器质性心脏疾病可同时伴有心血管神经症，而器质性疾病更为重要。

【治疗】

（一）一般治疗

让患者了解病情，确信自己无器质性疾病，使患者加强对医护人员的信任与合作，消除诱因，加强心理治疗和运动锻炼，合理安排工作。

（二）药物治疗

1. 镇静剂：可酌情给予安定剂，如地西泮等。

2. 焦虑或抑郁者可酌情给予抗忧郁药，如氟西汀（百忧解）等。

3. β受体阻滞剂：对心悸、胸痛明显者，可给予小剂量β受体阻滞剂治疗，如美托洛尔25~50mg，1~2次/日。

（蒋建刚　唐家荣）

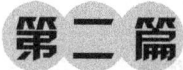

临床综合证

 第十二章 心力衰竭

心力衰竭是由任何结构或功能性的心脏异常所引起的影响心室灌注或搏血能力的临床综合征。

【病因】

(一)基本病因

1. 原发心肌损害,导致心肌丧失及其间质异常。
2. 心脏压力负荷和(或)容量负荷过度。
3. 心脏舒张充盈受限。

(二)常见诱发因素

1. 感染,尤以肺部感染为最常见诱因。
2. 体力活动过度和情绪激动。
3. 妊娠和分娩。
4. 输液过多和(或)过快。
5. 心律失常,既可作为病因,亦可作为诱发因素。
6. 电解质紊乱和酸碱平衡失调。

【临床类型】

1. 按心力衰竭的发展进程,分为急性心力衰竭和慢性心力衰竭。
2. 按心力衰竭的解剖部位,分为左心衰竭和右心衰竭。
3. 按临床症状的有无,分为无症状性心力衰竭(即隐性心力衰竭)和显性心力衰竭。

4. 按心力衰竭时收缩与舒张功能的改变,分为收缩性心力衰竭、舒张性心力衰竭和混合型心力衰竭。

【心力衰竭的症状和体征】

心力衰竭的症状和体征见表 2-12-1。

表 2-12-1 心力衰竭的症状和体征

症状	体征
典型	**特异**
气促	颈静脉压升高
端坐呼吸	肝颈静脉回流征
阵发性夜间呼吸困难	第三心音(奔马律)
运动耐力降低	心尖搏动侧面移位
疲劳、乏力,运动后恢复时间延长	心脏杂音
踝部水肿	
非典型	**非特异**
夜间咳嗽	外周水肿(踝部、骶部、阴囊)
喘息	肺部水泡音
体重增加(每周≥2kg)	空气进入减少,肺底叩诊浊音(胸腔积液)
体重减轻(晚期心力衰竭)	心动过速
肿胀感	脉搏不规则
食欲丧失	呼吸加快(≥16 次/分)
意识模糊(尤其是老年人)	肝大
抑郁	腹水
心悸	组织消耗(恶病质)
昏厥	

【诊断心力衰竭的相关检查】

(一)必要的初步检查

检查项目有超声心动图、心电图、实验室检查和胸部X线检查。

1. 超声心动图：左心室射血分数(LVEF)正常值应>50%，否则提示左心室收缩功能不全。

2. 心电图(ECG)：对治疗方案及心力衰竭的病因提供依据。

3. 心房利钠肽(BNP)：当心脏患病或心室负荷增加时(即AF、肺栓塞和某些非心血管情况包括肾衰竭)其分泌的量增多。在一个未治疗的患者，利钠肽水平正常可排除明显的心脏病，为心力衰竭诊断的一种"排除性"检查。B-型利钠肽(BNP)和N-末端B-型利钠肽前体(NT-proBNP)两种最常用的利钠肽，对急性心力衰竭与慢性心力衰竭，排除的域值不同。急性心力衰竭最佳排除切点：NT-proBNP 为 300pg/ml，BNP 为 100pg/ml。慢性心力衰竭的患者，最佳排除切点：NT-proBNP 为 125 pg/ml，BNP 为 35pg/ml。

4. 胸部X线检查：可显示心脏增大，心力衰竭患者的肺静脉充血或水肿。即使胸片没有显示心脏增大，也可存在明显的左心室收缩功能不全。

(二)其他检查

检查项目包括血常规、血生化、负荷超声心动图、心脏磁共振(CMR)、心导管和心内膜心肌活检。单光子发射计算机断层扫描(SPECT)和放射性核素心室造影，SPECT可用于评估心肌缺血和心肌存活力，并可提供预后以及诊断信息。基因检测，对"特发性"扩张型和肥厚型心肌病行基因检测。

一、慢性心力衰竭

【诊断要点】

根据病史、临床表现、结合某些辅助检查，一般不难做出心力衰竭的诊断(图2-12-1)。临床诊断除病因诊断、病理解剖和病理生理诊断外，还需对心功能进行分级(见表2-12-2)。

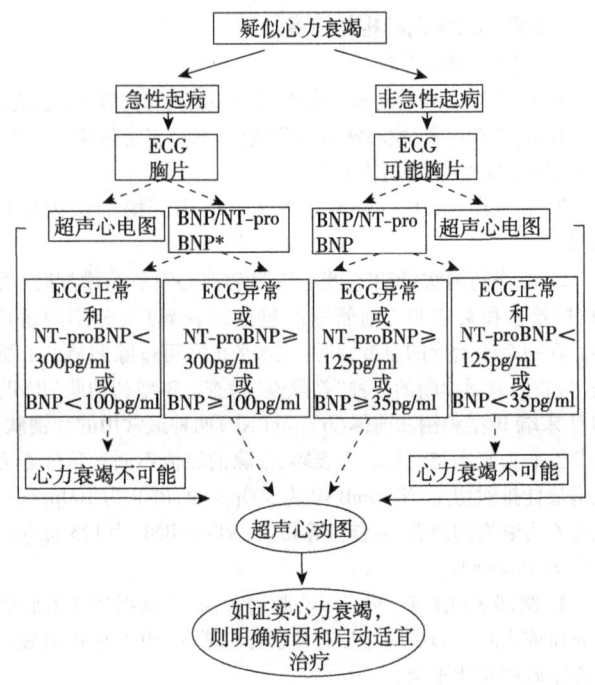

图 2-12-1 心力衰竭的诊断流程(参考 2012 ESC 心力衰竭指南)

表 2-12-2 纽约心脏协会 NYHA 心功能分级

Ⅰ级	体力活动不受限。平常体力活动不引起过度气促、疲乏或心悸
Ⅱ级	体力活动轻度受限。静息时舒适,但平常体力活动引起过度气促、疲乏或心悸
Ⅲ级	体力活动显著受限。静息时舒适,但比平常轻的体力活动引起过度气促、疲乏或心悸
Ⅳ级	不能没有不适地进行任何体力活动。静息时也存在症状。进行任何体力活动便增加不适

【鉴别诊断】

(一)呼吸困难的鉴别诊断

左心衰竭引起的呼吸困难需与下列情况相鉴别。

1. 神经性呼吸困难:多为心脏神经症患者,做1次深呼吸,症状可暂缓解,呼吸频率不增加,无心脏体征。

2. 慢性阻塞性肺疾病:尤其伴肺气肿时,亦可有呼吸困难,但有慢性支气管、肺及胸廓疾病的既往病史,常有肺气肿征,发绀比呼吸困难重,咳痰后缓解,不一定需要坐起。如进行血气分析及肺功能测定,则更有利于鉴别。

(二)与其他疾病的鉴别

需与一些具有颈静脉充盈或怒张、静脉压升高、肝大、水肿和腹水等表现的疾病相鉴别。

1. 心包积液或缩窄性心包炎

(1)本病无心脏病史,可以平卧,无气急。

(2)颈静脉充盈而肝颈静脉回流征阴性,心脏听诊无杂音,心脏搏动弱,心音遥远,肺动脉瓣 S_2 不亢进;心包积液者,其扩大的心浊音界可随体位而改变,并有奇脉。

(3)超声心动图可显示心包积液的液性暗区,X线摄片可见心包蛋壳样钙化影为缩窄性心包炎的特征,具有鉴别诊断的价值。

2. 心源性水肿与肾源性水肿

(1)前者逐渐形成水肿,后者则发展迅速。

(2)水肿开始部位,前者呈上行性,后者则多从眼睑开始,自上而下。

(3)其他表现:前者伴有心力衰竭的其他征象,如心脏扩大、心脏杂音、静脉压增高等,而后者伴有肾脏疾病的其他征象,如蛋白尿、血尿、管型尿等。

3. 门脉性肝硬化:无心脏病基础和心脏体征,主要表现为肝病特征,如腹壁静脉曲张及蜘蛛痣、脾大、肝功能不全等,有颈静脉怒张等上腔静脉受阻体征。但右心衰竭晚期亦可发生心源性肝硬化。

【治疗】

(一)一般治疗

去除或缓解基本病因、去除诱发因素、改善生活方式。

(二)药物治疗

三大类神经激素拮抗剂——ACEI(或 ARB)、β 受体阻滞剂和盐皮质激素受体拮抗剂,常与一种利尿剂联用以缓解充血的症状和体征。

1. 利尿剂:常用制剂:①排钾利尿剂,氢氯噻嗪(hydrochlorothiazide,双氢克尿噻),口服 25~50mg/d;呋塞米(furosemide,速尿),口服或肌内注射,20mg/d,亦可静脉注射,属强效利尿剂。②保钾利尿剂,如螺内酯(spironolactone,安体舒通),口服 20~40mg/d。

2. ACEI:对 ACEI 有致命性不良反应,如血管神经性水肿、无尿性肾衰竭或妊娠妇女,属绝对禁忌证。以下情况需慎用:双侧肾动脉狭窄,血肌酐 >225μmol/L,高钾血症(>5.5mol/L)和低钾血症。

3. β 受体阻滞剂

(1)适应证:所有 NYHA 心功能 Ⅱ、Ⅲ 级患者病情稳定,LVEF <40% 者,均需应用 β 受体阻滞剂,除非有禁忌或不能耐受。心功能Ⅳ级者,如病情已稳定,无水肿且不需静脉用药者,亦可谨慎使用。

(2)禁忌证:支气管痉挛性疾病、心动过缓(心率 <60 次/分)、二度及以上房室传导阻滞(AVB)均不能应用。

(3)常用制剂:①选择性 $β_1$ 受体阻滞剂,美托洛尔 12.5mg,每日 1 次;比索洛尔 1.25mg,每日 2 次。②兼有 $β_1$、$β_2$ 和 $α_1$ 受体阻滞剂作用的制剂,卡维地洛 3.125mg,每日 2 次,均以极小的剂量开始,如能耐受,2~4 周剂量加倍,达到维持量。症状改善常在用药 2~3 个月才出现。

4. MRA 盐皮质激素/醛固酮受体拮抗剂:①螺内酯,是最常用的醛固酮受体拮抗剂,副作用除高钾血症和肾功能恶化外,还可能引起男性乳房不适和增大。②依普利酮,是选择性醛固酮受体拮抗药,它只作用于盐皮质激素受体,而不作用于雄激素和孕酮受体。由于可能引发高钾血症,因此有高血钾(>5.5mmol/L)、伴有蛋白尿的 2 型糖尿病、肾病的患者不能使用依普利酮。此药同时禁用于正在补钾、使用利尿剂(如阿米洛利、螺内酯、氨苯蝶啶)或强细胞色素P450 3A4抑制剂(如酮康唑或伊曲康唑)的患者。

5. 洋地黄制剂

(1)禁忌证:①旁道下传的预激综合征合并快速型室上性心动过速、心房扑动、心房颤动;②已出现洋地黄中毒表现者;③窦性心律的单纯二尖瓣狭窄;④二度或高度房室传导阻滞;⑤病态窦房结综合征,尤其是在老年患者,又无起搏器保护者;⑥单纯性左心室舒张功能障碍性心力衰竭。

(2)洋地黄中毒的临床表现:①心外表现,主要为胃肠道症状和神经精神症状,如厌食、恶心、呕吐、疲乏、失眠、视物模糊、黄视等;②心脏表现,主要为心力衰竭的加重和出现各种类型的心律失常。快速房性心律失常又伴有传导阻滞,是洋地黄中毒的特征性表现。

(3)洋地黄中毒的处理:①立即停药;②补充钾及镁盐,但对肾衰竭、高血钾、窦房阻滞、窦性停搏、二至三度房室传导阻滞者禁用;③快速性心律失常的治疗,可用苯妥英钠或利多卡因;④缓慢性心律失常的治疗;⑤特异性地高辛抗体的应用。

6. 伊伐布雷定:盐酸伊伐布雷定(ivabradine HCl)是一种窦房结 I_f 电流选择特异性抑制剂。与β受体阻断剂相比,不影响性欲,不引起呼吸道收缩或痉挛、心动过缓等不良反应或反跳现象。对窦性心律,EF≤35%,尽管用了循证剂量的β受体阻滞剂(或最大耐受量)、ACEI(或ARB)和MRA治疗心率仍≥70次/分,且持续存在症状(NYHA Ⅱ~Ⅳ)级患者,应考虑使用以降低心力衰竭住院危险。

(三)植入式心脏复律除颤器

对有引起血流动力学不稳定的室性心律失常、功能状态良好、预期生存期>1年的患者,推荐用ICD降低猝死危险。

(四)心脏再同步化治疗

对窦性心律、QRS≥130ms、呈LBBB QRS图形、EF≤30%、功能状态良好、预期生存>1年的患者,推荐植入CRT或CRT-D以降低因心力衰竭住院和早亡的危险。

慢性症状性收缩性心力衰竭患者治疗流程见图2-12-2。

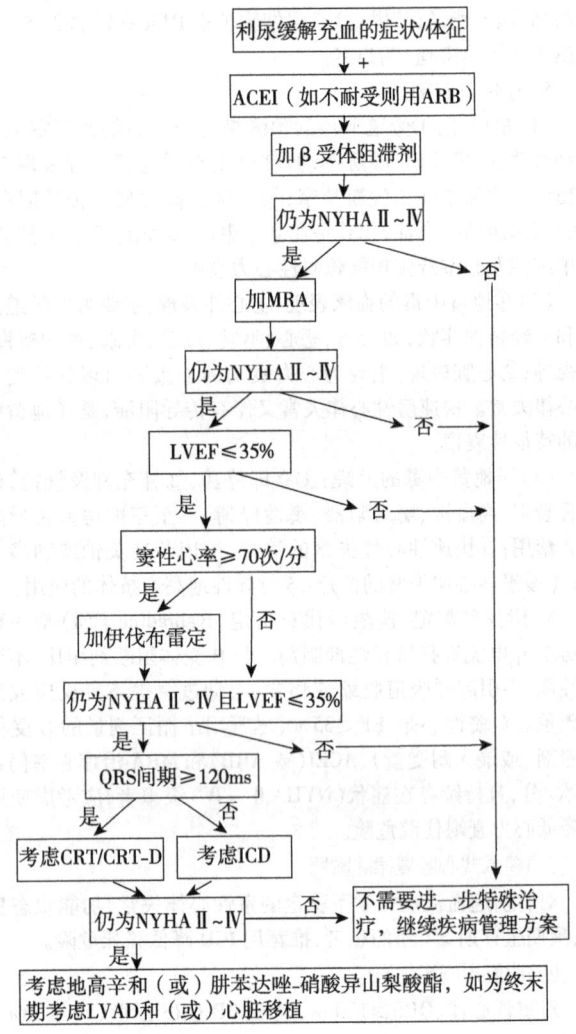

图 2-12-2 慢性症状性收缩性心力衰竭(NYHA 心功能 Ⅱ~Ⅳ级)患者治疗流程(参考 2012 ESC 心力衰竭指南)

二、急性心力衰竭

急性心力衰竭(AHF)是指心脏在短时间内发生心肌收缩力明显减低或心室负荷急剧加重而至心排血量急剧下降,导致组织器官灌注不足和急性淤血的临床综合征。

【诊断要点】

临床表现:

1. 症状:急性肺水肿表现为突发呼吸困难,端坐呼吸,频繁咳嗽,咳粉红色泡沫样痰,烦躁大汗,面色青灰,口唇发绀。

2. 体征:典型体征为双肺布满湿啰音和哮鸣音,心尖部闻及舒张期奔马律,心率快,脉搏可呈交替脉,早期可有血压升高,严重者可出现心源性休克,甚至心搏骤停。

根据以上临床表现及体征,再结合超声心动图、胸部 X 线、NT-proBNP 相关检查急性心力衰竭不难诊断。

【鉴别诊断】

主要与支气管哮喘相鉴别。心源性哮喘与支气管哮喘鉴别点如下。

1. 前者有引起急性肺淤血的基础心脏病,后者部分病例有过敏史或长期哮喘史。

2. 前者平卧时加重,坐起或站立后减轻,痰为泡沫样,尤其是粉红色泡沫样痰,后者多见于年轻人或从青少年时起病,发作前有咳嗽、喷嚏先兆。

3. 体征方面前者可有各种相应心脏体征,尤其是奔马律,无肺气肿征,而后者心脏正常,双肺满布哮鸣音,呈呼气性呼吸困难,可有肺气肿征。

4. X 线检查:前者心脏常增大,肺淤血,后者心影正常,肺野清晰或有肺气肿征。

5. 治疗反应:前者使用洋地黄、快速利尿剂、吗啡常有效,后者用吗啡后病情加重,对支气管扩张剂有效。

【治疗】

急性左心衰竭所导致是一种急症,诊断和治疗通常同时进行。

(一) 一般治疗

1. **体位**：患者取坐位或半卧位，双腿下垂，必要时四肢轮流扎紧束脉带以减轻前负荷。

2. **纠正缺氧**：鼻导管或面罩法给氧(10~20ml/min 纯氧吸入)，湿化瓶内加入乙醇或有机硅泡沫剂。对非低氧血症的患者，不应常规给氧，因为它可引起血管收缩并降低心排血量。

3. 限制钠摄入 <2 g/d，并限制液体摄入 <1.5~2.0 L/d（特别在低钠血症患者）。

(二) 药物治疗

1. **利尿剂**：大多数因肺水肿引起呼吸困难的患者，经静注利尿剂，由于其即刻的静脉扩张作用和随后的液体消除，可迅速缓解症状。呋塞米 20~40mg 静脉推注，必要时 15~20min 后重复注射。对于急性心肌梗死伴左心衰者慎用。对于顽固性外周水肿(和腹水)患者，为达到充分利尿，可能需要袢利尿剂与噻嗪类或噻嗪样利尿剂联用。这种联合通常仅需要用几天并需要仔细监测，以免发生低钾血症、肾功能不全和血容量不足。

2. **吗啡**：静脉推注 3~5mg 于 3min 内推完，必要时每 15min 重复 5~10mg，共 2~3 次。但对肺心病、休克、颅内出血及神志不清者禁用，老年患者慎用。

3. **血管扩张剂**：血管扩张剂可降低前负荷和后负荷并增加搏出量，但应避免用于收缩压 <110 mmHg 的患者。收缩压的过度降低也应当避免，因为在 AHF 患者，低血压伴有更高的死亡率。对有明显二尖瓣狭窄或主动脉瓣狭窄的患者，血管扩张剂应慎用。扩张剂可选用硝普钠、硝酸甘油。硝普钠初始剂量 20~40μg/ml，每 5min 增加 5μg/min，维持量 50~100μg/min；硝酸甘油初始剂量 20~40μg/ml，每 3min 增加 5μg/min，直至肺水肿缓解或动脉收缩压降至 13.3kPa(100mmHg)。如有低血压，应与多巴胺或多巴酚丁胺合用。

4. **洋地黄制剂**：宜选用快速作用的洋地黄制剂，若 1 周内未使用过地高辛，可用毛花苷丙首剂 0.4mg 溶于 10~20ml 葡

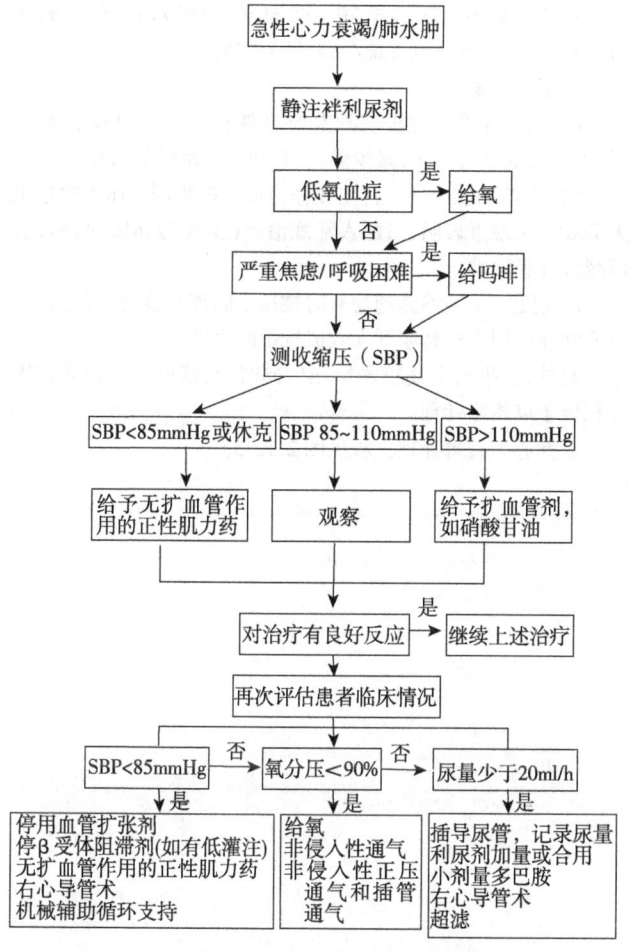

图 2-12-3 急性心力衰竭处理流程
(参考 2012 ESC 心力衰竭指南)

萄糖液内缓慢静脉注射,2~4 小时后可追加 0.2~0.4mg,若一周内使用过地高辛,则剂量酌减。禁用于二尖瓣狭窄伴窦性心律的心力衰竭患者。

5. 氨茶碱 0.25g 溶于 20~40ml 葡萄糖液内缓慢静脉注射,10min 推完,继以 0.5mg/(kg·h)维持。

6. 其他药物

(1)可选用肾上腺皮质激素如地塞米松 10~20mg 静脉注射,可解除支气管痉挛,减少渗出,有利于肺水肿的治疗。

(2)奈西利肽——一种主要作为血管扩张剂起作用的重组人 BNP——最近表明,当加入常规治疗(主要为利尿剂)时,它可减轻呼吸困难。

7. 超滤:单纯静脉超滤有时被用于除掉心衰患者的液体,但通常保留用于对利尿剂无效或抵抗的患者。

此外,在进行上述抢救措施的同时,尚需确定病因和诱因并积极予以相应处理。

急性心力衰竭处理流程见图 2-12-3。

第十三章 晕　　厥

【概念】

晕厥(syncope,也称昏厥)系由脑缺血引起的一种急起而自限性的短暂意识丧失,伴有肌张力丧失而不能维持自主体位,其核心特点是脑血流的暂时性下降。黑矇是短暂的视物不清,而以眼前发黑为表现的临床症状,其机制与晕厥完全相同,但是缺血时间较晕厥更短,脑缺血程度较轻,不伴有意识障碍和肌张力消失。

【流行病学】

晕厥在普通人群中比较常见,首次发病多出现在某些特定年龄段。大约1%儿童患血管迷走神经性晕厥,10~30岁首发晕厥者更高,其中15岁时达发生率高峰,女性更为多发,研究显示,40~65岁者约5%首发晕厥,65岁以上发病率再次升高。另有研究表明,70岁以后,晕厥发病率急剧上升,平均年发病率由0.57%(60~69岁)增至1.11%(70~79岁)。其中以神经反射性晕厥最常见,其次为心血管疾病性晕厥。

【发病机制】

常见的机制是大脑一时性广泛性供血不足。其主要原因包括心排血量下降或心脏停搏;突然剧烈的血压下降或脑血管普遍性暂时性闭塞。一些其他原因如血液生化和成分的异常也可引起晕厥。从病理生理角度讲,晕厥和休克都是急性循环障碍的结果,但两者发作速度、严重程度和持续长短不尽相同。休克时,虽心排血量明显降低,但四肢和内脏小血管代偿性收缩,血压相对维持,而血容量做重新再分配,急需氧和血供的心脑相对获得多些,故休克期尽管血压下降,四肢厥冷,但意识相对完好。晕厥时,由于血容量大幅度下降或心排血量急骤降低,使内脏和皮肤小血管收缩作用不能及时发生,导致血压下降,血容量再分配得不到保证,脑得不到最低限度供应以致发生意识障碍。

不同晕厥类型中的意识丧失均由于与意识有关的脑组织血流量降低或脑组织氧利用率下降所致。脑血流量的大小由心排血量、脑组织灌注压和脑血管床阻力决定。心排血量降低、脑组织灌注压降低或脑血管床阻力增高时脑血流量出现减少。脑血管的自我调节功能保证脑血流量不依赖系统血压地维持在一个狭窄的范围内。一个健康成年人可在收缩压下降到70mmHg的情况下维持脑供血。但老年人和慢性高血压患者对即使较小的血压变化也很敏感,发生晕厥。一般认为,全脑血流减少到约正常时40%即可出现意识丧失,这通常反映心搏出量减少一半或一半以上,直立动脉压下降到40~50mmHg或以下。如缺血只持续几分钟,对脑组织不产生持久影响,如时间过长则使脑部各大动脉供血范围间的灌注边缘带发生脑组织坏死。不同类型晕厥中意识丧失的深度、时间各不相同。患者有时对周围事物一概不知,或深昏迷,意识、反应能力完全丧失。意识丧失可维持数秒至数分钟,甚至半小时。通常患者静止躺着,肌松弛,但意识丧失后短暂时间肢体、面部可少量阵挛性抽动。括约肌功能通常保存,脉搏微弱。若使患者位于水平位置,引力不阻碍脑部血供,脉搏常有力,面色红润,呼吸加深加快,意识恢复。

【病因与分类】

神经因素、心律失常、直立性低血压是晕厥最常见的病因,但晕厥发作可由多种原因引起。还有相当一部分晕厥患者的病因是无法解释的。神经介导性晕厥占所有病例的35%~38%,是最常见的晕厥类型;精神疾病诱发的晕厥可占5.6%;无法解释的晕厥占14%~17.5%。

关于晕厥的分类目前有很多不同的观点,各型晕厥的名称也存在一定争议。非心源性晕厥较常见,但心源性晕厥更严重。

(一)心源性晕厥

由于心脏病心排血量突然减少或心脏停搏,导致脑组织缺氧而发生。最严重的为 Adams-Stokes 综合征,主要表现是在心搏停止 5~10s 出现晕厥,停搏 15s 以上可出现抽搐,偶有大小便失禁。

1. 心律失常

(1)缓慢性心律失常:心动过缓与停搏、病窦综合征、心脏传导阻滞等。

(2)快速性心律失常:阵发性室上性心动过速、室性心动过速、离子通道病、起搏器介导的心动过速等。

2. 器质性心脏病

(1)急性心排出量受阻

1)左心室流出道受阻:主动脉瓣狭窄、左心房黏液瘤、活瓣样血栓形成等。

2)右心室流出道受阻:肺动脉瓣狭窄、原发肺动脉高压、肺栓塞等。

(2)心肌病变和先天性心脏病:急性心肌梗死、Fallot 四联症等。

(二)非心源性因素引起的晕厥

1. 神经介导性晕厥

(1)血管迷走性晕厥(vasovagal syncope,VVS):是最为常见的晕厥类型,年轻体弱女性多见,发作常有明显诱因(如疼痛、情绪紧张、恐惧、轻微出血、各种穿刺及小手术等),在天气闷热、空气污浊、疲劳、空腹、失眠及妊娠等情况下更易发生。晕厥前期有头晕、眩晕、恶心、上腹不适、面色苍白、肢体发软、坐立不安和焦虑等,持续数分钟继而突然意识丧失,常伴有血压下降、脉搏微弱,持续数秒或数分钟后可自然苏醒,无后遗症。发生机制是由于各种刺激通过迷走神经反射,引起短暂的血管床扩张、回心血量减少、心排血量减少、血压下降导致脑供血不足。

(2)颈动脉窦过敏综合征:由于颈动脉窦附近病变,如局部动脉硬化、动脉炎、颈动脉窦周围淋巴结炎或淋巴结肿大,肿瘤及瘢痕压迫或颈动脉窦受刺激,致迷走神经兴奋、心率减慢、心排血量减少、血压下降致脑供血不足。可表现为发作性晕厥或伴有抽搐。常见的诱因有用手压迫颈动脉窦、突然转头、衣领过紧等。

(3)情境性晕厥:包括咳嗽性晕厥、排尿性晕厥、吞咽性晕厥等。

排尿性晕厥:多见于青年男性,在排尿中或排尿结束时发作,持续1~2min,自行苏醒,无后遗症。机制可能为综合性的,包括自身自主神经不稳定,体位骤变(夜间起床),排尿时屏气动作或通过迷走神经反射致心排血量减少、血压下降、脑缺血。

咳嗽性晕厥:见于慢性肺部疾病者,剧烈咳嗽后发生。机制可能是剧咳时胸腔内压力增加、静脉血回流受阻、心排血量降低、血压下降、脑缺血所致,亦有认为剧烈咳嗽时脑脊液压力迅速升高,对大脑产生震荡作用所致。

2. **直立性晕厥**:直立性晕厥是人体血管自身调节功能紊乱引起的。一般是在坐位或者卧位改变为直立时出现的症状。直立性晕厥多为直立性低血压引起。典型的直立性低血压定义为卧位改变为直立体位的3min内,收缩压下降≥20 mmHg或舒张压下降≥10 mmHg,同时伴有低灌注的症状。欧美国家则将其定义为:由卧位转换为直立位后收缩压下降≥10 mmHg且伴有头晕或晕厥等脑循环灌注不足的表现。直立性晕厥常见于:①某些长期站立于固定位置及长期卧床者;②服用某些药物,如氯丙嗪、胍乙啶、亚硝酸盐类等或交感神经切除术后患者;③某些全身性疾病,如脊髓空洞症、多发性神经根炎、脑动脉粥样硬化、急性传染病恢复期、慢性营养不良等。发生机制可能是由于下肢静脉张力低、血液蓄积于下肢(体位性)、周围血管扩张淤血(服用亚硝酸盐药物)或血循环反射调节障碍等因素,使回心血量减少、心排血量减少、血压下降导致脑供血不足。

3. **脑源性晕厥**:血管病变、痉挛、被挤压引起一过性广泛脑供血不足,或延髓心血管中枢病变引起的晕厥称为脑源性晕厥。

(1)脑血管病:弥漫性脑动脉硬化时,脑供血维持正常生理功能在低界水平。当血压突然下降、心律失常或突然体位改变而未能立刻适应时,脑供血进一步减少,引起晕厥。短暂性脑缺血发作(TIA)是因动脉粥样硬化狭窄、动脉粥样斑块的微血栓或动脉痉挛而出现的一过性脑供血不足,也可能引起晕厥,特别在累及椎-基底动脉系统时。出现偏瘫、眩晕等神经系统症状,但晕厥并不常见。

(2)脑血管痉挛和脑水肿:原发性高血压和继发高血压,如肾性高血压、嗜铬细胞瘤等患者如短时间内血压突然升高,可发生脑血管痉挛和脑水肿,出现剧烈头痛、呕吐等颅内压增高症状,称高血压脑病,有时伴发晕厥。该型晕厥持续时间长,常伴神经系统体征和视乳头水肿。

(3)大动脉炎和锁骨下动脉盗血:脑供血血管异常也可诱发晕厥。多发性大动脉炎多发生于颈动脉、无名动脉、锁骨下动脉等大动脉。受累血管管腔狭窄甚至闭塞,出现相应症状。上肢剧烈运动时,椎动脉通过侧支逆流至锁骨下动脉(锁骨下动脉盗血综合征),导致纵断面系统供血不足,引起晕厥。

(4)延髓心血管中枢病变:如肿瘤、空洞症、第四脑室囊虫、吉兰-巴雷综合征(格林-巴利综合征)等可能影响到心血管中枢。某些抗精神病药和镇痛药对心血管中枢有直接抑制作用。这些病例常伴有直立性低血压。

(5)偏头痛:个别偏头痛患者头痛发作前数分钟可有意识丧失。神志不清发展慢,从不突然发病,可能有梦幻状态。清醒后有剧烈头痛,多位于枕部。多见于女性青少年,与月经有关。发生机制可能是基底动脉痉挛致脑干缺血或多巴胺受体反应过度而抑制血管运动中枢。

4. 血液成分异常引起的晕厥

(1)低血糖综合征:脑储备糖的能力差,需不断地通过血液输送糖和能量物质。若血糖低于2.8mmol/L便出现低血糖的一系列症状,如头昏、乏力、饥饿感、冷汗、神志恍惚,甚至发生晕厥。此型晕厥发生缓慢,恢复亦慢,可见于胰岛细胞瘤、肾上腺和垂体疾病、胰岛素或降糖药物过量患者,也可能和胰岛细胞瘤有关。发作时测血糖低。注射葡萄糖可终止发作。

(2)贫血:红细胞携带氧供脑。贫血时血液中红细胞数目下降,血氧浓度下降,脑处于缺氧状态。此时突然站立或用力时,脑需氧量增加,造成进一步缺氧,发生晕厥。

(3)过度通气综合征:多见于焦虑性神经症患者,以长期而不显示的焦虑为特点,常体验到一种渴求空气,想深呼吸的感觉,导致呼吸过度,CO_2 排出过量,血液 CO_2 含量和酸度下降,引起周围血管扩张,回心血量减少,脑血流量降低;低碳酸血症也可导致脑血管收缩和血红蛋白对氧的亲和力增加,降低大脑供氧量,导致晕厥发作。该型晕厥好发于青年女性,前驱期长,发作时有一种不现实感,注意力难以集中和一些难以解释的感觉性描述,如口周与四肢末端针刺或麻木感,单侧或双侧胸痛等。接着意识丧失数秒至数分钟。恢复后四肢显著乏力和不安感等残余症状持续较长时间,有时达数小时。当其他方面正常的晕厥患者主诉上述症状伴有焦虑或呼吸困难时易诊断。但回顾性研究时则较难判断。脑电图可见双侧对称同步高波幅慢波。一些患者可通过过度呼吸使症状再现。这些症状最常是焦虑发作的一部分,必须给予相应治疗。

(4)高原性或缺氧性晕厥:在高原缺氧环境下工作或劳动,可因脑急性缺氧而发生晕厥。在海拔 3000m 以上,根据血红蛋白离解曲线可知氧张力进一步减低,可造成氧饱和度急剧下降。患者表现为发绀,严重者出现晕厥或抽搐。心率常增加,血压仍正常。

5. 精神疾病所致晕厥

(1)癔症:多见于青年女性,平时歇斯底里的个性和行为特征。常发作于众人前,如有晕倒,倒地较慢,一般无外伤。晕倒后无动作或有抵抗性动作。时间长短不等,可长达 1 小时以上。虽不能回答问话但神志未必完全丧失。脉搏、心率、血液、皮肤黏膜颜色、心电图无改变。

(2)焦虑性神经症:发作初有胸前紧压感,常伴四肢麻木,发冷。可有抽搐。以后神志模糊,有惊恐失措表现。持续 10~30min。与体位无关。血压可稍下降,但不过低。心率增加。一部分患者也可由于过度通气引起晕厥。

【诊断与评估】

晕厥作为临床常见的综合征具有一定的致残和致死率。因此尽快对这类患者做出诊断并给予治疗具有十分重要的意义。但是很多情况下晕厥患者确诊并不容易。详细了解患者病史、仔细查体(包括测量血压)和心电图检查是诊断晕厥及判断其发生原因的三个基本要素。其他一些实验室和器械检查也是必要的。诊断评估流程见图2-13-1。

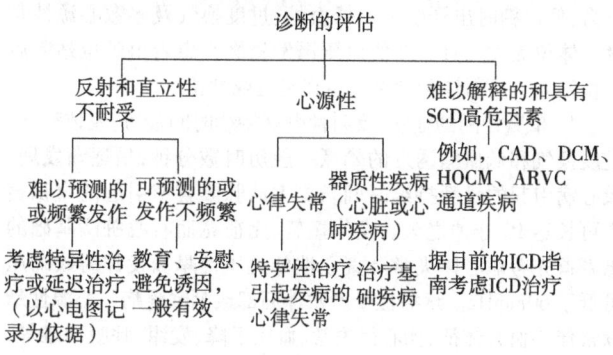

图 2-13-1 晕厥的诊断评估流程

(一)问诊要点

1. 晕厥发生的年龄和性别:无器质性心脑疾病的年轻女性晕厥患者多考虑神经介导性晕厥,而老年患者应首先排除有无心源性和脑源性晕厥。

2. 晕厥发作的诱因:发作于接触突然的恐惧、疼痛或不愉快图像、声音等事件后或体弱者站立过久后,首先考虑血管迷走性晕厥。转头或压迫颈动脉窦后诱发的晕厥应注意颈动脉窦过敏。直立性低血压引起的晕厥常由于卧位或蹲位突然站立诱发。情境性晕厥由咳嗽、排尿等特殊情境诱发。疲劳、紧张或用力常诱发心源性晕厥,但训练良好的没有心脏病的运动员活动后晕厥应注意血管迷走性晕厥的可能。若晕厥发作于改变体位后(弯腰、翻身等)同时伴有心脏杂音,则可能是心房黏液瘤或血栓。上肢活动后出现晕厥的患者若发现双上肢血压或脉搏不对称,则应注意锁骨下动脉盗血或主动脉夹层。

3. 晕厥前驱症状以及发作时的特点:血管迷走性晕厥发作前常现出现头晕眼花、四肢无力、冷汗、苍白等迷走神经兴奋症状。情境性晕厥一般无前驱症状或有短暂的头晕眼花,接着出现意识丧失。心源性晕厥和广泛脑血管硬化引起的晕厥常无明显前驱症状。高血压脑病引起的晕厥在发生前有剧烈头痛和呕吐。低血糖和过度换气性晕厥前驱期长,表现为头昏、乏力,低血糖时出汗明显。低血糖、过度换气及多数心源性晕厥与体位无关。直立性低血压诱发晕厥在患者由卧位站起后很快发生。反射性晕厥多发生在坐位或站位。

4. 晕厥伴随的症状:反射性晕厥持续时间最短,仅数秒钟。过度换气和低血糖诱发的晕厥一般历时数分钟,呈逐渐发展。冠心病引起的晕厥持续时间长。主动脉瓣狭窄引起的意识丧失可长达 10 分钟之久。发作短暂、无征兆而有心脏病基础的患者首先考虑心律失常。直立性低血压性晕厥发作时收缩压可低于 60mmHg。疼痛性晕厥常伴面部或咽喉疼痛。心源性晕厥常伴心血管体征,如心律失常、血压下降、发绀、呼吸困难等,亦可出现短暂的肢体抽搐。脑源性晕厥患者多有失语、偏瘫等神经系统受损体征。过度换气患者常有手面麻木感或刺痛。反复发作伴多种躯体不适而不伴心脏病的晕厥一般源于精神疾病。反射性晕厥发作后迅速恢复,少数有片刻软弱无力。心源性晕厥常有胸闷、呼吸急促、乏力、严重者有呼吸困难、心绞痛;极严重者可猝死。

5. 有无心、脑血管病史。

6. 既往有无相同发作史及家族史。

(二)体格检查要点

1. 生命体征:多次重复检查生命体征,检查体位变化以后血压心率的变化。

2. 五官科检查:重点检查有无外伤证据,有无癫痫发作引起的唇舌咬伤。有无脑血管意外、脑膜炎等引起的颈项强直,有无颈部血管杂音等。

3. 胸部体检:有无胸外伤,肺部听诊有无哮鸣音等。体检尤其需要注意心率和心律,有无心脏杂音和额外心音等。

4. 泌尿系统:有无大小便失禁。

5. 神经系统:患者发作后的精神状态有无异常,局部功能失调多提示脑血管事件,持续性精神迟钝提示低血糖、低氧血症等。

(三)辅助检查

1. 心电监测:考虑心律失常性晕厥患者应首选心电监测检查。心电监测类型和时间取决于晕厥的发作频度。Holter 适用于晕厥发作频繁的患者。植入式心电事件记录仪(ILR)用于发作不频繁的患者。植入式心电事件记录仪是一种比较新的诊断晕厥的检查方法,最适于发作不频繁的心律失常性晕厥的检查。数个研究结果奠定了其在晕厥诊断中的地位。这种方法较传统 Holter 和电生理检查更能发现晕厥的原因,效价比较高。不明原因的晕厥患者,发现植入 ILR 1 年,90% 以上的患者能够获得有助于诊断的信息。

2. 电生理检查:电生理检查包括无创电生理检查和有创电生理检查,能够评估窦房结功能、房室传导功能和发现室上性和室性心动过速。初步评估正常的患者电生理检查仅有 3% 有阳性发现。在发现缓慢心律失常方面敏感性很低。

3. ATP 试验:倾斜试验引起晕厥的触发因素可能是内源性腺苷的释放。静脉注射腺苷和三磷腺苷(ATP)可用于不明原因晕厥的检查。对怀疑不明原因晕厥的患者,ATP 通过强烈抑制房室结传导,引起房室传导阻滞导致心室停搏,这可能是自发性晕厥的原因。ATP 通过对腺苷快速分解和腺苷对嘌呤受体的继发作用发挥作用。ATP 和腺苷在人类作用相似。由于 ATP 可能引起气管痉挛,哮喘患者禁用;可能引起冠状动脉窃血,严重冠心病患者亦禁用。

4. 超声心动图:当病史、体格检查和心电图检查不能发现晕厥的原因时,超声心动图检查是发现包括瓣膜病在内的器质性心脏病的有效方法。通过该检查还能发现肺动脉高压和右心室扩大等提示肺栓塞的表现。体格检查正常的晕厥或先兆晕厥患者超声心动图检查最常见的发现是二尖瓣脱垂(4.6% ~

18.5%)。其他心脏异常包括瓣膜病(最常见的是主动脉瓣狭窄)、心肌病,节段性室壁运动异常提示的心肌梗死、冠状动脉畸形、浸润性心脏病(如淀粉样变性)、心脏肿瘤、动脉瘤、左心房血栓等。超声心动图检查为判断晕厥的类型、严重程度及危险分层提供重要的信息。如果发现中重度器质性心脏病应考虑心源性晕厥。另一方面,如果超声心动图仅发现轻微心脏结构病变,则心源性晕厥的可能性较小,应进行非心源性晕厥方面的检查。

5. 倾斜试验:倾斜试验有助于诊断神经介导性晕厥,但是其敏感性、特异性、诊断标准和重复性存在很大问题,敏感性和特异性与检查方法有密切关系。敏感性26%~80%,特异性约90%。倾斜试验阴性的患者如果没有心肌缺血或器质性心脏病的证据,神经介导的晕厥的可能性很大,因此倾斜试验对确诊帮助不大。

附:倾斜试验

倾斜试验出现迷走反射症状至意识丧失一般需要3min或更短时间,收缩压低于90mmHg出现先兆晕厥,低于60mmHg出现晕厥。所有倾斜试验诱发的晕厥均有前驱症状,一般前驱症状出现1min后发生晕厥。在前驱症状阶段血压显著下降,血压下降前常有心率降低,而开始阶段心率降低常不明显。

根据倾斜试验详细血流动力学变化将倾斜试验阳性反应分三型。

倾斜试验阳性反应的分类如下。

1型:混合型,晕厥时心率减慢但心室率不低于40次/分或低于40次/分的时间短于10s伴有或不伴有时间短于3s的心脏停搏,心率减慢之前出现血压下降。

2A型:心脏抑制但无心脏停搏。心率减慢,心室率低于40次/分,时间超过10s,但无超过3s的心脏停搏,心率减慢之前出现血压下降。

2B型:伴有心脏停搏的心脏抑制。心脏停搏超过3s,血压下降在心率减慢之前出现或与之同时出现。

3型：血管减压型。晕厥高峰时心率减慢不超过10%。

6. 颈动脉窦按摩：颈动脉窦按摩是揭示颈动脉窦过敏综合征晕厥的一种检查方法。

方法：颈动脉窦按摩取仰卧位和立位两种体位（一般在倾斜床上进行），检查中应持续监测心电、血压。记录基础心率、血压后，在胸锁乳突肌前缘环状软骨水平用力按摩右侧颈动脉窦5~10s，如果未获得阳性结果，1~2min后按摩对侧。如果触发心脏停搏反应，则静脉注射阿托品（1mg或0.02mg/kg）重复按摩评估减压反射的作用。颈动脉窦按摩的反应传统上分为心脏抑制型（如心脏停搏）和血管抑制型（收缩压下降）或混合型。室性停搏持续≥3 s，收缩压下降≥50mmHg为混合型。

7. 运动试验：运动中或运动后即刻发生晕厥的患者应进行运动试验。应该选择症状限制性运动试验，由于运动中和运动后即刻易发生晕厥，运动中和恢复阶段均应监测心电和血压。运动中发生晕厥可能是心脏原因造成的，有些病例报告过度反射性血管扩张也可能引起晕厥。相反，运动后晕厥几乎都是自主神经功能异常或神经介导机制参与的，其特点是与心动过缓或心脏停搏有关的低血压，老年患者可能是自主神经功能异常，一般发生于无心脏病的患者。

运动试验3级时心动过速诱发的发生于房室结远端的固定性二度或三度AV阻滞是发生永久性AV阻滞的先兆，这类患者静态ECG可以发现室内传导异常。

有冠心病病史或危险因素的患者应该进行缺血评估。小于40岁的患者，运动中血压下降或不升高提示梗阻性肥厚型心肌病或冠状动脉左主干病变。运动试验也用于筛查儿茶酚胺依赖性多形性VT。

运动试验对一般晕厥患者意义不大，仅有1%发现异常。但是，对运动性晕厥具有重要诊断价值。

8. 心导管和心血管造影：由于是有创检查，一般不作为筛查心源性晕厥的检查。对怀疑冠状动脉狭窄引起直接或间接性心肌缺血导致的晕厥,推荐做冠状动脉造影以明确诊断及治疗方案。

【鉴别诊断】

晕厥与眩晕、跌倒发作等症状鉴别不难。但癫痫与晕厥都有短暂的意识丧失,在临床上有时易混淆。多数患者借助脑电图上有无痫性放电或尖波、棘-慢波可鉴别。若脑电图无异常则诊断较困难,有时目击者的描述很重要。可参考下列临床特征:

1. 癫痫患者肢体抽搐发生在意识丧失之前或同时,分强直期和阵挛期两相。抽搐持续时间长。而晕厥患者抽搐发生在意识丧失之后 10min 以上时,形式为全身痉挛,持续时间短。

2. 癫痫大发作与体位改变和情境无关,不分场合时间。而疼痛、运动、排尿、情绪刺激、特殊体位等诱发的意识丧失往往提示晕厥。

3. 伴有出汗和恶心等症状的发作性意识丧失往往提示晕厥而非癫痫。

4. 癫痫发作后常有意识模糊状态,少则几分钟,多则几小时。部分患者发作后嗜睡或精神错乱。晕厥发作后意识恢复多较快,少有精神紊乱。

【晕厥的治疗】

(一)一般原则

晕厥患者治疗的主要目标是延长生存期、降低死亡危险性、减少外伤和预防复发。根据晕厥的病因和发病机制不同采取不同的治疗策略。

(二)急性期治疗

1. 检查气道是否通畅。

2. 检查生命体征是否平稳。

3. 速查心电图。

4. 必要的实验室检查(血常规、血糖、血电解质、血气分析等)。

5. 检查有无外伤。

6. 晕厥时间较长者,可以予以激素和脱水治疗,如地塞米松10mg静脉推注,甘露醇125~250ml静脉推注或快速静脉滴注。

(三)心源性晕厥的治疗

1. 心律失常相关晕厥的治疗

(1)窦房结功能障碍(包括慢-快综合征):这类患者应该行心脏起搏治疗,对窦房结功能障碍缓慢心律失常引起的晕厥十分有效。永久性心脏起搏明显缓解症状但对生存率没有影响,生存率与心律失常无关。由于窦房结变时反应异常,因此采用频率适应性起搏(特别是心房的频率感应性起搏)可减轻运动相关的头昏眼花或晕厥。窦房结功能障碍时生理性起搏(心房或双腔起搏)明显优于VVI起搏。窦房结功能障碍患者应避免或减少心室起搏。

(2)房室传导系统疾病:严重的获得性房室传导阻滞(AVB)(即莫氏Ⅱ型、高度和完全AVB)与晕厥密切相关。这些患者的心律依赖于次级起搏点。晕厥常发生于次级起搏点延迟起搏,次级起搏点起搏频率一般较慢(25~40次/分),由于脑灌注不足引起晕厥或先兆晕厥。心动过缓引起复极延长容易出现多形性室性心动过速,特别是尖端扭转性室性心动过速。

起搏治疗可以显著改善心脏阻滞患者的生存率和防止晕厥的复发,挽救束支阻滞和间歇性AVB导致晕厥患者的生命。

(3)阵发性室上性心动过速(superventricular tachycardial,SVT)和室性心动过速(ventricular tachycardial,VT):典型房室结内折返性心动过速、房室折返性心动过速、房性心动过速、房扑相关的晕厥,导管消融为一线选择,目前已经成为一种有效的用于治疗阵发性室上性心动过速伴有晕厥的方法。

VT引起的晕厥是心源性晕厥的主要原因之一。药物相关性的获得性QT间期延长综合征所致的尖端扭转性VT应首先停用药物。对于非QT间期延长引起的VT首先应用Ⅲ类抗心律失常药物(特别是胺碘酮)。导管消融应用于右心室流出道VT、束支折返性VT和维拉帕米敏感性左心室性VT效果尤其肯定。心功能差的患者属于高危人群,应植入心脏复律除颤器(ICD)。ICD治疗症状性VT的几个前瞻性试验显示,ICD比传统药物治疗死亡危险性降低,虽然这些研究并不是直接针对晕厥患者的,但可以推广到由 VT 伴严重左心室障碍导致晕厥的患者。对这些患者应及早植入 ICD。

(4)遗传性离子通道病:最常见的遗传性离子通道病是长 QT 综合征(LQTS)和 Brugada 综合征。遗传性长 QT 综合征(LQTS)治疗上包括 β 受体阻滞剂及 ICD 治疗,其他措施包括限制剧烈运动和竞技运动,避免使用延长 QT 间期的药物以及家系筛查。Brugada 综合征患者 2 年内发生猝死的危险性为 30%,因此治疗主要是植入 ICD。

(5)永久性起搏器和 ICD 故障导致的晕厥:起搏器依赖患者与起搏器或 ICD 功能障碍有关的晕厥可能是脉冲发生器电池耗尽、电极脱位等原因引起,应考虑替换电池、重置电极等排除故障的措施。有些患者的症状可能由"起搏器综合征"导致的低血压引起,重新设置起搏程序大多能消除症状,个别患者需要更换起搏器(如用心房起搏替代心室单腔起搏)。ICD 如果不能有效诊断和(或)及时治疗心律失常,可能导致晕厥发生。应重新设置 ICD 程序。

2. 器质性心脏病相关晕厥

(1)冠心病导致的晕厥:冠心病晕厥患者无论左心室射血分数如何,如果诱发出单形性室性心动过速应该植入 ICD 治疗。即便无晕厥,冠状动脉疾病患者 LVEF <0.35 时,植入除颤器亦可改善长期预后。因此严重缺血性心肌病的晕厥患者,无论电生理检查的结果如何,均是植入 ICD 的适应证。

(2)肥厚型心肌病:晕厥是肥厚型心肌病心脏猝死的重要危险因素(RR≈5)。特别是反复发作或在运动中发作的患者。研究显示高危患者植入 ICD 有效,同时针对心律失常等基础疾病进行相应处理。

(3)致心律失常性右心室发育不良/心肌病(ARVD/C):ARVD/C 在 35 岁以下的患者猝死率高达 20%,是青少年猝死的主要遗传性疾病。晕厥是 ARVD/C 的一个恶性表现,在基础的抗心律失常的药物治疗下植入 ICD 是最为有效的治疗方案。

(4)非缺血性扩张型心肌病:晕厥可增加非缺血型扩张

心肌病（NIDCM）患者的死亡率。晕厥的原因可能是自限性室性心动过速。目前没有证据支持对这些患者应用抗心律失常药物。然而，植入除颤器可能是合理的。

（5）其他器质性心脏病导致的晕厥：其他器质性心肺疾病还包括肺栓塞、肺动脉高压、心脏压塞、主动脉狭窄、二尖瓣狭窄、心房黏液瘤等。这些疾病晕厥的机制也是多源性的，包括血流动力学障碍、心律失常和神经反射性机制。需要手术治疗。

（四）非心源性晕厥

1. 神经介导性晕厥：教育患者避免可能的诱发因素，熟悉晕厥前驱症状及必要的终止晕厥的措施（平卧、对抗性姿势等）。

血管迷走性晕厥：应进行等长运动锻炼等物理疗法，可以进行倾斜训练。

颈动脉窦过敏综合征：起搏治疗用于心脏抑制型和混合型颈动脉窦过敏综合征，应优选双腔起搏器。

2. 直立性低血压：药物诱发的自主神经功能失调可能是直立性低血压性晕厥最常见的原因。主要治疗方法是停药或调整用药。引起直立性低血压最常见的药物是利尿剂和血管扩张剂。乙醇也是常见的原因，主要治疗是戒酒。神经功能障碍引起的晕厥通常表现为直立性低血压。

（1）鼓励患者长期多进食盐，并每天饮水 2~2.5L 扩充血管内容量。应用小剂量氟氢可的松（0.1~0.2 mg/d），睡觉时高枕位。但应预防卧位/夜间高血压。

（2）佩戴腹带和（或）连裤袜预防重力引起的下肢和腹部血液蓄积。

（3）应用便携式坐椅。

（4）少量多餐，减少糖类摄入。

（5）采取某些保护性姿势，如双腿交叉站立或蹲位。

（6）进行腿部和腹部肌肉运动的项目，特别是游泳。

（7）米多君 2.5~10mg，3 次/日口服，可能有效。

3. 锁骨下动脉盗血综合征：锁骨下动脉盗血综合征非常少见，但在晕厥的患者中常见。这些患者可能由于先天性和获得性因素,伴有锁骨下动脉低血压引起同侧椎动脉血液倒流(特别是在上肢运动时),结果造成脑血流减少。外科手术或血管成形术治疗对这类晕厥患者可行、有效。

【晕厥的预后】

佛明翰研究显示各种晕厥患者比非晕厥人群死亡危险性增加1.31倍,非致命性心肌梗死或冠心病危险增加1.27倍,致命性或非致命性卒中危险性增加1.06倍。1980年有研究显示心源性晕厥1年的死亡率为18%～33%,而非心源性晕厥为0～12%,不明原因的晕厥为6%。1年的猝死发生率在心源性晕厥中占24%,其他2组为3%～4%。但是,近年来的研究以非晕厥人群作为对照组直接比较2组人群,发现尽管心源性晕厥死亡率高于非心源性和不明原因的晕厥,但并不高于其他同等程度的心脏病。这些研究显示器质性心脏病是预测死亡危险的最重要的指标。严重心力衰竭射血分数为20%的晕厥患者1年猝死的危险性为45%,而无心衰的患者为12%。器质性心脏病是晕厥患者猝死和总死亡的主要危险因素。主动脉瓣狭窄的晕厥患者如果不进行瓣膜置换,平均生存期为2年。同样,肥厚型心肌病如果为年轻患者、伴有晕厥和严重的呼吸困难、有猝死家族史则猝死的危险性很大。致心律失常性右心室心肌病的晕厥患者和有症状的室性心动过速(VT)患者预后较差。伴有器质性心脏病的快速VT的死亡率和猝死率很高;心功能严重受损的患者预后较差。有些心源性晕厥死亡率并不高,包括大多数室上性心动过速和病窦综合征。

心律失常性晕厥的预后与4种因素有关,包括年龄≥45岁、充血性心力衰竭病史、室性心律失常病史和异常ECG(非特异性ST段改变除外)。无危险因素的患者1年内心律失常或死亡的发生率为4%～7%,有3个或更多危险因素的患者则逐步增加到58%～80%。

心电图(ECG)正常、无心脏病、平素健康的年轻晕厥患者,神经介导性晕厥患者和直立性低血压晕厥患者预后较好。

(周　宁　汪培华)

参考文献

刘文玲,向晋涛,胡大一,等.2010.《晕厥的诊断与治疗指南(2009年版)》详解.中国心脏起搏与心电生理杂志,24(1):4-11.

马业新,曾和松.2005.心血管病诊疗指南.第2版.北京:科学出版社.

Guidelines for the diagnosis and management of syncope (version 2009). 2009. European Heart Journal,30,2631-2671.

第十四章 休 克

【概念】

休克(shock)是多病因、多发病环节、有多种体液因子参与,以机体循环系统功能紊乱,尤其是微循环功能障碍为主要特征,并可能导致器官功能衰竭等严重后果的复杂的全身调节紊乱性病理过程。

【病因和分类】

(一)按病因分类

1. 失血性休克:休克的发生取决于失血量和失血速度。如果快速失血超过总血量的20%左右,即可引起休克。

2. 感染性休克:由严重感染引起,在革兰阴性细菌引起的休克中,细菌内毒素(有效成分为脂多糖LPS)起重要作用。

3. 过敏性休克:此类休克为Ⅰ型变态反应。发病与IgE和抗原在肥大细胞表面结合,引起组胺和缓激肽大量释放入血,导致血管舒张、血管床容积增大、毛细血管通透性增加有关。

4. 心源性休克:各种心脏疾患(大面积心梗、严重心律失常等)可引起心排血量急剧减少,有效循环血量和灌流量显著下降。

5. 神经源性休克:常见于剧烈疼痛、高位脊髓麻醉等,血管舒张、外周阻力降低、回心血量减少、血压下降。

(二)按休克发生的起始环节分类

所有休克共同的环节是血容量减少、血管床容积增大、心排血量急剧降低,从而导致有效循环血量锐减,组织灌注量减少。

1. 低血容量性休克:见于失血、失液、烧伤等。机制:大量体液丧失使血容量急剧减少,静脉回流不足、心排血量减少和血压下降,压力感受器的负反馈调节冲动减弱,引起交感神经兴奋、外周血管收缩、组织灌流量减少。临床症状:"三高一低"——中心静脉压(CVP)、心排血量(CO)、动脉血压降低(BP);而总外周阻力(TPR)增高。

2. 血管源性休克:见于感染性、过敏性和神经源性休克。机制:不同病因导致血管活性物质增加,致使小血管特别是腹腔内脏的小血管扩张,血管床容积扩大导致血液分布异常,大量血液淤滞在舒张的小血管内,使有效循环血量减少。

3. 心源性休克:心脏泵血功能衰竭,心排血量急剧减少,有效循环血量下降。

(三)按血流动力学特点分类

按血流动力学特点可有以下分类(表2-14-1):

表2-14-1 休克按血流动力学特点分类

休克类型	血流动力学特点	别名
高排低阻型休克	TPR↓、CO↑、BP稍↓、脉压↑、皮温↑	暖休克
低排高阻型休克	TPR↑、CO↓、BP--、脉压↓↓、皮温↓	冷休克
低排低阻型休克	CO↓、TPR↓、BP↓↓	

【病理生理学】

(一)休克早期(微循环缺血性缺氧期)

1. 微循环变化特点:"少灌少流,灌少于流"(小血管,特别是微动脉、后微动脉和毛细血管前括约肌收缩,真毛细血管关闭,血液通过直捷通路和开放的动-静脉吻合支回流)。

2. 微循环改变的机制:各种原因引起的交感-肾上腺素髓质系统强烈兴奋有关。儿茶酚胺大量入血,引起皮肤、腹腔内脏和肾小血管的收缩,毛细血管前阻力明显升高,微循环灌流急剧减少。

3. 微循环变化的代偿意义

(1)血液重新分布:保证主要生命器官心、脑的血液供应。

(2)"自身输血":肌性微静脉和小静脉收缩,肝脾储血库紧缩。

(3)"自身输液":毛细血管前阻力大于后阻力,毛细血管中流体静压下降,促使组织液回流入血管。

4. **主要临床表现**:面色苍白、四肢湿冷、脉搏细速、尿量减少,神志尚清、脉压明显减小(比血压下降更具早期诊断意义)。

(二)休克期(微循环淤血性缺氧期)

1. **微循环的改变**:特征是淤血。毛细血管前括约肌弛张,导致大量血液进入真毛细血管网,灌多流少,毛细血管中血液处于淤滞状态。

2. **微循环改变的机制**

(1)酸中毒。

(2)局部舒血管代谢产物增多。

(3)血液流变学改变。

(4)内毒素等的作用:导致持续低血压。

3. **微循环变化对机体的影响**

(1)"自身输液"和"自身输血"停止。

(2)恶性循环形成:微循环血管床大量开放,血液淤滞,导致有效循环血量锐减、回心血量减少、CO 和 BP 进行性下降,使得交感-肾上腺髓质系统更为兴奋,血液灌流量进一步下降,组织缺氧更趋严重。

4. **临床表现**:血压进行性下降,心、脑血管失去自身调节或血液重新分布中的优先保证,冠状动脉和脑血管灌流不足,出现心、脑功能障碍,心搏无力,心音低钝,患者甚至淡漠甚至昏迷,少尿甚至无尿,皮肤发凉加重,发绀,可出现花斑。

(三)休克晚期(微循环衰竭期)

1. **微循环的改变**:微循环淤滞更加严重,微血管平滑肌麻痹,对血管活性药物失去反应,并可能发生 DIC。

(1)微血管反应性显著下降。

(2)DIC 的发生(但 DIC 并非所有的休克的必经时期)。

2. **临床表现**

(1)循环衰竭:血压进行性下降,给升压药难以恢复;脉搏细弱而频速,CVP 降低,静脉塌陷,出现循环衰竭。

（2）毛细血管无复流现象：大量输血补液，血压回升，但是有时仍不能恢复毛细血管血流。原因：白细胞黏着和嵌塞；毛细血管内皮细胞肿胀；并发 DIC 后微血管堵塞管腔。

（3）重要器官功能障碍或衰竭。

【诊断】

由于休克病情变化快而复杂，各种致病因素和病情发展阶段的表现也不一样，因此必须熟悉休克的基本表现，进行全面观察和综合分析，才能得出比较正确的诊断。

(一)主要临床表现

1. 意识状态：表情淡漠或烦躁不安，但神志尚清楚。这是大脑缺氧的表现。严重休克时，意识逐渐模糊，甚至昏迷。

2. 末梢灌注：皮肤和黏膜苍白、潮湿，有时可发绀。肢端发凉，末梢血管充盈不良。周围静脉收缩、塌陷，重者硬如索状。

3. 血压变化：血压只能反应心输出压力和周围阻力，不能代表组织的灌流情况。血压变化有重要的参考价值但不能以血压下降作为诊断休克的唯一标准。在代偿早期，由于周围血管阻力增加，还可能有短暂的血压升高，但舒张压升高更明显，因而脉压小(2.7kPa 以下)，这是休克早期较为恒定的血压变化。只有失代偿时，才出现血压下降。

4. 脉搏细弱而快：由于血容量不足，回心血量下降，心脏代偿增快，以维持组织灌流，但每次心搏出量甚少。以后更由于心肌缺氧、收缩乏力，致脉搏无力细如线状，桡动脉、足背动脉等外周动脉触诊不清。

5. 呼吸快而深：是缺氧和酸中毒的代偿表现。早期尚可有呼吸性碱中毒。除胸部损伤或并发心、肺功能衰竭外，呼吸困难者少见。

6. 尿量减少：早期为肾前性，反映血容量不足、肾血液灌流不良；后期还可能是肾实质性损害。

(二)早期诊断

当有交感神经-肾上腺功能亢进征象时，即应考虑休克的可能。早期症状诊断包括：①血压升高而脉压减少；②心率增快；③口渴；④皮肤潮湿、黏膜发白、肢端发凉；⑤皮肤静脉萎陷;⑥尿量减少(25~30ml/h)。

确定诊断:存在下列征象时,则可肯定休克诊断。

1. 收缩压 < 10.7kPa(80mmHg),脉压 < 2.7kPa(20mmHg)。

2. 有组织血灌流不良的临床表现,如表情淡漠、烦躁不安、肢体湿冷、皮肤苍白或发绀等。

3. 尿量明显减少(<25ml/h)。

4. 出现代谢性酸中毒,AB或SB低于22mmol/L或动脉血乳酸量超过15mg/dl。

(三)实验室检查

红细胞计数、血红蛋白和血细胞比容,以了解血液稀释或浓缩情况血浆电解质测定,主要是钾、钠、氯,进行血气分析,借以了解血液氧合、二氧化碳潴留和酸碱变化情况。行尿常规检查及肝、肾功能检查等。其他检查如ECG、X线平片,胸腔、腹腔穿刺分泌物细菌学检查等视伤情和病情而定。进一步检查如血乳酸测定、中心静脉压监测、心排血量、肺动脉压和肺动脉楔压。病情复杂并发血管内凝血可能时,要测定血液凝血功能(血小板计数、纤维蛋白原含量、凝血酶原时间及其他凝血因子测定等)。休克时间延长者应及时送血液细菌培养。

(四)病因诊断

详询病史(伤因、病因)经过,抓紧时间做全面查体,甚至一边治疗一边反复观察病情和查体。在前后对比中总是可以找出休克的病因。做好连续性的病情观察与记录则十分重要。例如腹腔、胸腔的内出血,骨盆骨折致腹膜后软组织内血肿、包膜下脾破裂、手术后继发性出血等应特别警惕其延迟发生休克。

【治疗】

休克的治疗原则是尽早去除引起休克的原因,尽快恢复有效循环量,纠正微循环障碍,增进心脏功能和恢复人体正常代谢。

(一)一般措施

1. **体位**:休克病人体位一般采取卧位,抬高下肢20°~30°

或头和胸部抬高20°~30°,下肢抬高15°~20°的体位,以增加回心血量和减轻呼吸的负担。

2. 给氧:应及时清除呼吸道分泌物,保持呼吸道通畅。必要时可行气管插管或气管切开。予以间断吸氧2~4L/min,必要时面罩给氧以增加动脉血氧含量,减轻组织缺氧。

3. 生命体征的监测:予以心电、呼吸、血压和氧饱和度监测。

4. 留置导尿和监测尿量。

(二)纠正低血容量

任何类型的休克都伴有绝对或者相对不足,故静脉补充血容量是治疗休克的关键和首要措施。失血性休克应以补充血液为主,非失血性休克应以补充胶体液和晶体溶液为主。心功能正常者补充血容量一般较安全,但最好是在血流动力学监测下进行;急性心肌梗死并发心源性休克或者在心脏病基础之上发生休克时,血容量的补充应该在严密的血流动力学监测之下进行。另外,补液时应密切监测临床状况,无血流动力学监测的条件下应以临床效果作为补液的量和速度的主要依据。

1. PWP≤0.67kPa(5mmHg),CVP≤0.49kPa($5cmH_2O$)不伴肺水肿时,可快速补液;如伴有肺水肿,这种肺水肿多为非心源性肺水肿,或原有急性肺水肿,因过量使用利尿剂或血管扩张剂,PWP已于数分钟内降低,但肺水肿的临床与X线表现尚需一段时间(一般为12~24小时)才能消失,由于存在血容量不足,仍需补液,但应密切监测血流动力学以及临床表现。

2. 0.67kPa(5mmHg)≤PWP≤2kPa(15mmHg),0.49kPa($5cmH_2O$)≤CVP≤1.18kPa($12cmH_2O$),先行液体耐量试验,即在5分钟之内快速推注100ml液体,如反应良好或者PWP不变或较原来升高不超过0.27kPa(2mmHg)[CVP不变或较原来升高不超过0.29kPa($3cmH_2O$)],可于10min内再注射200ml液体。如PWP仍≤2kPa(15mmHg)[或CVP≤1.18 kPa($12cmH_2O$)],且临床情况改善,继续以500~1000ml/h速度静脉输液,直至血压恢复正常,休克的临床表现消失。输液过程中应密切观察血压、尿量、肺部情况和PWP或CVP。如PWP

升高至2kPa(15mmHg)以上或CVP≥1.18 kPa(12cmH₂O),应停止输液观察。若PWP或CVP迅速降至原来水平且休克依然存在,表明输液速度过快。此时可减慢输液速度,在密切观察PWP或CVP的前提下继续输液或再次行液体耐量试验。如停止试验后PWP或CVP无明显改变且休克仍存在,表明存在泵功能衰竭,血容量不足不是休克的主要原因,应给予正性肌力药物如多巴胺或(和)多巴酚丁胺。当PWP≥2.4 kPa(18mmHg)或CVP≥1.57 kPa(16cmH₂O),停止输液。

3. PWP处于2~2.4 kPa(15~18mmHg)或CVP为1.18~1.57 kPa(12~16cmH₂O)时,可在10min内静脉注射100ml液体,根据血流动力学监测的情况和临床状况决定是否补液。

4. PWP≥2.4 kPa(18mmHg)或CVP≥1.57 kPa(16cmH₂O)时,不予以补液,宜给予血管扩张剂。

在排除影响PCWP因素后,PCWP>2.4kPa(18mmHg)时心源性可能性大,>3.3kPa(25mmHg)时则心源性水肿可以肯定,<1.9kPa(14mmHg)则基本排除心源性肺水肿。

应当注意,休克时补充的血量和液量会很大,不仅要补充已丢失的血容量(全血、血浆和水、电解质丢失量),还要补充扩大的毛细血管床,超过临床估计的液体损失量很多。休克时间愈长,症状愈严重,需补充血容量的液体也愈多。

病情初步改善后,应根据下列指标监测,调整输液速度、质与量。

(1) 尿量40~50ml/h。
(2) 脉搏有力<110次/min。
(3) 收缩压>12 kPa。
(4) 脉压>2.7kPa。
(5) 呼吸均匀20次/min,PaO₂>10.66kPa。
(6) 神志清楚、安静。
(7) 四肢温暖,末梢循环充盈良好。
(8) 血细胞比容>0.35。
(9) 血浆电解质和酸碱平衡基本正常。

严重感染性休克患者病情复杂,又常有心肌损害和肾损害,过多补液将导致不良后果。因此,为了掌握血容量补充和观察心脏对输液的负荷情况,可监测中心静脉压,作为调节补液量的依据(必要时再测定肺动脉楔压)。

(三)血管活性药物的使用

1. 多巴胺:是目前临床上应用最为广泛的抗休克药物,用于各种类型休克,特别对伴有肾功能不全、心排血量降低、周围血管阻力增高而已补足血容量的患者更有意义。对不同受体的作用与剂量有关:小剂量[$2\sim5\mu g/(kg\cdot min)$]低速滴注时,兴奋多巴胺受体,使肾、肠系膜、冠状动脉及脑血管扩张,增加血流量及尿量。同时激动心脏的 β_1 受体,也通过释放去甲肾上腺素产生中等程度的正性肌力作用;中等剂量[$5\sim10\mu g/(kg\cdot min)$]时,可明显激动 β_1 受体而兴奋心脏,加强心肌收缩力。同时也激动 α 受体,使皮肤、黏膜等外周血管收缩。大剂量[$>10\mu g/(kg\cdot min)$]时,正性肌力和血管收缩作用更明显,肾血管扩张作用消失。在中、小剂量的抗休克治疗中正性肌力和肾血管扩张作用占优势。不良反应有恶心、呕吐、头痛、中枢神经系统兴奋等;大剂量或过量时可使呼吸加速、产生快速型心律失常。

2. 多巴酚丁胺:有明显的正性肌力作用,对血管的作用较弱。多用于急性心梗、肺梗死引起的心源性休克及术后低血容量综合征、慢性充血性心力衰竭。其抢救作用较多巴胺持久稳定。

3. 间羟胺(阿拉明):用于各种休克及手术时低血压、心梗性休克等。常用剂量为 $2\sim6\mu g/(kg\cdot min)$,常用于单用大剂量多巴胺维持血压不理想时的休克状态。

4. 肾上腺素:用于过敏性休克、心搏骤停。应用于过敏性休克时,肌内注射 $0.5\sim1mg/$次,或以 0.9% 氯化钠溶液稀释到 10ml 缓慢静脉注射。如疗效不好,可改用 $2\sim4mg$ 溶于 5% 葡萄糖液 $250\sim500ml$ 中静脉滴注。

(四)糖皮质激素的应用

激素除了可以缓解休克伴发的脑水肿之外,还有稳定和减轻病情的作用,可以用于任何类型的休克,可以选用地塞米松,剂量一般为 10~20mg/d。

(五)纠正酸碱平衡失调

休克中都存在不同程度的酸中毒,早期不必处理;休克严重时,经检验确有酸中毒,可考虑输注碱性药物,以减轻酸中毒和减少酸中毒对机体的损害。常用的碱性药物为5%碳酸氢钠溶液。

(六)重要脏器功能维护

休克状态下多个重要的靶器官会出现血供不足,临床常表现为脑水肿、肾功能不全、心肌缺血等状态。激素的应用对预防脑水肿有一定价值,可静脉注射地塞米松 10mg,每日 1~2 次。有明显脑水肿临床表现者,应给予脱水剂,如甘露醇 125~250ml 静脉注射,每日 2~4 次。有心功能不全者可用呋塞米 20mg 静脉注射脱水,也可先用呋塞米减轻心脏负荷后,再静脉注射甘露醇 125ml,但应密切注意心肌功能状况。

尽快纠正休克是预防急性肾功能不全的最好的方法。避免选用减少肾血流量的缩血管药物,而选用增加肾血流量的药物(如多巴胺),对预防急性肾功能不全也有一定价值。应密切观察尿量,如休克已纠正但呈少尿甚至无尿,应试用呋塞米,如尿量仍无明显增加,按急性肾功能不全处理,除限制液体入量等传统治疗措施外,有条件的医院对威胁生命的高钾血症等应行人工透析。

在心源性休克的病人,特别是 AMI 引起的心源性休克的病人,IABP 治疗通过提高冠状动脉和脑动脉血流灌注、降低左心室后负荷、增加心搏量而收到良好的治疗效果,在有条件的单位应尽早使用。心功能不全明显者可与正性肌力作用药物联合使用。有明显主动脉反流、主动脉夹层动脉瘤、出血素质者不宜使用 IABP。

(七)病因治疗

在快速补充有效循环量后,应抓紧时机去除原发病变,才能从根本上控制休克。在紧急止血方面,可先用暂时性止血措施,待休克初步纠正后,再进行根本的止血手术。感染性休克中,原发病灶的存在是引起休克的重要原因,应尽量手术或者强有力的抗感染处理,才能纠正休克和巩固疗效。过敏性休克患者的抗过敏治疗,疼痛性休克患者的镇痛治疗等。

【预后】

休克的预后主要取决于两个因素:①病因,一般来说,心源性休克预后最差,特别是大面积心肌梗死伴随心脏泵功能衰竭或者心脏穿孔,急性重度主动脉瓣或二尖瓣关闭不全引起的休克,即使积极救治,死亡率仍然极高。而低血容量性休克和过敏性休克预后较好。②休克持续时间,休克纠正越早越及时,患者的死亡率和致残率越低。一旦休克进入晚期,引发多器官功能障碍,则预后很差。

(周　宁　汪培华)

参 考 文 献

马业新,曾和松.2005. 心血管病诊疗指南. 第2版. 北京:科学出版社.

周荣斌,周高速,郭凯.2008.2008年严重脓毒症和脓毒性休克治疗指南简读. 中国急救医学,28(3):226-229.

中华医学会重症医学分会.2007. 低血容量休克复苏指南(2007). 中国实用外科杂志,27(8):581-587.

中华医学会重症医学分会.2007. 成人严重感染与感染性休克血流动力学监测与支持指南. 中国实用外科杂志,27(1):7-13.

第十五章 高脂血症

【血脂与脂蛋白】

血脂是血浆中的胆固醇、三酰甘油(TG)和其他类脂(如磷脂等)的总称。循环血液中的胆固醇和TG必须与特殊的蛋白质即载脂蛋白(apo)结合形成脂蛋白,才能被运输至组织进行代谢。

【血脂检测及临床意义】

1. 总胆固醇(TC):TC是指血液中各脂蛋白所含胆固醇之总和。

2. 三酰甘油(TG):临床上所测定的TG是血浆中各脂蛋白所含TG的总和。

3. 低密度脂蛋白胆固醇(LDL-C):LDL-C浓度基本能反映血液LDL总量,具有致动脉粥样硬化(AS)作用。

4. 高密度脂蛋白胆固醇(HDL-C):HDL具有抗AS作用。

【血脂异常的分类】

血脂异常通常指血浆中总胆固醇和(或)三酰甘油升高,俗称高脂血症。实际上高脂血症也泛指包括低HDL-C血症在内的各种血脂异常。分类较为繁杂,归纳起来有四种类型(表2-15-1)。

表2-15-1 血脂异常的临床分型

分型	TC	TG	HDL-C	WHO表型
高胆固醇血症	增高			Ⅱa
高三酰甘油血症		增高		Ⅳ、Ⅰ
混合型高脂血症	增高	增高		Ⅱb、Ⅱ、Ⅳ、Ⅴ
低高密度脂蛋白血症			降低	

继发性高脂血症是指由于全身系统性疾病所引起的血脂异常,主要见于糖尿病、肾病综合征、甲状腺功能减退症,其他疾病有肾衰竭、肝脏疾病等。某些药物如利尿剂、β受体阻滞剂、糖皮质激素等也可引起继发性血脂升高。在排除了继发性高脂血症后,即可诊断为原发性高脂血症。

【血脂异常的检测】

20岁以上的成年人至少每5年测量一次空腹血脂,包括TC、LDL-C、HDL-C和TG测定;对于缺血性心血管病及其高危人群,则应每半年至少测定一次血脂;缺血性心血管病住院治疗的患者应在入院时或24小时内检测血脂。

血脂检查的重点对象主要有:

1. 冠心病、脑血管病或周围动脉粥样硬化病者。
2. 高血压、糖尿病、肥胖、吸烟者。
3. 冠心病或动脉粥样硬化病家族史者,尤其是直系亲属中有早发病或早死者。
4. 皮肤黄色瘤者。
5. 家族性高脂血症者。

【心血管病综合危险的评估】

心血管病综合危险的评估见表2-15-2。

心血管病危险因素一是指多种心血管病危险因素所导致同一疾病的危险总和,即危险因素的数目和严重程度共同决定了个体发生心血管病的危险程度。二是指多种动脉粥样硬化性疾病(仅包括冠心病和缺血性脑卒中)的发病危险总和。

用于危险评估其他心血管病的主要危险因素:①高血压:在我国人群产生的影响大,我国长期队列随访资料表明,高血压对我国人群的致病作用明显强于其他心血管病危险因素。②吸烟。③肥胖($BMI \geq 28kg/m^2$)。④HDL-C < 1.04mmol/L(40mg/dl)。⑤早发缺血性心血管病家族史。⑥年龄,男性>45岁,女性>55岁。⑦高 HDL-C 血症[>1.56mmol/L(60mg/dl)]:保护性因素。如HDL-C高表达在1.56mmol/L以上,可减去一个危险因素。

表 2-15-2 心血管病综合危险的评估

	TC 5.18~6.22mmol/L (200~240mg/dl) LDL-C 3.36~4.14 mmol/L(130~160mg/dl)	TC≥6.22mmol/L (240mg/dl) LDL-C≥4.14mmol/L (160mg/dl)
无高血压且其他危险因素数<3	低危	低危
高血压或其他危险因素数≥3	低危	中危
高血压且其他危险因素数≥1	中危	高危
冠心病等危症	高危	高危

注:在心血管病综合危险评估中,高危患者主要是指冠心病,包括急性冠状动脉综合征(不稳定型心绞痛、急性心肌梗死)、稳定型心绞痛、陈旧性心肌梗死、有客观证据的心肌缺血、PCI 及 CABG 后患者。血脂异常治疗的主要目的是为了防治冠心病,应根据是否已有冠心病或冠心病等危症以及有无心血管危险因素,结合血脂水平进行全面评价,以决定治疗措施及血脂的目标水平。

【血脂异常的治疗原则】

1. 饮食治疗和改善生活方式是血脂异常治疗的基础措施。
2. 根据血脂异常的类型及治疗需要达到的目的,选择合适的调脂药物。
3. 需要定期进行调脂疗效和药物不良反应的监测。

【血脂异常患者开始调脂治疗的 TC 和 LDL-C 值及其目标值】

血脂异常患者开始调脂治疗的 TC 和 LDL-C 值及其目标值见表 2-15-3。

表 2-15-3 血脂异常患者开始调脂治疗的 TC 和 LDL-C 值及其目标值

危险等级	TLC 开始	药物治疗开始	治疗目标值
低危：10年危险性<5%	高于目标值	TC≥6.99mmol/L (270mg/dl) LDL-C≥4.92mmol/L (190mg/dl)	TC<6.22mmol/L (240mg/dl) LDL-C<4.14mmol/L (160mg/dl)
中危：10年危险性5%~10%	高于目标值	TC≥6.22mmol/L (240mg/dl) LDL-C≥4.14mmol/L (160mg/dl)	TC<5.18mmol/L (200mg/dl) LDL-C<3.37mmol/L (130mg/dl)
高危：CHD或CHD等危症，或10年危险性10%~15%	高于目标值	TC≥4.14mmol/L (160mg/dl) LDL-C≥2.59mmol/L (100mg/dl)	TC<4.14mmol/L (160mg/dl) LDL-C<2.59mmol/L (100mg/dl)
极高危：ACS或缺血性心血管病合并糖尿病	高于目标值	TC≥4.14mmol/L (160mg/dl) LDL-C≥2.07mmol/L (80mg/dl)	TC<3.11mmol/L (120mg/dl) LDL-C<2.07mmol/L (80mg/dl)

【血脂异常的药物治疗】

临床上供选用的调脂药可分为他汀类、贝特类、烟酸类、胆固醇吸收抑制剂及其他五类，不同类别调脂药的疗效见表 2-15-4。

表 2-15-4 不同类别调脂药的疗效

药物种类	TC	LDL-C	HDL-C	TG
他汀类	+++	+++	+	++
贝特类	+	+	++	+++
烟酸类	+	+	+++	+++
树脂类	++	++	+	-
胆固醇吸收抑制剂	++	++	+	+

【他汀类药物常见不良反应及何时暂停降脂药物】

(一)他汀类药物常见不良反应

1. 肝脏转氨酶升高:发生率低仅为 0.5%~2%,呈剂量依赖性,因此他汀禁忌用于胆汁淤积和活动性肝病。

2. 他汀类药物相关性肌病,包括以下三种类型。

肌痛:肌肉疼痛或无力,无肌酸激酶(CK)升高。

肌炎:肌肉症状 + CK 升高。

横纹肌溶解:肌肉症状 + CK 升高($\geq$10ULN) + 肌酐升高。

发生率:在安慰剂对照实验中,不同他汀类药物肌肉不适的发生率不同,一般在 5% 左右。单用标准剂量的他汀类药物治疗,很少发生肌炎,但当大剂量使用或与其他药物合用时,肌炎的发生率增加。

他汀类药物相关性肌病的高风险人群:高龄患者(尤其大于 80 岁,女性多见);体型瘦小,虚弱;多系统疾病(慢性肾功能不全,尤其是糖尿病导致的慢性肾功能不全);合用多种药物;围手术期;合用特殊药物和饮食;剂量过大。

3. 头痛,失眠,抑郁。

4. 消化不良、腹泻、腹痛、恶心等消化道症状。

多数他汀类药物由肝脏细胞色素 P-450 进行代谢,因此同其他与 CYP 药物代谢系统有关的药物同用时会发生不利的药物相互作用。

(二)暂停降脂药物的时间

1. AST/ALT$\geq$3ULN,应停药后每周复查,直至恢复正常。

2. CK$\geq$5ULN。

3. 出现严重情况和急性情况,如败血症、创伤、大手术、低血压、抽搐。

【降脂治疗过程中的安全性监测】

开始药物治疗时进行血脂全套及包括肌酶、肝酶等的安全性检查,以后每 4~8 周复查一次,如血脂达标,且安全性指标正常范围,则以后每 6~12 个月复查一次上述指标,如血脂未达标,则需要调整他汀的剂量或采用联合治疗,如血脂达标,且安全性指标正常范围,则以后每 6~12 个月复查一次上述指标。

【特殊人群的血脂异常治疗】

(一)急性冠脉综合征时的降脂治疗

1. 住院后立即或 24 小时内进行血脂测定,并以此作为治疗的参考值。

2. 无论患者的基线 TC 和 LDL-C 值是多少,都应尽早给予他汀类治疗,除非出现禁忌证。

3. 使 LDL-C 降至 <2.01mmol/L(80mg/dl),或在原有基线上降低 40%。

2011 年欧洲血脂异常防治指南鉴于临床研究和荟萃分析均支持常规早期启动强化他汀治疗,故而推荐 ACS 入院后 1~4 天内即启动大剂量他汀治疗,LDL-C 治疗目标值 <1.8mmol/L(70mg/dl)或在原有基线上降低 50%。

(二)PCI 人群的治疗推荐

1. 在既往未接受他汀类药物治疗的稳定型心绞痛和 ACS 患者中,PCI 术前短期阿托伐他汀治疗能降低 MI 程度。

2. 近期 ARMYDA 研究结果显示,接受 PCI 术的患者,即使术前长期服用他汀管理稳定型心绞痛或 ACS 风险,术前大剂量阿托伐他汀负荷治疗也能降低围手术期 MI 发生,故而推荐即使对已接受他汀类药物治疗的患者,也应建立 PCI 术前常规给予负荷剂量他汀类药物治疗的策略。

(三)中重度 CKD 患者的治疗推荐

2011 年欧洲血脂治疗指南将中重度 CKD 单列,提出积极的治疗建议,指出他汀类药物同时具有心肾获益,这在既往指南中没有(表 2-15-5)。

表 2-15-5 中重度 CKD 患者的治疗推荐
[(GFR 15~89ml/(min·1.73m²)]

推荐意见	证据等级
CKD 是冠心病等危症降 LDL-C 是主要目标	I/A
降低 LDL-C 可降低 CKD 患者的 CVD 风险,因此应当被推荐	IIa/B
他汀类药物被推荐用于适度延缓肾功能减退,从而预防发展到需透析治疗的终末期肾病	IIa/C
鉴于他汀类药物对病理性蛋白尿(>300mg/d)的有益作用,对 2~4 期 CKD 患者应考虑使用他汀类药物	IIa/B
对中重度 CKD 患者,他汀类药物单独使用或与其他药物联合治疗应使 LDL-C<1.8mmol/L(70mg/dl)	IIa/C

(四)PAD 患者的治疗推荐

PAD 患者的治疗推荐见表 2-15-6。

表 2-15-6 PAD 患者的治疗推荐

推荐意见	证据等级
PAD 是心血管病的高危状态,推荐进行降脂治疗(主要是他汀类药物)	I/A
他汀类药物治疗推荐用于延缓颈动脉粥样硬化进展	I/A
他汀类药物治疗推荐用于预防动脉瘤进展	I/C

(五)卒中患者(一级预防和二级预防)的治疗推荐

他汀类药物在卒中一级预防中有确切获益,但其他降胆固醇治疗的作用尚不明确。这提示他汀类药物的获益不仅与降胆固醇相关,他汀类药物治疗不仅能预防卒中再发,还能预防冠心病事件;对粥样硬化血栓来源的缺血性卒中,他汀类药物治疗获益最大。他汀类药物在卒中患者中的治疗推荐见表 2-15-7。

表 2-15-7　卒中患者(一级预防和二级预防)的治疗推荐

推荐意见	证据等级
对高风险的患者推荐给予他汀类药物治疗达到目标值	Ⅰ/A
对于有其他 CVD 表现的患者推荐给予他汀类药物治疗	Ⅰ/A
非心源性缺血性卒中或 TIA 患者均推荐给予他汀类药物治疗	Ⅰ/A

(六)糖尿病

原则:LDL-C 作为首要治疗目标:治疗首选用他汀类药物。治疗强度应达到 LDL-C<100mg/dl 或 LDL-C 水平降低 30%~40%。当 LDL-C 已达到目标水平,有高三酰甘油血症时,下一个目标是纠正低 HDL-C。治疗措施为戒烟、减轻体重、减少饱和脂肪和胆固醇摄入及增加不饱和脂肪摄入、规律运动,有助于升高 HDL-C。生活方式治疗未能达标时加用药物治疗,选用贝特类或烟酸类药物。如 LDL-C 和 HDL-C 均已达到目标水平且 TG 150~199mg/dl 时,则将高三酰甘油血症作为治疗目标。治疗措施是:非药物治疗,包括治疗性饮食,减轻体重,减少饮酒,戒烈性酒;当 TG 水平在 200~499mg/dl 时可应用贝特类或烟酸类。糖尿病患者的治疗推荐见表2-15-8。

表 2-15-8　糖尿病患者的治疗推荐

推荐意见	证据等级
所有 T1DM 合并微量白蛋白尿和肾脏疾病的患者,无论基线水平如何,均推荐他汀类药物降 LDL-C(至少 30%)作为一线治疗	Ⅰ/A
T2DM 合并 CVD 或 CKD 患者,或无 CVD 但年龄超过 40 岁存在一个或多个其他 CVD 危险因素或有靶器官损害证据的患者,推荐的 LDL-C 目标水平为<1.8mmol/L(70mg/dl);非 HDL-C 水平为<2.6mmol/L(100mg/dl),apoB<80mg/dl 作为次要目标	Ⅰ/B

续表

推荐意见	证据等级
所有 T2DM 患者均推荐将 LDL-C<2.5mmol/L(100mg/dl)作为首要目标。非 HDL-C 水平为<3.3mmol/L(130mg/dl),apoB<100mg/dl 作为次要目标	Ⅰ/B

(七)老年人血脂异常的治疗

1. 老年人降脂治疗同样获益。
2. 老年人常患有多种慢性疾病需服用多种药物治疗,加之老年人有不同程度的肝肾功能减退,药物的代谢动力学改变,易于发生药物相互作用和不良反应。
3. 降脂药物剂量的选择需要个体化,起始剂量不宜太大,在监测肝肾功能和肌酶的条件下进行。

【调脂药物的联合应用】

目的:提高血脂达标率同时降低不良反应发生率;原则:他汀类药物与另外一种降脂药物组成。如他汀类与下列其中一种药物合用:

1. 依折麦布:增强 LDL-C 达标,不增加不良反应。
2. 贝特:不良反应增多,小剂量,多监测。
3. 烟酸:加小剂量烟酸升高 HDL-C。
4. 胆酸螯合剂:服用不便。
5. ω-3 脂肪酸:安全有效地治疗混合性血脂紊乱。

第十六章 心房颤动的诊疗进展

一、心房颤动的诊断进展

(一)心房颤动危害的新认识

心房颤动,简称房颤,是最常见的心律失常,据估计我国房颤患者达 1000 万人。房颤导致的常见危害如下:①频繁发作可产生心悸、头昏、黑矇,甚至晕厥、休克;②心功能下降;③血栓栓塞;④心房逐渐扩大,而扩大的心房使房颤更易持续。近年逐渐有证据表明房颤可以加速痴呆进程。

对于风湿性心脏瓣膜病合并的房颤一般给予维生素拮抗剂(华法林)进行抗凝治疗。对于非瓣膜病房颤,最新指南建议采用 CHA_2DS_2-VASc 评分对血栓风险进行评分(表 2-16-1),认为评分 ≥2 的患者如无禁忌应给予抗凝治疗;同时对于抗栓治疗中的出血风险采用 HAS-BLED 评分(表 2-16-2),认为评分 ≥2 的患者应在抗凝时给予密切关注和至少每半年一次的再评价。

表 2-16-1 非瓣膜病房颤患者的血栓风险评分
(CHA_2DS_2-VASc 评分)

危险因素	2010 年 ESC 房颤指南
慢性心衰/左心功能障碍(C)	1
高血压(H)	1
年龄 ≥75 岁(A)	2
糖尿病(D)	1
卒中/TIA/血栓栓塞病史(S)	2
血管性疾病(V)	1
年龄 65~74 岁(A)	1

续表

危险因素	2010年ESC房颤指南
性别（女性）（Sc）	1
最高积分	9

注：①血管性疾病包括心肌梗死、复杂主动脉斑块、外周血管疾病（经造影证实、曾行血管再通或导致截肢者）；②TIA为短暂性脑缺血发作。

表2-16-2　非瓣膜病房颤患者抗栓治疗的出血风险评估（HAS-BLED评分）

字母	临床特征	计分
H	高血压	1
A	肝肾功能异常（各1分）	1或2
S	卒中	1
B	出血	1
L	INR值易波动	1
E	老年（如年龄>65岁）	1
D	药物或嗜酒（各1分）	1或2
		总计9分

注：①高血压，指收缩压>160 mmHg；②肝功能异常，慢性肝病（如肝纤维化）、显著肝功能不全（如胆红素>2倍正常上限而GPT>3倍正常上限）；③肾功能异常，慢性透析、肾移植或血清肌酐≥200 μmol/L；④出血：既往出血史和（或）出血倾向（如出血特质、贫血）；⑤药物，合并使用抗血小板、非甾体类药物或酗酒；⑥INR，国际标准化比值。

（二）心房颤动诊断的新设备和技术

心房颤动，常规体表心电图检测能初步诊断，但临床上部分典型房扑心电图不典型，易误诊为房颤。持续性或永久性房颤常规体表心电图容易筛出，但部分阵发性房颤患者由于发作短暂或者无明显症状，常规体表心电图可能漏诊，通过动态心电图、起搏器或植入性心脏除颤器程控回顾检测、电话传输心电图可以显著提高阵发性房颤的诊断率,近年尚有植入型心律失常监测专用器械,如 BioMonitor(R),新型血压监测仪能协助检测出房颤,但其具体临床价值有待确定。

二、心房颤动的治疗进展

心房颤动的治疗主要包括:①病因治疗;②控制心率或节律;③预防血栓形成;④防止房颤病情进展和心脏重构;⑤手术治疗。

(一)控制心率或节律

除传统的药物外,近年在国内外有部分药物陆续上市,主要包括伊布利特、维卡那兰和决奈达隆,已经获得指南的推荐应用。

1. 伊布利特(ibutilide):伊布利特的结构与索他洛尔相似,均是甲基磺酰胺的衍生物。伊布利特具有延长复极的作用,属Ⅲ类抗心律失常药物。其主要代谢特点:①血浆半衰期为2~12 h,平均为6 h;②主要通过肝脏代谢;③代谢不受地高辛、钙离子拮抗剂、β受体阻滞剂影响。

适应证:①用于终止近期发作、无或轻微心脏结构病变患者的房扑、房颤(Ⅰ类推荐,A);②持续时间长的房颤患者伊布利特效果欠佳。

用法:①对体重 >60 kg 的患者,推荐采用 1 mg 在 10 min 内静脉滴注完;如无效,相隔 10 min 后再以相同剂量静脉滴注。②对体重 <60 kg 的患者,二次剂量均应为 0.01 mg/kg。

注意事项:①禁用于低钾、心动过缓以及已应用延长QT间期药物者;②禁用于多形性室速(如尖端扭转性室速);③对本品成分有过敏史者禁用;④使用本品常需心电监护至少4h以上;⑤其他常见的心血管系统不良事件有单形性室性心动过速、室性期前收缩、低血压、束支阻滞、心动过缓等。

2. 维那卡兰(vernakalant):维卡那兰是一种新型阻止早期激活 K^+ 通道和频率依赖性 Na^+ 通道的静脉注射药物,90min 内维那卡兰比胺碘酮更有效。平均半衰期 3~5h,维那卡兰的不良反应主要是轻微恶心、咳嗽和喷嚏。

适应证:无或轻度心脏结构病变的新发房颤(≤7天)转复(Ⅰ类推荐,A);中度心脏结构病变和心脏外科术后(≤3天)房颤可考虑使用(Ⅱb类推荐,B);NYHA心功能Ⅰ~Ⅱ级的患者慎用。

禁忌证:低血压状态(≤100mmHg),30天内的急性冠脉综合征患者,NYHA心功能Ⅲ~Ⅳ级患者,严重主动脉狭窄,QT延长>440 ms者。

用法:3mg/kg输注10min,观察15min后,如有必要,再以2mg/kg的剂量输注10min。

3. 决奈达隆(dronedarone):决奈达隆的药理作用与胺碘酮类似。决奈达隆在体内广泛代谢,其生物利用度约为4%,进餐时可使生物利用度升高至15%,消除半衰期为13~19h。口服决奈达隆有6%从尿排出,84%从粪便排出。

与胺碘酮相比,决奈达隆的主要优点:①无碘的苯并呋喃衍生物;②无甲状腺及肺脏的毒副作用,但对房颤的预防效果弱于胺碘酮。③本品尚有抗交感活性和扩张血管作用。

适应证和注意事项:适合于阵发性或持续性房颤患者维持窦性心律的药物(Ⅰ类推荐,A);在经选择的患者(例如其他治疗存在并发症风险)复律后4周内应用(Ⅱb类推荐,B);永久性房颤不适合使用决奈达隆(Ⅲ类推荐,A);不推荐与地高辛合用,合用达比加群使后者血药浓度升高。

决奈达隆的禁忌证:本品过敏者,无起搏器保护的病态窦房结综合征、高度房室传导阻滞者;有血流动力学障碍者和NYHA分级为Ⅲ~Ⅳ期心力衰竭者;严重肝损伤;妊娠和哺乳期患者;QTc>500 ms者。

下列情节禁忌合用决奈达隆:①在使用强效CYP450 3A抑制剂时,如甲酮康唑(ketoconazole)、伊曲康唑(itraconazole)、伏立康唑(voriconazole)、环孢素(cyclosporine)、泰利霉素(telithromycin)、克拉霉素(clarithromycin)、萘法唑酮(nefazodone)、利托那韦(ritonavir);②在使用药物或植物产品可延长QT间期而增加尖端扭转性室速时,如吩噻嗪抗精神病药、三环类抗抑郁药、口服大环内酯类抗生素、Ⅰ类和Ⅲ类抗心律失常药。

用法:成人400 mg,每日2次,儿童不推荐使用。

4. **房颤患者的心脏再同步化治疗**:如为经指南推荐治疗后左心室射血分数(LVEF)≤35%的房颤患者,在以下情况可考虑心脏再同步化治疗(CRT)治疗:①如须心室起搏或符合CRT标准;②如须房室结消融或药物治疗导致近100%心室起搏的患者(Ⅱa类推荐,B)。如为经指南推荐治疗后LVEF≤35%的房颤患者,如拟植入或更换起搏器,且预计有较多心室起搏(>40%)建议植入CRT(Ⅱa类推荐,C)。

(二)预防血栓的药物

传统上,对于心房颤动,短期可采用肝素或低分子肝素口服抗凝,一般长期应用给予华法林口服,阿司匹林预防血栓效果较差。近年在国内外陆续上市的新型口服抗凝药包括达比加群、利伐沙班和阿派沙班,已经获得新的欧洲心脏病协会房颤指南Ⅰ类推荐,优于华法林。与华法林相似,新型口服抗凝药存在出血风险,但不需要反复抽血化验和监测凝血酶原时间。

1. **达比加群酯(dabigatran etexilate)**:达比加群酯是凝血酶抑制剂,达峰时间3h,经肾排泄,半衰期12~17h。RE-LY研究显示达比加群优于华法林,2012 ESC 心房颤动指南对于CHA_2DS_2-VASc 评分≥2的非瓣膜病房颤患者为Ⅰ类推荐(A)。最常见不良反应(>15%)是胃肠道症状和出血。

用法:150mg,口服,每日2次;肾功能中度降低(肌酐清除率30~49ml/min)、80岁以上高龄患者、合用有相互影响的药物(如维拉帕米)、高出血风险者(HAS-BLED 评分≥3)应减量为110mg 口服,每日2次。欧洲不建议肌酐清除率<30 ml/min 者应用该药。

2. **利伐沙班(Rivaroxaban)**:利伐沙班(拜瑞妥)是Xa因子抑制剂,达峰时间3h,2/3经肝排泄,1/3经肾排泄,半衰期5~13h。ROCKET研究证明利伐沙班在预防非瓣膜性房颤患者卒中的效果非劣于华法林。2012 ESC 心房颤动指南对于CHA_2DS_2-VASc 评分≥2的非瓣膜病房颤患者为Ⅰ类推荐

(A),优于华法林。

用法:20 mg 口服,每日1次;肾功能中度降低(肌酐清除率30~49ml/min)、高出血风险者(HAS-BLED 评分≥3)减量15mg,每日1次。

禁忌证:对利伐沙班或片剂中任何辅料过敏的患者;有临床明显活动性出血的患者;具有凝血异常和临床相关出血风险的肝病患者;孕妇及哺乳期妇女禁用。

注意事项:目前由于缺乏资料不推荐用于青少年、儿童。肝肾损害和同时使用 CYP3A4 诱导剂(如抗真菌剂或 HIV 蛋白酶抑制剂)会升高利伐沙班的血药浓度,有导致出血风险,不建议将利伐沙班用于严重肾功能损害者(肌酐清除率<30 ml/min)。

3. 阿哌沙班(apixaban):阿哌沙班是 Xa 因子抑制剂,达峰时间3h,25% 经肾排泄,75% 经粪便排泄,半衰期9~14h。2012 ESC 心房颤动指南对于 CHA_2DS_2-VASc 评分≥2 的非瓣膜病房颤患者为Ⅰ类推荐(A),优于华法林。

用法:5mg,每日2次;中度肾功能不全患者减量2.5mg,每日2次;不建议将阿哌沙班用于严重肾功能损害者(肌酐清除率<30 ml/min)。

(三)器械或外科手术治疗预防血栓

在房颤的栓塞患者中,绝大部分血栓源自左心耳,封堵左心耳可以显著降低血栓事件。在 PROTECT AF 试验中,WATCHMAN 封堵器(可防止左心耳内血栓的可膨胀镍钛装置),可显著降低血栓事件,尤其是对于高度栓塞风险的患者,但目前该对该装置的选择和术中操作要求较高,术后近5%的患者发生心包积液。近年,其他类型的左心耳封堵器械 LARIAT,初步研究显示,经心外膜能套扎95%的患者左心耳,其应用前景尚须研究。

对于不能耐受口服抗凝剂的血栓风险高危患者,亦可以考虑外科经腔镜手术切除左心耳。

(四)经皮导管消融治疗房颤

导管消融在心房颤动中的治疗效果已经获得指南肯定,尤其在阵发性房颤患者,显著优于药物治疗(表2-16-3)。环肺静脉消融术是目前指南对于导管消融治疗的主要术式,持续性或长久持续性房颤一般须更多的基质改良,附加线性消融以连接解剖或功能上的障碍,减少折返,但在特定的患者何种附加线有效尚不清楚;只要有临床房扑的证据或在消融术中发作房扑,建议消融三尖瓣环-下腔静脉峡部达到双向阻滞;目前一般仅将碎裂电位消融作为肺静脉隔离策略的辅助方法,神经节消融作为肺静脉隔离术的补充,其价值目前仍未确定。

在慢性持续性房颤的患者,导管手术成功有较高的复发率,近年的研究显示经网蓝电极指导的 FIRM (focal impulse and rotor modulation)有希望显著提高慢性持续性房颤患者的手术成功率。新型的经皮导管消融设备,包括环形设计的消融电极等,将能显著降低手术难度和手术时间。

表 2-16-3 有症状房颤患者导管消融手术的建议(2011~2012 年房颤指南)

	2011 ACCF/AHA/HRS	2012 ESC
阵发性房颤		
·左心房正常或轻度扩大,左心室功能正常或轻微扩大,没有严重的肺部疾病	Ⅰ(A)	Ⅰ(A)
·左心房显著扩大或左心室功能明显异常	Ⅱb(A)	Ⅱa(A)
持续性房颤		
·持续性房颤	Ⅱa(A)	Ⅱa(B)
·长久持续性房颤	N	Ⅱb(C)
永久性房颤	N	N

(五)外科手术治疗房颤

传统迷宫手术具有较高的成功率,但相对创伤也较大。近年微创射频手术（Wolf Mini-maze 手术）显示，经胸腔镜辅助下的直视心外膜消融技术，术后随访1~4年，阵发性房颤的治愈率为92%，慢性持续性房颤治愈率也高达75%以上。外科手术同时能切除左心耳，显著降低血栓事件。目前外科消融主要推荐用于房颤患者在施行心脏手术时同时进行消融治疗（Ⅱa,A），消融应用的能量包括射频、冷冻和高强度聚焦超声。

（王 炎）

参考文献

Bunch TJ, Crandall BG, Weiss JP, et al. 2011. Patients treated with catheter ablation for atrial fibrillation have long-term rates of death, stroke, and dementia similar to patients without atrial fibrillation. J Cardiovasc Electrophysiol,22:839-845.

Bartus K, Han FT, Bednarek J, et al. 2012. Percutaneous Left Atrial Appendage Suture Ligation Using the LARIAT Device in Patients With Atrial Fibrillation: Initial Clinical Experience. J Am Coll Cardiol,60:673:

Camm AJ, Kirchhof P, Lip GY, et al. 2010. Guidelines for the management of atrial fibrillation: the Task Force for the Management of Atrial Fibrillation of the European Society of Cardiology (ESC). Europace, 12:1360-1420.

Camm AJ, Lip GY, De Caterina R, et al. 2012. 2012 focused update of the ESC Guidelines for the management of atrial fibrillation: An update of the 2010 ESC Guidelines for the management of atrial fibrillation * Developed with the special contribution of the European Heart Rhythm Association. Eur Heart J,33:2719-2747.

Connolly SJ, Ezekowitz MD, Yusuf S, et al. 2009. Dabigatran versus warfarin in patients with atrial fibrillation. N Engl J Med,361:1139-1151.

Fuster V, Ryden LE, Cannom DS, et al. 2006. ACC/AHA/ESC 2006 Guidelines for the Management of Patients with Atrial Fibrillation: a report of the American College of Cardiology/American Heart Association Task Force on Practice Guidelines and the European Society of Cardiology Committee for Practice Guidelines (Writing Committee to Revise the 2001 Guidelines for the Management of Patients With Atrial Fibrillation): developed in collaboration with the European Heart Rhythm Association and the Heart Rhythm Society. Circulation,114:e257 - 354.

Fuster V, Ryden LE, Cannom DS, et al. 2011. 2011 ACCF/AHA/HRS focused updates incorporated into the ACC/AHA/ESC 2006 guidelines for the management of patients with atrial fibrillation: a report of the American College of Cardiology Foundation/American Heart Association Task Force on practice guidelines. Circulation,123:e269 - 367.

Gangireddy SR, Halperin JL, Fuster V, et al. 2012. Percutaneous left atrial appendage closure for stroke prevention in patients with atrial fibrillation: an assessment of net clinical benefit. Eur Heart J,33:2700 - 2708.

Kuck KH, Wissner E. 2012. A FIRM grip on atrial fibrillation. J Am Coll Cardiol,60:637 - 638.

Narayan SM, Krummen DE, Shivkumar K, et al. 2012. Treatment of atrial fibrillation by the ablation of localized sources: CONFIRM (Conventional Ablation for Atrial Fibrillation With or Without Focal Impulse and Rotor Modulation) trial. J Am Coll Cardiol,60:628 - 636.

Ru San T, Chan MY, Wee Siong T, et al. 2012. Stroke prevention in atrial fibrillation: understanding the new oral anticoagulants dabigatran, rivaroxaban, and apixaban. Thrombosis,2012:108983.

Tracy CM, Epstein AE, Darbar D, et al. 2012. 2012 ACCF/AHA/HRS Focused Update of the 2008 Guidelines for Device-Based Therapy of Cardiac Rhythm Abnormalities: A Report of the American College of Cardiology Foundation/American Heart Association Task Force on Practice Guidelines. Circulation,126:1784 - 1800.

第三篇 特殊检查和治疗

第十七章 心 电 图

一、常规心电图

【心电图产生原理】

心脏机械收缩之前先产生电激动,心房和心室的电激动可经人体组织传到体表。心电图是利用心电图机从体表记录心脏每一心动周期所产生电活动变化的曲线图形。

心肌细胞在静息状态时,膜外的阳离子带正电荷,膜内有等比例阴离子带负电荷,两侧保持平衡的极化状态,不产生电位变化。当细胞膜受到刺激(阈刺激)时,细胞内外正、负离子的分布发生逆转,受刺激部位的细胞膜出现除极化,该处细胞膜外正电荷消失而带负电荷,而其前面尚未除极的细胞膜外仍带正电荷,因而形成一对电偶。电源(正电荷)在前,电穴(负电荷)在后,电流自电源流入电穴,并沿着一定的方向迅速扩展,直到整个心肌细胞除极完毕。此时心肌细胞膜内带正电荷,膜外带负电荷,称为除极状态。此后,由于细胞的代谢作用,使细胞膜又逐渐复原到极化状态,这种恢复过程为复极过程。

就单个细胞而言,除极时探查电极面向电源产生向上的波形,背离电源产生向下的波形,在细胞中部则记录到双向波形。

对整个心肌而言,心室的除极从心内膜指向心外膜,而复极则从心外膜开始,在内外膜之间则记录到双向波形。因而在正常人的心电图中,其复极波方向与除极波主波方向一致。其确切机制尚不清楚,可能因心外膜下心肌的温度较心内膜下高,心室收缩时,心外膜心肌承受的压力又较心内膜小,故心外膜处心肌复极过程发生较早(图3-17-1)。

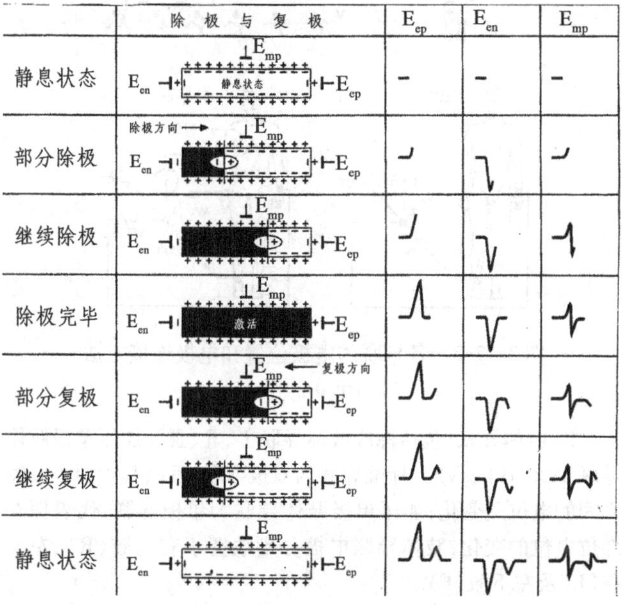

	除 极 与 复 极	E_{ep}	E_{en}	E_{mp}
静息状态		-	-	-
部分除极		⌐	⌐	
继续除极		⌐	⌓	⌐
除极完毕		⋀	⌵	⌐
部分复极		⋀	⌵	⌒
继续复极		⋀	⌵	⌒⌓
静息状态		⋀	⌵	⌒⌓

图 3-17-1　心肌除极与复极过程

E_{ep}:心内膜;E_{en}:心外膜;E_{mp}:内外膜之间

【心电图导联体系】

心电图导联是在人体不同部位放置电极,并通过导联线与心电图机电流计的正负极相连,这种记录心电图的电路连接方法称为心电图导联。电极位置和连接方法不同,可组成不同的导联。在临床心电图长期实践过程中,目前已形成了一个由 Einthoven 创设而为广泛采纳的国际通用导联体系,称为常规

12导联体系。

各导联的电极位置和正负极连接方法见图3-17-2。

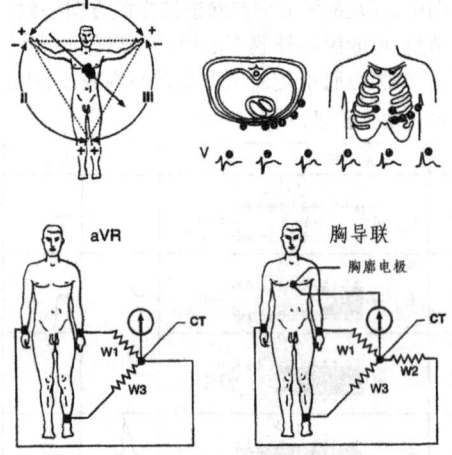

图3-17-2　各导联的电极位置和电极连接方法
CT:中心端

1. **肢体导联**:包括标准肢体导联Ⅰ、Ⅱ、Ⅲ及加压单极肢体导联aVR、aVL、aVF。标准导联为双极导联,反映其中两个肢体之间的电位差变化;加压单极肢体导联为单极导联,代表探查部位电位的变化,肢体导联电极分别放置于右上肢(R)、左上肢(L)及左下肢(F)。

标准肢体导联加上单极加压肢体导联,交错组成额面六轴系统(图3-17-3)。每条轴线代表一个导联,每条轴线相差30°。规定由0°向右顺钟向旋转为(+),逆钟向旋转为(-)。额面六轴系统用以计算额面心电轴,并有助于对肢导联波群有一整体的认识。

2. **胸导联**:属单极导联,包括 $V_1 \sim V_6$ 导联。探查电极置于胸前区规定的部位(表3-17-1),肢体导联3个电极构成中心端与心电图机的负极相连,此连接方式可使该处电极接近零电位且较稳定。

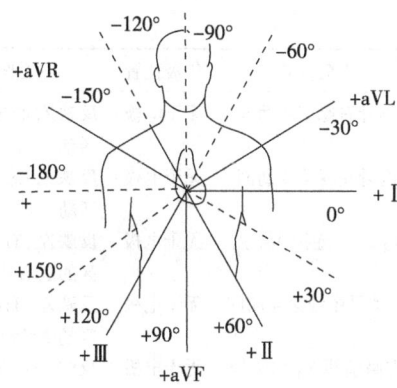

图 3-17-3 额面六轴系统

【心电图的测量和正常数据】

心电图记录纸由纵线和横线划分成各为 $1mm^2$ 的小方格。当走纸速度为 25mm/s 时,每两条纵线间为 0.04s;当标准电压 1mV=10mm 时,两条横线间为 0.1mV。

表 3-17-1 常用心电图导联

导联		正极位置	负极位置	主要作用
标准导联	Ⅰ	左上肢	右上肢	反映左、右上肢之间的电位变化
	Ⅱ	左下肢	右上肢	反映左下肢与右上肢之间的电位变化
	Ⅲ	左下肢	左上肢	反映左下肢与左上肢之间的电位变化
加压单极导联	aVR	右上肢	左上肢+左下肢	反映右上肢的电位变化
	aVL	左上肢	右上肢+左下肢	反映左上肢的电位变化
	aVF	左下肢	右上肢+左上肢	反映下肢的电位变化

续表

导联		正极位置	负极位置	主要作用
胸前导联	V_1	胸骨右缘第4肋间	无干电极	反映右心室壁的电活动
	V_2	胸骨左缘第4肋间	无干电极	反映右心室壁的电活动
	V_3	$V_2\sim V_4$ 连接线中点	无干电极	反映左、右心室移行区的电活动
	V_4	左锁骨中线第4肋间	无干电极	反映左、右心室移行区的电活动
	V_5	左腋前线 V_4 水平处	无干电极	反映左心室壁的电活动
	V_6	左腋中线 V_4 水平处	无干电极	反映左心室壁的电活动
选用导联	V_7	左腋后线 V_4 水平处	无干电极	反映后壁心肌的电活动
	V_8	左肩胛骨线 V_4 水平处	无干电极	反映后壁心肌的电活动
	V_9	左脊旁线 V_4 水平处	无干电极	反映后壁心肌的电活动
	$V_{3R}\sim V_{8R}$	右胸部 $V_3\sim V_8$ 对称	无干电极	诊断右心室病变

(一)心率的测量

测量心率时,只需测量一个 RR(或 PP)间期的秒数,然后除以 60 即可求出。此外还可采用查表法或使用专门的心率尺直接读出相应的心率数。当心律明显不齐时,一般采取数个心动周期的平均值来进行测算。

(二)各波段振幅的测量

P 波振幅测量的参考水平应以 P 波起始前的水平线为准。测量 QRS 波群、J 点、ST 段、T 波和 u 波振幅,统一采用 QRS 起始部水平线作为参考水平(图 3-17-4);如果 QRS 起始部为一斜段(如预激综合征),应以 QRS 波群起始点为参考点。测量正向波形的高度时,应以基线的上缘至波形的顶端之间的垂直距离为准;测量负向波形的深度时,应以基线的下缘至波形底端的垂直距离为准。

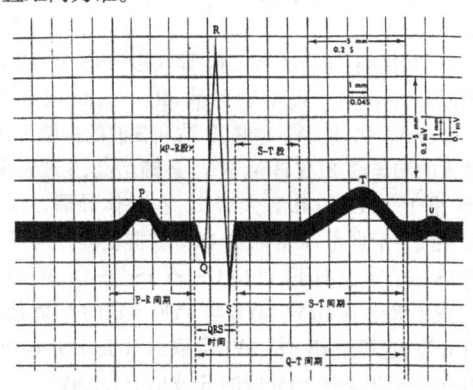

图 3-17-4 心电图各波、段电压及时间的测量

(三)各波时间的测量

一般规定,测量各波时间应自波形起点的内缘测量至波形终点的内缘。测量 P 波和 QRS 波群时间,应分别从 12 导联同步心电图记录中最早的 P 波和 QRS 波群起点测量至最晚的 P 波和 QRS 波群终点;PR 间期应从 12 导联同步心电图中最早的 P 波起点测量至最早的 QRS 波群起点;QT 间期应从 12 导联同步心电图中最早的 QRS 波群起点测量至最晚的 T 波终点。

1. P 波:代表左右心房除极时的电位变化。

P 波在大部分导联一般呈钝圆形。由于心房除极的综合向量指向左、前、下,所以 P 波方向在 Ⅰ、Ⅱ、aVF、$V_4 \sim V_6$ 导联中均向上,aVR 导联向下,其余导联呈双向、倒置或低平均可。P 波宽度不超过 0.11s;P 波振幅在肢体导联不超过 0.25mV,胸导联不超过 0.2mV。

2. PR 间期:代表自心房开始除极至心室开始除极的时间。

心率在正常范围时,成年人的 PR 间期为 0.12~0.20s。在幼儿及心动过速的情况下,PR 间期相应缩短。在老年人及心动过缓的情况下,PR 间期可略延长,但不超过 0.22s。

3. QRS 波群:代表全部心室肌除极的电位变化。

(1) 时间:正常成年人多为 0.06～0.10s,最宽不超过 0.11s。

(2) 波形和振幅:正常人 V_1、V_2 导联多呈 rS 型,V_1 的 R 波一般不超过 1.0mV。V_5、V_6 导联可呈 qR、qRs、Rs 或 R 型,R 振幅不超过 2.5mV。在 V_3、V_4 导联,R 波和 S 波的振幅大体相似,所以正常人的胸导联 R 波自 V_1～V_6 逐渐增高,S 波逐渐变小,V_1 的 R/S 小于 1,V_5 的 R/S 大于 1。在肢体导联,Ⅰ、Ⅱ 导联的 QRS 波群主波一般向上,Ⅲ 导联的 QRS 波群主波方向多变,aVR 导联的 QRS 波群主波向下,可呈 QS、rS、rSr′或 Qr 型,aVR 导联的 R 波一般不超过 0.5mV。aVL 与 aVF 导联的 QRS 波群可呈 qR、Rs 或 R 型,也可呈 rS 型。aVL 导联的 R 波小于 1.2mV,aVF 导联的 R 波小于 2.0mV。Ⅰ 导联的 R 波小于 1.5mV。

标准肢体导联的 QRS 波群在没有电轴偏移的情况下,其主波一般向上。各肢体导联的每个 QRS 正向与负向波振幅相加其绝对值不应低于 0.5mV,胸导联的每个 QRS 波群正负振幅相加的绝对值不应低于 0.8mV。

(3) Q 波:正常的 Q 波振幅应小于同导联中 R 波的 1/4,时距应小于 0.03s。V_1 导联中不应有 q 波,但可呈 QS 型。

(4) R 峰时间:指 QRS 波起点到 R 波顶端垂直线的间距。若有 R′波,则应测量至 R′峰;若 R 峰呈切迹,应测量至切迹第二峰。正常成人 R 峰时间在 V_1、V_2 导联不超过 0.04s;在 V_5、V_6 导联不超过 0.05s。

4. J 点:QRS 波群的终末与 ST 段起始的交接点称为 J 点。

J 点大多在等电位线上,通常随 ST 段的偏移而发生移位。有时可因除极尚未完全结束,部分心肌已开始复极致使 J 点上移。还可因心动过速等原因,使心室除极与心房复极并存,导致心房复极波(Ta 波)重叠于 QRS 波群的后段,从而发生 J 点下移。

5. ST 段:自 QRS 波群终点至 T 波起点间的线段,表示心室缓慢复极过程。正常的 ST 段多为一等电位线,有时亦可有轻微的偏移,但在任一导联,ST 段下移不应超过 0.05mV;ST 段上抬在 V_1 导联不超过 0.1mV,V_2～V_3 导联女性不超过 0.15mV,

男性不超过 0.2mV；$V_4 \sim V_6$ 与肢体导联均不超过 0.1mV。

6. T波：代表心室快速复极时的电位变化。

(1)方向：正常情况下，T波的方向大多与QRS主波方向一致，在Ⅰ、Ⅱ、$V_4 \sim V_6$ 导联向上，aVR导联向下，Ⅲ、aVL、aVF、$V_1 \sim V_3$ 导联可以向上、双向或向下，但若 V_1 导联的T波向上，则 $V_2 \sim V_6$ 导联就不应再向下。

(2)振幅：正常情况下，除Ⅲ、aVL、aVF、$V_1 \sim V_3$ 导联外，T波的振幅不应低于同导联R波的1/10。T波高度在胸导联有时高达 1.2~1.5mV 尚属正常。

7. QT间期：从QRS波群起点至T波终点的时距，代表心室肌除极和复极全过程所需的时间。

QT间期的长短与心率的快慢密切相关，心率越快，QT间期越短，反之则越长。心率在 60~100 次/分时，QT间期的正常范围应为 0.32~0.44s。由于QT间期受心率的影响很大，所以常用校正的QT间期，即 $QTc = QT/\sqrt{(RR)}$。QTc 就是RR间期为1s（心率60次/分）时的QT间期。正常QTc的最高值为0.44s，超过此时限即属延长。

8. u波：在T波之后 0.02~0.04s 出现的振幅很低小的称为u波。近年来的研究认为，心室肌舒张的机械作用可能是形成u波的原因。u波方向大体与T波相一致。在胸导联较易见到，尤其 $V_2 \sim V_3$ 导联较为明显。u波明显增高常见于低钾血症，u波倒置见于高血压和冠心病。

(四)心电轴

1. 概念：心脏电活动是三维向量，可以分解为横面、额面和后前面三个平面的二维向量。心电轴一般指的是QRS平均电轴，它是心室除极过程中全部瞬间向量的综合，通常是指心室除极电活动在额面上的投影。可用任何两个肢体导联QRS波群的电压或面积计算出心电轴。一般采用心电轴与Ⅰ导联正（左）侧段之间的角度来表示平均心电轴的偏移方向。除测定QRS波群电轴外，还可用同样方法测定P波和T波电轴。

2. 测定方法：判断电轴偏移有三种方法，即目测法、作图法和查表法。

(1) 目测法：临床上常用目测 Ⅰ 和 Ⅲ 导联 QRS 波群的主波方向，估测电轴是否发生偏移：若 Ⅰ 和 Ⅲ 导联的 QRS 主波均向上，可推断电轴不偏；若 Ⅰ 导联的 QRS 主波向下，Ⅲ 导联的 QRS 主波向上，则属电轴右偏；若 Ⅰ 导联的 QRS 主波向上，Ⅲ 导联的 QRS 主波向下，则属电轴左偏（图 3-17-5）。

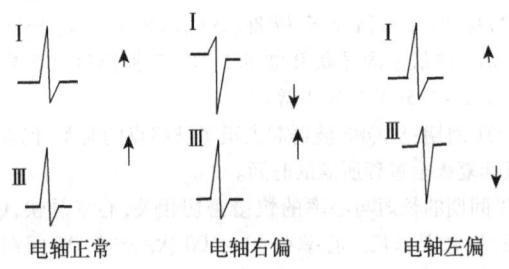

图 3-17-5　QRS 平均电轴目测方法示意图

(2) 作图法：分别测算 Ⅰ 和 Ⅲ 导联 QRS 波群振幅的代数和，然后将这两个数值分别在导联 Ⅰ 及 Ⅲ 上画出垂直线，求得两垂直线的交叉点。电偶中心 0 点与该交叉点相连即为心电轴，该轴与 Ⅰ 导联轴正侧的夹角即为心电轴的角度。

(3) 查表法：分别求得 Ⅰ 和 Ⅲ 导联 QRS 波群振幅代数和，查阅心电轴图表便可得出心电轴度数。

3. 临床意义：心电轴划分为四个象限：$0°\sim +90°$ 为正常电轴，$+90°\sim +180°$ 为电轴右偏，$0°\sim -90°$ 为电轴左偏，$-90°\sim -180°$ 为电轴极度右偏或无人区电轴。轻度电轴左偏（$0°\sim -30°$）或轻度右偏（$+90°\sim +110°$）仍属正常范围（图 3-17-5）。正常人生理变动范围可在 $-30°\sim +110°$ 之间（图 3-17-6）。心电轴偏移一般受心脏在胸腔内的解剖位置、两侧心室的质量比例、心室内传导系统的功能、激动在室内传导状态以及年龄、体型等因素影响。一般地，婴幼儿心电轴偏右，随着年龄增大，左心室负荷增加，心电轴逐渐正常。极个别正常成年人的心电轴可出现轻度右偏或左偏。心电轴的异常偏移多由疾病引起：左心室肥大、左前分支阻滞、下壁心肌梗死、横位心等可使心电轴左偏；而右心室肥大、左后分支阻滞、侧壁心肌梗死、悬垂心等可使心电轴右偏。

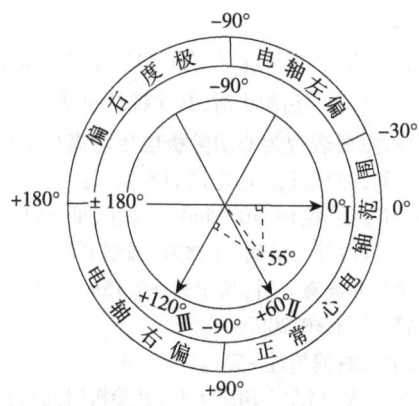

图3-17-6 正常心电轴与其偏移

(五)心脏循长轴转位

自心尖部朝心底部方向观察，设想心脏可循其本身长轴做顺钟向或逆钟向转位。正常时 V_3 或 V_4 导联 R/S 大致相等，为左、右心室过渡区波形。顺钟向转位时，正常应在 V_3 或 V_4 导联出现的波形转向左心室方向，即出现在 V_5、V_6 导联上。逆钟向转位时，正常 V_3 或 V_4 导联出现的波形转向右心室方向，即出现在 V_1、V_2 导联上（图3-17-7）。顺钟向转位可见于右心室肥大，而逆钟向转位可见于左心室肥大。

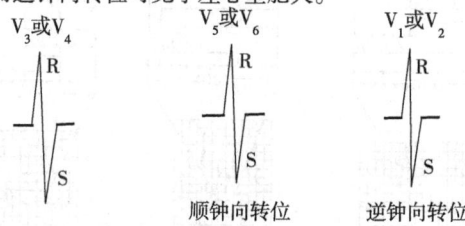

图3-17-7 心脏转位示意图

【心房肥大和心室肥厚】

当心房与心室肥厚和(或)扩张到一定程度时可引起心电图的改变。

(一)心房肥大

1. 右心房肥大:正常情况下,右心房先除极,左心房后除极(图3-17-8A)。当右心房肥大时,其除极时间延长与稍后除极的左心房重叠,主要表现为心房除极电压增高(图3-17-8B),而总的除极时间并未延长。心电图表现如下:

(1)P波高而尖,振幅≥0.25mV,以Ⅱ、Ⅲ、aVF导联最为明显,因常见于肺源性心脏病,又称为"肺型P波"。

(2)V_1导联P波直立时,其振幅≥0.15mV,若P波呈双向时,其振幅的算术和≥0.20mV。

(3)P波电轴右偏超过+75°。

2. 左心房肥大:当左心房肥大时,其除极时间延长,引起心房总的除极时间延长(图3-17-8C)。心电图表现如下。

(1)P波增宽,时限≥0.12s,波顶常呈双峰,峰间距≥0.04s,在Ⅰ、Ⅱ、aVL导联较明显,因常见于二尖瓣狭窄,又称为"二尖瓣型P波"。

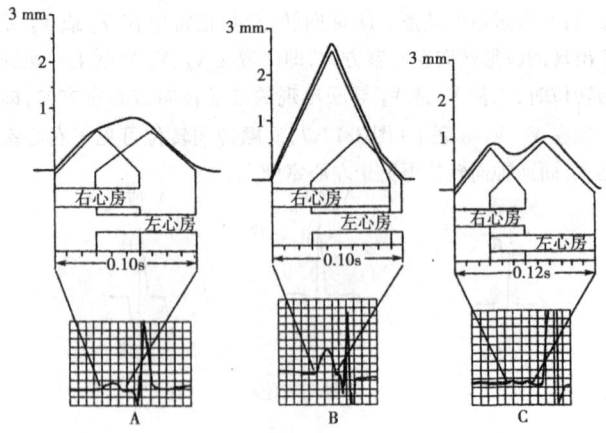

图3-17-8 心房除极及心房肥大示意图

(2) V_1 导联 P 波常先正后负,负向波较深,V_1 导联 P 波后段负向波的振幅(mm)×时间(s)称为 P 波终末电势($Ptfv_1$)。左心房肥大时,$Ptfv_1$(绝对值)≥0.04mm·s。

除了左心房肥大外,房内阻滞也可出现 P 波增宽,应注意鉴别。一般后者的 P 波增宽常在 Ⅰ、Ⅱ、aVF 导联较明显,V_1 ~ V_4 导联常出现先正后负的 P 波。

3. 双侧心房肥大:心电图表现为 P 波宽而高,常伴有切迹(图 3-17-9)。

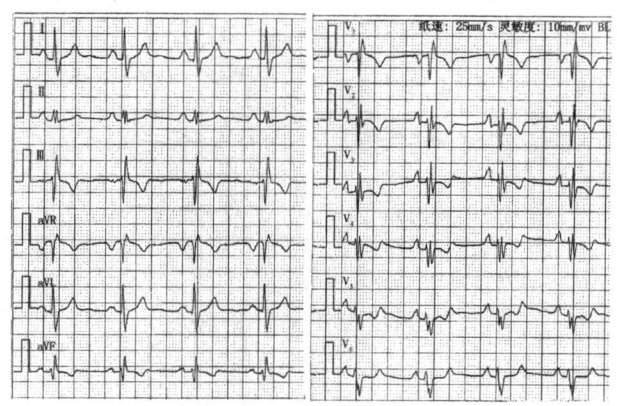

图 3-17-9 双侧心房肥大

(二)心室肥厚

心室肥厚或扩大都可使心电图发生改变,心电图上主要表现为 QRS 波群振幅增高、除极时间延长及形态改变。

1. 左心室肥厚:正常左心室的位置位于心脏的左后方,且左心室壁明显厚于右心室,故正常时心室除极综合向量表现为左心室优势型特征。左心室肥厚时,左心室占优势的情况更为突出。心电图发生下列改变。

(1) QRS 波群电压增高:①胸导联中,R_{V_5} 或 R_{V_6} > 2.5mV,R_{V_5} + S_{V_1} > 4.0mV(男性)或 > 3.5mV(女性);②肢体导联中,R_I > 1.5mV,R_{aVL} > 1.2mV,R_{aVF} > 2.0mV,或 R_I + S_{III} >

2.5mV;③Cornell 标准:$S_{V_3} + R_{aVL} > 2.8mV$(男性)或 $> 2.0mV$(女性)。

(2)额面 QRS 心电轴左偏。

(3)QRS 波时限延长至 0.10~0.11s,但一般仍<0.12s。

(4)继发性 ST-T 改变:以 R 波为主的导联中,ST 段可呈下斜型压低>0.05mV,T 波低平、双向或倒置,如 V_5 导联;以 S 波为主的导联,反可见直立 T 波,如 V_1 导联。当 QRS 波群电压增高并伴有上述 ST-T 改变时,称为左心室肥大伴继发性 ST-T 改变(图 3-17-10)。

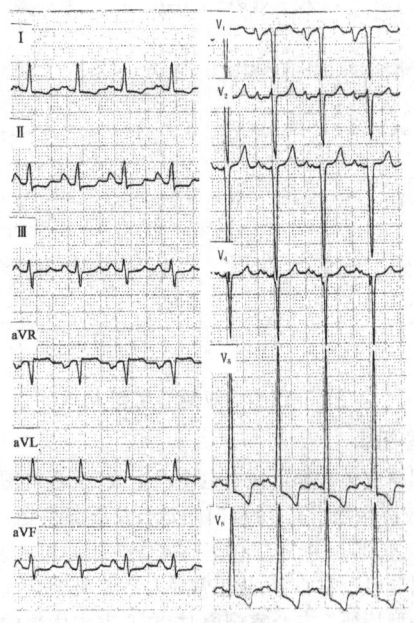

图 3-17-10 左心室肥厚伴 ST-T 改变

在左心室高电压的基础上,结合其他阳性指标之一,一般可以诊断左心室肥厚,符合的条件越多,诊断的可靠性越大。单纯 QRS 电压增高诊断左心室肥厚宜慎重,因 QRS 电压还受多种因素的影响,如胸壁厚度、心脏大小、皮下脂肪、电极位置、呼吸动作等。不同年龄和性别,正常值也有不同,应注意判别。左心室肥厚心电图可见于高血压、肥厚型心肌病、主动脉缩窄、二尖瓣关闭不全等。

2. 右心室肥厚:当右心室轻度肥厚时,并不能抵消正常左心室的心电向量活动。只有当右心室肥厚达到一定程度时,左、右心室的综合心电向量才转向右前方,使心电图出现右心室肥厚的表现。右心室肥厚时心电图表现如下(图3-17-11)。

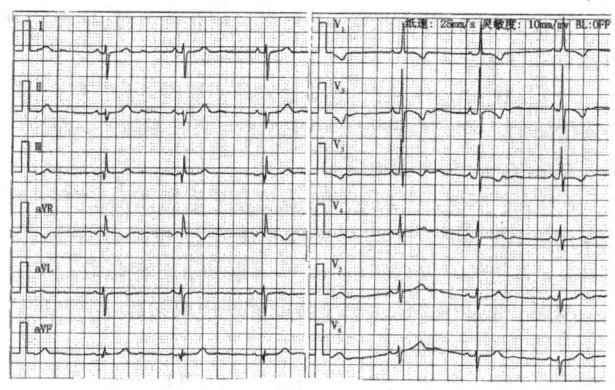

图 3-17-11 右心室肥厚伴 ST-T 改变

(1)QRS 波群改变:①右胸导联呈高 R 波及左胸导呈深 S 波,V_1 导联 R/S≥1,V_5 导联 R/S≤1,$R_{V_1} + S_{V_5} > 1.05mV$(重症 >1.2mV);②aVR 导联 R/Q 或 R/S≥1,R 波>0.5mV。

(2)心电轴右偏≥+90°(重症可>+110°)。

(3)继发性 ST-T 改变:右胸导联 V_1、V_2 的 ST 段压低及 T 波倒置,称右心室肥大伴继发性 ST-T 改变。

某些右心室肥厚的病例,如慢性阻塞性肺心病,主要表现为右心室流出道肥厚,心电图可表现为:①V_1~V_6 导联均呈 rS 型(R/S<1),即所谓极度顺钟向转位;②Ⅰ导联 QRS 波低电压(<0.5mV);③心电轴右偏常≥+90°;④常伴有 P 波电压增高。此类心电图改变应结合临床资料分析。

诊断右心室肥厚定性诊断(依据 V_1 导联 QRS 形态及电轴右偏等)比定量诊断更有价值。一般来说,阳性指标越多,则诊断的可靠性越高。右心室肥厚的心电图可见于肺心病、二尖瓣狭窄、肺动脉瓣狭窄、房间隔缺损、法洛四联症或原发性肺动脉高压等。

3. 双侧心室肥厚:左、右心室均肥厚时,心电图可表现为大致正常心电图或单侧心室肥厚或双侧心室肥厚图(图3-17-12)。

(1)当双侧心室除极综合心电向量相互抵消时,可表现为大致正常心电图。

(2)当双侧心室除极心电向量差异明显时,可表现出一侧心室肥厚的心电图特征(以仅表现左心室肥厚者多见),而另一侧心室肥厚的图形常被掩盖。

(3)少数病例可出现双侧心室肥厚心电图,既表现右心室肥厚的心电图特征(如 V_1 导联以 R 波为主,电轴右偏等),又存在左心室肥厚的某些征象(如 V_5 导联的 R 波振幅增高等)。

双侧心室肥厚临床上见于房间隔缺损或动脉导管未闭合并肺动脉高压、瓣膜病等。

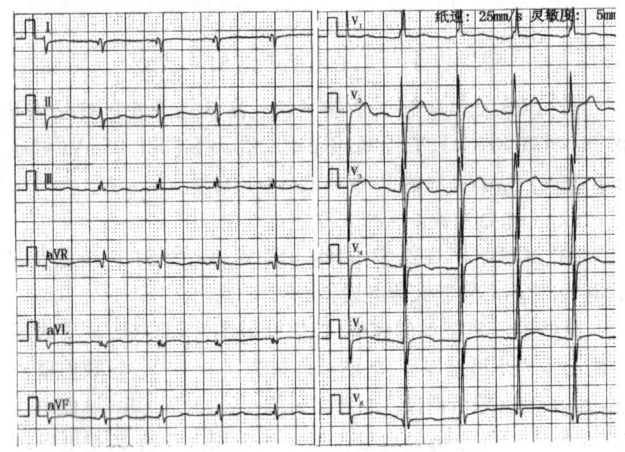

图 3-17-12 双侧心室肥厚

【心肌缺血与 ST-T 改变】

心肌缺血将引起心肌复极异常,心电图上主要表现为 ST-T 异常。随着心肌缺血程度和部位不同,在相应的导联上会表现出不同的 ST-T 异常变化。

(一)心肌缺血的心电图类型

1. 缺血型心电图变化:心肌缺血时,T 向量由缺血的心肌指向正常的心肌。

(1)当心内膜下心肌缺血时,T 向量由心内膜指向心外膜,在心外膜面可记录到高耸且对称的 T 波(图 3-17-13)。例如当下壁心内膜下缺血时,下壁导联Ⅱ、Ⅲ、aVF 可出现高大直立的 T 波。

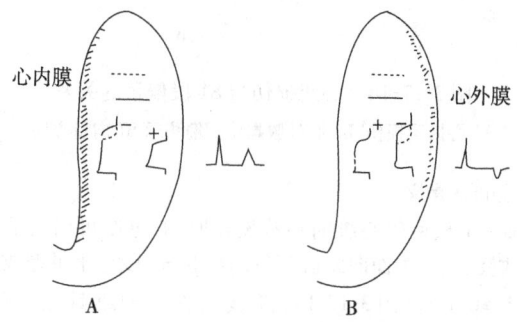

图 3-17-13　心肌缺血与 T 波变化的关系

A. 心内膜缺血;B. 心外膜缺血

实线箭头示 T 波向量方向;虚线箭头示复极方向

(2)当心外膜下心肌缺血或透壁心肌缺血时,T 向量由心外膜指向心内膜,此时面向缺血区的导联出现倒置的 T 波。例如当下壁心外膜下缺血时,下壁导联Ⅱ、Ⅲ、aVF 可出现高大倒置的 T 波。

2. 损伤型心电图改变:心肌缺血进一步加重时,可出现心肌损伤。心肌损伤时,ST 向量由正常的心肌指向损伤的心肌(图 3-17-14)。

(1) 当心内膜下心肌损伤时,ST 向量由心外膜指向心内膜,此时面向心外膜的导联出现 ST 段下降。

(2) 当心外膜下心肌损伤时,ST 向量由心内膜指向心外膜,此时面向心外膜的导联出现 ST 段上抬。

另外,临床上发生透壁性心肌缺血时,心电图往往表现为心外膜下缺血(T 波深倒)或心外膜下损伤(ST 段抬高)类型。

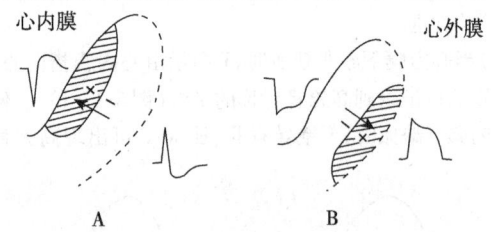

图 3-17-14　心肌损伤与 ST 段偏移的关系

A. 心内膜损伤;B. 心外膜损伤。箭头示 ST 向量方向

(二)临床意义

临床上典型的心绞痛症状发作时,心电图可出现缺血性 ST-T 改变,表现为面向缺血部位的导联 ST 段呈水平型或下斜型下移≥0.1mV(图 3-17-15),T 波低平、双向或倒置。有些冠心病患者心电图可呈持续性 ST-T 改变[ST 段呈水平型或下斜型下移≥0.05mV 和(或)T 波低平、双向或倒置],而仅于心绞痛发作时出现 ST-T 改变加重或呈假性正常化。冠心病患者心电图上出现深尖倒置、双肢对称的 T 波称为"冠状 T",反映心外膜下心肌缺血或有透壁性心肌缺血,这种 T 波改变也可见于心肌梗死患者。变异型心绞痛(冠状动脉痉挛为主要因素)时,心电图表现为暂时性 ST 段抬高并伴有高耸的 T 波,对应导联常伴 ST 段下移(图 3-17-16)。这是急性严重心肌缺血的表现,若 ST 段持续性抬高,提示可能发生心肌梗死。

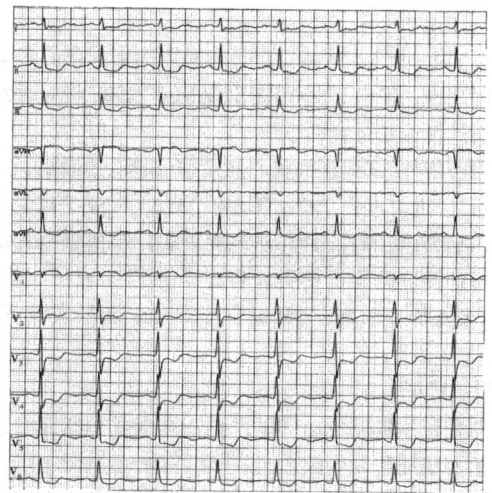

图 3-17-15 心肌缺血(心绞痛)

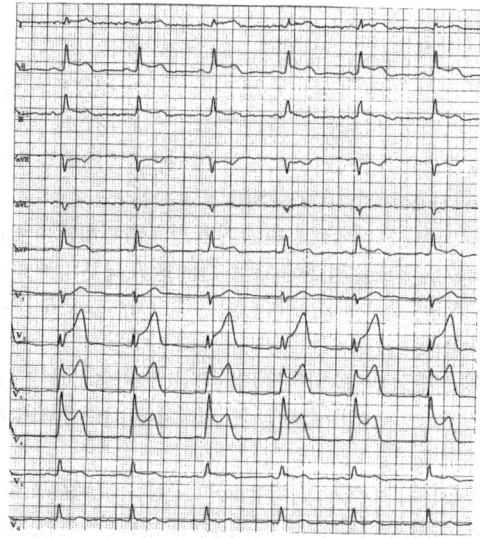

图 3-17-16 心肌缺血(变异型心绞痛)

(三)鉴别诊断

心电图上的 ST-T 改变可以是各种原因引起的心肌复极异常的共同表现。因而,当心电图出现 ST-T 改变时,应注意结合临床资料进行诊断与鉴别诊断。

除冠心病外,其他疾病如心肌病、心肌炎、瓣膜病、心包炎、脑血管意外(尤其颅内出血)等均可出现此类 ST-T 改变。电解质紊乱(低钾血症等)、药物(洋地黄影响)、起搏器植入术后以及自主神经调节障碍也可引起非特异性 ST-T 改变。此外,心室肥厚、束支传导阻滞、预激综合征等可引起继发性 ST-T 改变,应注意鉴别。

【心肌梗死】

心肌梗死是指冠状动脉供血急剧减少或中断而引起相应供血区的心肌细胞发生缺血、损伤和坏死,心电图上可出现一系列特征性的改变并呈动态演变。心肌梗死的心电图改变及其演变规律对确定诊断、指导治疗和判断预后具有重要的临床意义。

(一)心肌梗死的心电图改变

1. 坏死型改变:坏死的心肌丧失了除极和复极的能力,不再产生心电向量,但坏死区周围的健康心肌仍在除极,其综合心电向量背离坏死心肌,因此在面向坏死心肌的导联上出现病理性 Q 波(Q 波时间≥0.03s,深度≥ R/4)。

2. 损伤型改变:坏死心肌的周围为损伤心肌。由于损伤心肌产生损伤电流或除极受阻,其心电向量方向是由健康心肌指向损伤心肌,因此在面向损伤心肌的导联上出现 ST 段抬高并形成单向曲线。

3. 缺血型改变:损伤区周围的心肌呈缺血型改变,其心电向量是由缺血心肌指向健康心肌,因此在面向缺血部位的导联上出现倒置 T 波。

典型急性心肌梗死时,心电图可同时记录到坏死型 Q 波,损伤型 ST 段抬高及缺血型 T 波倒置,即急性心肌梗死的基本图形。

(二)心肌梗死心电图的演变及分期

心肌梗死心电图除了具有特征性改变外,其图形演变也有一定规律。心肌梗死常分为超急性期、急性期、亚急性期和陈旧期(图3-17-17)。

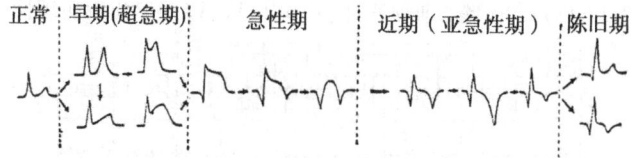

图3-17-17 典型的急性心肌梗死图形演变过程以及分期

1. 超急性期:冠状动脉闭塞后数分钟到数小时。心电图出现巨大高耸的T波,随后ST段呈斜型抬高与高耸直立的T波相连,此期病理性Q波尚未形成。这些表现仅持续数小时,临床上多因持续时间短而不易记录到,若能及时治疗,可避免发展为心肌梗死或使梗死范围缩小。

2. 急性期:心肌梗死后数小时至数天,是一个演变过程。心电图表现为:ST段呈弓背向上型抬高,抬高显著者可与T波融合形成单向曲线,继而逐渐下降;T波开始倒置,并逐渐加深;出现坏死型Q波。坏死型Q波、损伤型ST段抬高与缺血型T波倒置在此期内可同时并存。

3. 亚急性期:心肌梗死后数天至数周。坏死型Q波持续存在,缺血型T波由深尖逐渐变浅。如果ST段持续升高6个月以上,可能合并室壁瘤。

4. 陈旧期:心肌梗死后数周至半年或更久,ST段和T波可恢复正常,或T波持续倒置、低平,趋于恒定不变,残留下坏死型Q波。部分患者在数年后Q波明显缩小,甚至消失。

近年来,随着急性心肌梗死后溶栓或介入治疗的开展,心肌梗死的病程显著缩短,心肌梗死的心电图不再出现上述典型演变过程。

(三)心肌梗死的定位诊断

体表心电图不但能确定梗死部位,还能大致判断梗死相关冠状动脉。临床上可根据心电图探查电极朝向梗死区时记录到的基本图形来判断心肌梗死部位和梗死相关冠状动脉。①前间壁心肌梗死时,$V_1 \sim V_3$导联出现病理性Q波或QS波;②前壁心肌梗死时,$(V_1)V_3$、$V_4(V_5)$导联出现病理性Q波(图3-17-18);③侧壁心肌梗死时,Ⅰ、aVL、V_5、V_6导联出现病理性

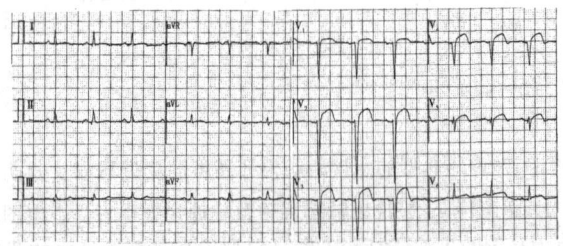

图 3-17-18 急性前壁心腹梗死

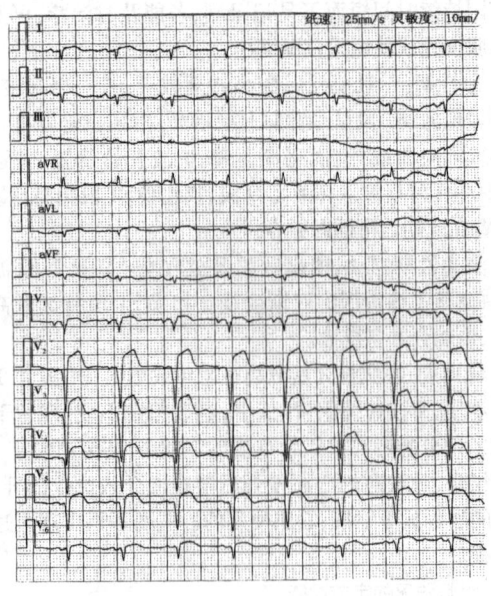

图 3-17-19 急性广泛前壁心肌梗死

Q波;④广泛前壁心肌梗死时,胸前导联 $V_1 \sim V_5$ 出现病理性 Q 波(图3-17-19);⑤下壁心肌梗死时,Ⅱ、Ⅲ、aVF 导联出现病理性 Q 波(图3-17-20)。⑥后壁心肌梗死时,$V_7 \sim V_9$ 导联出现病理性 Q 波,与正后壁相对的 V_1、V_2 导联出现 R 波增高、T 波高耸及 ST 段下移;⑦右心室心肌梗死时,主要表现为 V_{3R}、V_{4R} 导联 ST 段抬高 >0.1mV。孤立的右心室梗死极为少见,常同时合并下壁心肌梗死。在急性心肌梗死早期,坏死型 Q 波尚未形成时,可根据 ST-T 异常的导联来判断心梗的部位和梗死相关冠状动脉(表3-17-2)。

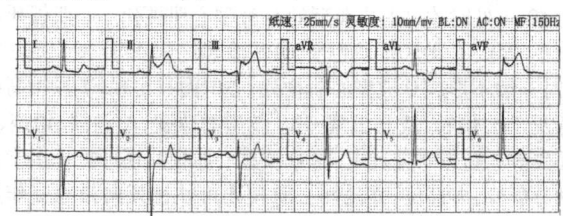

图 3-17-20 急性下壁心肌梗死

表 3-17-2 心肌梗死导联与部位及冠状动脉供血区域的关系

导联	心梗部位	冠状动脉
$V_1 \sim V_3$	前间壁	左前降支
V_3、V_4(V_5)	前壁	左前降支
$V_1 \sim V_5$	广泛前壁	左前降支
Ⅰ、aVL、V_5、V_6	侧壁	左前降支的对角支或左回旋支
Ⅱ、Ⅲ、aVF	下壁	右冠状动脉或左回旋支
$V_7 \sim V_9$	后壁	左回旋支或右冠状动脉
$V_{3R} \sim V_{5R}$	右心室	右冠状动脉

此外,部分患者会发生心房梗死。心房梗死占心肌梗死总检出率的 7.3% ~17%,大多数同时合并心室梗死,单独的心房梗死仅占 1.7%。心电图表现如下。

(1)PR 段抬高≥0.05mV 或压低≥0.1mV,前者较易辨认,且更具诊断特异性。

(2) PR 段呈水平型或上斜型形态异常,与 P 波后肢形成明显的交角。心房梗死的心电图异常改变,在伴有房室脱节或房室传导阻滞时较易辨认。

(3) P 波有切迹,呈 M 型或 W 型的异常形态。

符合上列异常标准愈多,诊断心房梗死的可靠性愈大。

(四)心肌梗死的分类和鉴别诊断

1. Q 波型和非 Q 波型心肌梗死:研究表明,心肌梗死直径 20~30mm 及以上或累及室壁厚度的 50% 以上且在 QRS 波群起始 40ms 处时才可形成典型的 Q 波型心肌梗死。心肌梗死面积较小、厚度不及 50% 及位于 QRS 波群终末 40ms 处(如基底部)时一般不形成 Q 波型心肌梗死,心电图只出现 ST 段抬高或压低及 T 波倒置,或只出现 QRS 波型的改变,如顿挫、切迹、R 波丢失等。新近研究发现,非 Q 波型心肌梗死还可见于多支冠状动脉病变,多部位、弥漫性心肌梗死可使梗死向量相互作用而抵消,亦不形成典型的 Q 波型心肌梗死图形。

2. ST 段抬高和非 ST 段抬高心肌梗死:根据心电图有无 ST 段抬高,目前将急性心肌梗死分为 ST 段抬高和非 ST 段抬高两大类,它们与不稳定型心绞痛一起统称为急性冠状动脉综合征。以 ST 段改变对急性心肌梗死进行分类对临床治疗具有重要的指导作用。若治疗不及时,ST 段抬高和非 ST 段抬高心肌梗死均可演变为 Q 波型或非 Q 波型心肌梗死。

3. 心肌梗死合并其他病变:心肌梗死合并室壁瘤时,可见抬高的 ST 段持续存在达半年以上。心肌梗死合并右束支阻滞时,由于右束支阻滞的 QRS 波群起始向量与正常相同,所以心肌梗死时仍可显示病理性 Q 波,不影响诊断,心电图初始向量表现出心肌梗死特征,终末向量表现出右束支阻滞的特点;心肌梗死合并左束支阻滞时,梗死波形常被掩盖,按原标准进行诊断较困难,但急性期 ST 段抬高或压低及弓背向上的形状超出左束支阻滞的继发性改变,在 Ⅰ 、aVL、V_5、V_6 导联出现 q 波,都提示合并心肌梗死;左前分支阻滞时,Ⅱ、Ⅲ、aVF 导联呈 rS 型,有时可掩盖下壁心肌梗死,结合心电向量图、临床表现及血清心肌标记物的变化可助诊断。

4. 心肌梗死的鉴别诊断:除了急性心肌梗死外,ST 段抬高还见于变异型心绞痛、室壁瘤、急性心包炎、早期复极等,根据病史、是否伴有病理性 Q 波及典型 ST-T 演变过程可以鉴别。此外,束支传导阻滞、预激综合征、心肌病、急性心肌炎、心室肥厚、急性肺动脉栓塞、生理性或位置性因素(电极位置或气胸)等也可出现异常 Q 波,但后者一般无典型 ST-T 动态改变,结合病史和临床资料一般不难鉴别。只有异常 Q 波、ST 段抬高及 T 波倒置三者同时出现,并呈动态变化才是急性心肌梗死的特征性心电图。

【右位心心电图】

右位心是心脏在胚胎发育过程中转位形成恰与正常心脏相反的先天性畸形。心脏居胸腔右侧,心尖指向右、左心房室和右心房室的位置互换,即右心房室转向左后方,左心房室位于右前方;上下腔静脉在脊柱的左侧而主动脉弓反在右侧,恰为正常心脏在镜中的影像。心电图表现为(图3-17-21):

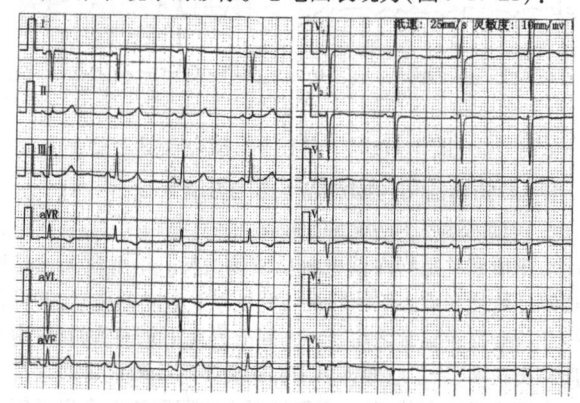

图3-17-21 右位心心电图

(1)Ⅰ导联 P 波、QRS 波群、T 波均倒置,与正常人Ⅰ导联的图形相反。

(2)aVR 与 aVL、Ⅱ与Ⅲ的图形,犹如正常心脏位置心电图互换，aVF 图形与正常者相似。

（3）胸前导联 QRS 波群图形反转，自 $V_1 \sim V_5$ 的 R 波逐渐减小而 S 波逐渐增大，且 R/S＜1，V_2、V_{3R}、V_{5R} 则分别与正常心电图的 V_1、V_3、V_5 的 R 波图形相同。

右位心心电图需与电极位置差错记录的心电图相鉴别。当误将左右手电极互相接错时，Ⅰ导联 P 波、QRS 波群及 T 波倒置，aVR 与 aVL 导联换位，Ⅱ与Ⅲ导联换位，aVF 导联不变，胸前导联常不受影响（图3-17-22）。

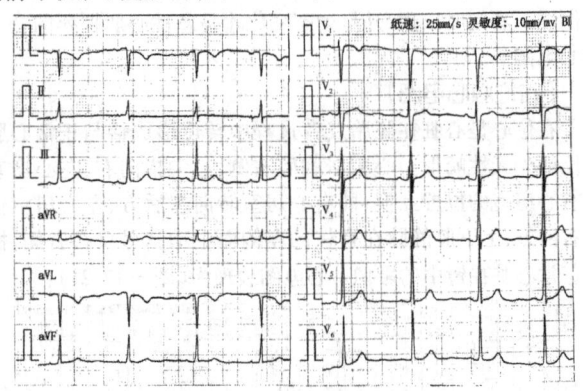

图 3-17-22　左右手反接心电图

【电解质紊乱和药物对心电图的影响】

（一）电解质紊乱对心电图的影响

电解质紊乱是指血清电解质浓度失衡。电解质无论是增高或降低均能影响心肌的除极与复极以及激动的传导，并可在血生化检查显示异常之前在心电图上表现出来。然而，体内电解质种类很多，除了已知钾离子和钙离子等少数电解质紊乱可致心电图明显改变外，其他电解质对心电图影响至今仍了解甚少。心电图虽有助于电解质紊乱的诊断，但由于受其他因素的影响，心电图改变与血清中电解质水平并不完全一致。同时如存在各种电解质紊乱时又可互相影响，加重或抵消心电图改变，故应密切结合病史和临床表现进行判断。

1. 高钾血症:随着血钾增高程度不同,心电图可有不同的表现(图 3-17-23)。①血钾超过 5.5mmol/L 时,心电图表现为 T 波高尖,基底较窄,QT 间期缩短(图 3-17-24),此阶段心电图与急性心肌缺血相似;②血钾进一步增高超过 6.5 mmol/L 时,可造成传导阻滞,心电图表现为 QRS 时间显著延长,QT 间期可延长;③血钾继续升高达 7mmol 以上时,心房肌可停止激动,窦房结激动通过结间束传至心室,出现窦室传导。心电图表现为 P 波消失,QRS 波群增宽,心率减慢,T 波高尖,甚至 ST 段与 T 波融合,此时应注意与室性自主性心律鉴别;④严重高血钾时,出现缓慢而宽大的 QRS 波群,甚至与 T 波融合呈正弦波,可发生心室扑动或心室颤动,甚至心室骤停。

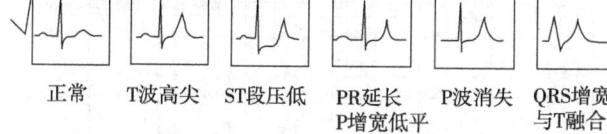

正常　　T波高尖　　ST段压低　　PR延长　　P波消失　　QRS增宽
　　　　　　　　　　　　　　　　P增宽低平　　　　　　与T融合

图 3-17-23　随着血钾水平逐渐增高引起心电图改变示意图

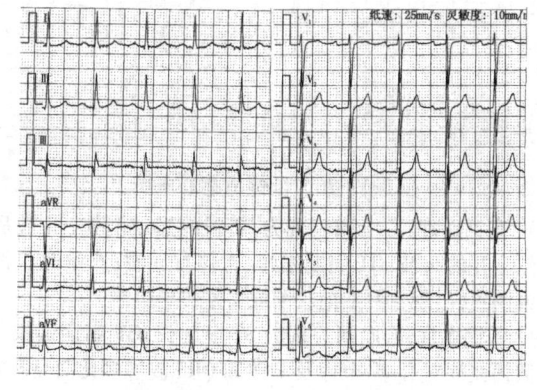

图 3-17-24　高钾血症心电图

2. 低钾血症:心电图表现为(图 3-17-25):①当血钾<3.0mmol/L时,可出现心动过速,ST 压低,T 波低平或倒置,U

波明显,T-U 可融合呈驼峰状,使得 QT 间期(实际上是 QTu 间期)延长(图 3-17-26);②当血钾进一步降低时,可使 QRS 波时限延长,P 波振幅增高,可出现多种心律失常,如多形性室性心动过速(尖端扭转型室性心动过速);③严重低钾血症时甚至可出现心室扑动或颤动,心搏骤停。

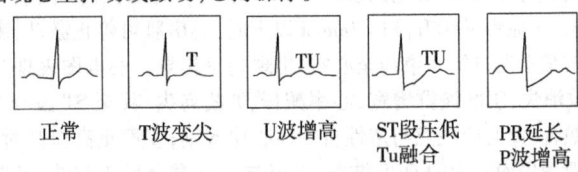

正常　　T波变尖　　U波增高　　ST段压低　　PR延长
　　　　　　　　　　　　　　　Tu融合　　　P波增高

图 3-17-25　随着血钾水平逐渐降低引起心电图改变示意图

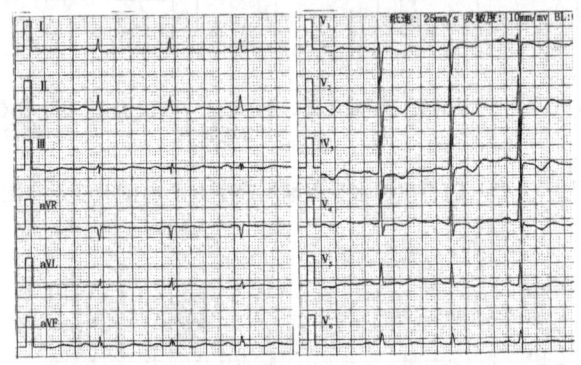

图 3-17-26　低钾血症心电图

3. 高钙血症:心电图表现为 ST 段缩短或消失,R 波后继以突然上升的 T 波,QT 间期缩短,常伴有 u 波;严重时 T 波可低平或倒置,出现室性期前收缩或房室传导阻滞。

4. 低钙血症:心电图表现为 ST 段延长,QT 间期延长。单纯性低钙血症对心率、节律及 P 波和 QRS 波群多无明显影响。

(二)药物对心电图的影响

某些药物可直接或间接影响心肌的除极与复极以及激动的传导,因而对心电图可造成一定的影响。

1. 洋地黄:洋地黄制剂可通过钠-钾泵而调节细胞内钙离子浓度,使动作电位2期缩短,3期坡度减少。心电图表现为:ST段呈凹面向上型压低,T波低平、负正双向或倒置,ST-T呈"鱼钩形"改变,上述心电图改变称为洋地黄效应(图3-17-27)。洋地黄中毒患者可有胃肠道症状和神经系统症状,但出现各种心律失常是洋地黄中毒的主要表现。常见的心律失常有频发(二联律或三联律)及多源室性期前收缩,严重时可出现室性心动过速(特别是双向性或双重性心动过速),甚至心室颤动。洋地黄可增加房室交界处自动除极的速度,引起非阵发性交界性心动过速伴房室脱节。洋地黄还可延长房室交界区不应期、抑制房室交界区传导而产生房室传导阻滞,可出现一度房室传导阻滞,阵发性房性心动过速伴不同比例房室传导阻滞是洋地黄中毒常见的心电图表现,当出现二度或三度房室传导阻滞时,则是洋地黄严重中毒表现。此外,洋地黄还可通过兴奋迷走神经抑制窦房结的自律性而出现窦性心动过缓、窦性停搏或窦房阻滞伴交界性逸搏,发生心房扑动、心房颤动等。

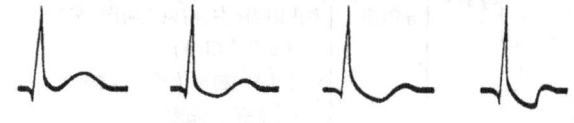

图3-17-27 洋地黄效应

2. 奎尼丁:奎尼丁属I类抗心律失常药。奎尼丁治疗剂量时,心电图可表现为:QT间期延长,ST段降低,T波低平或倒置,u波明显,P波增宽、有切迹,PR间期稍延长,QRS波群时间增宽。QT间期延长是奎尼丁发挥作用的结果,延长的程度提示奎尼丁作用的程度。奎尼丁中毒时心电图可表现为:①QT间期明显延长,QRS波群时限延长超过原来的25%(达到50%应立即停药);②可引起各种程度的房室传导阻滞以及窦性心动过缓、窦性停搏或窦房阻滞;③可引起各种室性心律失常,严重时发生尖端扭转型室性心动过速及室颤,引起晕厥和突然死亡。

3. 胺碘酮:胺碘酮属Ⅲ类抗心律失常药,可使QTc间期延长、PR间期延长和QRS波群增宽。

【心律失常】

正常人的心脏起搏点位于窦房结,并按正常传导系统顺序激动心房和心室。如果心脏激动的起源点异常或(和)传导异常,称为心律失常。心律失常的心电图分类如图 3-17-28 所示。

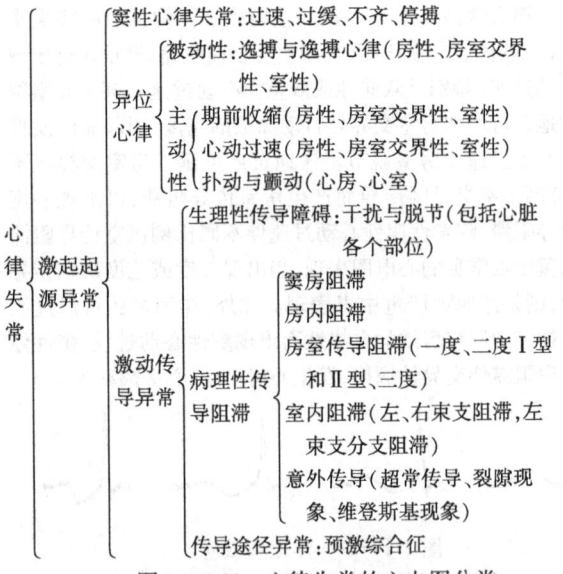

图 3-17-28 心律失常的心电图分类

(一)窦性心律与窦性心律失常

凡激动起源于窦房结的心律,称为窦性心律。窦性心律的心电图特点为 P 波规律出现,P 波在 Ⅰ、Ⅱ、aVF、$V_4 \sim V_6$ 导联直立,在 aVR 导联倒置,其他导联可直立、低平或双向。正常窦性心律的频率一般为 60~100 次/分。

1. 窦性心动过速:正常成人窦性心律的频率>100 次/分时称为窦性心动过速。窦性心动过速时,PR 间期和 QT 间期都相应缩短,有时可伴有继发性 ST 段轻度压低和 T 波振幅偏低。常见于精神紧张、运动、发热、甲状腺功能亢进、失血、贫血、心肌炎等情况。

2. **窦性心动过缓**:窦性心律的频率<60次/分时称为窦性心动过缓。老年人和运动员心率相对较慢,颅内压增高、甲状腺功能低下或使用β受体阻滞剂等都可出现窦性心动过缓。

3. **窦性心律不齐**:窦性心律的起源未变,但节律不规则,在同一导联中PP间期相差>0.12s时,称为窦性心律不齐。窦性心律不齐常与窦性心动过缓同时并存。窦性心律不齐常与呼吸周期有关,称为呼吸性窦性心律不齐,多见于青少年或自主神经功能不稳定者,一般无临床意义。另一些少见的窦性心律不齐与呼吸无关,如室相性窦性心律不齐以及窦房结内游走心律不齐等。

4. **窦性停搏**:亦称窦性静止。在规则的窦性心律中,一段时间内窦房结停止发放冲动,心电图上表现为规则的PP间距中突然脱落一个P-QRS波,形成长PP间距,且长PP间距不是正常PP间距的整数倍(图3-17-29)。窦性停搏后常出现逸搏或逸搏心律。多见于迷走神经张力增高或窦房结病变等。

5. **病态窦房结综合征**:当心脏病变累及到窦房结及其周围组织时可产生一系列缓慢性心律失常,心电图可表现为:①药物难以纠正的持续性窦性心动过缓,心率<50次/分;②窦房阻滞或窦性停搏;③在显著窦性心动过缓的基础上,常出现快速室上性心律失常(房速、房扑、房颤等),两者常交替出现,而心动过缓是产生本症的基础,故称为慢-快综合征;④若病变同时累及到房室交界区,可伴有房室传导阻滞,或发生窦性停搏时,交界性逸搏间期>2s,提示窦房结与房室结构均有病变,此称为双结病变(图3-17-29)。

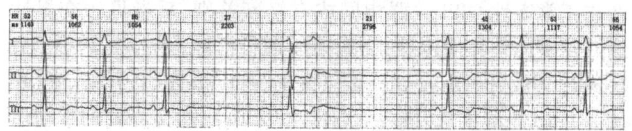

图3-17-29 窦性停搏及双结病变

(二)逸搏与逸搏心律

逸搏与逸搏心律是一种较基本心律延迟出现的被动性异

位心搏与心律。当上位节律点发生病变或受到抑制而出现停搏或心率明显减慢时(如病窦综合征),或因传导障碍而不能下传时(如三度房室传导阻滞),或者其他原因造成较长间歇时(如早搏后长代偿间歇),其低位起搏点就会发出一个或一连串的冲动,激动心室。若偶尔只出现 1~2 个延迟的异位搏动称为逸搏;若连续出现 3 次或 3 次以上则形成逸搏心律。逸搏按发生的部位不同可分为房性逸搏、房室交界性逸搏和室性逸搏三种,其中以房室交界性逸搏最多见,房性逸搏最少见。

1. 房性逸搏与房性逸搏心律 心电图表现为:①在一个长间歇之后,出现一个与窦性 P 波形态不同的 P′波,P′波可以直立、双相或倒置;②P′R 间期 > 0.12s;③QRS 波群与窦性下传者相同;④逸搏的 P′波可与基本心律的 P 波形成房性融合波。若连续出现 3 次或 3 次以上的房性逸搏,则形成房性逸搏心律,其频率多为 50~60 次/分。

右心房上部逸搏心律产生的 P 波与窦性心律 P 波相似;起搏点位于右心房后下部冠状窦附近者,表现为 Ⅰ 及 aVR 导联 P 波直立,aVF 导联 P 波倒置,P′R 间期 > 0.12s,有人称为冠状窦心律。节律点在左心房者,称左心房心律:来自左心房后壁者,Ⅰ、V_6 导联 P 波倒置,V_1 导联 P 波直立;来自左心房前壁者,V_3 ~ V_6 导联 P 波倒置,V_1 导联 P 波浅倒或双向。如果 P 波形态、PR 间期甚至心动周期有周期性变异时,称游走心律。游走的范围可达房室交界区而出现倒置的逆行 P 波。

2. 交界性逸搏与交界性逸搏心律 心电图表现为:①在一个较窦性周期为长的心室间歇之后出现一个 QRS 波群,其形态与正常窦性 QRS 波群相同或有轻度差别,后者见于交界性逸搏伴室内差异性传导;②逸搏周期较恒定,多为 1.2~1.5s;③逆行 P′波可出现在 QRS 波群之前(P′R 间期 <0.12s)、中(P′波与 QRS 波群重叠)或之后(RP′ <0.20s);④交界处的激动逆传至心房,与窦性激动相遇时,各自控制心房的一部分,可产生房性融合波,其形态介于 P′波与窦性 P 波之间。如果连续出现 3 次或 3 次以上的交界性逸搏,则形成交界性逸搏心律,其频率多为 40~60 次/分(图 3-17-30)。

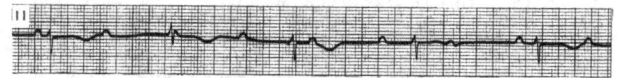

图 3-17-30 三度房室传导阻滞交界性逸搏心律

3. 室性逸搏与室性逸搏心律心电图表现为：①在一较长的心室间歇之后，出现一个宽大畸形的 QRS 波群，时间≥0.12s；②QRS 波群前无相关的窦性 P 波；③室性逸搏与下传的窦性激动可形成室性融合波，有时可出现室性逸搏-夺获二联律。如果连续出现 3 次或 3 次以上的室性逸搏，则形成室性逸搏心律，其频率多为 20~40 次/分（图 3-17-31）。

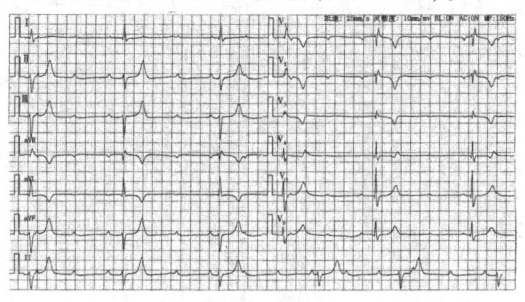

图 3-17-31 室性逸搏心律

（三）干扰与脱节心电图

正常的心肌细胞在一次兴奋后有较长的不应期，此时对接踵而来的激动不再产生反应或反应延迟，这种现象称为干扰。干扰是一种生理现象，可发生于窦房交界区、心房、房室交界区及心室各个不同平面。房性期前收缩的代偿间歇不完全、房性融合波、室性融合波、室内差异性传导等均属干扰现象。干扰最常发生于房室交界区。心脏中任何两个起搏点并行地发出激动，产生一系列的房室干扰，称为干扰性房室脱节。表现形式有持续性与间歇性、完全性和不完全性。其心电图表现为：①P 波与 QRS 波群无固定关系，心房由窦性心律控制，心室由交界区或心室异位心律控制，心室率＞心房率；②PR 间期不固定且<0.12s。如果偶有窦房结的激动能通过心房到达交界区并能传至心室时,就会夺获心室,形成不完全性干扰性房室脱节(图3-17-32);若心房与心室保持一段时期的完全分离,则形成完全性干扰性房室脱节。干扰性房室脱节常见于迷走神经张力增高的正常人,多为一过性,预后良好;但也可见于下壁心肌梗死、风湿性心肌炎、洋地黄中毒等情况,其预后取决于原发疾病。完全性房室脱节与完全性房室传导阻滞均有房室分离,应注意鉴别,前者心室率≥心房率,后者心房率>心室率。

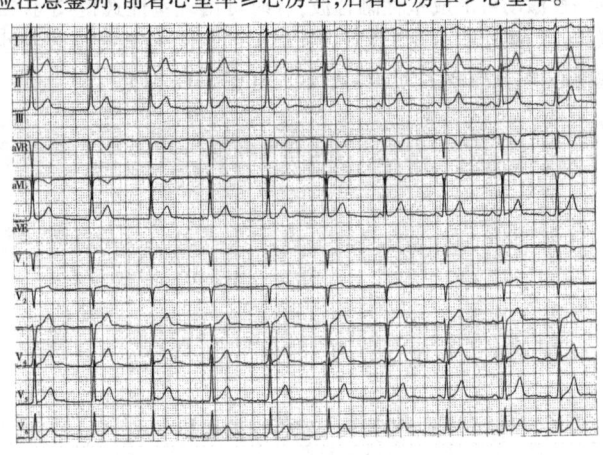

图3-17-32 不完全性干扰性房室脱节

(四)期前收缩

期前收缩又称过早搏动(早搏),指起源于窦房结以外的异位起搏点提前发出的激动,是临床上最常见的心律失常。根据异位起搏点发生的部位不同,可分为房性、交界性和室性期前收缩。其中以室性期前收缩最为常见,房性次之,交界性较少见。联律间期是指异位搏动与其前窦性搏动间的时距。一般相差≤0.08s。折返途径与激动的传导速度可影响期前收缩的形态与联律间距。代偿间歇是指期前收缩后往往出现一个较正常心动周期为长的窦性搏动。由于房性异位激动常逆传侵入窦房结,使其提前释放激动,因而房性期前收缩大多为不完全性代偿间歇。室性或交界性期前收缩异位起搏点因不易侵入窦房结,故常表现为完全性代偿间歇。

单源性期前收缩:来自同一异位起搏点,其形态、联律间期相等。

多源性期前收缩:在同一导联中出现两种(或两种以上)形态与联律间期互不相同的期前收缩。如联律间距固定,而形态各异,则为多形期前收缩,其临床意义与多源性期前收缩相似。

频发性期前收缩:期前收缩可以偶发或频发,如 > 5 次/分称为频发期前收缩。常见的二联律(图 3-17-33)与三联律就是

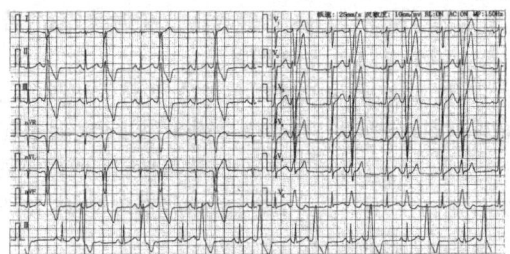

图 3-17-33　频发室性期前收缩呈二联律

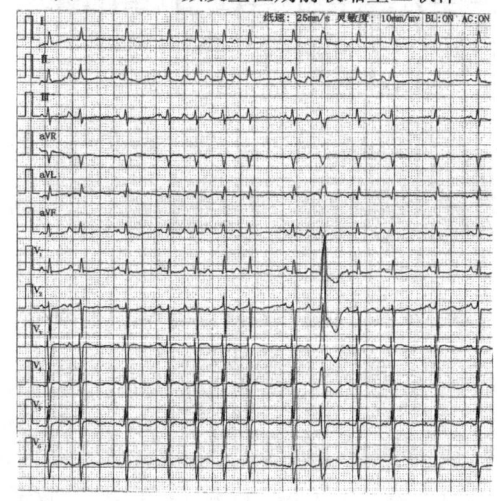

图 3-17-34　房性期前收缩,部分伴室内差异性传导

一种有规律的频发期前收缩,前者指期前收缩与窦性心律交替出现;后者指每两个窦性心搏后出现1次期前收缩。

1. 房性期前收缩

(1) 提前出现的异常 P′波,其形态与窦性 P 波不同。

(2) P′R 间期 >0.12s。

(3) 大多呈不完全性代偿间歇。

(4) 房性期前收缩若来源于心房上部,P′波在 Ⅱ、Ⅲ、aVF 导联直立,若来源于心房下部,P′波在 Ⅱ、Ⅲ、aVF 导联倒置;房性期前收缩若来源于右心房,P′波在 Ⅰ、aVL 导联直立,若来源于左心房,P′波在 Ⅰ、aVL 导联倒置。

部分期前收缩的 P′R 间距可以延长,若异位 P′波后无 QRS 波群,称房性期前收缩未下传;有时异位 P′波下传心室引起 QRS 波群增宽变形,多呈右束支阻滞图形,称房性期前收缩伴室内差异性传导(图 3-17-34),此时应注意与室性期前收缩相鉴别。

2. 交界性期前收缩(图 3-17-35)

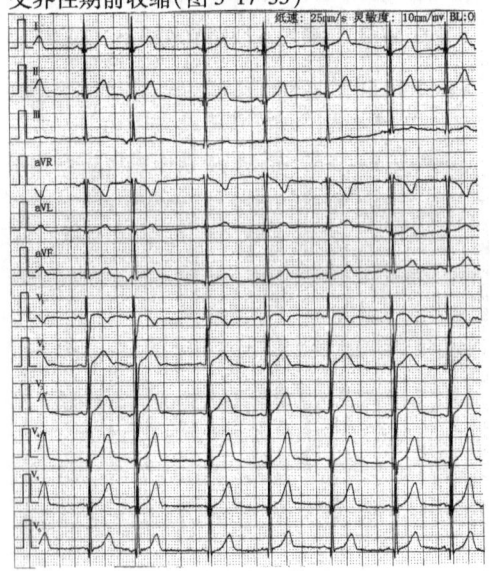

图 3-17-35 交界性期前收缩

(1) 提前出现的 QRS-T 波,QRS 波群形态与窦性下传者基本相同。

(2) P'波为逆行,可落在 QRS 波之前(P'R < 0.12s)、之中(P'与 QRS 波群重叠)或之后(RP' < 0.20s)。

(3) 大多呈完全性代偿间歇。

3. 室性期前收缩

(1) 提前出现的宽大畸形的 QRS-T 波,QRS 波时限常 >0.12s,T 波多与 QRS 主波方向相反。

(2) 提前出现的 QRS 波群前无 P 波或无相关 P 波。

(3) 大多呈完全性代偿间歇。

(4) 根据心电图可大致确定室性期前收缩的起源部位:若来源于右心室,则呈左束支阻滞图形(图3-17-36);若来源于左心室,则呈右束支阻滞图形(图3-17-37)。

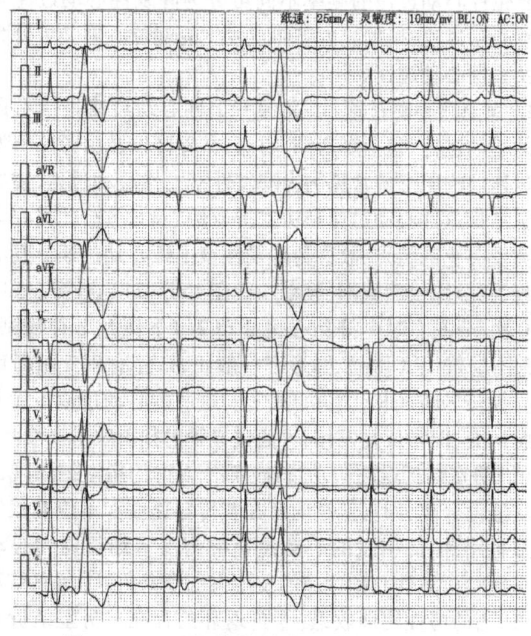

图 3-17-36　室性期前收缩来源于右心室

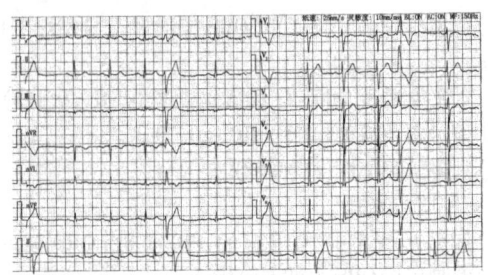

图 3-17-37　室性期前收缩来源于左心室

(五)异位性心动过速

异位性心动过速是指异位节律点兴奋性增高或折返激动引起的快速异位心律(期前收缩连续出现 3 次或 3 次以上)。根据异位性心动过速的频率不同可分为阵发性心动过速和非阵发性心动过速;根据异位节律点发生的部位不同又可分为室上性及室性心动过速。

1. 室上性心动过速:广义的室上性心动过速是指希氏束以上的心动过速,包括窦房结、心房、交界区以及由旁路引发的心动过速。临床上最常见的为阵发性室上性心动过速,主要包括房室结折返性心动过速和房室折返性心动过速,此类心动过速有突发突止的特点,故称为阵发性室上性心动过速。其心电图表现为:节律快而规则,频率一般在 150～240 次/分(心室率在 150 次/分左右时应排除心房扑动 2∶1 下传),节律规则,其 P′波常不易辨识,QRS 波群形态一般正常,伴有束支阻滞或室内差异性传导时,QRS 波群可增宽。这两类心动过速多无器质性心脏病变,但常反复发作,可通过导管射频消融术根治。

(1)房室结折返性心动过速:部分人群的房室结表现出纵向的功能性分离,即房室结内存在着传导速度和不应期截然不同的双径路,由此引发的心动过速称为房室结折返性心动过速。房室结折返性心动过速的发生有三个条件:①房室结双径路;②适当的房性期前收缩;③折返环的存在。房室结折返性心动过速可根据前向传导径路而分为慢快型、快慢型和慢慢型,其中慢快型的发生率约为90%。其形成折返的条件为:快径路传导速度快而不应期长,慢径路传导速度慢而不应期短;适当的房性期前收缩下传时,因遇房室结快径路的不应期而不能下传,激动只能沿慢径路下传并激动心室,随后又沿快径路逆传并逆向激动心房,之后再次沿慢径路处下传,激动从房室结同时向上传至心房或向下传至心室,心房与心室几乎同时激动,因而P'波与QRS波群几乎重叠在一起,心电图上RP'间期常<70ms(图3-17-38)。

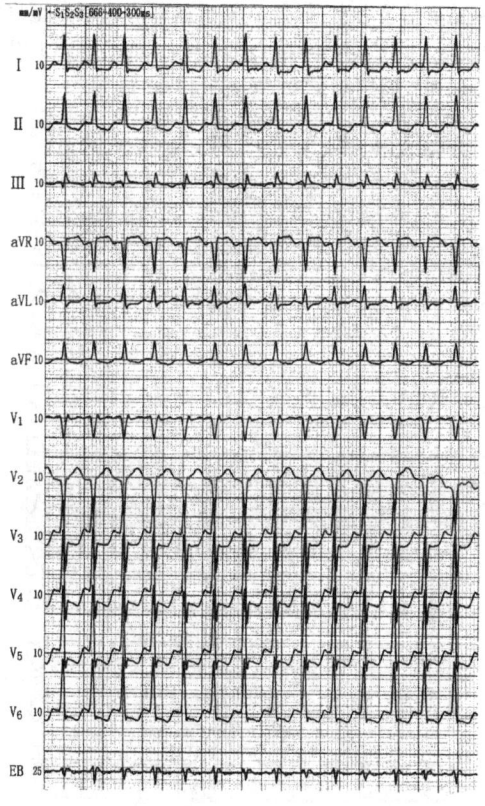

图3-17-38 房室结折返性心动过速(EB为食管导联)

(2)房室折返性心动过速:指在房室之间存在着异常传导通路——旁路,由此引发的心动过速称为房室折返性心动过速,房室折返性心动过速可根据旁路传导方向而分为顺向型和逆向型,其中顺向型房室折返性心动过速占90%。其形成折返的条件为:旁路传导速度快而不应期长,房室结传导速度慢而不应期短;适当的房性期前收缩下传时受阻于旁路,激动只能经房室结前向传导至心室,然后经旁路逆传至心房;适当的室性期前收缩逆传时受阻于房室结,激动只能经旁路逆传至心房,经房室结下传至心室;如此反复折返则形成顺向型房室折返性心动过速。因心房激动在心室之后,因而心电图上 P′波在 QRS 波之后,RP′间期常 >70ms(图3-17-39)。

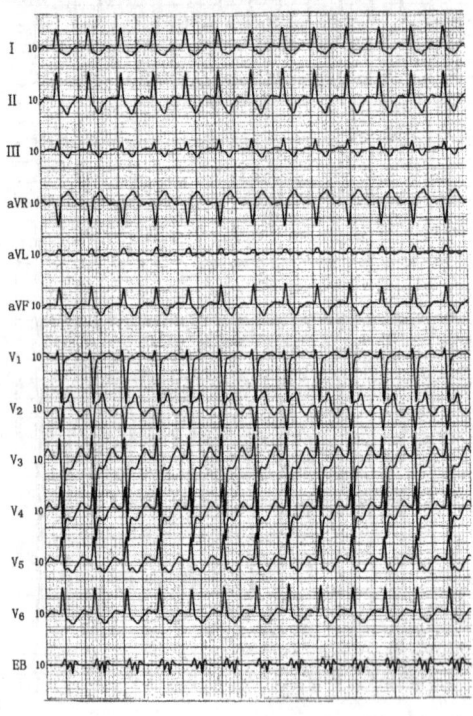

图3-17-39 房室折返性心动过速(EB 为食管导联)

2. 室性心动过速：指起源于希氏束分支以下的传导系统和（或）心室肌的心动过速，属于宽 QRS 波群心动过速。

(1) 心电图表现图 (3-17-40A)：①连续出现 3 个或 3 个以上的室性期前收缩，QRS 波群宽大畸形，时间 > 0.12s；②频率一般在 140 ~ 200 次/分，节律可稍不匀齐；③房室分离，心室率快于心房率；④偶有室性融合波和心室夺获出现。

(2) 鉴别诊断：室性心动过速应注意与其他宽 QRS 波群的心动过速进行鉴别，如室上性心动过速合并束支阻滞或室内差异性传导、逆向型房室折返性心动过速及预激综合征合并房速、房扑或房颤等。鉴别要点：①房室分离、心室夺获和室性融合波是支持室速强而有力的诊断依据；②QRS 波群越宽，室速的可能性越大；③额面电轴极度右偏（-90°~+180°）也强烈支持室速；④胸导联 QRS 主波方向一致向下可以肯定为室速，若一致向上须排除经旁路前传的心动过速才能诊断为室速；⑤心室率绝对不匀齐或 > 200 次/分应考虑预激综合征合并心房颤动。图 3-17-40 (A~C) 列举了几种常见的宽 QRS 波群心动过速的心电图表现。

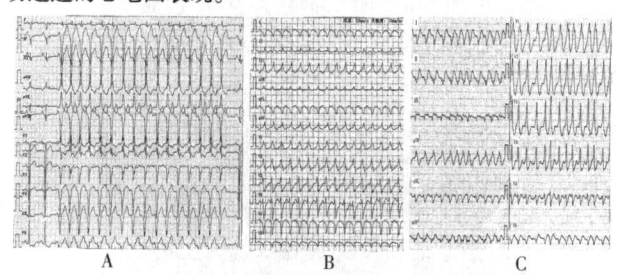

图 3-17-40 宽 QRS 波群心动过速
A. 室性心动过速；B. 阵发性室上性心动过速伴右束
支阻滞；C. 预激综合征合并心房颤动

3. 特发性室性心动过速：指室速患者经过各种检查均未发现心脏有结构或功能的异常改变，也无电解质紊乱及 QT 间期延长等致心律失常因素存在。右心室流出道室速和左心室间隔部室速是临床上最常见的两种特发性室速。右心室流出道室速心电图呈左

束支阻滞图形,Ⅱ、Ⅲ、aVF 导联呈巨大 R 波(图3-17-41);左心室间

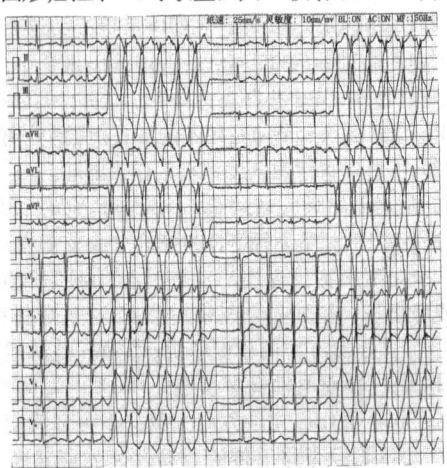

图3-17-41 右心室流出道室速

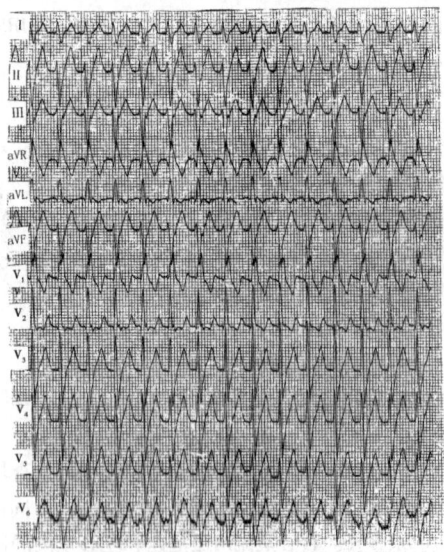

图3-17-42 左心室间隔部室速

隔部室速心电图表现为右束支阻滞图形伴电轴左偏或极度右偏（图3-17-42）。两者可通过射频消融治疗而根治。

4. 尖端扭转型室性心动过速：属一种特殊类型的多形性室速。常见于先天性长QT间期综合征，严重的房室传导阻滞，逸搏心律伴巨大T波，低钾血症、低镁血症伴有异常T波及U波，某些药物如奎尼丁等。心电图表现为：①一串宽大畸形的QRS波群围绕基线不断扭转其主波方向，每隔3~10次心搏就扭转1次，每次发作持续数十秒钟，可自行停止，但反复发作，如不及时治疗，易进展为心室颤动；②心室率可达200~250次/分；③心动过速常由落于T波顶峰附近的室性期前收缩（R on T现象）诱发；④发作间期，基础心律多缓慢且常伴有QT或QTu间期延长（图3-17-43）。

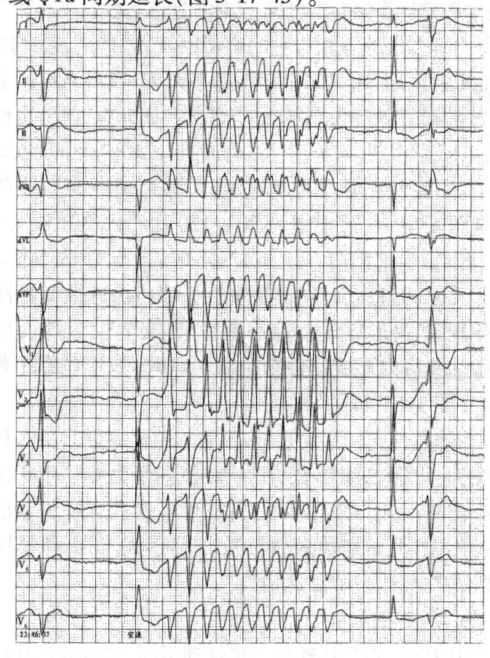

图3-17-43 尖端扭转型室性心动过速

5. 多源性心动过速

(1)多源性房性心动过速(紊乱性房性心动过速):常从多源性房性期前收缩发展而来,并为心房颤动的前奏。多见于慢性肺部疾患。心电图表现:①心房率>100次/分;②同导联有3种或3种以上不同形态的异位P'波;③P'P'间距不齐,可有不同程度的房室传导阻滞。

(2)多源性室性心动过速(心室紊乱心律):心电图主要表现为频发多源性室性期前收缩及短串室速。常导致室颤,预后严重。

6. 非阵发性心动过速:又称为加速性自主心律,其频率比逸搏心律快,比阵发性心动过速慢,可发生在心房、房室交界区或心室,发作时多有渐起渐止的特点,多发生于器质性心脏病,为异位起搏点自律性增高引起。

(1)非阵发性房性心动过速:又称加速性房性自主心律。心电图表现为:①连续出现3次以上的P'-QRS-T波,P'波形态与窦性P波不同;②P'R间期>0.12s;③P'波频率为70~140次/分,节律整齐;④QRS波群呈室上性;⑤有时与窦性心律并存,此时房性心律与窦性心律间歇出现(可见房性融合波)形成窦房竞争现象。

(2)非阵发性交界性心动过速:又称加速性交界性自主心律。心电图表现为:①心率为70~130次/分;②P'波为逆行,可落在QRS波群之前(P'R<0.12s)、中(P'与QRS波重叠)或之后(RP'≤0.20s);③有时出现窦性心律与加速性交界性自主心律交替现象,易形成干扰性房室脱节,交界性激动可与窦性或房性激动在房内形成房性融合波;④QRS波群呈室上性,RR间期匀齐(图3-17-44)。

(3)非阵发性室性心动过速:又称加速性室性自主心律。心电图表现为:①QRS波群宽大畸形,心室率为60~100次/分;②窦性心律与室性心律并存时,常发生干扰性房室脱节或两种心律交替出现,可见室性融合波及心室夺获;③提高窦性频率可使非阵发性室性心动过速消失。

(六)扑动与颤动

1. 心房扑动:心房扑动与心房颤动不同,典型的房扑属于房内大折返环路激动,且大多短阵出现。心电图表现为:①P波消

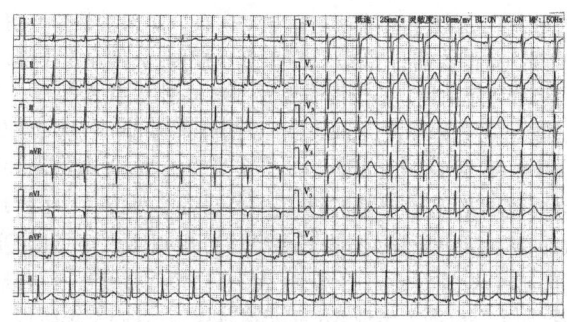

图 3-17-44 非阵发性交界性心动过速

失,代以大小、形态、间距一致的大锯齿状 F 波,F 波间无等电位线;②F 波多在Ⅱ、Ⅲ、aVF 和 V_1 导联中清晰可见;③F 波频率在一般为 240~350 次/分,大多以固定的房室比例下传(2:1或4:1),因而心室率规则。如果房室传导比例不规则或伴有文氏传导现象,心室率可不规则(图3-17-45)。房扑时,QRS 波群形态多与窦性心律相同,也可呈室内差异性传导。若 F 波的大小和间距有差异,且频率 >350 次/分,则称为不纯性心房扑动。

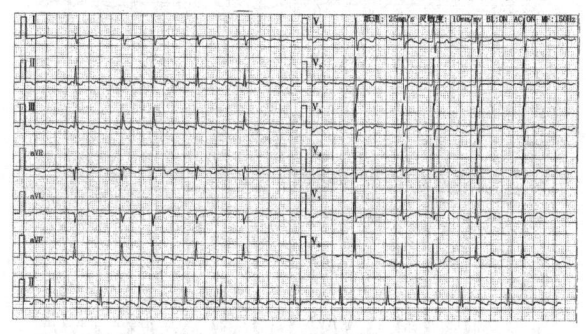

图 3-17-45 心房扑动

2. 心房颤动:心房颤动是临床上最常见的心律失常之一,多发生于有器质性心脏病的患者,其发生与心房扩大和心肌受损有关,但也有少数患者无明显的器质性心脏病。房颤的发生机制较复杂,多数为多个小折返激动所致。房颤时整个心房失去协调一致的收缩与舒张,心室率极不规则,心排血量下降,久之易形成附壁血栓。心电图表现为:①P波消失,代之以大小、形态、间距不等的颤动波(f波);②f波的频率为350~600次/分;③RR间期绝对不齐;④QRS波群多呈室上型,伴室内差异性传导时可增宽变形。房颤伴室内差异性传导(图3-17-46)与房颤合并室性期前收缩(图3-17-47)均可出现宽大畸形的QRS波群,易混淆,应注意进行鉴别(表3-17-3)。持续性心房颤动患者,如果心电图上出现RR间期绝对规则,且心室率缓慢,常提示发生完全性房室传导阻滞。

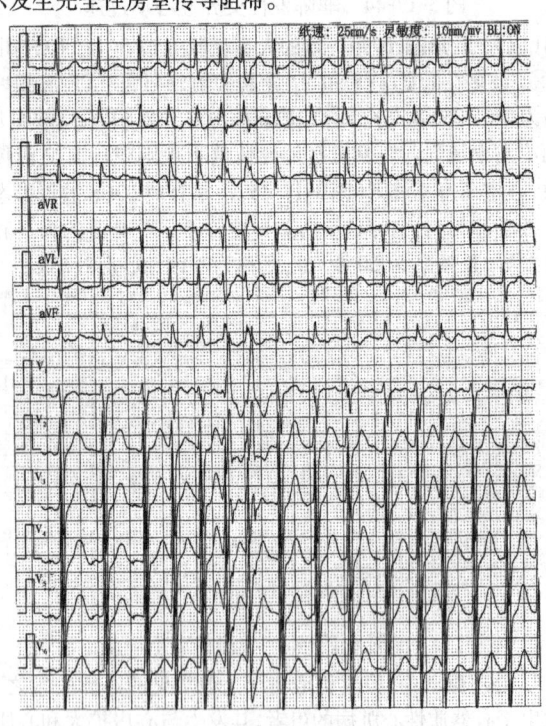

图3-17-46 房颤伴室内差异性传导

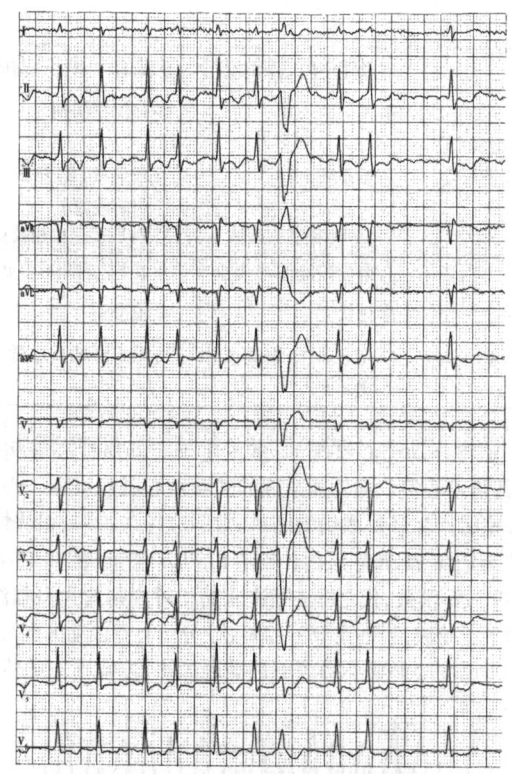

图 3-17-47 房颤伴室性期前收缩

表 3-17-3 房颤伴室内差异性传导与房颤合并室性期前收缩的鉴别要点

	房颤伴室内差异性传导	房颤合并室性期前收缩
宽 QRS 波群前 RR 间期	大多较长	不一定长
宽 QRS 波群前联律间期	通常不固定	多固定

续表

	房颤伴室内差异性传导	房颤合并室性期前收缩
宽QRS波群后类代偿间期	多无	多有代偿间期
QRS波群形态	形态易变	形态少变(除外多源室性期前收缩)
	V_1导联多呈三相波	V_1导联多呈单相或双相波
	右束支阻滞图形多见	左束支阻滞图形多见
心室率	多较快	多较慢
洋地黄制剂	多未使用洋地黄或用量不足	可见于洋地黄过量

3. 心室扑动与心室颤动：多发生于有器质性心脏病的患者，尤其是左心室收缩功能减低的缺血性心脏病患者。心室扑动是心室肌产生环形激动的结果，常不能持久，不是很快恢复，便会转为心室颤动而死亡。其心电图表现为（图3-17-48）：P-QRS-T波群消失，代之以连续快速而相对规则的大振幅波，形态类似于正弦波；频率在150~250次/分。心室颤动大多为心室内多个折返中心形成不协调的冲动经大小、方向不一的传导途

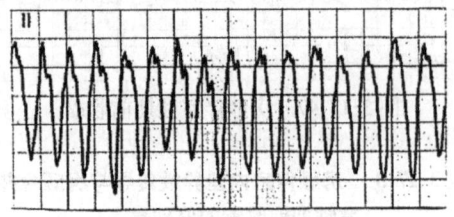

图3-17-48 心室扑动

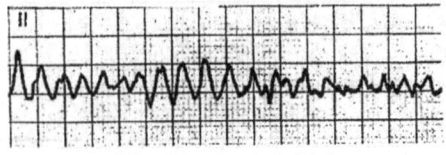

图3-17-49 心室颤动

径到达心室各部而引起。其心电图表现为:P-QRS-T 波群消失,代之以大小不一、形态各异且极不规则的小颤动波,频率为 200~500 次/分(图 3-17-49)。

(七)激动传导异常

1. 窦房阻滞:指窦房结激动传导至心房时发生延缓或阻滞。由于体表心电图不能直接显示窦房结电活动,故一度窦房阻滞不能观察到,三度窦房阻滞与窦性停搏难以鉴别,只有二度窦房阻滞出现心房和心室漏搏时才能诊断。二度窦房阻滞分为二度Ⅰ型和二度Ⅱ型:二度Ⅰ型称为莫氏Ⅰ型即文氏阻滞,心电图表现为 PP 间距逐渐缩短,直至脱漏而出现长 PP 间距,长 PP 间距短于基本 PP 间距的 2 倍(图 3-17-50),此型应与窦性心律不齐鉴别;二度Ⅱ型称为莫氏Ⅱ型,心电图表现为规律的窦性 PP 间距中突然出现一个长间歇,此长间歇等于正常窦性 PP 间距的整数倍(图 3-17-51)。

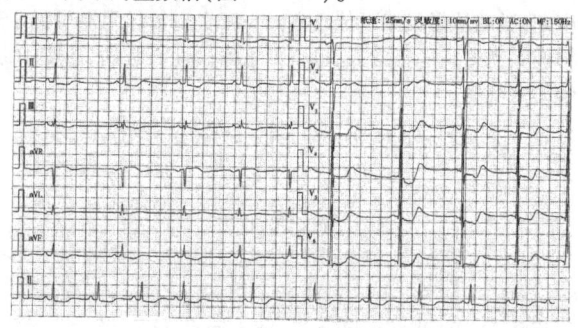

图 3-17-50 二度Ⅰ型窦房阻滞

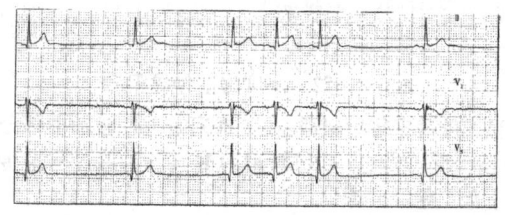

图 3-17-51 二度Ⅱ型窦房阻滞

2. 房室传导阻滞:窦房结发放的冲动在激动心房的同时,经房室交界区传入心室,引起心室激动。房室传导主要表现在 P 波与 QRS 波群的关系上,因而分析 P 波与 QRS 波群的关系可以了解房室传导情况。按房室传导阻滞程度不同可分为一度、二度和三度。

(1)一度房室传导阻滞:以 PR 间期延长为主要表现(图 3-17-52)。心电图表现为:①PR > 0.20s 或 > 0.22s(老年人);②按心率换算 PR 间距大于正常最高值;③ 同一患者在心率无明显变化情况下前后两次检测结果比较,PR 间期延长超过 0.04s。PR 间期随年龄和心率不同而存在明显变化,故诊断标准也应随之变化。一度房室传导阻滞应与房室结双径路中从慢径路下传的窦性激动相鉴别,后者常有 PR 间期短长突然变化,心电图可表现为:在窦(或房)性频率相对稳定的情况下,PR 间期突然显著延长超过 0.06s(跳跃现象),此时快径路处于不应期,激动从慢径路下传心室。一度房室传导阻滞可见于迷走神经张力增高的正常人,也可见于器质性心脏病、药物中毒、电解质紊乱等。

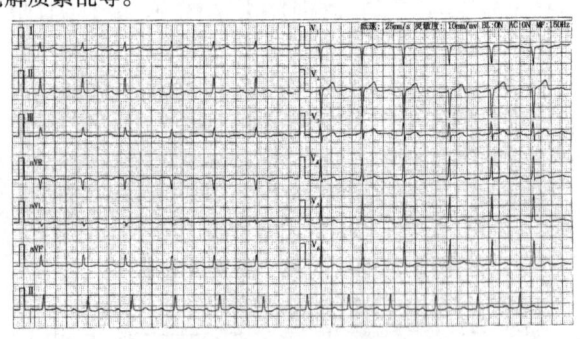

图 3-17-52 一度房室传导阻滞

(2)二度房室传导阻滞:在一系列室上性激动中部分出现传导阻断(部分 P 波后 QRS 波群脱漏),称为二度房室传导阻滞,可分为Ⅰ型和Ⅱ型。

1)二度Ⅰ型房室传导阻滞:二度Ⅰ型房室传导阻滞又称莫氏Ⅰ

型,多为功能性或房室结、房室束近端的局限性损害引起,预后较好。典型心电图表现为:①P波规律地出现,PR间期逐渐延长直至脱漏一次QRS波群,漏搏后传导阻滞得到一定恢复,PR间期又趋缩短,之后又逐渐延长,如此周而复始,反复出现,称为文氏现象;②脱漏后的RR间距长于其前最后一个RR间距;③含有受阻P波的RR间距短于2个PP间距之和(图3-17-53)。

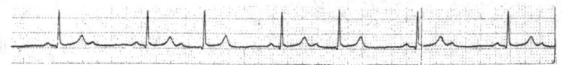

图3-17-53 二度Ⅰ型房室传导阻滞[房室(2:1)~(3:2)传导]

2)二度Ⅱ型房室传导阻滞:二度Ⅰ型房室传导阻滞又称莫氏Ⅱ型,多有器质性损害,病变大多位于房室束远端或束支部分,易发展成为高度或完全性房室传导阻滞,预后差。心电图表现为(图3-17-54):①P波规则出现,部分P波后无QRS波群;②PR间期可正常或延长,但PR间期固定。

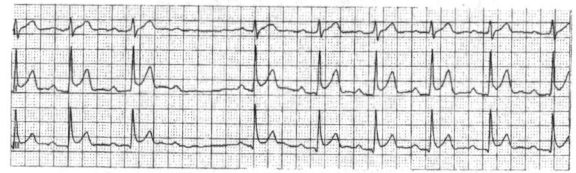

图3-17-54 二度Ⅱ型房室传导阻滞

如果房室传导中连续出现两次或两次以上的QRS波群脱漏,称为高度房室传导阻滞。心电图表现为房室传导呈3:1或3:1以上下传。高度房室传导阻滞时,因心室率过缓常致黑矇、晕厥等症状发生。

(3)三度房室传导阻滞:三度房室传导阻滞又称完全性房室传导阻滞。当来自房室交界区以上的激动完全不能通过房室交界区抵达心室时,阻滞部位以下的潜在节律点就会发放冲动,激动心室,出现逸搏心律。心电图表现为:①P波与QRS波群毫无关系,各自保持自身固有的节律;②心房率>心室率;③可出现交界性逸搏或室性逸搏心律(图3-17-30)。心房颤动时,如果心室律变得缓慢而规则,应诊断为心房颤动合并三度房室传导阻滞。三度房室传导阻滞是一种病理性阻滞,运动或用阿托品抑制迷走神经后房室传导难以改善。

3. 室内阻滞:希氏束以下的室内传导系统或心室肌发生传导障碍称为室内阻滞。室内阻滞可发生在左束支、右束支、左束支的分支、浦肯野纤维及心室肌等部位,心电图上主要表现为 QRS 波群时间延长及形态改变。

(1)左束支阻滞:左束支粗而短,由双支冠状动脉分支供血,不易发生传导阻滞;一旦发生,多提示有器质性病变。完全性左束支阻滞的心电图表现为(图 3-17-55):① QRS 波群时间 $\geqslant 0.12s$;② V_1、V_2 甚至 V_3 导联呈 rS 型或 QS 型,S 波有切迹,R_{V_5}、R_{V_6}、R_I、R_{aVL} 导联无 Q 波,顶端粗钝有切迹;③电轴可左偏;④ ST-T 方向与 QRS 主波方向相反。若心电图图形与上述改变相同,但 QRS 波群时间 <0.12s,称为不完全左束支阻滞。

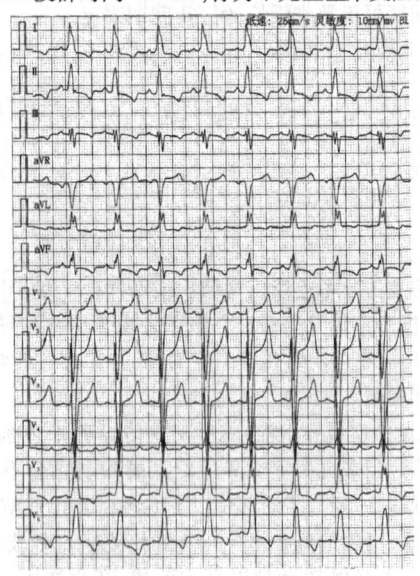

图 3-17-55　左束支阻滞

(2)右束支阻滞:右束支细而长,由单支冠状动脉供血,较易发生传导阻滞。完全性右束支阻滞的心电图表现为(图3-17-56):①V_1或V_2导联的QRS波群呈rSR'型或M型,aVR导联则常呈QR型,其R波增宽而有切迹;②QRS波群时限增宽$\geq 0.12s$;③Ⅰ、V_5、V_6导联终末的S波粗钝而有切迹,其时限$\geq 0.04s$;④V_1、V_2导联的ST段下移,T波倒置,V_5、V_6导联的T波直立。若心电图与上述改变相同,但QRS波群时间$<0.12s$,称为不完全性右束支阻滞。右束支阻滞应与右心室肥大、预激综合征(左侧旁路)、后壁心肌梗死等进行鉴别。

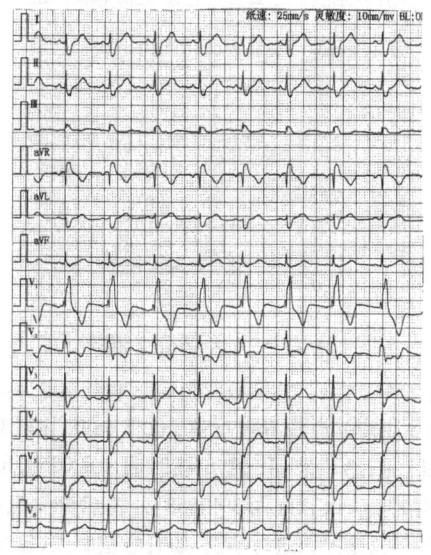

图3-17-56 右束支阻滞

(3)左前分支阻滞:左前分支阻滞的心电图表现为:①额面电轴左偏,以超过$-45°$有较肯定价值;②Ⅰ、aVL导联的QRS波呈qR型,Ⅱ、Ⅲ、aVF的QRS波群呈rS型,$S_Ⅲ > S_Ⅱ$;③QRS波群时间轻度延长,但$<0.12s$(图3-17-57)。左前分支阻滞应与引起电轴左偏的其他原因进行鉴别,如横位心、左心室肥大、

下壁心肌梗死、高钾血症、预激综合征、右心室起搏、胸廓畸形、肺气肿等。

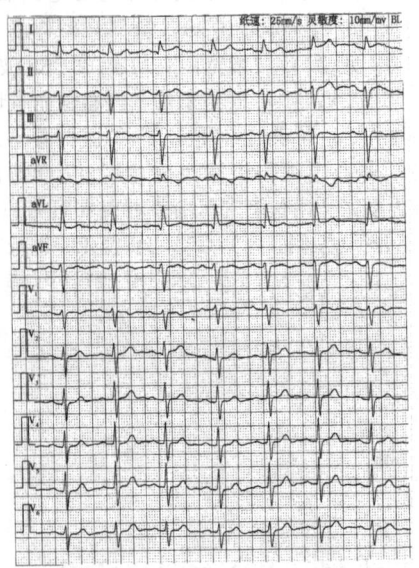

图3-17-57 左前分支阻滞

(4)左后分支阻滞：左后分支阻滞心电图表现为：①额面电轴右偏，以≥+120°有较肯定价值；②Ⅰ、aVL导联QRS波群呈rS型，Ⅱ、Ⅲ、aVF呈qR型，q波时间<0.025s，$R_Ⅲ>R_Ⅱ$；③QRS波群时间<0.12s(图3-17-58)。左后分支阻滞应与引起电轴右偏的其他原因进行鉴别，如右心室肥大、急性肺梗死、高侧壁心肌梗死等。

4. 预激综合征：除正常的房室传导通路之外，激动还通过附加通道——旁路下传，使部分(或全部)心室肌预先激动，形成预激图形。预激综合征有下列类型。

(1)WPW综合征：由Kent束引起的预激综合征称为WPW综合征，又称经典型预激综合征。Kent束大多位于左、右两侧房室沟或间隔旁，为连接心房肌和心室肌的一束纤维。心电图表现为:①PR 间期 <0.12s;②QRS 波群起始部有预激波;③QRS 波群增宽,但 PJ 间期正常;④伴有继发性 ST-T 改变。旁路所在位置不同,心电图也表现不同:当旁路位于左侧时,V_1 导联预激波向上且 QRS 波群以 R 波为主(图 3-17-59);当旁路位于右侧时,V_1 导联预激波向下或 QRS 波群以负向波为主(图 3-17-60)。

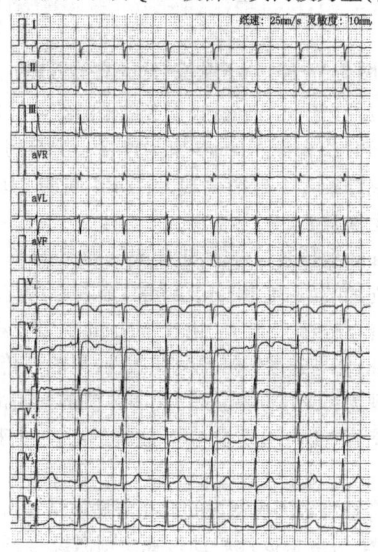

图 3-17-58　左后分支阻滞

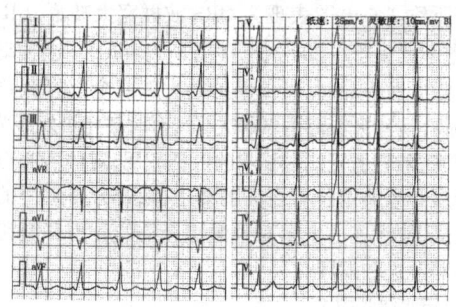

图 3-17-59　WPW 综合征(左侧旁路)

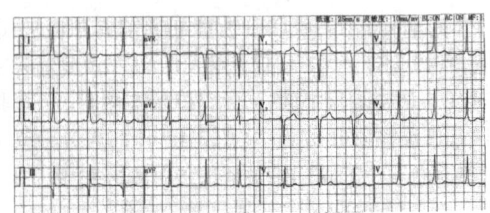

图 3-17-60 WPW 综合征(右侧旁路)

(2)LGL 综合征:由 James 束引起的预激综合征称为 LGL 综合征,又称短 PR 综合征。James 束为连接心房与房室结下部或房室束的一束纤维。心电图表现为:①PR 间期<0.12s;②QRS 波群起始部无预激波。

(3)Mahaim 型预激综合征:近年来认为 Mahaim 纤维连接右心房与右束支远端(右心房-分支纤维)或右心房与近三尖瓣环处右心室(右心房-室纤维)。由于 Mahaim 纤维具有类房室结样结构和特征,传导速度缓慢且呈递减性,只能前传,不能逆传,故心电图表现为:①PR 间期正常;②QRS 波群起始部有预激波;③QRS 波群增宽;④可引发宽 QRS 波群的心动过速(左束支阻滞图形)。

预激综合征患者因房室之间存在着房室结和旁路两条传导通路,容易发生房室折返性心动过速。预激综合征易合并心房颤动或心房扑动发作,这种发作大多因冲动逆传、在心房易损期抵达心房所致。心电图表现为 QRS 波群宽大畸形,RR 间距不匀齐,心室率大多超过 200 次/分(图 3-17-40C)。当冲动在房室结内造成隐匿性传导时,可促使冲动大部或全部经旁路下传至心室,此时心室率极快可达 300 次/分,有时甚至可发展为室颤。

近年来,随着射频消融技术的广泛应用,对体表心电图预激综合征分型和旁路定位有更高的要求,随着旁路定位的电生理技术的改进,使常规心电图对预激综合征的分型和旁路定位方法得到不断改进和发展。

(八)并行心律心电图

并行心律是指在主导心律(通常是窦性心律)之外同时存在

一个或多个异位起搏点,但异位起搏点周围有保护性传入阻滞,均不被窦房结传来的激动所侵入,而维持一独立的、不受主导心律侵犯的固定频率。并行心律自身冲动当处于前一心搏(主导心律)后的不应期中,或并行心律起搏点的周围存在暂时的传出阻滞时,也不能产生异位性心搏。并行心律多见于老年人及器质性心脏病,但亦可见于无明显心脏病患者。并行心律起搏点常位于心室(图3-17-61),其次为房室交界区,罕见于心房。如来源于多个起搏点的并行心律,预后较差。

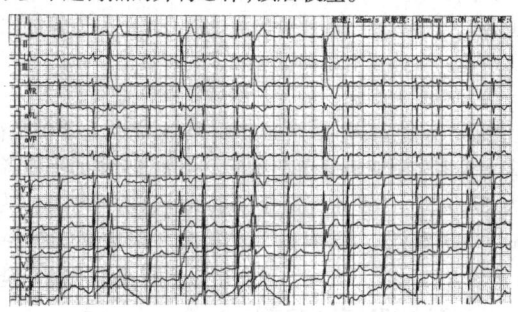

图3-17-61　室性并行心律

(杨晓云)

二、心电图运动负荷试验

心电图运动负荷试验(ECG exercise test)是判断是否存在心肌缺血及发现早期冠心病的一种检测方法,虽然与冠状动脉造影结果对比有一定比例的假阳性与假阴性,但由于其方法简便实用、无创伤、相对安全,一直被公认为是一项重要的临床心血管疾病检查手段。

【运动试验的生理基础】

生理情况下,运动时为满足肌肉组织需氧量的增加,心率相应加快,心排血量相应增加,而必然伴随心肌耗氧量增加,冠状动脉血流量增加。当冠状动脉发生病变而狭窄到一定程度时,患者在静息状态下可以不发生心肌缺血,但当运动负荷增加伴随心肌耗氧量增加时,冠状动脉血流量不能相应增加,即引起心肌缺氧,心电图上可出现异常改变。心肌耗氧量与心率快慢、心室大小、室壁张力、室内压力增加速度及心室射血时间有关。在临床上,一般以心率或心率与收缩期血压的乘积来反映心肌耗氧量情况。

【运动负荷量的确定和运动方案的选择】

应根据患者的年龄和病情设定运动负荷量。运动负荷量分为极量与亚极量两档。极量负荷量是指心率达到人体的生理极限的负荷量。这种极限运动量一般多采用统计所得的各年龄组的预计最大心率为指标。最大心率的粗略计算法为:220 - 年龄数;亚极量负荷量是指心率达到85% ~ 90%最大心率的负荷量,在临床上大多采用亚极量负荷试验。例如,55岁的受检者最大心率为:220 - 55 = 165次/分,亚极量负荷试验的心率应为:165 × 85% = 140次/分。60岁以下受检者一般常规选择经典的Bruce运动方案(表3-17-4)。对年龄较大者或心功能不全者亦选用Bruce修订方案(表3-17-5)。

表3-17-4 经典的Bruce运动方案

级别	时间(min)	速度(km/h)	坡度(度)
1	3	2.7	10
2	3	4.0	12
3	3	5.4	14
4	3	6.7	16
5	3	8.0	18
6	3	8.8	20
7	3	9.6	22

表 3-17-5　Bruce 修订方案

级别	时间(min)	速度(km/h)	坡度(度)
1	3	2.7	0
2	3	2.7	5
3	3	2.7	10
4	3	4.0	12
5	3	5.4	14
6	3	6.7	16
7	3	8.0	18

【运动试验方法】

1. 踏车运动试验(bicycle ergometer test):让患者在装有功率计的踏车上做踏车运动,以速度和阻力调节负荷大小,负荷量分级依次递增。负荷量以 kg·m/min 计算,每级运动 3min。男性由 300kg·m/min 开始,每级递增 300kg·m/min;女性由 200kg·m/min 开始,每级递增 200kg·m/min。直至心率达到受检者的预期心率。运动前、运动中及运动后多次进行心电图记录,逐次分析做出判断。

2. 平板运动试验(treadmill test):这是目前应用最广泛的运动负荷试验方法。让受检者在活动的平板上走动,根据所选择的运动方案,仪器自动分级依次递增平板速度及坡度以调节负荷量,直到心率达到受检者的预期心率,分析运动前、中、后的心电图变化以判断结果。近年的研究表明:无论何种运动方案,达到最大耗氧值的最佳运动时间为 8~12min,延长运动时间并不能增加诊断准确性,强调运动方案的选择应根据受检者不同的具体情况而定。

运动试验前应描记受检者卧位和立位 12 导联心电图并测量血压作为对照。运动中通过监视器对心率、心律及 ST-T 改变进行监测,并按预定的方案每 3min 记录心电图和测量血压一次。在达到预期亚极量负荷后,使预期最大心率保持 1~2min

再终止运动。运动终止后,每2min记录1次心电图,一般至少观察6min。如果6min后ST段缺血性改变仍未恢复到运动前图形,应继续观察至恢复。

【运动试验的适应证和禁忌证】

1. 适应证

(1)对不典型胸痛或可疑冠心病患者进行诊断和鉴别诊断。

(2)评估冠心病患者的心脏负荷能力。

(3)评价冠心病的药物治疗、介入治疗效果。

(4)进行冠心病易患人群流行病学调查筛选试验。

需要注意的是,心电图显示有预激图形、左束支阻滞、起搏心律的患者不适宜采用该项检查。

2. 禁忌证

(1)急性心肌梗死或心肌梗死合并室壁瘤。

(2)不稳定型心绞痛。

(3)心力衰竭。

(4)中、重度瓣膜病或先天性心脏病。

(5)急性或严重慢性疾病。

(6)严重高血压患者。

(7)急性心包炎或心肌炎。

(8)急性肺栓塞、主动脉夹层。

(9)严重主动脉瓣狭窄。

(10)严重残疾不能运动者。

患者如无禁忌证,在其进行运动试验时应鼓励患者坚持运动达到适宜的试验终点,即患者心率达到亚极量水平。但在运动过程中,虽尚未达到适宜的试验终点,而出现下列情况之一时,应终止试验:①运动负荷进行性增加而心率反而减慢或血压反而下降者(收缩压下降超过10mmHg)。②出现严重心律失常者,如室性心动过速或进行性传导阻滞。③出现眩晕、视物模糊、面色苍白或发绀者。④出现典型的心绞痛或心电图出现缺血型ST段下移≥0.2mV者。

【运动试验结果的判断】

目前国内外较公认的运动试验的阳性标准如下。

1. 运动中出现典型的心绞痛。
2. 运动中心电图出现 ST 段下斜型或水平型下移 $\geq 0.1 \mathrm{mV}$，持续时间大于 1min。

少数患者运动试验中出现 ST 段抬高 $\geq 0.1 \mathrm{mV}$。如果运动前患者心电图有病理性 Q 波，此 ST 段抬高多为室壁运动异常所致。如果运动前患者心电图正常，运动中出现 ST 段抬高提示发生透壁心肌缺血，多为某一冠状动脉主干或近段存在严重狭窄，或由于冠状动脉痉挛所致。

在评价运动试验结果时，应特别注意不能将心电图运动试验阳性与冠心病的诊断混为一谈，在流行病学调查中一贯无胸痛症状而仅仅心电图运动试验阳性者，其意义仅等同于冠心病的一个易患因子，不能作为诊断冠心病的依据。心电图运动试验假阳性者为数不少，尤其见于女性。另一方面，运动心电图阴性者不能肯定排除冠心病，应结合临床其他资料进行综合判断。

(邓小艳 吴 杰)

三、动态心电图

动态心电图(ambulatory electrocardiogram, AECG)是指连续记录 24h 或更长时间的心电图，又称 Holter 检测。它的最大特点是通过分析连续、长时间、全信息的心电记录，可获得多种心电数据，为临床诊治和科学研究服务。动态心电图与常规心电图相比，有以下优势：①记录时间长，弥补了常规心电图因记录时间短而难以捕捉异常心电信息的不足；②动态观察日常生活状态下的心电图变化，更能真实反映患者的症状与心脏的关系。动态心电图已成为临床上广泛应用的无创心血管疾病检测方法之一。

【动态心电图的基本构成】

动态心电图主要由记录系统、导联系统和回放分析系统组成。

1. 记录系统:主要由以下两部分组成。

(1)记录器:可长时间连续记录体表心电信息。目前临床应用最多的是3导联和12导联记录器。12导联记录器记录的信息全面,是目前动态心电图的主流。另外,对特殊患者,还可采用18导联记录器和植入型环状记录器。

(2)存储器:多采用闪存卡作为动态心电图记录仪的存储介质。患者的心电信息将存储于闪存卡中,待记录完成后,分析人员将闪存卡上的数据传送到计算机主机,便可进行心电图分析。

2. 导联系统:多采用3导联和12导联系统。

(1)3导联动态心电图(双极导联)

CM_5 导联:正极置于左腋前线第5肋间,负极置于右锁骨下窝中1/3处。对检出缺血性ST段下移最为敏感。

CM_1 导联:正极置于胸骨右缘第4肋间或胸骨上,负极置于左锁骨下窝中1/3处,该导联P波显示较清楚,有利于心律失常的诊断。

M_{aVF} 导联:正极置于左腋前线肋缘,负极置于左锁骨下窝内1/3处。有利于检出左心室下壁的缺血改变。

CM_2 或 CM_3 导联:正极置于 V_2 或 V_3 位置,负极置于右锁骨下窝中1/3处。

无关电极:可放置于胸部任何皮肤较固定处,一般置于右胸第5肋腋前线或胸骨下段中部。

(2)12导联动态心电图:胸前导联的电极放置部位与常规心电图相同。肢体导联则有所不同,具体位置为:左上肢电极移至左锁骨中线第2肋,右上肢电极移至右锁骨中线第2肋,左下肢电极移至左锁骨中线第7肋,右下肢电极放在右锁骨中线第7肋或胸前任何皮肤较固定处。

3. 回放分析系统:在获得完整的心电信息后,分析人员将信息输入到计算机,通过心电分析软件自动分析心电事件。分析人员对计算机分析的心电图资料进行检查、判定、修改和编辑,打印出异常的心电图以及有关的数据和图表,做出诊断报告。

【动态心电图的适用范围】

1. 判断临床症状与心脏电活动的关系,如心悸、胸痛、晕厥等症状是否与心脏相关。

2. 对患者的心律失常进行定量分析及危险评估。

3. 心肌缺血的诊断和评估,特别是发现无症状性心肌缺血的重要手段。

4. 协助诊断冠心病,鉴别冠心病心绞痛类型,尤其对变异型心绞痛的判断有重要价值。

5. 心肌梗死及其他心脏病的预后评估。

6. 评定窦房结功能。

7. 评定起搏器功能。

8. 评价抗心律失常和抗心肌缺血药物的疗效。

9. 预测各类型心脏疾病可能出现的恶性心律失常。

10. 医学科学研究和流行病学调查。

【动态心电图的诊断标准】

1. 心律失常的评价标准

(1)室性期前收缩≥100次/24h或5次/h,提示心脏电活动异常,是否属病理性改变应结合临床分析。具有病理性意义的室性期前收缩包括:室性期前收缩成对、多形性室性期前收缩、短阵室速、多形性室速、持续性室速(时间大于30s)。

(2)室性心律失常药物疗效评价:治疗前后行自身对照,达到以下标准则判定治疗有效:①室性期前收缩减少≥70%;②成对室性期前收缩减少≥80%;③短阵室速减少≥90%;④连发15次以上的室速及运动时连发5次以上的室速完全消失。

(3)窦房结功能不全的诊断标准:窦性心动过缓≤40次/分,持续1min;二度Ⅱ型窦房阻滞;窦性停搏>3.0s,窦性心动过缓伴阵发性心房颤动、心房扑动或室上性心动过速,发作停止后窦性搏动恢复时间>2s。

2. 心肌缺血的诊断标准(需结合临床资料):ST段水平或下斜型压低≥0.1mV,持续时间≥1min,2次发作间隔时间≥1min。1999年AHA/ACC指南推荐2次发作的时间间隔≥5min。

【动态心电图其他检测指标的临床意义】

1. 心率变异性分析(heart rate variability, HRV):反映自主神经系统对心脏的调节功能。心肌梗死患者心率变异性降低提示发生恶性心脏事件的危险性增高;糖尿病患者心率变异性降低提示合并糖尿病性自主神经病变且预后不良。

2. T波电交替(T wave alternans, TWA):是指心律规整时,体表心电图上T波形态、极性和振幅的逐搏交替改变,是患者发生恶性室性心律失常和心源性猝死强有力的独立预测指标。

3. 窦性心率震荡(heart rate turbulence, HRT):是指室性期前收缩后窦性心率出现先加速后减速的现象,反映窦房结的双相变时功能。HRT异常提示自主神经对心脏的调节功能减弱,对心肌梗死后患者发生恶性心律失常事件有预测价值。

4. 心率减速力(deceleration capacity of rate, DC):反映迷走神经对心脏保护作用的定量测定。心肌梗死患者心率减速力降低常提示预后不良,发生猝死的风险增高。

(左 萍 吴 杰)

四、心率变异性

心率变异性(heart rate variability, HRV)概念不同于通常以每分钟为单位的平均心率差别,如心率80次/分或120次/分,而是分析逐个心动周期的细微的时间变化及其规律。这种变化在体表记录的常规心电图上常难以测出或因"微小"而忽略不计。HRV是研究机体逐次心动周期的时间差别,这种心率连续的瞬时波动,是受体内神经、体液的调控,为适应不同的生理状况或某些病理状态而做出的反应。因此,HRV的检测和分析是反映自主神经系统活动的一项有价值的指标。

【HRV的生理基础】

在体内环境下,迷走神经兴奋使心率减慢,而交感神经兴奋使之加快。瞬间所表现的心率是正负两种作用的净效应。在安静的条件下,迷走及交感神经均参与对心率的影响,而以迷走神经作用占优势。交感神经与迷走神经的活动处于一种协调的动态平衡,维持着心脏的正常活动,以应付机体对各种病理生理的需求。不同的应激状态使交感神经与迷走神经的活动产生强弱变化,并相互抑制,在心脏上所产生的效应首先表现在心率的快慢上。对正常机体而言,心率的快慢变化应当有相当程度的差异,HRV实质就是分析这种差异性的大小及变化规律。因此,HRV分析的生理学基础是自主神经系统活动及其与血管系统相互制约的关系。交感与迷走神经相互制约关系的失调,必将导致心血管系统功能的紊乱,成为许多心血管病的发病机制之一,所以HRV可以作为反映自主神经系统活动的一项指标。

【HRV的分析方法】

(一)时域分析法(time domain methods)

1. 常用的时域分析指标见表3-17-6和表3-17-7。

表3-17-6 统计法

指标	单位	定义
SDNN	ms	所有的窦性心搏RR(NN)间期的标准差
SDANN	ms	全程记录中每5min NN间期平均值的标准差
RMSSD	ms	相邻NN间期差值的均方根
$SDNN_{Index}$	ms	全程记录中每5min NN间期标准差的平均值
SDSD	ms	相邻NN间期差值的标准差
NN_{50}	个	全程记录中相邻NN间期差值大于50ms的个数
PNN_{50}	%	NN_{50}除以整个NN间期的个数的百分比

表3-17-7 图解法

指标	单位	定义
三角指数		全部NN间期的直方图中,NN间期总数除以占比例最大的NN间期数
TINN	ms	全部NN间期的直方图中,以峰值为高的近似三角形的底边宽度
St. George指数	ms	NN间期总数除以直方图中占比例最大的NN间期数乘以2
差异指数	ms	相邻NN间期差值的直方图中不同标高(如100和1000)的宽度的差值

2. 使用时域指标的注意事项

(1) 长时程(总体) HRV 分析以 24h 为宜。短程分析则以 5min 时段为宜,分析长、短程的指标不能相互取代。

(2) HRV 三角指数的计算结果与采样间隔(bins)直接相关。国际上推荐使用 $1/128s \approx 7.8125ms$ 为采样间隔,如果采样间隔不同则计算出来的三角指数绝对不能比较。

(3) 分析不同时程的 HRV 的结果也不能直接比较。

(4) 应注意区分选用的指标是直接测定 RR 间期的差别还是测定瞬时心率变化,还是相邻 RR 间期的差别,因为各自所得的结果不能直接比较。

(二) 频域分析法(frequency domain methods)

1. 常用的频域分析指标见表 3-17-8 和表 3-17-9。

表 3-17-8　5min 短程分析

指标	单位	定义	频率范围(Hz)
5min 总功率	ms^2	选定的记录时限内总的 NN 间期的变异	≤0.4
VLF(极低频)	ms^2	极低频范围的功率	0.003~0.04
LF(低频)	ms^2	低频范围的功率	0.04~0.15
LF(norm)	nu	低频功率标化单位	—
HF(高频)	ms^2	高频范围的功率	0.15~0.4
HF(norm)	nu	高频功率标化单位	—
LF/HF		低频与高频功率之比	

表 3-17-9　24h 长程分析

指标	单位	定义	频率范围(Hz)
总功率	ms^2	所有 NN 间期的变异	≤0.4
ULF(超低频)	ms^2	超低频范围的功率	≤0.003
VLF(极低频)	ms^2	极低频范围的功率	0.003~0.04
LF(低频)	ms^2	低频范围的功率	0.04~0.15
HF(高频)	ms^2	高频范围的功率	0.15~0.4

与 HRV 时域分析不同,短时间与长时间频域分析结果的意义有很大的差别。短程(5min)的 HRV 分析应取平卧休息状态,控制好患者及环境条件,避免各种暂时影响自主神经活动的因素,如兴奋活动、深大呼吸、吸烟、饮酒后等,使所得出的各频段结果反映出被检查者固有的自主神经活动情况。而长程(24h)的频域分析不可能做到控制上述各种因素,因而其结果只能反映总体的大致情况。

2. 频域分析的注意事项

(1)短程和长程分析应严格区分。应根据研究内容的不同,正确选用长程或短程分析,两者不能相互取代。用短程分析所得到的结果不能与长程分析所得结果相比较,反之亦然。

(2)频域分析时要求有较高的采样率(sampling rate),一般 250~500Hz 或更高采样率为宜。应特别注意使用滤波功能时对频谱结果带来的影响。

(3)短程分析采样过程中最好避免有期前收缩、漏搏等情况,不可避免时应在软件设计中设有人工编辑功能,以确认窦性心搏分类的正确性,并可选择性剔除伪差和期前收缩,插入 QRS 检出时漏掉的心搏。

(4)采用 Fourier 转换方法的频谱分析,除应提供频谱曲线及各谱段的具体数据外,应说明所分析的样本数及所使用的频谱窗(目前较多用的是 Hann、Hamming 及 Triangular 等)。采用自回归分析则应标明所使用的 model 的型别、各频段的中心频率以及相应的测试要求。

【HRV 的临床应用】

(一)HRV 的临床评价

目前 HRV 用于临床的研究非常广泛,几乎涉及所有的心血管疾病以及糖尿病等许多非心血管疾病。但迄今为止,在实践中 HRV 最有肯定价值的是以下两种情况。

1. HRV 降低是急性心肌梗死后死亡危险的预测指标:①高危患者,SDNN<50ms,三角指数<15;②中度危险,SDNN<100ms,三角指数<20。

2. HRV 降低是糖尿病患者出现神经病变的早期预测指

标:①表现为所有频带功率降低;②倾斜实验时 LF 不升高,提示交感神经受损或压力反射灵敏度降低;③总功率异常降低,而 LF/HF 比值不变;④LF 的中心频率左移(其生理意义尚待研究)。

有关其他方面的研究,如心功能不全、高血压时 HRV 的变化,虽然已有了不少阳性的报告,但尚难以做出肯定的结论,有待更多大样本的有说服力的研究报告进一步证实。

(二)HRV 用于临床研究时应注意的问题

了解所使用仪器的相关性能及分析软件设置,这些都直接影响 HRV 的分析结果。对于分析软件至少要了解其采样率、采样间隔等指标;要了解是分析 RR 间期还是分析每分钟心率次数;频域分析时,是采用 Fourier 转换技术还是自回归分析等。这样才能对所得出的结果有一个正确的评估。

要充分了解不同分析方法的优缺点,多种不同指标的具体意义。要知道在长程和短程分析中如何选择合理的指标,以及如何对其进行正确评价。一般对急性心肌梗死后危险性的预测以 24h 的时域分析为优,采用 SDNN 及三角指数指标为最佳。

在进行临床资料对比时,一定要注意应有相同时程的分析,相同类型的指标方能进行比较,24h 的频域分析结果绝不能与短时 5min 的分析结果比较,6h、12h 时域分析的结果也不能与 24h 的时域分析结果比较。

在对某一疾病状况进行 HRV 研究时,应注意病程的差别,如急性心肌梗死后 HRV 的变化是一动态过程。梗死后早期 2~3 天HRV 均降低,但此后在数周内逐渐恢复,6~12 个月后绝大多数可恢复,但也不是完全恢复。至于什么时间进行 HRV 分析最具预测价值,目前尚无统一意见。当前普遍接受的作为急性心肌梗死预后的预测指标应取心肌梗死后 1~3 周的 HRV 分析,心肌梗死后 1 年复查 HRV,可进一步预测死亡危险。

(三)HRV 的正常参数值

目前尚无统一而有权威性的正常值。近年欧美专家委员会提出一组正常值可供参考(表 3-17-10 和表 3-17-11)。

表 3-17-10　24h 时域分析

指标	定义
SDNN	(41±39)ms(<100ms 为中度降低,<50ms 为明显降低)
SDANN	(127±35)ms
RMSSD	(27±12)ms
三角指数	37±15(<20 为中度降低,<15 为明显降低)

表 3-17-11　5min 频域分析

指标	正常参考值
总功率谱	$(3466±1018)ms^2$
LF	$(1170±416)ms^2$
LF norm	(54±4)nu
HF	$(975±203)ms^2$
HF norm	(29±3)nu
LF/HF	1.5~2.0

(吴　杰)

五、心室晚电位

心室晚电位(ventricular late potentials,VLP)是出现在 QRS 终末部和 ST 段上的高频、低振幅的碎裂电活动,常见于自发或诱发室性心动过速(室速)的冠心病、心肌病等患者,临床上可用来判断预后和进行危险性分级,是一项有价值的无创性心电检测技术。

【病理生理】

对实验性心肌梗死动物及心肌梗死后伴室速患者进行心室内膜、外膜标测,可在梗死边缘区记录到碎裂电活动,而这种延迟的碎裂电位与体表叠加心电图上的晚电位密切相关。已经证明:心肌梗死区并无电活动,但梗死边缘区可描记到舒张期连续的电活动。这些边缘区的解剖特点是:尚存活的岛状心肌、小块坏死心肌组织及纤维组织互相混杂,形成复杂的交织。当激动到达该区时,由于尚存活的小块心肌均被纤维组织形成的绝缘藩篱所分隔,使激动传导迂回曲折,造成整体心肌除极的不同步,从而产生延迟传导的碎裂除极波,此即晚电位形成的病理生理基础。当这些部位的缓慢不均匀传导延迟到一定程度,超过邻近心肌的不应期,即可引起折返激动或室性心动过速。由此可见,这些缓慢传导区是产生折返激动的解剖基础。

【记录方法】

目前,临床上主要采用无创伤体表记录方法。其基本技术如下。

1. 高分辨放大器:主要用于放大心电信号。

2. 滤波技术:一般多采用 25~250Hz 带通滤波及双向滤波技术。

3. 信号平均技术:这是从体表记录微弱晚电位信号最重要的方法。通常采用时间信号平均方法。

【导联系统】

近年多选用 Simson 倡导的 X、Y、Z 双极正交导联系统,其电极放置部位如下。

X 轴:正极放置第 4 肋间左腋中线,负极放置第 4 肋间右腋中线。

Y 轴:正极放置左下肢,负极放置胸骨柄处。

Z 轴:正极放置 V_2 部位,负极放置后背与 V_2 相应部位。

无关电极放置右下肢。

【诊断参数、正常值和阳性标准】

1. QRS 总时限:指滤波后综合导联心电图上 QRS 波群起点至高频低振幅信号幅值下降至基础噪声 3 倍之处的时间。正常值 <120ms。

2. QRS 终末 40ms 内振幅:指滤波后综合导联心电图上 QRS 波群终末 40ms 均方根电压。正常值 >25μV。

3. QRS 终末振幅低于 40μV 的时限:指滤波后综合导联心电图上从 QRS 终点逆向测量至振幅为 40μV 处所经历的时间。正常值 <39ms。

上述正常值是指采用 25~250Hz 带通滤波器。若滤波频率改变,则正常值亦应改变。

晚电位的阳性标准至今尚未统一。目前多采用 Simson 标准,即上述三项指标中有任何两项异常,即为晚电位阳性。

【适应证及临床意义】

1. 适应证

(1)不明原因的晕厥。

(2)心肌梗死。

(3)持续性室性心动过速。

(4)致心律失常性右心室心肌病。

(5)心肌病。

(6)室壁瘤、室壁运动障碍。

(7)室壁瘤切除术、心脏移植手术。

2. 临床意义

(1)晚电位阳性通常提示室性心律失常为折返机制,且与严重室性心律失常,尤其是心肌梗死后室速密切相关,应注意随访。

(2)晚电位阳性可作为冠心病高危患者(发生持续性室速或猝死)的预测指标之一。

(3)晚电位阳性是致心律失常性右心室心肌病的重要诊断依据之一。

(4)晚电位阴性者对预测无猝死或无持续性室速具有高度价值。

(吴 杰)

六、直立倾斜试验

【概述】

晕厥是临床常见症状之一,其在普通人群中的发生率为

3%。在急诊病人中,约有 3% 的患者是因晕厥而就诊,在住院病人中约有 6% 的患者是因晕厥而住院。晕厥的原因多种多样,但多数原因不明,其中,与神经反射有关的晕厥统称为神经介导性晕厥,包括血管迷走性晕厥(vasovagal syncope, VVS)、颈动脉窦过敏综合征和排尿性晕厥等。VVS 是临床上最常见的不明原因性晕厥,目前普遍认为其发生与自主神经功能异常密切相关,常由某些触发因素引起交感神经张力下降或伴有一定程度的迷走神经张力升高,从而导致血管扩张、血压下降、心率减慢,引起大脑供血不足而发生晕厥。直立倾斜试验(head-up tilt table test, HUTT)是目前临床上评估 VVS 唯一有效的方法。在国外,HUTT 检查技术的应用虽然已有 50 余年的历史,但自 1986 年才开始用于临床诊断不明原因晕厥;国内自 1994 年开始在部分大医院开展此项研究,并于 1998 年提出了"倾斜试验用于诊断血管迷走性晕厥的建议"。

【机制】

直立倾斜试验是目前临床上诊断 VVS 的金标准,其机制如下。

正常人由平卧位改为直立位时,有 400~800ml 血液潴留于下肢,导致静脉回心血量减少,引起心排血量及动脉血压下降,激活位于颈动脉窦、主动脉弓及心、肺的压力感受器,并将冲动传入至中枢神经系统,反射性地引起交感神经活性增强、迷走神经活性减弱来增加回心血量及心排血量,以保障大脑的正常供血。VVS 患者由于存在自主神经功能障碍,当其由平卧位改为直立倾斜位时,过多的静脉血淤积于下肢,使回心血量较正常人明显减少,交感神经过度兴奋,心室强烈收缩,造成空排效应,激活心室后下区的机械感受器(或 C 纤维),冲动经 C 纤维传入到髓质的背侧迷走神经核,引起迷走神经活性增强、交感神经活性减弱,继而引起外周血管扩张,血压下降和(或)心率减慢,心排血量减少,致使大脑供血不足而发生晕厥,这就是经典的贝-雅反射(Bezold-Jarisch reflex)。

此外,VVS 的发生可能还与下列因素有关。

1. 压力反射功能失调:最近发现,VVS 患者常有压力反射功能失调。血管抑制型 VVS 患者主要表现为压力反射功能受损,心脏抑制型 VVS 患者主要表现为压力反射功能不稳定,推测压力反射功能失调可能是 VVS 发生的一个潜在因素。

2. 神经体液因素异常

(1) 腺苷:多数学者认为腺苷是一种强迷走神经兴奋剂,可通过兴奋迷走神经而抑制窦房结的自律性和延缓房室结的传导。动物实验发现,腺苷可通过激活犬左心室局部迷走神经末梢感受器中的嘌呤受体而触发心脏的迷走反射,导致晕厥发生,这与 VVS 患者左心室后壁 C 纤维受到强烈刺激而发生晕厥的机制是一致的;临床研究表明,HUTT 阳性患者晕厥时腺苷水平增加,并且腺苷水平越高症状出现越早,心率越慢。外源性腺苷或三磷腺苷可诱发患者晕厥发作;而腺苷受体拮抗剂(茶碱)可预防倾斜试验诱发的晕厥。因而推测腺苷可能是血管迷走反射中一个重要的内源性调节剂。

(2) 5-羟色胺:一系列研究表明,5-羟色胺在血压和心率的中枢调节中起着非常重要的作用。据此推测,一些自主神经障碍的患者可能存在中枢 5-羟色胺产生和调节的障碍。临床上,5-羟色胺再摄取抑制剂能有效治疗 VVS 和直立位低血压亦支持此观点。

(3) β-内啡呔:VVS 发作时患者 β-内啡呔水平升高。内啡呔升高将增加迷走神经的活性和抑制交感神经的活性。

(4) 一氧化氮:有学者发现,倾斜试验诱导 VVS 时,患者一氧化氮代谢水平增高。由于一氧化氮是一种强力血管扩张剂,推测一氧化氮可能也是参与 VVS 的一个潜在因素。

3. 血容量减少:有人认为,VVS 患者存在血容量减少,这一观点可解释高盐摄入或氟氢可的松治疗 VVS 有效。

4. 胰岛素敏感性:Ruiz 等研究发现,有 VVS 病史且 HUTT 阳性的青年女性患者胰岛素敏感性较大,这种超敏感性可能是 VVS 发生的一个易感因素。

目前,一般认为贝-雅反射是大多数患者发生 VVS 的主要机制,其他因素如压力反射异常、神经-体液因素等可能共同或部分参与了 VVS 的发生。

【适应证与禁忌证】

根据美国 ACC 专家共识和《中华心血管病杂志》编委会倾斜试验专题组 1998 年提出的"倾斜试验用于诊断血管迷走性晕厥的建议",提出直立倾斜试验适应证与禁忌证如下:

1. 适应证

(1)反复晕厥或有晕厥前症状者。

(2)单次晕厥发作,并造成严重损伤的高危职业者,如司机、飞行员、外科医生、高空作业者、机械操作员、油漆工、建筑工人、运动员等,在晕厥原因尚不明确的情况下,应进行倾斜试验检查。

(3)已找到晕厥原因,如窦性静止、房室传导阻滞,但合并有发作性 VVS 的易患性而影响进一步治疗计划者,需进一步进行评估。

(4)运动诱发或与运动相伴的晕厥。

2. 禁忌证

(1)主动脉瓣狭窄或左心室流出道狭窄所致晕厥者。

(2)重度二尖瓣狭窄伴晕厥者。

(3)已知有冠状动脉近端严重狭窄的晕厥患者。

(4)严重脑血管疾病的晕厥患者。

(5)妊娠。

(6)患者拒绝。

【直立倾斜试验的方法与步骤】

1. 试验前准备:停用心血管活性药物和影响自主神经功能的药物 5 个半衰期以上,禁食 8h。佩带动态心电图记录盒,上肢缚好血压计袖带,连接胸部监护心电导联。

2. 基础倾斜试验:病人在安静状态下平卧 10min,记录心率、血压。倾斜床斜 60°~80°,持续 30~45min 并定时记录血压和心电图,若病人出现阳性反应则可终止试验。基础试验结果阴性者继续进行药物激发试验。

3. 药物激发试验:采用异丙肾上腺素静脉滴注并观察 10~15min,或者舌下含服硝酸甘油 0.3mg 观察 30min,观察过程中若出现阳性反应,应立即终止试验。

【直立倾斜试验阳性判断标准】

倾斜过程中出现晕厥或晕厥先兆:严重头晕,虚弱无力,面色苍白,视觉、听觉下降,恶心、呕吐、大汗、站立不稳等症状的一项或几项并伴有以下情况之一:

(1)血压下降:收缩压≤80mmHg和(或)舒张压<50mmHg或平均压下降25%以上。

(2)心动过缓:成人心率<50次/分,窦性停搏≥3s、一过性二度及以上的房室传导阻滞,交界性心律逸搏心律及加速性自主心律或心率骤然下降20%以上等。

阳性反应有三种类型。

1)血管抑制型(vasodepressor,VD):表现为血压明显下降而无心率减慢。

2)心脏抑制型(cardioinhibitory,CI):表现为心率骤然下降甚至心脏停搏,其前没有血压降低。

3)混合型(mixed,MX):心率和血压均明显下降。

【血管迷走性晕厥患者的心率变异性分析】

心率变异性(heart rate variability, HRV)分析已成为评估自主神经功能的重要手段。晚近,Moak等对VVS儿童患者同时进行心率与血压变异性分析,其结果支持交感撤退导致外周血管紧张和心脏收缩的减低进而引起晕厥的理论。Lazzeri等对经倾斜试验证实的VVS患者进行HRV分析时发现:VD型VVS患者的低频率/高频率(LF/HF)比值不呈现昼夜节律改变,并且均值标准差(SDANN)均<100ms,而CI型VVS患者及健康人SDANN均>100ms,表明HRV分析在识别VD型VVS患者方面具有特殊的诊断价值。笔者所在医院通过对110例不明原因患者在HUTT过程中进行HRV分析发现:不同类型的VVS患者具有不同的神经调节障碍,其血流动力学改变也不尽相同,这对临床上诊断和治疗VVS具有重要的参考价值。

【血管迷走性晕厥的诊断及鉴别诊断】

HUTT是诊断VVS的金标准,其特异性为80%~90%,敏感性波动范围较大,文献报告为30%~85%。药物激发试验可提高敏感性但会降低特异性。HUTT敏感性和特异性与受试者的心理状态、倾斜床的角度、倾斜时间、是否应用激发药物及激发药物的种类和剂量等有关。该试验的重复性为65%~85%。对于不明原因晕厥反复发作的患者,应详细询问病史,了解发作时的症状与体征,再通过必要的辅助检查,如心电图、脑电图、生化检查、HUTT及HRV等检查不难诊断。临床上应注意与下列疾病进行鉴别。

1. 心源性晕厥:本病是由心脏疾患引起的心排血量突然降低或排血暂停,导致脑缺血所引起。多见于严重的主动脉瓣或肺动脉瓣狭窄、心房黏液瘤、急性心肌梗死、严重的心律失常、QT间期延长综合征等疾患。通过仔细询问病史、体格检查、超声心动图检查、心电图与动态心电图等检查易于鉴别。

2. 脑源性晕厥:脑源性晕厥是指供血于脑部的血管发生一过性广泛缺血所出现的晕厥。最常见的原因是动脉硬化引起的管腔狭窄和闭塞,常见于高血压、一过性脑缺血发作、脑出血、脑梗死,其次是颈部疾患引起的椎动脉供血不足。其他如动脉本身的炎症、外伤、肿瘤、畸形,或报告由于椎动脉周围的交感神经丛受累引起反射性椎动脉痉挛等。疑有脑源性晕厥患者应行头颅CT、脑血管造影、颈动脉和椎动脉血管B超等检查,可明确病情诊断。

3. 低血糖:本病常有饥饿史或使用降糖药的病史,主要表现为乏力、出汗、饥饿感,进而出现晕厥和神志不清,晕厥发作缓慢,发作时血压和心率多无改变,可无意识障碍,化验血糖降低,静脉注射葡萄糖后症状迅速缓解。

4. 直立性低血压:表现为由卧位直立时血压有进行性下降趋势。患者可出现头晕、眼花、胸闷不适等症状,收缩压降低20mmHg或舒张压降低10mmHg;特发性立位低血压患者站立时血压立即下降,收缩压降低 >30mmHg、舒张压降低 >20mmHg,严重者可有恶心、呕吐,甚至晕厥。直立倾斜试验有助于发现血压的变化。

5. 癔症性晕厥:常见于有明显精神因素的女性患者。患者情绪不稳,多于人群前发作。发作时患者神志清楚,亦可有一过性意识丧失。患者屏气或过度换气,四肢麻木、发冷,手足抽动,双目紧闭,面色潮红,但脉搏、血压均正常,无病理性神经体征。症状可持续 10~20min,发作与体位无关,患者安静下来后发作也随即终止,易于鉴别。

此外,对于表现为惊厥样晕厥发作的 VVS 患者要注意与癫痫鉴别,通过做脑电图、头颅 CT、HUTT 等检查不难鉴别。本病还要与过度换气综合征等鉴别。

【治疗】

目前,VVS 尚无有效的根治方法,VVS 治疗的重点仍是以预防发作为主,包括患者教育、药物治疗及非药物治疗等。

1. 患者教育:提高患者自我保护意识是预防和减少 VVS 发作的重要环节。应教育患者注意避免各种可能触发晕厥发作的诱因,如环境温度过高、脱水、过度疲劳、长时间站立、饮酒等,避免服用某些药物如血管扩张剂、利尿剂及降压药等。一旦出现晕厥前症状应立即平卧。

2. 非药物治疗

(1)盐和液体:可作为 VVS 基础治疗手段之一。增加水盐摄入,可以增加细胞外液和血容量,增强对直立体位的耐受性。

(2)直立训练:靠墙站立 30~40min,每天 1~2 次,对部分 VVS 患者有效。停止训练症状可能复发,应鼓励患者坚持长期训练以有效预防晕厥的发作。

3. 药物治疗:药物治疗的目的在于阻断 VVS 触发机制中的某些环节。近年若干用于治疗 VVS 的药物如下。

(1)氟氢可的松:一种肾上腺盐皮质激素,不仅增加肾脏对钠的重吸收,使血容量增加,可能还通过影响压力感受器敏感性、增加血管对缩血管物质的反应、减轻迷走神经活性而发挥对 VVS 治疗作用。该药尤适于家族性自主神经晕厥以及年轻的 VVS 患者。

(2)5-羟色胺摄取抑制剂:该药可阻断突触间隙的 5-羟色胺重摄取,使突触后膜 5-羟色胺受体密度下调,降低 5-羟色胺的反应,从而减轻 VVS 发作时的血管扩张和心动过缓的过程。现已用于临床治疗的该类药物有帕罗西汀和舍曲林,但不良反应较大,故应慎用。

(3) α肾上腺素受体激动剂:该类药物包括米多君、去甲肾上腺素等。目前仅米多君的疗效在随机临床试验中获得证实。米多君为选择性 $α_1$ 受体激动剂,主要通过刺激外周 $α_1$ 受体,增加外周血管阻力和减少静脉容量以增加回心血量,用于 VVS 的防治。临床研究表明,米多君可提高反复发作性晕厥患者 HUTT 的直立耐受性,但存在皮疹、感觉异常、尿潴留及平卧高血压等不良反应。

(4) β受体阻滞剂:以往研究认为 β受体阻滞剂可通过阻滞血液循环中高水平的儿茶酚胺、降低心肌收缩力、减慢心率及减少对机械感受器的刺激而对治疗 VVS 有效。但近5年来的随机对照实验表明其作用与安慰剂相仿,且其负性心率、房室传导阻滞作用可能会加重晕厥,故应慎用。

(5)血管紧张素转换酶抑制剂:可抑制血管紧张素 II 产生,减少对血管紧张素受体 II 刺激,抑制儿茶酚胺分泌,打断 Bezold-Jarisch 反射环、阻断晕厥发生的关键启动环节而防止晕厥发作。

(6)茶碱类:作为磷酸二酯酶抑制剂可通过抑制腺苷的产生而发挥治疗 VVS 的作用。因为腺苷在血管迷走性晕厥中有介导低血压和心动过缓的作用。但 Lee 等对 21 例 VVS 患者的研究中发现,茶碱无预防晕厥的功效。因此,茶碱类药物是否有治疗 VVS 的作用尚不确定,需进行进一步的临床观察。

(7)钙离子拮抗剂:最常用的药物为维拉帕米,其作用机制为降低心肌收缩力和心室壁机械感受器的兴奋性,提高脑组织的缺血阈值。但据 Jhamb 等报道维拉帕米治疗血管迷走性晕厥远远不如美托洛尔有效。注意此药禁用于伴房室传导阻滞、心源性休克、病态窦房结综合征等患者。

(8)丙吡胺:由于其负性肌力和抗胆碱能及直接的外周血管收缩作用而用于 VVS 的治疗,对 β受体阻滞剂治疗无效,特别是伴有心动过缓或心脏停搏的患者有效。但是丙吡胺有潜在的致心律失常作用和明显的抗胆碱不良反应,一般不作为一线用药。该药禁用于伴二度 II 型以上房室传导阻滞、青光眼、前列腺肥大、心源性休克、严重心力衰竭等病人和哺乳期妇女。

(9)其他药物:抗胆碱能药可减轻 VVS 时的高度迷走紧张。麻黄碱等在临床中也用于 VVS 的防治,这些药物的疗效尚需进一步研究证实。

4. 人工心脏起搏:目前认为,对于发作频繁、症状严重的 CI 型 VVS 患者(常有 >5s 的心脏停搏或房室传导阻滞)植入起搏器是必要的。由于 CI 型 VVS 患者具有心率在短期内骤降的特点,选用具有频率感应特点的起搏器对预防此类晕厥效果较好。该类型的起搏器不但能持续感知并在自身心率低于所设下限频率时起搏,而且当心率在短时间内下降幅度超过预定的数值范围时,能够以较高的频率起搏以预防晕厥发生。

5. 心脏神经消融:Pachon 等提出,对于严重的心脏抑制型 VVS 患者可通过心脏神经消融,有选择性地对窦房结和房室结的迷走神经进行去神经化消融治疗而达到有效的治疗效果,该方法有望取代起搏器治疗。

【血管迷走性晕厥研究及治疗中存在的问题】

VVS 是部分人群在特定环境中的一种生理反应,其预后良好,一般不留后遗症。但恶性血管迷走性晕厥可能会成为突然发生心源性死亡的潜在病因,亦可致残,药物治疗和起搏器植入可控制部分患者晕厥发作或缓解症状。目前 VVS 研究及治疗中尚存在以下问题:①VVS 发生机制比较复杂,加上个体间发生晕厥的影响因素不尽相同,因此在药物的选择和疗效的判断上仍存在困难;②目前的研究大多采用直立倾斜试验结果作为疗效判断的参考标准,由于各家采用倾斜持续时间、倾斜角度及激发药物不尽相同,其敏感性和特异性存在较大差异,难以对药物疗效的指标及可靠性做出评价;③VVS 患者本身发作的频率和症状有很大的变异性,给临床试验随机分组及研究结果的判断带来困难。因此,有关 VVS 的发生机制、诊断及治疗仍需进行进一步的研究。

(杨晓云)

第十八章 食管心房调搏

【概念】

食管心房调搏(transesophageal atrial pacing,TEAP)是利用食管电极对心房进行程序刺激测量心脏的某些电生理参数,确立心律失常的诊断,提示其发生机制,也用来诱发某些平时不易觉察的心律失常和终止某些快速心律失常(如室上性心动过速、房扑)或对心动过缓进行起搏治疗。该无创技术以其操作方便、安全、重复性好、费用低廉等诸多优势在临床上广泛开展,至今仍方兴未艾。经过近30年的经验积累,目前在国内食管心房调搏的普及和应用已远远超过其他国家,并且形成了具有我国特色的无创性心脏电生理诊疗技术。由于食管心电图能够记录到清晰的P波,尤其是心动过速发作体表心电图上P波不能辨认时,食管心电图能发现P波及其与QRS波群之间的关系,因此是临床诊断和治疗心律失常的重要手段和工具。

【适应证】

1. 病态窦房结综合征的诊断。
2. 房室结双径路及房室结折返性心动过速的诊断。
3. 房室旁路和房室折返性心动过速的诊断。
4. 超速抑制治疗某些快速型室上性心律失常。
5. 隐匿性房室传导阻滞的诊断。
6. 无症状型冠心病的诊断。
7. 宽QRS波群心动过速鉴别诊断。
8. 临时起搏治疗缓慢型心律失常。

【检测方法】

食管位于心脏后方,其下段紧贴于左心房和左心室后壁。尤其是左心房后壁与食管中下段有较长相邻区域。将一根食管电极导管经鼻腔或口腔送入食管内靠近心脏的位置,与心电图的导联相连接,就可记录到食管心电图(图3-18-1)。连接食管心脏起搏仪,经食管电极导管发放脉冲起搏心房,通过一定的程序刺激,进行心脏电生理检查和治疗。

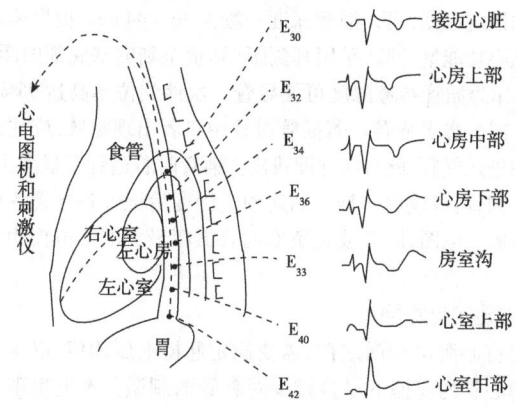

图3-18-1 食管心房调搏时食管电极导管位置

(一)所需设备

1. 心脏刺激仪:应符合以下基本要求,具有P波或R波同步功能、完整的程序控制功能、频率连续可调、脉冲输出电压从0~50V、脉宽5~10ms。

2. 导管电极:食管电极面积越大,导管电极间距越长则所需起搏电压越低,阈值就越低。目前多采用4~6极电极导管,电极间距一般为1~3cm,电极宽度为5mm。

(二)检查前准备

检查前患者应停用抗心律失常药物至少5个半衰期(治疗性应用则不受此限)。详细询问患者病史,判断是否适用于食管心房调搏检查。向患者解释检查可能带来的轻微不适以取得患者的配合。常规记录体表12导联心电图。检查仪器设备状态,备好除颤仪、抢救药品及氧气。

(三)食管导管定位

1. 先将导管电极在1:20戊二醛或其他消毒液浸泡20min,

后用生理盐水冲洗。再在电极头端涂抹少许无菌液状石蜡。

2. 一般嘱患者采取卧位。导管电极前端略弯曲出弧度,经鼻孔送入,经上腭部生理弯曲时将食管导管向头顶上方抬,通过腭部后嘱患者做吞咽动作,阻力消失时迅速将导管往下送直至达到预定深度,成人插管深度一般为 36~44cm。根据笔者所在医院心功能室经验,采用耳剑距(耳垂至剑突基底部的距离)+8cm 作为插管参考深度可使导管一次性到位率高达 95%,并可大大减少患者痛苦。若插管过程中患者出现呛咳,应注意导管可能进入气管,此时应立即拔出。插管时若遇到明显阻力,不宜强行插管,应拔出重插。到达预定深度后记录各导管各极的食管单极心电图,以 P 波正负双向且振幅最大的两电极为起搏电极。

(四)测定起搏阈值

进行心脏电刺激之前,需要测定起搏电压阈值,以求在有效起搏心脏的前提下尽量减少对食管的刺激。本电生理实验室采用以下方法测定起搏阈值。

1. 采用脉宽为 10ms、高于心脏自身心率 10~15 次/分的频率进行连续刺激(S_1S_1)。

2. 为避免引起患者不适和紧张,起搏电压一般由低到高,直至获得稳定、连续起搏。起始电压一般从 10~15mV 开始。起搏阈值电压一般在 15mV 以上。测定起搏阈值之后,在阈值电压基础上再增加 2~3mV 以保证检查过程中稳定起搏。

判断起搏成败与否的主要标志是电刺激信号之后是否紧随一个 P-QRS 波群(如 P 波未能下传至心室,则电刺激信号之后仅有一个 P 波,而没有 QRS 波群)。

(五)刺激方法

心脏程序刺激是指在患者自身窦性心律或心房起搏心律的基础上,以心脏程序刺激仪对心脏进行一个或多个刺激,刺激心房或者心室,观察心脏活动的变化,研究、诊断和治疗心律失常。

在程序刺激中,自身心律或基础起搏心律之后紧随的提前发放的人工刺激称为期前刺激(S_2)。RS_2 或 S_1S_2 间距(即最后一个自主节律或起搏脉冲与之后的期前刺激 S_2 之间的间距)逐次递增 5~10ms 称为正扫,RS_2 或 S_1S_2 逐次递减 5~10ms 称为反扫,后者更常用。刺激时逐次递增或递减的间期称为步长。基础起搏频率(S_1S_1 间期)一般比自身心率间期要快 10~15 次/分。

实际应用中常用以下几种刺激程序。

1. 人工固定频率刺激法:即 S_1S_1 刺激,它包括以下几个种类。

(1)分级递增刺激:以快于自身窦律 10~20 次/分的频率起搏,以后每级递增 10 次/分,每级持续数秒至数十秒逐级增加,每级刺激之间间隔 1~2min。该方法用于测定窦房结恢复时间,检测可疑预激,测定房室结文氏点和 2∶1 阻滞点以及心脏负荷试验。

(2)连续变频刺激:从较低频率开始起搏连续增加到所需刺激频率。用于测定房室传导文氏点和 2∶1 阻滞点,诱发和终止室上性心动过速。

(3)超速刺激:以高于心动过速心率的频率刺激几秒至数十秒。用于终止室上性心动过速和房扑的发作。

(4)猝发刺激:突然发出高频率(200~300 次/分及以上)起搏脉冲刺激心房。每次发放 3~5 个。常用于终止室上速。

2. 自主心律下的程序刺激:即 RS_2 刺激法。它是一种扫描刺激,具有以下特点。

(1)基本心律为自主心律。

(2)该程序只有 S_2 一种刺激,即期前刺激。在自身 8 个心动周期之后发放一个期前刺激 S_2,并逐渐缩短 RS_2 间期以达到扫描的目的。扫描刺激的终点是心房不应期。

(3)RS_2 的设定应保证 S_2 刺激能有效夺获心房。因此至少要求 RS_2 应小于 RR 间期减去 PR 间期的长度。用 RS_2 扫描测定的实际心房不应期等于 RS_2 间期加上 S_2 前的 PR 间期。

3. 起搏心律下的程序刺激:即 S_1S_2 刺激。用于测定不应期,检测房室结双径路、裂隙现象,诱发折返性心动过速及测定诱发窗口。此程序刺激特征如下。

(1) 基本心律为起搏心律。

(2) 8 或 10 个 S_1S_1 刺激之后发放一个 S_2 刺激，S_1S_2 间期必须小于 S_1S_1 间期，常取 S_1S_1 间期减去 50ms 在逐次递减直至诱发出心动过速或达到刺激部位的不应期。也可采用正扫，S_1S_2 逐渐递增，直至接近 S_1S_1 或诱发出心动过速或达到刺激部位的不应期。

(3) S_1S_2 刺激未能达到检查目的时，在 S_2 之后再增加更多的期前刺激 S_3、S_4 等。在 $S_1S_2S_3$ 甚至 $S_1S_2S_3S_4$ 刺激时，保持 S_1S_1 不变，S_1S_2 在原 S_1S_2 刺激时测得的有效不应期基础上加上 50ms，S_2S_3、S_3S_4 等于 S_1S_2，首先递减 S_2S_3（如果存在 S_3S_4 时首先递减 S_3S_4），直至诱发出心动过速或最后一个期前刺激不应。到 S_3 不应时再递减 S_1S_2 直至 S_2 不应或诱发出心动过速。

S_1S_2 刺激实际应用更广泛，它的稳定性、可重复性和敏感性均较 RS_2 好，而且它可以随意变化起搏频率，更容易检测出异常心电现象。

【临床应用】

食管心房调搏最常用于窦房结功能测定，房室结前传功能和有效不应期的测定，阵发性室上速的诊断、鉴别诊断和治疗，也可用于心脏传导系统不应期测定、心脏负荷实验和研究诊断某些特殊的心电现象。

(一) 窦房结功能测定

食管心房调搏可用于测定窦房结的起搏功能和传导功能，用于明确以下情况：①窦性心动过缓患者的窦房结功能。②诊断病态窦房结综合征。③了解具有起搏器植入适应证患者的房室结传导情况，以帮助选择合适起搏器类型。

食管心房调搏判断窦房结功能的常用指标及其检测方法如下。

1. 窦房结恢复时间 (SNRT)

(1) 检测原理：利用人工的高频率刺激控制心脏节律并对窦房结产生抑制作用，观察超速起搏停止之后窦房结恢复自律性的时间长短，以此来评估窦房结自律性功能。

(2) 检测方法：采用 S_1S_1 分级递增方法，从高于自身窦律

10次/分开始刺激,每次刺激持续1min,频率逐级增加20次/分,每级之间间隔1~2min。检查终点是房室结出现文氏下传或SNRT不再延长。记录刺激结束前5s至刺激中止后10个心动周期的心电图。测量从最后一个刺激脉冲的起点到第一个恢复的窦性P波的起点为SNRT。选择最长的间距作为受检者的SNRT(图3-18-2)。

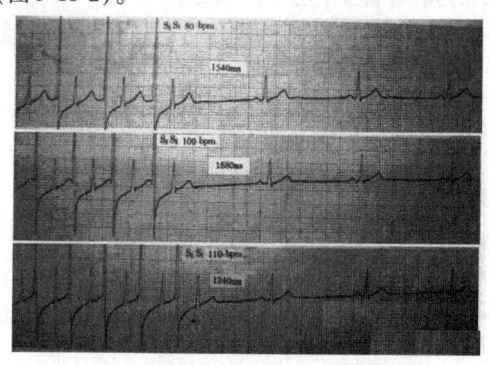

图3-18-2 S_1S_1 分级递增刺激测定SNRT

S_1S_1 由80次/分递增至100次/分时,SNRT由1540ms
递增至1580ms,当 S_1S_1 继续增加时,SNRT
不再延长,该患者SNRT为1580ms

(3)判断标准:①SNRT,正常值<1500ms。一般认为SNRT>1500ms提示窦房结功能低下,SNRT>2000ms则对窦房结功能障碍有肯定的诊断意义。②CSNRT,校正窦房结恢复时间,用SNRT减去对照窦律下的PP间期(SCL),以消除自身窦律对SNRT的影响。正常值<550ms,老年人允许到600ms。③SNR-TI,窦房结恢复时间指数,用SNRT除以SCL所得,正常<180%。④继发性抑制现象,快速心房刺激结束以后,第一个窦性恢复时间并不延长或延长不明显,而在其后的第2~10个窦性周期出现延长,称为继发性抑制现象,强烈提示窦房结功能障碍(图3-18-3)。⑤SJRT,窦结恢复时间,快速心房刺激结束后第一个恢复的不是窦性心律,而是交界性逸搏心律,脉冲

到交界性逸搏心律之间的间距称为SJRT,SJRT>1500ms时提示窦房结功能低下(图3-18-4)。⑥SART,心房恢复时间,停止刺激后第一个恢复的P波是心房逸搏P波,则最后一个刺激脉冲到恢复的逸搏P波之间的间距称为心房恢复时间。超过正常SNRT恢复时间的SART也提示窦房结功能低下。⑦慢-快综合征,快速心房刺激停止之后出现短阵房速、房扑、房颤或者出现慢-快心律交替。此类心电图表现说明窦房结本身病变已经累及心房,是严重病窦的表现。

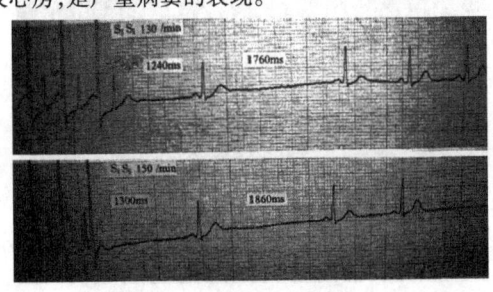

图3-18-3 S_1S_1分级递增刺激心房结束以后,第一个窦性恢复时间延长不明显,而在其后的第2个窦性周期出现1760ms和1860ms的长间歇

此图可明确诊断患者窦房结功能低下

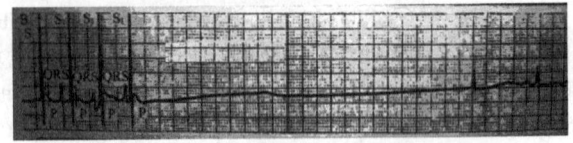

图3-18-4 S_1S_1刺激心房后,经过了长达4820ms的窦性停搏之后恢复了一次交界性心律

此心电图不但提示患者窦房结功能低下,而且还暗示患者可能存在房室结功能障碍。一般情况下,为安全起见,心脏停搏4s及以上时应该即刻予以人工起搏

(4)SNRT测定的临床意义:目前SNRT是判断窦房结功能

的一项最有价值的检查,是测定窦房结自律性比较客观的指标。SNRT > 2000ms 可明确诊断病窦综合征。此外,CSNRT、SNRTI 延长,出现继发性抑制现象、慢-快综合征均提示窦房结功能低下。需要注意的是,房颤、频发房性期前收缩及其他严重心律失常患者不能测定 SNRT。SNRT 在病窦的诊断中具有肯定诊断的意义,但无排除诊断的意义,具有一定的假阴性。因此在高度怀疑病窦诊断而 SNRT 正常时,应结合其他检查(如 Holter 等)进行综合判断。

2. 窦房传导时间试验(SACT):在整个心脏舒张期中,给予从长到短不同耦联间期的房性期前刺激,该刺激逆行传入窦房结的程度不同,窦房结开始 4 相自动除极的时间也不一致,因此出现 4 个不同的窦性回归周期,表现为四个不同的反应区。

(1) 原理

1) 窦房结周围干扰区(Ⅰ区):S_2 刺激发出之后在其逆传至窦房结的过程中与窦房结发出的冲动在其周围产生干扰而未能传入窦房结,从而不会影响窦房结的联律间期,S_2 刺激之后代偿完全,因此 $A_1A_3 = 2A_1A_1$,其中 A_1 指基础窦性 P 波,A_1A_1 指一个窦性周期的长度;A_2 即 S_2;A_3 是指 S_2 刺激之后第一个窦性 P 波,A_1A_3 指 S_2 刺激之前的窦性 P 波到其后的第一个窦性 P 波之间的长度;A_4 是指 A_3 之后的第一个窦性 P 波。

2) 窦房结内干扰区(Ⅱ区):此区的 S_2 在窦房结自身激动发放之前即传入窦房结并影响窦房结的自身的联律间期,使得窦房结重整窦性周期。此时 $A_1A_3 < 2A_1A_1$。

3) 窦房结有效不应期(Ⅲ区):此区 S_2 落入前一个窦性或起搏心律的有效不应期之内,未能对窦性联律间期产生影响,此时 $A_1A_3 = A_1A_1$。

4) 窦房折返区(Ⅳ区):S_2 在窦房结周围区域产生一次折返,如果折返得以维持,可形成窦房折返性心动过速。大约只有 11% 的患者存在该反应区,此时 $A_1A_3 < A_1A_1$。

(2) SACT 测定方法

1) 程序期前刺激法(strauss 法):可用 RS_2 或 S_1S_2 刺激法。如用 S_1S_2 刺激法,S_1S_2 配对间期从略低于 S_1S_1 的长度起按照

5~10ms 逐级递减直至窦房结反应由 Ⅰ 区进入 Ⅱ 区,并在 Ⅱ 区稳定 4 个周期(即 A_2A_3 稳定不变)时即可计算 SACT。SACT = $(A_2A_3 - A_3A_4)/2$(图 3-18-5)。

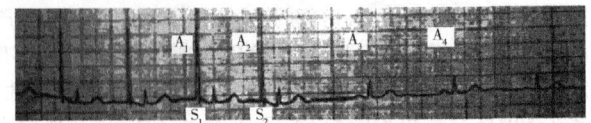

图 3-18-5 S_1S_2 刺激法测定 SACT

$A_2A_3:1280ms, A_3A_4:1160ms, SACT=60ms$

2)心房连续刺激法:先记录基础的窦性心律作为对照,先后以高于窦性频率 5~10 次/分的 S_1S_1 连续刺激心房,测量最后一个 S_1 刺激到刺激停止以后第一个恢复的窦性 P 波之间的间距,减去窦性 PP 间距,差值除以 2 即为 SACT。SACT = $(S_1P - PP)/2$(图 3-18-6)。

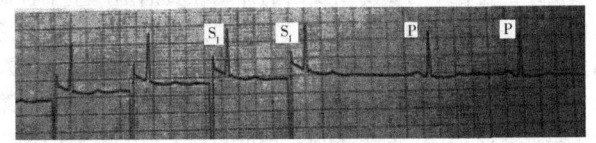

图 3-18-6 S_1S_1 刺激法测定 SACT

$S_1P:1420ms, PP:1120ms, SACT=150ms$

(3)正常范围及结果评判:①国内一般采用 SACT < 160ms 作为正常值,老年人 < 180ms。②SACT 是判断有无窦房传导阻滞的一项指标。但由于影响窦房传导时间的因素很多,如房内传导时间的影响、房内正向和逆向传导时间的不一致性以及食管电极到窦房结的距离长短都影响食管心房调搏测定的 SACT 值,因此用食管调搏技术测定的 SACT 并不能代表真正的窦房传导时间。仅在临床疑诊病窦综合征但 SNRT 测定正常时,可将 SACT 作为诊断参考依据之一。

3. 心脏固有心率(IHR)

(1)原理:应用普萘洛尔(心得安)和阿托品分别阻滞交感

神经和迷走神经对窦房结的影响,观察窦房结本身的内在自律性。IHR可以评价自主神经对窦房结自律性的影响。

(2)方法:首先记录安静状态下的12导联心电图。再给予普萘洛尔0.2mg/kg,以1mg/min的速度静脉注射,记录推注后心电图并做好标记。10min后静脉注射阿托品0.04mg/kg,2min内静脉注射,观察用药以后30min以内的最快心率,即为实测固有心率。

(3)结果判断:由于年龄对IHR有一定影响,故应计算预测的IHR(PIHR)。PIHR=118.1-(0.57×年龄)。正常范围:45岁以下为PIHR±14%,45岁以上为PIHR±18%。正常值:实测IHR>80次/分且实测IHR应该大于PIHR下限值,否则提示窦房结功能不全。

(4)在测定IHR条件下测定SNRT:应用阿托品和普萘洛尔后,自主神经对心脏的影响左右被阻断,此时测定SNRT更能反应窦房结本身的自律性高低,测定方法和正常参考值同前述SNRT方法及参考值。

应用食管心房调搏还能测定窦房结有效不应期,临床应用较少,本文不再赘述。

(二)房室结前传功能和有效不应期的测定

1. 房室结前传功能测定

(1)测定方法

1)分级递增法:以高于自身10~20次/分的S_1S_1起搏,每级刺激10~15秒,两级间频率以5~10次/分递增,直至房室结出现文氏下传或2:1下传。此时的S_1S_1频率即为房室结的文氏点(图3-18-7)。

2)持续递增法:以高于自身10~20次/分的S_1S_1连续不停刺激,每10个刺激之后即增加5~10次/分直至房室结出现文氏下传或2:1下传。此法需要连续记录心电图且增加刺激时间,临床并不常用。

(2)正常值:正常文氏点>130次/分,2:1阻滞点>170次/分。

(3)结果评价:在排除药物和迷走神经张力的影响后,文氏点低于130次/分或者2:1阻滞点低于170次/分常常是房室传

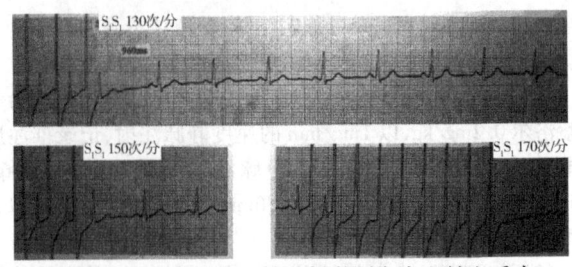

图 3-18-7　S_1S_1 分级递增刺激测定房室结文氏点

当 S_1S_1 为 130 次/分和 150 次/分刺激时，呈现 1:1 下传。

170 次/分时，出现文氏下传。文氏点为 170 次/分

导阻滞或者隐匿性房室传导阻滞的表现。若 200 次/分的 S_1S_1 刺激时房室结仍能 1:1 下传，称为"房室结加速传导"，是一种特殊的心电现象。

2. 房室结有效不应期测定：以 S_1S_2 的反扫刺激，步长 5~10 次/分，直至第一个 S_2 不能经房室结下传到心室，此时的 S_1S_2 间期即为房室结有效不应期（见图 3-18-8）。正常值为 230~430 次/分。房室结有效不应期延长提示房室结传导能力降低，易形成房室传导阻滞。房室结有效不应期缩短，有时是房室加速传导的表现，在发生房扑或者房颤时往往引起很快的心室率。

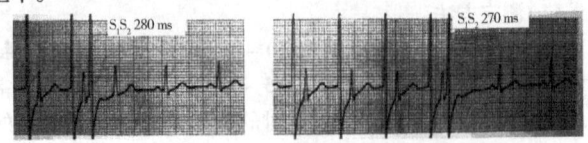

图 3-18-8　S_1S_2 反扫刺激测定房室结不应期

当 S_1S_2 为 280 次/分时，S_2 之后下传 QRS 波群。S_1S_2 为 270 次/分时，S_2 未能下传。房室结不应期为 270ms

（三）阵发性室上性心动过速的诊断与鉴别诊断

通过程序刺激的方法，可诱发多种室上性心动过速的发作，记录到 PSVT 的发作心电图，从而对 PSVT 的类型进行诊断

和鉴别诊断。一般采用 S_1S_2 程控扫描诱发 PSVT 发作。以 5～10 次/分的步长负扫或正扫直至心动过速发作或者 S_2 不能下传。S_1S_2 未能诱发也可用 S_1S_1 分级递增刺激。基础刺激不能诱发,可用阿托品 1mg 改变折返环路的速度和不应期以增加诱发机会。

食管心房调搏可用于以下 PSVT 的诊断和鉴别诊断。

1. **房室结双径路和房室结折返性心动过速(AVNRT)**

(1)检测方法:在高于自身心率 10～15 次/分基础起搏上行 S_1S_2 反扫刺激,扫描步长 5～10 次/分,观察扫描过程中有无跳跃性延长现象(当相邻两次 S_1S_2 缩短 5～10ms 时,S_2R 突然延长≥50 次/分)。跳跃性延长提示存在房室结双径路。跳跃性延长之后常可诱发心动过速发作,未能诱发时可缩短步长重复上述操作或采用 $S_1S_2S_3$ 或 S_1S_1 分级递增刺激多可成功诱发(图 3-18-9)。

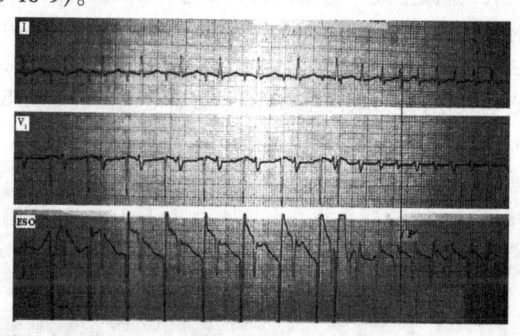

图 3-18-9 S_1S_2 反扫刺激诱发 AVNRT

此图为 I、V_1、食管导联同步记录的 AVNRT
发作心电图,可见各导联 RP'均为 40ms

(2)房室结双径路诊断标准:①当相邻两次 S_1S_2 缩短 5～10ms 时,S_2R 突然延长≥50ms 且可以重复。②S_1S_1 刺激时可见两种 S_1R 间期,两者相差 50ms 以上。

(3)AVNRT(慢快型)的诊断标准:①心动过速时 RP'间期<70ms,RP'间期<P'R 间期。②V_1 与食管导联 P'波同步,两

者相差<30ms。③伴或不伴房室结双径路、多径路。

在 AVNRT 中,慢快型 AVNRT 最为常见,占所有 AVNRT 的 90% 以上。其余的如快慢型、慢慢型 AVNRT 总共占 10% 左右。两者 RP′间期 >70ms,RP′间期 > P′R 间期,单纯依靠食管电生理检查很难将两者区别开来,往往需要心内电生理检查才能予以鉴别。

需要注意的是,有房室结双径路现象存在并不一定会发生 AVNRT,有 AVNRT 发作也不一定会表现出房室结双径路。两者有时会单独存在。

2. 房室旁路和房室折返性心动过速(AVRT):房室旁路是房室之间附加的传导通路,它使得部分心室肌在正常途径下传的电冲动到达之前即提前激动,造成心室激动顺序异常。

(1)显性旁路参与的 AVRT 的检测方法:应用 S_1S_2 反扫刺激,当 S_1S_2 递减至某一时限时,PR 缩短,delta 波突然消失,说明此时 S_2 由房室结下传,此 S_1S_2 周期为旁路前传不应期。大部分 AVRT 可在进入旁路前传不应期时诱发出来,表现为窄 QRS 心动过速,称为顺向型 AVRT。食管心电图表现为 RP′≥100ms,RP′<P′R(图 3-18-10)。

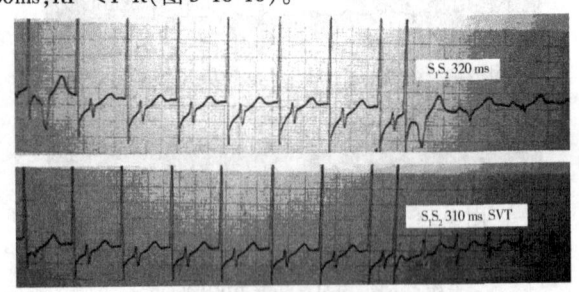

图 3-18-10 S_1S_2 反扫刺激诱发 AVRT 发作

S_1S_2 320ms 时 S_2 下传 QRS 波群明显增宽,超过 0.20s,提示完全预激。S_1S_2 310ms 时 S_1S_2 下传 QRS 波群突然变窄,PR 突然延长,并诱发 AVRT 发作

若房室旁路有效不应期短于房室结有效不应期,则在 S_1S_2

反扫时 QRS 波群会逐渐增宽,预激越来越明显。当 QRS>200ms 时提示房室结进入有效不应期,激动完全由房室旁路下传。继续反扫至旁路也进入有效不应期时,S_2 刺激之后仅有 P 波而无 QRS 波群。若此时心房也进入不应期,则 S_2 之后既无 P 波,也无 QRS 波群。若 S_1S_2 缩短至某一联律周期,S_2 经旁路下传并经恢复了兴奋性的房室结逆传,激动再经旁路的心房附着点下传形成折返时,可诱发宽 QRS 波群心动过速,称为逆向型 AVRT。逆向型 AVRT 较顺向型 AVRT 少见,仅占 AVRT 的 1%~5%。食管心电图表现为宽 QRS 心动过速,P 波与 QRS 波群存在固定的(多为1:1)下传关系,RP′>P′R。

(2)隐匿性旁路参与的 AVRT:由于隐匿性旁路无前传功能,心电图中没有 delta 波。其检测方法和现象旁路参与的 AVRT 相同,食管心电图表现为 S_1S_2 程序刺激时没有跳跃延长现象即诱发心动过速,RP′≥100ms,RP′<P′R,其室上速特点和显性旁路引发的顺向型 AVRT 相同(图3-18-11)。

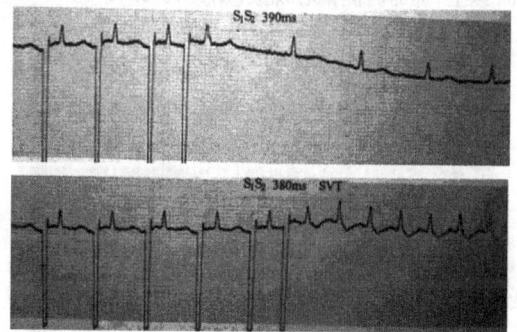

图3-18-11　S_1S_2 反扫刺激诱发 AVRT 发作,由390ms 反扫至380ms 时诱发 AVRT,无跳跃延长现象

(3)房室旁路的定位:各种类型室上速发作时同步记录 V_1 导联(代表右心房)和食管 S_1S_2 心电图(代表左心房),可以粗略判断室上速发作时心房激动顺序,以帮助确定发生旁路部位。

左侧旁路食管心电图逆传 P′波早于 V_1 导联逆传 P′波,相差25ms 以上,称为左侧偏心现象(图3-18-12)。

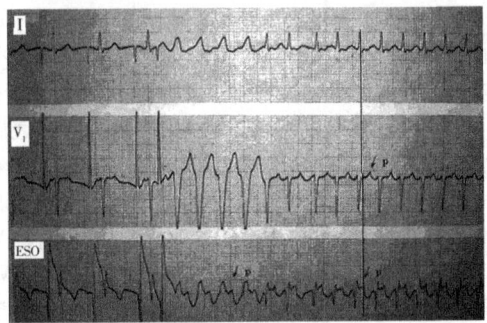

图 3-18-12 左侧偏心传导

S_1S_2 诱发 AVRT,I、V_1、食管导联同步记录的 AVRT 发作心电图,可见食管导联 RP'约为 120ms,V_1 导联 RP'约为 240ms,食管导联 RP'明显短于 V_1 导联 RP',呈现左侧偏心传导

右侧旁路 V_1 导联逆传 P'波早于食管心电图逆传 P'波,相差 25ms 以上,称为右侧偏心现象(图 3-18-13)。

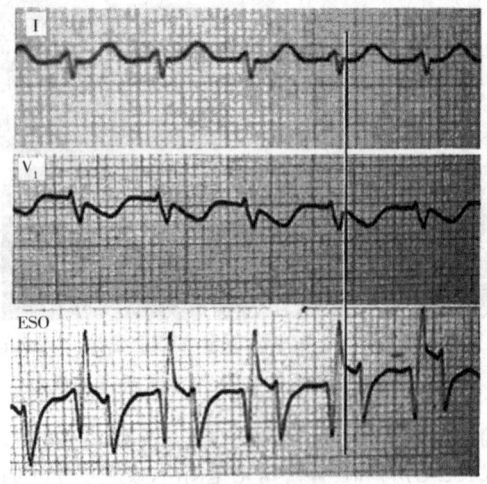

图 3-18-13 右侧偏心传导

I、V_1、食管导联同步记录的 AVRT 发作心电图,可见 V_1 导联 P'波明显提前于 ESO 导联,是为右侧偏心传导

房室结折返性心动过速和间隔部旁路引起的发生折返性心动过速食管心电图和 V_1 导联逆传 P′波几乎同时出现,称为向心性传导(见图3-18-7)。

(四)超速抑制治疗室上性心动过速

应用食管心房调搏行短阵猝发刺激是治疗 PSVT 和房扑的有效方法,简单易行、成功率高、不良反应小且可反复进行。

治疗 PSVT 需要 S_1S_1 的频率高于心动过速频率的20%~30%,一般 200~300 次/分的 S_1S_1 短阵刺激 1s 即可终止室上速发作,如若不成功,间隔数秒或数十秒再次刺激,直至心动过速终止。某些患者经快速心房刺激可引发房颤,此房颤短时间内多可自行转复,一般不需处理。少数患者不能自行转复,可静脉注射普罗帕酮(心律平)75~150mg,即可恢复窦律(图3-18-14)。

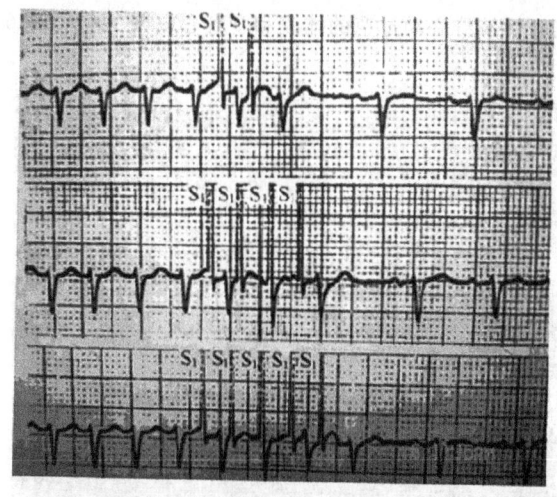

图3-18-14 以250次/分频率的 S_1S_1 猝发刺激终止心动过速

短阵猝发刺激终止房扑需要更高频率,以 400~500 次/分的 S_1S_1 刺激,每次刺激 1~2s,多可终止(图3-18-15)。但有些房扑终止后不一定会转为窦律,也有可能发生房颤以后再转复窦律,有些则成为心室率较为缓慢的房颤,必要时药物处理。由于快速的心房频率造成窦房结自律性的抑制,房扑终止之后窦房结自律性不能及时恢复而出现窦性心动过缓,甚至窦性停搏,必要时进行紧急起搏直至出现正常窦性节律。

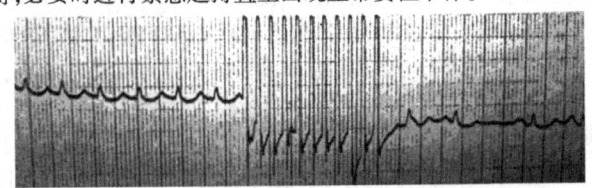

图 3-18-15 以 500 次/分频率的 S_1S_1 猝发刺激终止房扑

(五) 宽 QRS 波群的鉴别诊断

心动过速时食管导联易于记录到清晰的 P 波,尤其在宽 QRS 波群心动过速时,有助于心动过速性质的判断。以下是几份宽 QRS 波群心动过速的体表和食管心电图(图 3-18-16 ~ 图 3-18-19)。

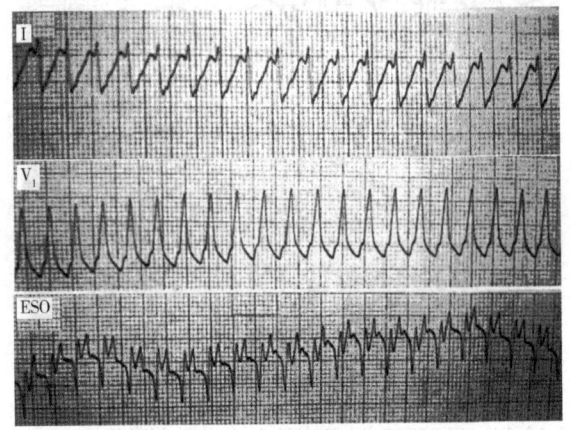

图 3-18-16 AVRT 伴功能性右束支阻滞

此图示心动过速发作时,体表肢导联、胸导联、食管导联同步记录心电图。ESO 的 QRS 波群后有一个正向逆传 P′波,RP′为 120ms,右壁 V_1 导联逆传 P 波明显提前。提示为左侧旁路参与的 AVRT

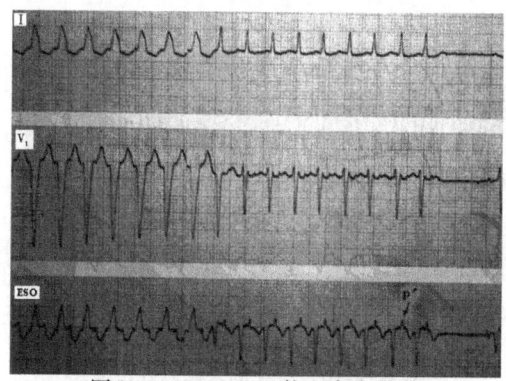

图 3-18-17　AVRT 伴左束支阻滞

左侧 8 个心动周期为宽 QRS 波群心动过速,第 8 心动周期之后突然变为窄 QRS 波群心动过速并且频率增快。又经历 8 个心动周期之后,心动过速终止,并且在心动过速终止之后可见一个逆传 P′波,但未下传。此图为左侧旁路参与的 AVRT 伴有左束支阻滞,室内折返时间延长,心率稍慢。束支阻滞消失后,心率增快

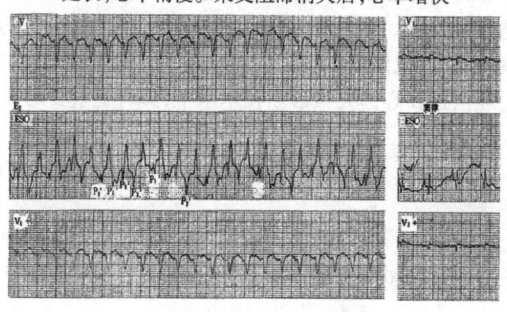

图 3-18-18　心动过速

左图示心动过速时 ESO 与部分体表导联心电图同步记录。ESO 导联显示有两种形态的 P 波,一种为双向的 $P_1{'}$,与 QRS 波完全分离;另一种为尖锐倒置的 $P_2{'}$ 波,总是出现在宽大的 QRS 波之后,并有固定的 RP′间期。前者提示为房性心律失常的心房波,后者考虑为室房逆传的 P′波。说明除了 VT 之外,还有房性心律失常存在。对照 V_1 导联也可见多处 P′波切迹,但因波幅太小而不能做出明确诊断。右图为恢复窦律之后的心电图,心率为 105 次/分。此病人的食管导联心电图描记是本例患者心律失常的重要依据

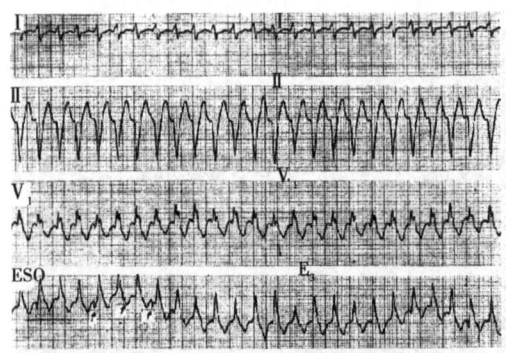

图3-18-19 分支型室性心动过速

此心电图中只有ESO导联心电图才发现了埋于宽大QRS波群之中的P'波(见箭头所示),呈现室房分离,P波频率慢于QRS波群频率。确诊为VT。根据心电图表现,符合分支型VT

随着食管心房调搏技术的不断改善和应用经验的积累,它必将在心脏电生理检查中占有越来越重要的地位,其应用范围也会越来越广泛。对于没有条件开展心内电生理检查的基层医疗单位而言,积极推广和普及食管心房调搏能够极大提高心脏电生理检查和心律失常诊断技术水平,具有更重要的意义。

(周 宁 张存泰)

参考文献

马业新,曾和松.2005.心血管病诊疗指南.第2版.北京:科学出版社.

吴杰,张存泰.2000.实用心律失常诊断图谱.北京:人民卫生出版社.

第十九章 超声心动图

一、超声心动图基本图像

1. 胸骨左缘长轴切面(图 3-19-1)

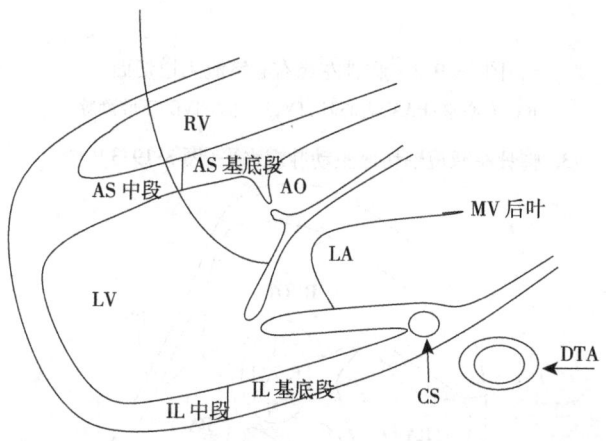

图 3-19-1 胸骨左缘长轴切面

RV,右心室;LV,左心室;LA,左心房;AO,主动脉;CS,冠状窦;
DTA,降主动脉;AS,前间隔;IL,下侧壁;MV,二尖瓣

2. 胸骨左缘右心室流入道切面(图 3-19-2)

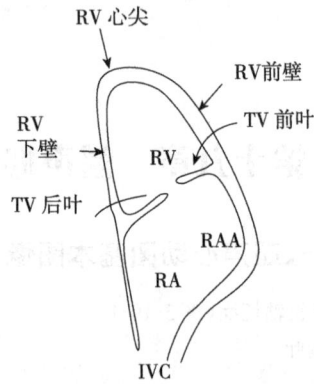

图 3-19-2　胸骨左缘右心室流入道切面

RV,右心室;RAA,右心耳;TV,三尖瓣;IVC,下腔静脉

3. 胸骨左缘短轴切面主动脉瓣水平(图 3-19-3)

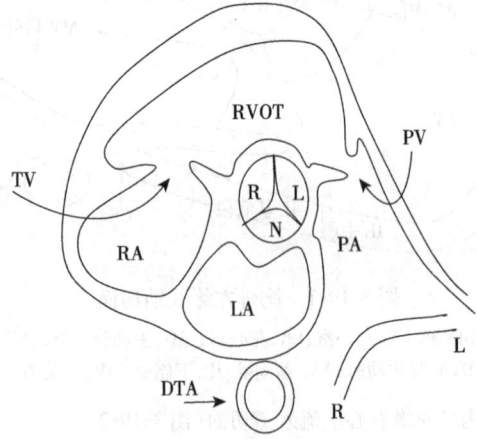

图 3-19-3　胸骨左缘短轴切面主动脉瓣水平

RVOT,右心室流出道;LA,左心房;RA,右心房;R、L、N,主动脉右冠状窦瓣、左冠状窦瓣、无冠状窦瓣;DTA,降主动脉;TV,三尖瓣;PV,肺动脉瓣;PA,肺动脉及左(L)右(R)肺动脉

4. 胸骨左缘短轴切面二尖瓣水平(图3-19-4)

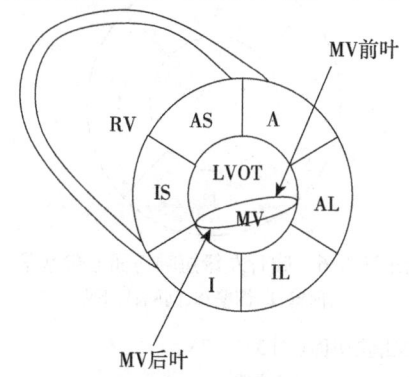

图3-19-4　胸骨左缘短轴切面二尖瓣水平
LVOT,左心室流出道;RV,右心室;MV,二尖瓣;A,前壁;
AS,前间隔;IS,下间隔;AL,前侧壁;IL,下侧壁;I,下壁

5. 胸骨左缘短轴切面乳头肌水平(图3-19-5)

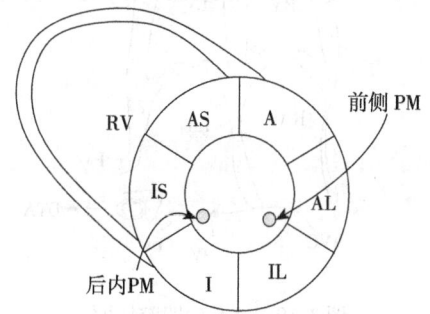

图3-19-5　胸骨左缘短轴切面乳头肌水平
RV,右心室;PM,乳头肌;A,前壁;AS,前间隔;
IS,下间隔;AL,前侧壁;IL,下侧壁;I,下壁

6. 胸骨左缘短轴切面心尖水平(图3-19-6)

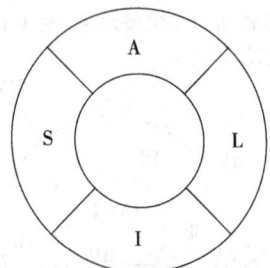

图 3-19-6　胸骨左缘短轴切面心尖水平

A,前壁;L,侧壁;S,间隔;I,下壁

7. 心尖四腔切面(图 3-19-7)

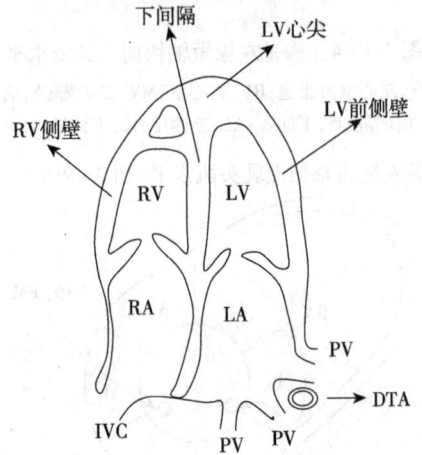

图 3-19-7　心尖四腔切面

LV,左心室;RA,右心房;LA,左心房;RV,右心室;
PV,肺静脉;DTA,降主动脉;IVC,下腔静脉

8. 心尖二腔切面(图 3-19-8)

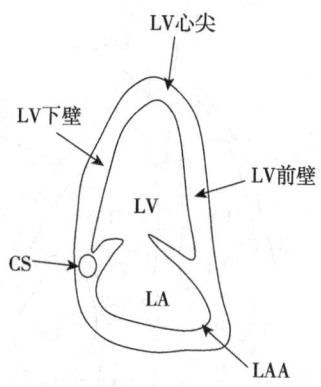

图 3-19-8 心尖二腔切面

LV,左心室;LA,左心房;LAA,左心耳;LV,左心室;CS,冠状窦

9. 心尖三腔切面(图 3-19-9)

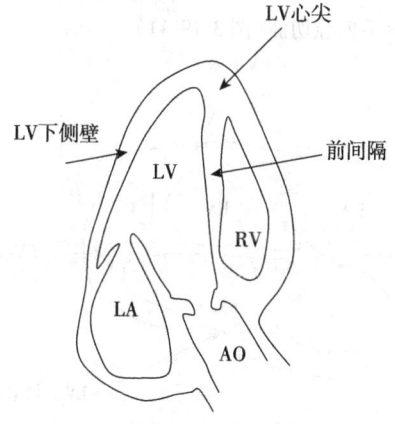

图 3-19-9 心尖三腔切面

LV,左心室;LA,左心房;RV,右心室;AO,主动脉

10. 心尖五腔切面(图 3-19-10)

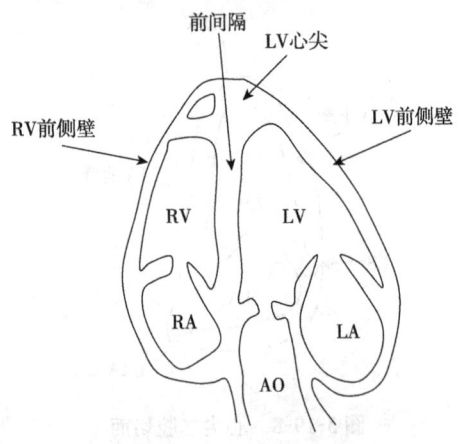

图 3-19-10　心尖五腔切面

LV,左心室;RA,右心房;LA,左心房;RV,右心室;AO,主动脉

11. 剑突下四腔切面(图 3-19-11)

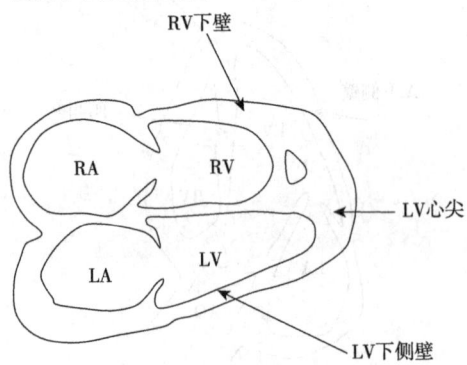

图 3-19-11　剑突下四腔切面

LV,左心室;RA,右心房;LA,左心房;RV,右心室

12. 剑突下下腔静脉长轴切面（图3-19-12）

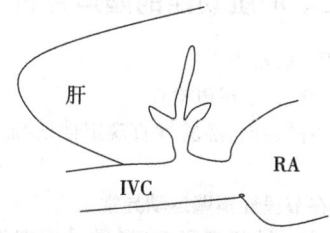

图3-19-12　剑突下下腔静脉长轴切面

RA,右心房;IVC,下腔静脉

13. 胸骨上窝主动脉长轴切面（图3-19-13）

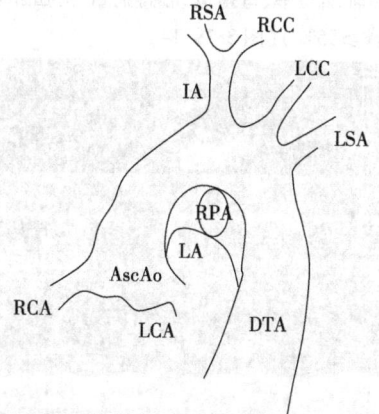

图3-19-13　胸骨上窝主动脉长轴切面

LA,左心房;IA,无名动脉;RSA,右锁骨下动脉;RCC,右颈总动脉;
LSA,左锁骨下动脉;LCC,左颈总动脉;RPA,右肺动脉;DTA,
降主动脉;AscAo,升主动脉;RCA,右冠状动脉;
LCA,左冠状动脉

二、心脏功能的超声评价

(一)左心室收缩功能评价

1. M-超声检查/二维超声检查

(1)从多个不同切面,经验性直观定性估测左心室整体收缩功能。

(2)是否存在节段性室壁运动异常。

(3)M-超声或二维超声测量(通常采用胸骨左缘长轴切面):左心室舒张末期内径(LVIDd)、左心室收缩末期内容(LVIDs)、舒张末期室间隔和左心室后壁厚度、收缩末期室间隔和左心室后壁厚度,计算室间隔和左心室后壁增厚率(正常25%以上)、短轴缩短率、每搏量、心排血量、心脏指数和射血分数(EF%,正常≥55%)(图3-19-14)。

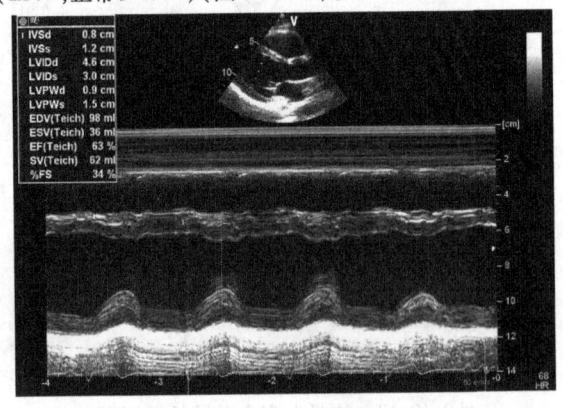

图3-19-14 M-超声及测量

(4)二维超声测量:采用Simpson法(心尖四腔和心尖二腔切面),手动轨迹法描计左心室收缩末期和舒张末期心室内腔,计算左心室收缩和舒张末期容积、每搏量、心排血量、心脏指数和射血分数(图3-19-15)。

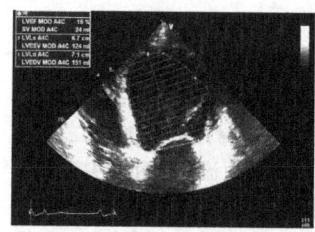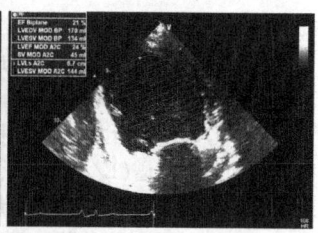

图 3-19-15 二维超声测量

(5) M-超声二尖瓣波形 E 点至室间隔的距离(EPSS):正常 2~7mm,EPSS 增加提示左心室收缩功能下降,EPSS > 20mm 提示 EF 值 < 30% (图 3-19-16)。

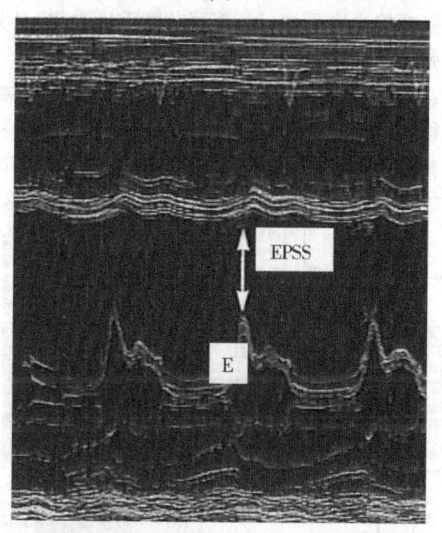

图 3-19-16 M-超声二尖瓣波形 E 点至室间隔的距离(EPSS)

2. 多普勒检查

(1) 左心室流出道 PW:测量左心室流出道血流速度积分($LVOT_{VTI}$),同时测量 LVOT 直径,经计算得到每搏量、心排血量、心脏指数。

(2) CW 得到二尖瓣反流频谱,测量 dp/dt 值,<1000mmHg/s

提示左心室收缩功能减低。

(3)二尖瓣瓣环组织多普勒,S'波峰值正常>9cm/s。

(二)左心室舒张功能评价

超声心动图评价左心室舒张功能的常用方法包括:二尖瓣口舒张期血流频谱(E/A比值)、肺静脉血流频谱和二尖瓣瓣环组织多普勒法。彩色二尖瓣 M-超声(CMM)测量二尖瓣血流传播速率(Vp)也有一定价值,正常Vp>45cm/s。此外,左心室舒张功能减低时左心房发生重构,因此测定左心房容积大小也是反映左心室舒张功能的一个重要指标,左心房容积正常一般可除外左心室舒张功能不全。

左心室舒张功能障碍分为:Ⅰ,正常;Ⅱ,舒张功能轻度受损;Ⅲ,舒张功能中度受损;Ⅳ,舒张功能重度受损,又分为可逆限制性舒张功能障碍和固定限制性舒张功能障。

注意:房颤或其他心律不齐,短PR间期或E/A融合时,超声无法获得相应指标而不能评价左心室舒张功能。具体超声测量和评价方法参见图3-19-17(DT为二尖瓣E峰下降时间)。

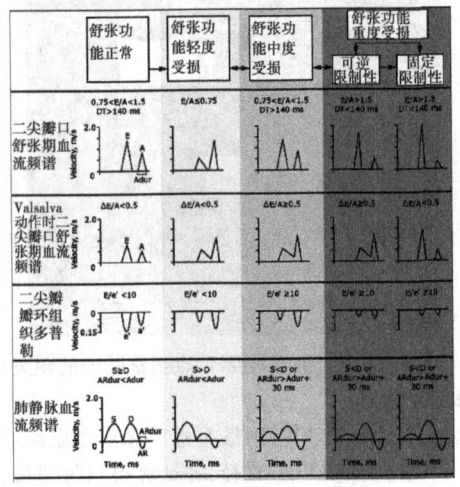

图3-19-17 超声测量和评价方法*

*Am Soc Echo,2004.

(三)心腔内压力测定

缩写:RAP,右心房压力;IVC,下腔静脉;RVSP,右心室收缩压;TR,三尖瓣反流;SPAP,收缩期肺动脉压;MPAP,平均肺动脉压;PR,肺动脉反流;PAEDP,肺动脉舒张末期压力;E,二尖瓣 E 峰峰值速度;E′,组织多普勒 E 峰峰值速度。

1. 右心房压力(RAP):根据 IVC 内径和吸气塌陷程度估测,见表 3-19-1。

表 3-19-1 根据 IVC 内径和吸气塌陷程度估测 RAP*

	正常程度升高(mmHg)(0~5,平均3)	中度升高(mmHg)(5~10,平均8)	重度升高(mmHg)(15)
IVC 内径	≤2.1cm	≤2.1cm	>2.1cm
吸气塌陷	<50%	>50%	>50%
其他 RA 压力升高证据:			• 右心室呈限制性充盈模式 • 三尖瓣 E/E′>6 • 肝静脉舒张期血流为主,收缩期充盈分数<55%

*J Am Soc Echocardilogr,2010。

2. 右心室收缩期压力(RVSP)

$$RVSP(mmHg) = 4 \times (TR\ 峰值速度)^2 + RAP$$

例:如图 3-19-18,TR 峰值速度 = 3.17m/s,则有

$$RVSP = 4 \times (3.17)^2 + 15 = 55\ mmHg(假定\ RAP = 15mmHg)$$

3. 收缩期肺动脉压力(SPAP):在没有右心室流出道梗阻的情况下,SPAP 等于 RVSP。

4. 肺动脉舒张末期压力(PAEDP):在没有肺高压的情况下,PAEDP 等于左心房压(LAP)或肺动脉嵌压(PCWP),需在

有 PR 的条件下测定。

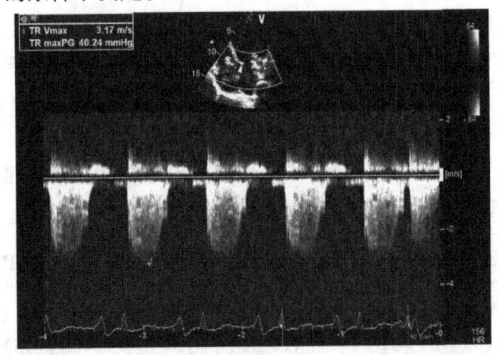

图 3-19-18 右心室收缩期压力

PAEDP mmHg = $4 \times (PR 舒张末期速度)^2 + RAP$

例：如图 3-19-19，PAEDP = $4 \times (1.962)^2 + 5 = 20$ mmHg（假定 RAP = 5mmHg）

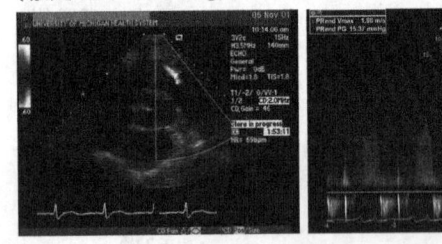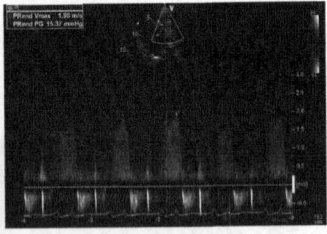

图 3-19-19 肺动脉舒张末期压力

三、主要心脏疾病的超声表现

(一)心包疾病

1. 心包积液：心包腔内液体积聚超过 50ml，称为心包积液。常见病因有结核、病毒、风湿、化脓性炎症、肿瘤、外伤等。超声是诊断心包积液的敏感手段，同时可估计液量并指示穿刺部位与深度。

- 心外膜与心包之间可见无回声液性暗区：少量心包积液

心包腔内液体一般少于100ml,无回声区宽度一般<0.5cm;中量心包积液心包腔内液体在100~500ml,无回声区宽度一般在0.5~2cm;大量心包积液心包腔内液体一般>500ml,无回声区宽度一般>2cm。

● 心脏摆动(大量心包积液时)。

● 可为局限性心包积液(多见于心脏术后或创伤)。

● 液性暗区内可见纤维光带,常见于结核、肿瘤或长期心包积液。

● 右心房压力可增高。

● 积液量(ml)的半定量估测:100×(心包积液舒张期前方最大宽度+舒张期后方最大宽度)。

● 鉴别诊断

➢心外膜脂肪垫:心外膜脂肪垫多见于老年人、妇女、糖尿病、肥胖等;多表现为局限性前方无回声区;无回声区中可见斑点回声。

➢胸腔积液:左心室和左心房后方无回声区,位于胸降主动脉后方,无回声区前后径随呼吸运动改变。

2. 心脏压塞:心包积液使心包腔压力升高导致心室舒张充盈受限,进而引起心排血量下降。注意心脏压塞的发生除与积液量有关外,也与积液产生的速度密切相关。

● 心包积液:一般为中量、大量心包积液。

● 右心房收缩早期塌陷。

● 右心室舒张早期塌陷:最为精确的指标。

● 下腔静脉扩张(正常<1.7cm)并吸气塌陷减低或消失。

● 肝静脉扩张(正常为0.5~1.1cm)。

● 多普勒检查(PW/CW):主要为二尖瓣或三尖瓣流入道峰值速度随呼吸变化显著增加(>25%)。

3. 缩窄性心包炎:心包增厚、纤维化和粘连导致心脏舒张充盈受限。

● M-超声:心包增厚而左心室内径、室壁厚度和左心室收缩功能可正常;室间隔运动异常(运动低平或反常运动);室间隔在左心房收缩后、QRS波群前出现异常前向运动。

- 心包增厚,回声增强:心包正常厚度为(1.2 ± 0.8)mm,>3mm提示心包增厚,注意可为不均匀增厚。
- 吸气时室间隔突向左心室,房间隔突向左心房。
- 心室大小正常,心房正常或增大。
- 下腔静脉扩张(正常内径<1.7cm),吸气塌陷减弱(<50%);肝静脉扩张(正常0.5~1.0cm)。
- 左、右心室整体收缩功能可正常。
- 多普勒检查(PW/CW):主要为二尖瓣或三尖瓣流入道峰值速度随呼吸变化显著增加(>25%)。

(二)心肌病

1. 扩张型心肌病:病因不明,原发于心肌的疾病,表现为全心扩大或以左心扩大为主伴心室收缩和舒张功能下降。其他导致类似扩张型心肌病临床表现的疾病包括乙醇、病毒、围生期、毒物、代谢、冠心病、AIDS等。

(1)超声心动图一般表现
- 全心扩大,或以左心扩大为主。
- 左心室弥漫性收缩和舒张功能下降。
- 左心室容量和左心室质量指数增加。
- 心包积液:一般为微量。

(2)M-超声检查/二维超声检查重点
- 左心室舒张和收缩末期内径和容积增加。
- 左/右心室收缩功能下降,射血分数减低。
- 左心室呈球形外观(左心室短轴与长轴之比在0.76以上提示预后不良)。
- 室间隔和左心室后壁增厚率减低(分别<30%和<40%)。
- 由于血流减慢左心室腔内可见超声自显影。
- 左心室(75%)、右心室、左心房、右心房附壁血栓形成。
- 双房扩大。
- M-超声二尖瓣波群:E峰至室间隔距离(EPSS)增加(>7mm,>20mm提示EF<30%);前后叶开放减小,呈"大心腔,小开口""钻石"样改变。

- M-超声心底波群:主动脉根前后活动幅度减低,主动脉瓣提前关闭(反映心排血量下降)。

(3)多普勒检查重点

- 二尖瓣反流:几乎100%出现,一般为功能性反流。
- 三尖瓣反流:90%以上出现,反流速度>3m/s 提示预后不良。
- 肺动脉瓣反流:约50%发生率。
- 主动脉瓣反流:约20%发生率。
- 左心室流出道/主动脉瓣射血峰值流速和速度时间积分(VTI)减低。
- 测定

➢ 左心室 dp/dt 值,DCM 时下降。

➢ 瓣膜反流严重程度。

➢ 心腔内压力测量:SPAP、MPAP、PAEDP、LVEDP、LAP。

➢ 左心室舒张功能。

2. 肥厚型心肌病:原发性左心室或右心室肥厚,通常为左心室非对称性肥厚,以室间隔增厚最显著。根据血流动力学改变又分为梗阻性肥厚型心肌病(HOCM)和非梗阻性肥厚型心肌病。前者特点为左心室流出道梗阻和动力性压力阶差;后者则无左心室流出道梗阻和压力阶差,特殊类型包括心尖肥厚型心肌病和均匀肥厚型心肌病。

(1)M-超声检查/二维超声检查重点

- 非对称性室间隔肥厚:室间隔厚度一般≥15mm,室间隔与左心室后壁厚度之比一般>1.3:1,高血压患者厚度之比一般>1.5:1。
- 二尖瓣收缩期前向运动(SAM)。
- 主动脉瓣开放正常,收缩中期提前关闭,伴随瓣叶震颤。
- 左心室收缩期内径减小,室壁收缩增强。
- 左心房增大[左心室舒张顺应下降和(或)二尖瓣反流引起]。
- 非对称性左心室肥厚可累及左心室游离壁、左心室心尖(心尖肥厚型心肌病),一般左心室后壁基底段无肥厚;也可表现为对称型左心室肥厚。
- 收缩期左心室腔闭合(提示 EF >70%)。
- 室间隔心肌呈"斑点"或"毛玻璃样"改变。
- 右心室肥厚(44%)。

(2)多普勒检查重点
- 彩色多普勒显示梗阻部位五彩高速血流信号:主动脉瓣下五彩高速血流(左心室流出道或主动脉瓣下梗阻)或心室腔中部的五彩血流(收缩期左心室闭合引起)。
- 二尖瓣反流及其程度、方向:SAM 所致二尖瓣反流一般指向左心房后壁(80%),前向或中心性反流多提示其他二尖瓣病变。
- PW:测定梗阻部位,主动脉瓣下或左心室腔中部(前者为 SAM 引起主动脉瓣下五彩高速血流,后者为心室腔中部的五彩血流)。
- 评价左心室舒张功能。
- CW:左心室流出道射血频谱呈"匕首"状。
- CW 测定峰值压力阶差:> 30mmHg(压力阶差 >50mmHg 提示重度梗阻、猝死风险)。
- 必要时测定 Valsava 动作/吸入硝酸酯/室性期前收缩后压力阶差改变。
- 注意鉴别主动脉瓣下狭窄与左心室腔中部狭窄:后者左心室流出道射血于收缩晚期达到峰值,持续时间短,占整个射血时间的比例 <1/3。

(三)高血压
- 左心室对称性肥厚,收缩功能正常。
- 左心室质量指数增加。
- 心肌呈"斑点"或"毛玻璃样"改变:重度高血压、尿毒症或合并肥厚型心肌病时。
- 晚期左心室扩大,收缩功能减低。
- 左心房扩大(左心室舒张顺应下降或二尖瓣反流导致)。
- 二尖瓣瓣环钙化。
- 主动脉根部扩张/钙化/主动脉夹层。

- 主动脉瓣钙化。
- 二尖瓣 E-F 斜率下降(左心室舒张顺应下降)。
- 多普勒检查:评价左心室收缩和舒张功能以及是否存在高血压性肥厚型心肌病(收缩期左心室腔中部梗阻,与 HOCM 鉴别)。

(四)感染性心内膜炎

病原微生物侵犯心脏,主要为心瓣膜,也可侵犯心内膜或大动脉内膜引起感染性炎症,超声特征性表现为赘生物形成。

二维超声/多普勒检查重点:

- 赘生物形成:一般附着于二尖瓣/三尖瓣心房面,主动脉瓣/肺动脉瓣心室面,活动相对独立。
- 重度反流时相应心室腔扩大。
- 心室整体或局部运动通常正常或增强。
- 合并腱索断裂时可见到瓣叶连枷样运动。
- 主动脉根部膨出瘤。
- 心内瘘:主要为主动脉根部脓肿或窦瘤破入邻近腔室,如右心房、右心室、左心房形成;多普勒检查可见异常高速血液分流信号。
- 心包积液:通常提示心内脓肿。
- 瓣周脓肿:发生率 10% ~ 15%,人工瓣发生率 50% ~ 60%,为感染性心内膜炎的严重并发症。超声表现包括:①瓣环周围无回声区;②邻近结构如室间隔、主动脉根、二尖瓣前叶出现无回声腔隙;③二尖瓣环处局限性高回声区(类似钙化);④间隔局限性高回声:>13mm;⑤主动脉根部后壁>9mm,或前壁>9mm;⑥Valsava 窦瘤;⑦主动脉与室间隔连续性中段(脓腔导致)。
- 描述赘生物的部位、大小、数目形状。
- 赘生物大小:小,<5mm;中等,5~10mm;大,>10mm。
- 评价是否存在瓣膜反流及其严重程度。
- 以下情况应考虑食管超声检查:高度怀疑心内膜炎而赘生物可疑或较小;主动脉瓣赘生物,怀疑存在脓肿、瓣叶穿孔等并发症。

(五)缺血性心脏病

各种原因引起的冠状动脉供血不足导致心肌缺血或严重的冠状动脉供血不足到一定程度导致心肌坏死即心肌梗死。病因包括冠状动脉粥样硬化、冠状动脉痉挛、血栓形成等。

1. 心肌缺血/心肌梗死

(1)二维超声检查重点

- 应采用多个切面进行观察。
- 评价有无节段性室壁运动异常。
- 评价收缩期室壁增厚,收缩期室壁运动和舒张期室壁厚度(室壁厚度小于7mm或比邻近心肌厚度减少30%以上可能提示心肌缺血或梗死)。
- 未受累节段出现运动代偿性增强。
- 心肌变薄、回声增强、收缩无运动通常提示陈旧性心肌梗死。
- 连续性多次超声检查对评价心肌梗死的转归有一定帮助。
- 胸骨左缘主动脉瓣层面部分患者可以看到左主干(4点钟位置)和右冠近端(11点钟位置)。
- 描述节段性室壁运动异常:运动减低(收缩期室壁增厚<30%)、室壁无运动(收缩期室壁增厚<10%)、反常运动(收缩时室壁向外运动)和室壁瘤。
- 评价左心室整体收缩功能(左心室射血分数EF<35%通常提示大面积心梗)及右心室收缩功能。
- 描述受累的室壁节段和相应可能的供血冠状动脉[具体参照下述美国超声协会(American Society of Echocardiography)推荐的左心室17节段划分法],如图3-19-20所示。

(2)多普勒检查重点

- 是否伴随瓣膜反流及其程度。
- 左心室 dp/dt:间接反映左心室收缩功能。
- 心腔内压力判定:SPAP、MPAP、PAEDP、RAP。

左心室舒张功能判定(左心室呈限制性舒张功能障碍往往提示心脏死亡事件风险增高)。

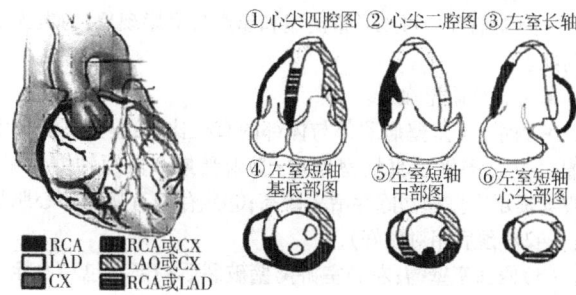

图 3-19-20 美国超声协会冠状动脉供血和
左心室 17 节段划分法示意图

RCA,右冠状动脉;LAD,左前降支;CX,左回旋支(引自美国 Stanford 大学)

2. 心肌梗死并发症

(1)梗死后心包炎/心包积液:包括心梗后早期反应性心包炎和 Dressler 综合征。

- 急性心肌梗死后的急性期反应(2~4 天,约占 30%)。
- 多见于透壁(Q 波)性心梗。
- 常发生于广泛心梗、前壁心梗。
- 可能预示患者预后不良。
- 患者可无症状或出现胸痛,胸痛程度可随呼吸、体位改变而变化。
- 心脏压塞少见。
- Dressler 综合征:心梗后 1~12 周出现,为一种免疫原性反应,容易复发;应评价积液量,有无缩窄性心包炎和有无新发室壁节段性运动异常;同样少见心脏压塞。

(2)室壁瘤:梗死心肌扩张变薄并向外膨出而形成。

- 多个不同切面进行评价(主要采用心尖和剑突下切面):室壁瘤多见于心尖(85%~95%),少部分见于室间隔、下壁或侧壁。
- 表现为室壁变薄(<7mm),左心室形态扭曲,室壁向外膨出,收缩无运动或反常运动。

- 室壁瘤腔内可见异常涡流和超声自显影现象：为血栓形成前兆。
- 可合并附壁血栓。
- 测量：①室壁瘤颈部与体部的直径比值：鉴别真假性室壁瘤，>0.5 多提示真性室壁瘤；②未受累节段短轴缩短率：>17% 提示室壁瘤切除存活率较高；③残存的有功能的心肌数量（>42% 预后相对较好）。

(3) 假性室壁瘤：左心室游离壁破裂后局部心包和血栓包裹血液而形成的与左心室相通的囊腔。

- 左心室壁破裂，可显示较窄的破口。
- 室壁瘤颈部与体部的直径比值<0.5。
- 收缩时瘤体可向外扩张。
- 瘤体内可见团块状高回声（血凝块）。
- 相应心腔移位或受压。
- 彩色多普勒可显示血流信号自左心室进入瘤腔。
- 假性室壁瘤一旦诊断应立即手术，否则可能突然破裂导致患者死亡。

(4) 左心室附壁血栓

- 多个不同切面进行评价（血栓应在两个以上切面见到）：重点观察心尖。
- 相应的节段室壁运动情况（通常为无运动或反常运动）。
- 血栓边缘与心内膜不连续，回声较邻近心内膜和心肌高，厚度不随心肌收缩而改变。
- 与超声近场伪影进行鉴别：血栓随邻近室壁运动而活动，超声伪影则相对固定并随探头移动而变动。
- 在心尖部室壁运动异常的情况下，如心尖厚度较邻近室间隔厚度厚往往提示心尖附壁血栓形成。
- 应描述血栓的部位（心尖等）、类型（附壁或向心腔内凸出）和回声强度（低回声或等回声等）。
- 新鲜血栓回声较低，陈旧性血栓则通常为均匀性较高回声；如血栓向腔内凸出，可活动，边缘不规则等，提示血栓脱落引起体循环栓塞的危险性大。

(5) 室间隔破裂:一般心梗后 2~7 天发生。

- 直接显示室间隔缺损部位:可能需要多角度非常规切面进行检查;缺损越大,对血流动力学的影响越大。

- 破裂部位一般位于后壁近心尖部;建议采用胸骨左缘左心室短轴切面和心尖/剑突下切面进行检查。

- 可能有多个破口。

- 右心房、右心室可增大并室间隔矛盾运动(右心室压力负荷增加所致)。

- 彩色多普勒可显示五彩血流信号自左心室进入右心室。

(6) 乳头肌功能不全:原因包括心梗后左心室扩大致乳头肌空间位置异常改变;乳头肌或其邻近心肌缺血、坏死,乳头肌纤维化或钙化,收缩异常;乳头肌断裂;左束支传导阻滞或其他传导系统异常致乳头肌收缩时相性改变等,结果导致二尖瓣反流。

1) 二维超声检查重点

- 二尖瓣瓣叶关闭不良,收缩期最大关闭时未能达到瓣环位置而导致瓣叶错位:胸骨左缘左心室长轴和心尖四腔图切面显示较好,以前叶受累多见。

- 乳头肌相邻室壁运动异常提示乳头肌功能不全。

- 乳头肌纤维化或钙化(回声较邻近心肌增强)提示乳头肌功能不全:胸骨左缘短轴乳头肌水平显示较好。

- 左心室扩大引起乳头肌位置下移,也可导致乳头肌功能不全。

- 乳头肌收缩不良引起二尖瓣脱垂。

- 乳头肌断裂导致二尖瓣连枷样运动。

- 乳头肌部分断裂时,可见乳头肌的一个或多个头部与瓣叶相连,随二尖瓣的连枷样运动在左心室和左心房内活动。

- 乳头肌功能不全的最严重形式为乳头肌近端的完全断裂,导致二尖瓣连枷样运动和严重二尖瓣反流,非常少见,常于 1h 内死亡。

- 左心房扩大。

- 左心室扩大并收缩增强(容量负荷增加)。

2) 多普勒检查重点
- 判定:①是否存在二尖瓣反流及其程度;②二尖瓣反流的方向:反流多为偏心性,前向反流为二尖瓣后叶受累,反流指向左心房后壁时则为二尖瓣前叶受累。
- 乳头肌断裂致二尖瓣连枷样运动时,由于左心室-左心房压力阶差下降可导致低估反流的严重程度。

3) 其他
- 急性心梗时乳头肌断裂的发生率约为1%,通常心梗后2~7天出现,存活中位时间约3天。
- 乳头肌断裂多见于下壁心梗,以后内乳头肌受累常见,表现为急性肺水肿。
- 乳头肌功能不全更多见于下壁心梗,前壁心梗多导致瓣环扩张。

(7) 右心室梗死:多与下壁心梗合并出现,单纯右心室心梗少见。
- 采用多个切面综合评价右心室收缩功能。
- 观察合并存在的节段性室壁运动异常:多为下壁和(或)后壁心梗。
- 右心室增大。
- 右心房增大。
- 下腔静脉扩张,吸气塌陷减低或消失。
- 室间隔反常运动(提示可能存在严重的三尖瓣反流)。
- 房间隔突向左心房。
- 三尖瓣反流并估测肺动脉压力:右心室心梗时肺动脉压力不高。
- 有无经未闭卵圆孔出现右向左分流:大面积右心室心梗时出现并合并低氧血症。
- 评价右心室舒张功能。
- 右心室收缩功能评价:①TAPSE(三尖瓣瓣环收缩移动距离):经三尖瓣瓣环侧壁行M-超声,测量瓣环收缩峰值移动距离,正常应>17mm。②S':三尖瓣瓣环侧壁组织多普勒检查并测量S波高度,正常应>10cm/s。

(六)瓣膜性心脏病

1. 二尖瓣狭窄:二尖瓣瓣口狭窄导致舒张期血流从左心房进入左心室受阻。最常见病因为风湿热(99%),其他原因包括先天性病变、严重二尖瓣钙化、左心房肿瘤(黏液瘤)等。

(1)M-超声检查

• 二尖瓣瓣叶增厚,运动曲线呈城墙样改变。

• 二尖瓣前叶 E-F 斜率下降(<10mm/s 提示严重二尖瓣狭窄),D-E 间距减小。

• 二尖瓣后叶前向运动(前后叶同向运动)。

(2)二维超声检查重点

• 二尖瓣瓣叶增厚,回声增强,以瓣尖和腱索增厚更明显,同时瓣叶活动受限。

• 舒张期二尖瓣前叶呈"圆顶"征或穹隆样改变(胸骨左缘左心室长轴明显)。

• 二尖瓣前后叶交界区粘连,瓣口开放减小,呈"鱼口"征(胸骨左缘左心室短轴明显)。

• 左心房扩大/左心房超声自显影/左心房血栓(尤其注意检查左心耳)。

• 左心室较正常相对偏小(单纯二尖瓣狭窄)。

• 肺动脉高压

• 右心房扩大。

• 测量

➢ 左心室短轴二尖瓣平面用轨迹球手动测量二尖瓣口面积(狭窄程度分级见表3-19-2)。

➢ 二尖瓣狭窄超声评分(用于评价是否适合进行二尖瓣球囊扩张术,总分16,评分小于8时可考虑进行二尖瓣球囊扩张手术,具体评分标准参见超声专业书籍)。

表 3-19-2 二尖瓣狭窄程度分级*

压力半降时间(PHT)		轻度	$1.5 \sim 2.5 cm^2$
正常	$30 \sim 60ms$	中度	$1.0 \sim 1.5 cm^2$
轻度	$90 \sim 150ms$	重度	$<1.0 cm^2$
中度	$150 \sim 219ms$	平均跨瓣压力阶差	
重度	$>220ms$	轻度	$<5mmHg$
二尖瓣瓣口面积(MVA)		中度	$6 \sim 15mmHg$
正常	$4.0 \sim 6.0 cm^2$	重度	$>15mmHg$

* Otto CM. Textbook of Clinical Echocardiography. 3rd edition.

(3) 多普勒检查重点

- 彩色多普勒左心房侧血流汇聚,左心室侧见五彩高速血流信号。
- 二尖瓣流入道频谱(瓣尖处)见 E 峰峰值流速增加(>1.3m/s);E-F 斜率下降(E 峰减速时间延长)。
- 是否合并存在其他瓣膜狭窄、反流及严重程度。
- 测量

➤ 二尖瓣流入道血流频谱压力半降时间并计算二尖瓣口面积(MVA)(狭窄程度分级见表 3-19-2)。

➤ 连续方程法测定 MVA。

➤ 二尖瓣平均和最大跨瓣压力阶差(狭窄程度分级见表 3-19-2)。

➤ 心腔内压力测定,包括肺动脉收缩压(SPAP)、肺动脉平均压(MPAP)、肺动脉舒张末期压(PAEDP)、肺血管阻力(PVR)。

2. 二尖瓣关闭不全:心室收缩时血液自左心室反流进入左心房,任何引起二尖瓣支持结构异常的原因均可导致二尖瓣关闭不全,包括:①二尖瓣瓣环扩张、钙化。②二尖瓣瓣叶异常,如瓣叶脱垂、心内膜炎、瓣叶错位等。③腱索冗长、断裂。④乳头肌异常,如纤维化、钙化、缺血、断裂。⑤左心室心肌异常:功能性二尖瓣反流,如心肌缺血、心肌梗死、心肌病等。

(1) M-超声检查/二维超声检查重点

- 二尖瓣关闭不全的基础病变:如二尖瓣脱垂(M-超声二尖瓣前叶、后叶或双叶呈吊床样改变)、风湿性二尖瓣关闭不全(常合并二尖瓣狭窄)、二尖瓣瓣环钙化、腱索/乳头肌断裂、心内膜炎并赘生物等。
- 左心房扩大(>45mm 提示左心房压力增高)。
- 左心室扩大。
- 左心室容量负荷过重(左心室扩大并收缩增强)。
- 左心房与右心房大小比例增加(正常为1:1)。
- 二尖瓣瓣环扩张[心尖四腔图正常值为(2.3±0.5)cm]。
- 主动脉瓣关闭提前。
- 肺动脉高压。
- 测量

➤ 左心房内径、面积和容积。

➤ 左心室舒张和收缩末期内径和容积、左心室短轴缩短率、心排血量、每搏量、心脏指数和射血分数(ejection fraction, EF)(正常二尖瓣关闭不全时 EF 值应大于60%)。

(2) 彩色多普勒检查重点

- 二尖瓣瓣口左心房侧出现收缩期反流束,严重二尖瓣反流时,二尖瓣瓣口左心室侧可见近端血流汇聚区。
- 反流方向:左心扩大、瓣环扩张等导致的二尖瓣反流多为中心性反流;而瓣叶、腱索、乳头肌的器质性病变导致的反流多呈偏心性。
- 肺静脉流入道频谱显示反向 S 波和 D 波增高提示重度二尖瓣反流。
- 反流程度的半定量诊断:观察左心房内反流束的长度、面积等评价反流的严重程度(表 3-19-3)。

➤ 反流束面积。

➤ 反流束面积与左心房面积的比值:临床采用较多和比较简便的方法。

➤ 胸骨左缘长轴切面测量反流束的最窄内径(vena contracta)。

➢ 左心室侧近端血流汇聚区(PISA)半径,并采用 PISA 方法测定有效反流瓣口面积(ERO)和反流量。

➢ 胸骨左缘短轴二尖瓣平面反流束宽度(轻度 <0.8cm,重度 >1.5cm)和面积(轻度 <0.3cm^2,重度 >0.8cm^2)。

(3)频谱多普勒:主要用于评价反流严重程度(表 3-19-3)。

表 3-19-3 二尖瓣关闭不全严重程度诊断*

二尖瓣反流	轻度	重度
反流束面积(cm^2)	<4	>8
反流束面积/左心房面积(%)	<20	>40
最窄内径 vena contracta(cm)	<0.3	≥0.7
PISA 半径(cm)	<0.4	≥0.9
反流量(ml)	<30	≥60
反流分数(%)	<30	≥50
ERO 面积(cm^2)	<0.2	≥0.4

* Otto CM. Textbook of Clinical Echocardiography. 3rd edition.

• PW:

➢ 二尖瓣流入道 E 峰峰值速度 >1.2m/s 提示反流程度较重(左心室 EF >40% 时)。

➢ 肺静脉 PW 频谱正向 S 波低钝、消失,出现负向 S 波的同时 D 波增高也提示严重反流。

• PW 测量:

➢ 二尖瓣反流量和反流分数。

➢ 二尖瓣(流入道)与主动脉瓣峰值速度比值:>1.0 提示严重反流。

➢ 左心室流出道流速时间积分(VTI):<15cm 提示严重反流。

➢ 二尖瓣 VTI 与左心室流出道 VTI 比值:>1.0 提示严重反流。

• CW:

➢ 反流束的密度越高,反流程度越重。

➢ 二尖瓣反流频谱呈非对称三角形同时密度增高往往提示反流程度较重导致左心房压力迅速增高。

• CW 测量:

➢ 有效反流瓣口面积(ERO)。

➢ 等容舒张时间(<60ms 提示重度反流)。

➢ 左心房压力。

➢ 左心室收缩期 dp/dt。

➢ 心腔内压力测定,包括肺动脉收缩压(SPAP)、肺动脉平均压(MPAP)、肺动脉舒张末期压(PAEDP)、肺血管阻力(PVR)。

3. 主动脉瓣狭窄:主动脉瓣瓣口缩窄,病因包括风湿性心脏病、老年退行性变和先天性主动脉瓣病变(如主动脉瓣二叶畸形并钙化)。

(1) M-超声检查/二维超声检查重点

1) 风湿性

• M-超声显示心底波群:瓣膜反射增强,开放幅度减小。

• 收缩期主动脉瓣最大开放距离减小:左心室长轴测量如开放距离 <11mm,常提示主动脉瓣瓣口面积 <0.75mm^2(左心室收缩功能正常为前提)。

• 主动脉瓣瓣膜增厚,粘连,僵硬,回声增强,开口幅度明显减小。

• 左心室短轴主动脉瓣平面舒张期主动脉瓣开口呈"三角形"。

• 多同时合并二尖瓣病变。

2) 退行性

• M-超声显示心底波群:瓣膜反射明显增强,开放幅度减小。

• 主动脉瓣瓣膜增厚,可见强回声钙化光斑。

• 可合并存在二尖瓣瓣环钙化。

3) 二叶畸形

• M-超声显示心底波群:主动脉瓣开放尚可正常,关闭时呈偏心性,关闭线偏向一侧。

- 收缩期和(或)舒张期圆顶征,舒张期主动脉瓣关闭线呈偏心性(胸骨左缘左心室长轴显示较好)。
- 胸骨左缘或剑突下左心室短轴主动脉瓣切面显示舒张期主动脉瓣开口呈"橄榄球"状(椭圆形),只有两个瓣叶附着点。
- 瓣叶钙化。

4)其他共同特点
- 狭窄后主动脉扩张。
- 左心室向心性肥厚(严重主动脉瓣狭窄)。
- 左心室扩张(主动脉瓣反流/左心室收缩功能下降)。
- 左心房扩大(左心室顺应性下降或伴随二尖瓣反流)。

● 测量

➢ 左心室短轴主动脉瓣平面用轨迹球手动测量主动脉瓣瓣口面积。

➢ 左心室收缩功能。

➢ 是否同时合并存在其他病变及其严重程度,包括:主动脉瓣反流、二尖瓣病变、主动脉缩窄、主动脉瘤、主动脉夹层、感染性心内膜炎等。

(2)彩色多普勒检查重点

- 彩色多普勒显示左心室流出道主动脉瓣瓣口近端五彩高速血流束。
- 频谱测量

➢ CW 测定收缩期主动脉瓣瓣口峰值射血流速(V_{AS})。

➢ 瞬时峰值跨瓣压力阶差和平均跨瓣压力阶差。

➢ 运用连续方程计算主动脉瓣瓣口面积:CW 测量主动脉瓣瓣口血流速度积分(AV_{VTI}),PW 测量左心室流出道血流速度积分($LVOT_{VTI}$),并测量左心室流出道直径。

➢ 速度比值:V_{LVOT}/V_{AS} 小于 0.25 提示重度主动脉狭窄。

➢ 心腔内压力测定。主动脉瓣狭窄程度分级见表 3-19-4。

表 3-19-4　主动脉瓣狭窄程度分级*

主动脉瓣瓣口峰值射血流速	
正常	1.0～1.7m/s
轻度	<3.0m/s
中度	3.0～4.0m/s
重度	>4.0m/s
主动脉瓣瓣口面积(AVA)	
正常	3.0～5.0cm^2
轻度	>1.5cm^2
中度	1.0～1.5cm^2
重度	<1.0cm^2
平均跨瓣压力阶差	
轻度	<20mmHg
中度	20～40mmHg
重度	>40mmHg
血流速度积分比值 V_{LVOT}/V_{AS}	
轻度	>0.5
重度	<0.25

* Otto CM. Textbook of Clinical Echocardiography. 3rd edition.

4. 主动脉瓣关闭不全：舒张期血流经主动脉瓣反流进入左心室，可表现急性或慢性。病因包括主动脉瓣瓣膜本身的病变和主动脉根部病变。前者如风湿性心脏病、先天性主动脉瓣二叶畸形、主动脉瓣退行性变、黏液样变性、感染性心内膜炎（为急性主动脉瓣反流的最常见原因）、结缔组织病等；后者如高血压性主动脉根部扩张、主动脉窦瘤、马方综合征、主动脉夹层等。

（1）M-超声检查/二维超声检查重点

● M-超声：二尖瓣前叶纤细扑动波；二尖瓣提前关闭和主

动脉瓣提前开放(提示左心室舒张末期压力升高)。

- 主动脉瓣反流的病因或解剖病理学基础:如主动脉根部扩张或升主动脉瘤、主动脉瓣二叶畸形、主动脉瓣赘生物等。
- 胸骨左缘心底短轴切面显示主动脉瓣闭合不良。
- 二尖瓣前叶舒张期扑动波。
- 二尖瓣前叶逆向"圆顶征",提示重度主动脉瓣反流。
- 左心室容量负荷过重(左心室扩张,室壁运动增强)。
- 晚期左心室扩张,室壁收缩减低。
- 晚期左心房扩大(或同时存在二尖瓣病变时)。

(2)彩色多普勒检查重点

- 直接显示舒张期经主动脉瓣进入左心室的反流束,观察反流束方向;中心性反流多提示主动脉根部扩张,偏心性反流多为主动脉瓣脱垂。
- 反流程度的半定量诊断(表3-19-5)。

表3-19-5 主动脉瓣关闭不全严重程度诊断*

二尖瓣反流	轻度	重度
反流束宽度/LVOT宽度(%)	<25	≥65
最窄内径(vena contracta)(cm)	<0.3	>0.6
降主动脉或腹主动脉舒张期反流	短暂	全舒张期
压力半降时间	>500ms	<200ms
反流量(ml)	<30	≥60
反流分数(%)	<30	≥50
ERO面积(cm^2)	<0.1	≥0.3

* Am Soc Echo,2004. 17:290 – 297 / J Am Soc Echocard,2010. 23:685 – 7131 / Otto CM. Textbook of Clinical Echocardiography. 3rd edition.

➢ 胸骨左缘长轴切面:反流束宽度与左心室流出道(LVOT)直径的比值,比值>65%提示重度反流,为临床采用较多和简便的方法。

➢ 测量反流束的最窄内径(vena contracta)。

➢ 采用 PISA 方法测定有效反流瓣口面积(ERO)和反流量。

➢ 胸骨左缘心底短轴切面测量反流面积与 LVOT 面积比值(轻度 <4%,中度 4%~24%,中重度 24%~59%,重度 >60%)。

(3)频谱多普勒:主要用于评价反流严重程度(表3-19-5)。

• PW:

➢ 降主动脉或腹主动脉全舒张期负向波提示中重度主动脉瓣反流。

➢ 左心室流出道流速积分(VTI):>40cm 提示严重反流。

➢ 二尖瓣流入道 E 峰减速时间缩短(<140ms)伴 E/A 比值增高提示急性重度二尖瓣反流(左心室舒张末期压力升高)。

➢ 二尖瓣舒张期反流多提示重度主动脉瓣反流伴左心室舒张末期压力升高。

➢ 测定反流量和反流分数。

• CW:

➢ 反流束的密度越高,反流程度越重。

➢ 主动脉瓣反流频谱压力半降时间(PHT)。

➢ 主动脉瓣反流频谱下降斜率:斜率越大,反流越重,重度反流时频谱形态呈三角形。

(王 红 汪道文)

参考文献

Cerqueira MD, Weissman NJ, Dilsizian V, et al. 2002. Sta-ndardized myocardial segmentation and nomenclature for tomographic imaging of the heart: a statement for healthcare professionals from the Cardiac Imaging Committee of the Council on Clinical Cardiology of the American Heart Association. Circulation. 105:539-542.

第二十章 心导管检查

一、心导管检查的基本设备

心脏导管室是一个从事心血管介入诊断和治疗的医疗平台。为了满足工作的需要,必须同时配备先进的专业仪器设备和业务熟练的护理、技术人员。

(一)放射影像系统

1. 心血管造影机:1000mA以上、有能迅速更换角度的C形或U形臂的造影机,并有随意调整位置的手术床,带有电影及录像系统。

2. 高分辨率的影像增强器。

3. 高分辨率的荧光屏。

4. 高压注射器,供左心室造影用。

(二)心电和压力监护系统

术者在术中需随时了解心电图及压力变化,故冠状动脉造影术应有持续的心电图及压力监护并显示在示波屏上。

1. 三通加压注射系统:一个三联三通板通过接管分别连接压力传感器、加压盐水袋和造影剂,前端有可旋转的导管连接钮与导管相连,尾端连接手推注射器,它是冠状动脉造影术的重要设备,将导管、压力监护、液体和造影剂等各通道连为一封闭系统,操作简便,并可减少空气栓塞的发生率。

2. 压力传感器:常用膜式压力传感器经三联三通板与导管相连,以监测导管尖端所在部位的压力,术者能通过它了解患者血流动力学情况及导管是否有嵌顿。

3. 加压盐水:动脉压力较高,必须在生理盐水袋外面加用加压袋,以保证盐水能快速滴注,加压袋压力通常为26.6~

40kPa(200~300mmHg)。

(三)导管系统

1. 造影导管

(1)Judkins 导管:为最常用的经股动脉穿刺法冠状动脉造影导管,有左、右冠状动脉造影管之分,根据前端两个弯曲之间的距离又可分为 3.5、4.0、5.0、6.0 四个型号。左、右管的长度均为 100cm,内径为 0.1cm,外径有 5F、6F、7F、8F、9F 五种型号,一般成人选用 6F、4.0 号的左右造影管即可,小儿及升主动脉狭小者适用 3.5 号,升主动脉扩张者适用 5.0 号或 6.0 号。

(2)Sones 导管:适合经肱动脉切开径路的冠状动脉造影,有一个端孔和两对侧孔,前端逐渐变细成 5F,根据开始变细处距管尖的距离可分为两型:Ⅰ型在距管尖 3.8cm 处即开始变细;Ⅱ型在距管尖 2.54cm 处开始变细。外径有 6.5F、7F、7.5F、8F 四种,长度有 80cm、100cm 及 125cm 三种,一般选用 7F、80cm 的Ⅰ型导管。

(3)Amplatz 导管:Amplatz 导管前端的外形与矢状窦的形态一致,插管时一般不会进入冠状动脉口过深,避免了堵塞冠状动脉口。导管尖一旦进入冠状动脉口即很固定,不易脱出,常在 Judkins 导管插管不成功时选用 Amplatz 管,几乎均可成功。有左、右管之分,外径有 7F、8F,长度为 100cm,Amplatz 右冠管使用较多。

2. 导管鞘由扩张管及套管组成,应具备止血活瓣及侧接头,导管鞘外径有 5F、6F、7F、8F、9F 等,根据所用导管的外径选用。

3. 导引钢丝用于冠状动脉造影的导引钢丝外径一般为 0.09cm 或 0.1cm,前端柔软,有直型和 J 型两种,长度有 45cm、145cm、260cm 等多种规格,45cm 的导引钢丝用于导入血管鞘,145cm 的导引钢丝用于导入造影导管,260cm 的导引钢丝用于体内交换导管。

4. 穿刺针有两种类型:一种有针套和针芯组成,另一种不带针芯,前端呈斜面,内径均可通过 0.1cm 或 0.089cm 的导引钢丝。

(四)数据处理系统

导管检查或介入治完成后,所有影像学资料将被刻录成光盘用于长期保存,并转存至工作站中用于短期内进一步分析处理。光盘按照每位手术病人唯一的造影号进行编号并归档,以便今后的随访或科研之用。工作站配有复制光盘设备与软件,可复制患者影像学资料。目前导管室内完成的主要后处理工作包括左心室功能定量分析(LVA)、定量冠状动脉造影(QCA)、定量冠状动脉超声(QCU)和造影及介入治疗数据库等。

(五)辅助设施

1. 主动脉内球囊反搏泵(IABP):手术过程中可能出现急性血管闭塞,IABP 对救治大面积心肌梗死所致心源性休克的患者非常重要,对梗死面积很大的急性心肌梗死,估计会发生心源性休克的患者也可以术后给予 IABP 支持度过急性期。

2. 血管内超声(IVUS):血管造影只能反映血管腔被造影剂充填的轮廓,不能提供血管壁的结构信息和血管生理功能状况,并且不能完全反映血管病变断面的狭窄程度。随着微导管超声换能器和声学成像技术不断发展,血管内超声(intravascular ultrasound)检查被认为是诊断冠状动脉病变及指导和判断冠状动脉介入治疗效果的有效方式。

3. 光学相干断层扫描系统(OCT):是近 10 年迅速发展起来的一种成像技术,它能检测生物组织不同深度层面对入射弱相干光的背向反射或几次散射信号,通过扫描,可获得较 IVUS 更清晰的生物组织二维或三维结构图像。

(六)心肺急救设备

导管室内必须具备除颤器、气管插管设备、呼吸机、心包穿刺针、静脉切开包以及各种急救药品。

(肖志超)

二、右心导管检查

右心导管检查是临床上一项重要的有创性检查,随着肺动脉高压和先天性心脏病介入治疗的进展,其应用也越来越广泛。

【目的】

1. 测定肺动脉压力和计算肺动脉阻力,判断有无肺动脉高压以及肺动脉高压的程度和性质,为手术或药物治疗提供依据。

2. 协助超声心动图完成先天性心脏病的诊断和鉴别诊断,了解其分流水平、分流量及心功能状态。

3. 测定肺毛细血管楔压,结合左心室压测量等判断心功能状况。

4. 先天性心脏病介入治疗术前提供血流动力学依据和术后治疗效果评价。

【适应证】

1. 原因不明的肺动脉高压(超声估计收缩压 >40mmHg)。

2. 超声诊断不明确的肺血增多先天性心脏病,需协助诊断或鉴别。

3. 分流性先天性心脏病合并重度肺动脉高压,术前需判断肺动脉高压的程度和性质。

4. 心力衰竭需测定肺毛细血管楔压判断心功能情况。

5. 心脏移植前、后判断心功能及全肺阻力情况。

6. 可行介入治疗的左向右分流先天性心脏病(房间隔缺损、室间隔缺损、动脉导管未闭等)介入治疗前后。

【禁忌证】

心导管检查的唯一绝对禁忌证为神志清楚的病人拒绝接受该检查,下面所列均为相对禁忌证:

1. 感染性疾病期间。

2. 未经控制的室性快速心律失常。

3. 电解质紊乱,如严重低钾血症。

4. 严重心功能不全。

5. 严重肝肾功能不全,不宜做心血管造影。

6. 活动性风湿疾病。

7. 出血性疾病或尚在服用抗凝剂过程中。

【器材准备】

导管:常用 5~6F 端侧孔导管,猪尾导管,Swan-Ganz 漂浮导管;导丝常用 150cm 长 0.035 或 0.038 英寸①的普通"J"形头导丝或普通泥鳅导丝;笔者所在医院有时也用右冠状动脉 Judkins 导管操作;静脉穿刺针,6F 鞘管,注意使用前须用肝素盐水冲洗排空气泡;以及多导生理记录仪,用来监测心电图和压力变化;便携式血气分析仪,用来快速测定血样本的血氧饱和度;高压注射器可配合猪尾导管进行心室造影、肺动脉造影、主动脉造影。

【操作步骤】

术前须签署知情同意书,进行血常规、尿常规、肝肾功能、电解质、出凝血时间、胸片、心电图、超声心动图等检查。

术前准备:腹股沟区备皮,建立静脉通路,碘过敏试验。

用 2% 利多卡因局部麻醉后,以腹股沟韧带下方 3cm、股动脉内侧 0.5cm 为穿刺点,右手持穿刺针,与皮肤成 30°~45°角刺入,直到有暗红色血液流出,左手固定穿刺针,右手将 45cm 导引钢丝插入(注意软端在前),在无阻力情况下送入约 30cm,退出穿刺针,沿导引钢丝送入 6F 鞘管和扩张管,进入静脉后将导引钢丝同扩张管一起拔出,再用肝素盐水冲洗鞘管。也可行前臂静脉或锁骨下静脉穿刺。

锁骨下静脉穿刺时,以锁骨中线外锁骨下 2cm 为穿刺点,尽量靠外,穿刺时,针尖应朝向喉结,注射器保持负压沿锁骨后缘插入,不要轻易离开锁骨。操作过程中,嘱患者尽量平静呼吸。插入钢丝后,最好以 X 线透视确认钢丝可以下到下腔静脉或右心室内再插入鞘管。

导管操作手法和技巧:①导管进右心室,右心导管一般头端略带曲度,在右心房下部转动导管头端指向三尖瓣口,趁三尖瓣口打开时直接将导管送入右心室中部。当心脏明显扩大,导管直接进入右心室有困难时,可采用"导管头端打圈法",即

---

① 1 英寸 = 2.54 厘米(cm)。

将导管头端顶在右心房侧壁或肝静脉形成倒"U"形圈,然后轻轻转动并下拉导管,使导管头端朝向三尖瓣口,并弹入右心室内。②导管进肺动脉,将导管由室中轻轻后撤至右心室流出道,使导管水平状浮于心腔,然后顺时针转动导管使导管头端上抬后,推送导管进入肺动脉,如有困难,可先将泥鳅导丝漂入肺动脉后,顺导丝推送导管入肺动脉。

右心导管检查的两项重要操作,取血测氧饱和度和压力测定。将右心导管沿导丝送至下腔静脉近端、右心房下部、上腔静脉近端、右心房上部、右心房中部、右心室中部、右心室流入道、右心室流出道、主肺动脉、左肺动脉、右肺动脉共 11 个部位,分别采血 1~2ml 行血气分析。注意每次抽血前先用注射器抽出导管内的肝素盐水和少量血液后,再接上抽血气分析样本的空注射器(预先肝素盐水冲洗排空),抽完后用肝素盐水冲洗导管。另取 5ml 注射器自股动脉取 1~2ml 动脉血测定血氧饱和度。

压力测定:测压前,需将压力换能器调零。沿导丝将右心导管送至右肺动脉,测定压力后,分别回撤导管至左肺动脉、主肺动脉、右心室流出道、右心室流入道、右心室中部、右心房上部、上腔静脉近端,右心房下部、下腔静脉近端测定压力。将右心导管再次送到右肺动脉,匀速回撤导管至右心室,同时连续描记压力曲线,观察有无压力阶差。压力测定时,可将导管送至右肺动脉远端,楔入肺小动脉内,近似测定肺毛细血管楔压,但一般不作为常规项目。怀疑有异常分流时,还可尝试将导管送入异常通道造影以明确诊断,必要时还须用猪尾导管行心室造影了解分流情况。

注意测压取血时需保持准确良好的导管头端位置,正确位置是游离于心脏、大血管腔内,避免导管头端顶在血管壁或心腔壁上。

当测压显示有肺动脉高压时,为了进一步评价肺动脉高压的性质和了解肺血管的扩张能力,或了解肺血管对药物的反应性,还须进行附加试验。给患者吸氧或一氧化氮或给予肺血管扩张药物如腺苷、伊洛前列素后重复右心导管检查,对比附加试验前后数据,以全面评价肺循环。目前指南推荐吸入伊洛前列素(商品名万他维)作为急性肺血管扩张试验的首选药物。

术后处理:撤出导管,拔除鞘管,穿刺点压迫5~10分钟后加压包扎,沙袋压迫6~8小时,卧床6~12小时。

【结果分析】

(一)血氧结果分析

左向右分流可发生在心房水平、心室水平、肺动脉水平以及腔静脉水平。

发生在心房水平的左向右分流,右心房与腔静脉血氧饱和度之差大于9%,可见于房间隔缺损、肺静脉畸形引流入右心房、主动脉窦动脉瘤破入右心房、心内膜垫缺损左心室右心房沟通及室间隔缺损伴三尖瓣反流等情况。

心室水平的左向右分流时,右心室与右心房血氧饱和度之差大于5%,可见于室间隔缺损、动脉导管未闭伴肺动脉瓣关闭不全、主动脉窦瘤破入右心室等。

肺动脉水平的左向右分流时,肺动脉与右心室血氧饱和度之差大于3%,见于动脉导管未闭、主动脉窦瘤破入肺动脉等。

上腔静脉或下腔静脉血氧饱和度明显增高时,存在腔静脉水平左向右分流,见于肺静脉畸形引流入上腔静脉、下腔静脉。

外周血氧饱和度小于95%时,需首先排除肺部疾病。否则有右向左分流,可见于三尖瓣狭窄、三尖瓣闭锁、肺动脉瓣严重狭窄或闭锁伴房间隔缺损、右心室流出道梗阻伴室间隔缺损、室间隔缺损伴艾森门格综合征、动脉导管未闭伴肺动脉高压、主动脉瓣闭锁等。

左向右分流量的判断:根据血气分析结果可以计算出体循环与肺循环量,再根据两者的比值判断,正常时体循环与肺循环量比值等于1,体循环与肺循环量比值1~1.5时,为少量分流;体循环与肺循环量比值1.5~2时,为中量分流;体循环与肺循环量比值大于2时,为大量分流。

(二)压力测定及分析

正常上腔静脉平均压为3~6mmHg,下腔静脉为5~7mmHg,腔静脉压力升高提示血液由腔静脉向右心房回流障碍,临床可见于腔静脉栓塞、心包积液、右心功能不全等。

正常右心房压为 1~5mmHg,右心房平均压力超过 10mmHg 视为右心房压升高,可见于三尖瓣疾病、肺动脉瓣狭窄、法洛四联症、右心衰竭、严重肺动脉高压伴右心室肥大。

正常右心室收缩压为 15~30mmHg,舒张压为 1~7mmHg,右心室收缩压超过 30mmHg 及舒张压超过 10mmHg 为右心室压升高,见于肺动脉狭窄、肺动脉高压及左向右分流型先天性心血管疾病;正常左心室收缩压为 80~130mmHg,舒张压 5~10mmHg。

正常肺动脉收缩压为 15~30mmHg,舒张压为 4~12mmHg,平均压小于 25mmHg。肺动脉平均压大于 26 小于 35mmHg 时,为轻度肺动脉高压;肺动脉平均压大于 36 小于 45mmHg 时,为中度肺动脉高压,肺动脉平均压大于 45mmHg 时,为重度肺动脉高压,见于原发性肺动脉高压或继发性肺动脉高压,如左向右分流型心脏病的晚期。

肺毛细血管楔压,正常为 4~12mmHg,反映左心房平均压和左心室舒张末压。轻度升高为 12~20mmHg,中度升高为 21~30mmHg,重度升高为大于 30mmHg,见于左心衰竭、二尖瓣病变、左心舒张功能受损(如缩窄性心包炎),冠心病急性心肌梗死合并泵衰竭时常有肺毛细血管压明显升高。

连续测压:主要测定各管腔内有无压力阶差。同一血管腔内收缩压差大于 10mmHg,提示存在血管狭窄,瓣膜上下收缩压差大于 20mmHg,提示存在瓣膜狭窄。一般测定肺动脉至右心室、肺动脉远端至近端连续压力曲线。

血流动力学指标的计算:通常需要计算每分钟氧耗量、肺循环血量、体循环血量、全肺阻力、心排血量等。

【并发症及防治】

1. 心律失常:多为一过性,去除导管刺激多可自然消失,如持续不终止按心律失常处理原则进行处理。

2. 血管栓塞:空气或导管内血栓进入血液循环致栓塞,术前应用肝素预防,术中操作仔细,注意肝素盐水冲洗导管腔。

3. 缺氧发作:造影后半小时内出现发绀加重,呼吸困难,心率减慢,血压下降,见于法洛四联症等右心室梗阻性先天性心脏病,可能与右心室流出道痉挛有关。

4. 造影剂反应,皮肤瘙痒或寒战、发热等过敏反应,极少数患者可发生超敏反应,出现过敏性休克,需及时抗过敏、抗休克处理。

5. 出血。

6. 心脏或血管穿孔。

【展望】

随着我国先天性心脏病介入治疗水平的提高,复杂畸形先天性心脏病介入治疗、经导管瓣膜置入术的进展,相关疾病术前术后检查也会更依赖心导管检查。

(徐 昶 姚济华 曾和松)

三、左心导管术

【适应证】

左心导管术是经动脉途径插入导管获得左侧循环系统信息的导管技术,包括选择性及非选择性冠状动脉造影术,左心室造影术及主动脉造影术用于下列疾病的诊断、鉴别诊断和指导治疗(如手术适应证和治疗方式的选择)。

1. 瓣膜性心脏疾病。
2. 心肌病,特别是肥厚型梗阻性心肌病。
3. 某些先天性心脏病,如 ASD、VSD、PDA 等。
4. 冠状动脉、主动脉及周围动脉疾病,如主动脉夹层、主动脉瘤、肾动脉狭窄等。
5. 心脏及某些脏器肿瘤。

【禁忌证】

1. 同右心导管检查及造影。
2. 严重的外周动脉疾病。
3. 未控制的严重高血压。

【操作步骤】

(一)原理

利用心导管进行左侧心腔及大血管的压力测定、心脏和血管造影及其不同部位的血气测定。

(二)操作方法及程序

1. 术前准备

(1)向患者说明术中需与医生配合的事项,向家属解释术中可能出现的并发症,签署知情同意书。

(2)药品:消毒用聚维酮碘、1% 利多卡因、肝素盐水、造影剂及抢救药品。

(3)动脉穿刺针和扩张器鞘管套装,左心导管、指引导丝、高压注射装置。

(4)心脏监护仪、多导生理记录仪、除颤器、临时起搏系统、气管插管、辅助通气设备。

2. 手术方法

(1)血管入路:多采用经股动脉,也可采用经桡动脉或肱动脉等途径。

(2)Seldinger 法经皮穿刺动脉并置入鞘管,可酌情给予肝素 2000~3000U,高凝状态或操作时间延长,可追加肝素。经常抽吸鞘侧管,观察有无血栓阻塞。

(3)在 X 线透视和导引钢丝引导下将导管送至左心室(通常取右前斜30°)、主动脉(通常使用左前斜45°或前后位)或相应的周围动脉处分别进行左心室造影、主动脉或周围动脉造影(选择性或非选择性)。左心室造影、主动脉造影通常选用猪尾形导管,使用高压注射装置注射造影剂。

(4)根据诊断需要测量左心室各部位压力、主动脉各部位压力以及周围动脉各部位压力,并可记录连续压力曲线及压力阶差。

(5)根据诊断需要抽取不同部位血样,测定血氧含量和氧饱和度等。

(6)检查结束后,拔出鞘管,局部压迫止血,通常需要压迫 15~25min,加压包扎。注意穿刺动脉的末梢供血状态。

3. 术后处理

(1)对局部压迫止血的患者,穿刺侧肢体制动 10~24 h,沙袋压迫 6 h。24 h 内严密观察患者的症状、生命体征、心电图、穿刺部位及末梢循环状况。

(2)鼓励患者饮水或予以静脉补液,促进造影剂排泄。注意纠正电解质紊乱。

4. 并发症及处理

(1)心律失常:常见于心室内导管操作时,多为室性快速性心律失常,应尽快调整导管位置或撤出导管,经上述处理不能终止的严重心律失常应使用药物或电复律治疗。

(2)急性肺水肿或心力衰竭加重:应终止检查并立即予以抢救治疗(如静脉注射吗啡、呋塞米等)。

(3)心脏穿孔:应立即终止手术。有心脏压塞时,立即进行心包穿刺抽液或心包引流、快速补液,密切观察。若破口较大,血流动力学不能稳定,应紧急外科修补。

(4)栓塞:包括空气栓塞、血栓栓塞或斑块脱落栓塞等。根据栓塞的程度和部位不同,其后果差异很大,最严重的栓塞是脑动脉栓塞和冠状动脉栓塞。操作应尽量轻柔,严格按规范进行,对于高危患者充分抗凝。一旦发生,可根据具体情况相应处理。

(5)与造影剂相关的并发症:包括过敏反应、肺水肿和造影剂肾病等。尽量使用非离子型低渗造影剂。对于高危患者术前给予抗过敏药物(糖皮质激素、苯海拉明),肾功能不全者酌情补足体液。对于严重过敏者应使用肾上腺素,并给予呼吸循环支持。对于肺水肿和肾功能不全者可给予利尿药。

(6)与血管穿刺相关的并发症:见动脉及深静脉穿刺置管术。

(7)导管打结或断裂:应在 X 线透视下操作导管,避免盲目旋转导管。

(三)结果判断与临床意义

1. 左心检查

(1)左心室和主动脉造影:可评价左心室收缩功能、左心室腔大小、室壁厚度、室壁运动,有无室壁瘤、附壁血栓、左心室流出道梗阻、二尖瓣反流、主动脉瓣狭窄及反流、室间隔缺损等。有助于诊断冠状动脉疾病、心肌病变、某些先天性心脏病和瓣膜病、主动脉及周围动脉疾病。

(2)左心室和主动脉压力测量:测量左心室压力曲线有助于评价左心室收缩及舒张功能,测量左心室心尖部-左心室流出道-主动脉压力阶差有助于判断和评价左心室流出道梗阻和主动脉瓣狭窄及主动脉缩窄等。

2. 周围动脉检查

(1)周围动脉造影:确定动脉狭窄和阻塞、动脉瘤、动脉出血、先天性畸形、肿瘤。

(2)临床意义:诊断周围动脉疾病,评价动脉狭窄程度,寻找出血原因和部位,肿物定位及指导栓塞治疗。

【注意事项】

对肾功能不全患者,应用非离子型造影剂,尽量减少造影剂用量。对心功能可耐受者,术前后给予水化治疗,必要时利尿治疗。

心功能不全者应减少造影剂用量,注意利尿,并尽可能在病情稳定后进行检查。

过敏体质者术前后可给予苯海拉明 20mg 肌内注射,造影前静脉注射地塞米松 5~10mg。

对有严重碘过敏者(如发生过敏性休克、喉头水肿等),不再行血管造影检查。

术前、术中及术后均应注意控制血压。

【股动脉穿刺要点】

股动脉穿刺时尽量不损伤动脉后壁。

见动脉血由穿刺针尾端呈线样喷出时,表明穿刺针完全进入动脉腔内,才能将软头导丝插入,导丝向前推送时应毫无阻力,若有阻力应停止推送,在荧光屏下观察以明确原因。

穿刺点要准确,穿刺点过低可能穿刺到股浅动脉,易造成插管困难及假性动脉瘤形成,穿刺点过高易造成止血困难。

【左心导管检查资料分析】

(一)心腔及血管腔内正常压力及其变化的意义

1. 左心房压:左心房平均压为 0.53~1.06kPa(4~8mmHg),左心房平均压高于 1.06kPa 即为左心房压升高,见于二尖瓣疾病、左心功能不全。

2. 左心室压：正常左心室收缩压为 12~16.0kPa(90~120mmHg)，舒张压为 0~1.33kPa(0~10mmHg)。左心室压增高见于高血压、主动脉瓣疾病、左心室流出道狭窄。

3. 肺静脉压：肺静脉压力曲线与左心房压力曲线相似，异常变化情况及临床意义也相同。

4. 主动脉内压：正常主动脉收缩压为 12~18.7kPa(90~140mmHg)，舒张压 8~12kPa(60~90mmHg)。主动脉内压增高见于高血压、主动脉缩窄、主动脉瓣关闭不全。

5. 腔室间压力曲线的连续记录：为明确诊断瓣膜及其他部位狭窄，可以将心导管从左心室撤至主动脉，或从主动脉缩窄的近端撤至远端进行连续压力曲线记录。在连续测压时，左心室收缩压与主动脉收缩压相等，舒张压低于主动脉舒张压，如左心室收缩压明显高出主动脉收缩压(1.33~2.67kPa 或更高)，应考虑有主动脉口狭窄。狭窄部位不同压力曲线不同，按其狭窄部位分类如下。

(1)主动脉瓣上狭窄：连续压力曲线特点为左心室收缩压增高，心导管撤至主动脉后收缩压不变，而舒张压升高；心导管通过主动脉瓣上狭窄区以后，收缩压下降而舒张压不变，连续测压可出现两次压差，连续压力曲线中有收缩压移行区。

(2)主动脉瓣膜部狭窄：左心室收缩压增高，心导管到达主动脉后收缩压下降，舒张压升高，出现一次压力阶差。

(3)主动脉瓣下狭窄：左心室收缩压增高，导管到达左心室流出道收缩压下降而舒张压不变，心导管进入主动脉后收缩压不变而舒张压升高，连续测压出现两次压力阶差，连续压力曲线中有舒张压移行区。

(二)心腔内及大血管内血氧含量的异常及其意义

左心导管检查中血氧含量分析不占重要地位。正常肺静脉血氧饱和度在95%以上，由于左心室接受了小部分心肌和肺实质的静脉血流，故左心室水平的血氧饱和度可比左心房、肺静脉略低，但不应低于89%，低于89%提示有右至左分流。

常见的左心血氧含量异常的临床意义如下：

1. 肺静脉内血氧饱和度降低：见于严重肺和支气管病变以及肺动静脉瘘等疾病。

2. 左心房血氧饱和度降低：见于某些先天性心脏病，如房间隔缺损型艾森门格综合征、大血管转位伴房间隔缺损、完全性肺静脉畸形引流伴房间隔缺损和腔静脉畸形引流入左心房等。

3. 左心室内血氧饱和度降低：见于法洛四联症、室间隔缺损型艾森门格综合征、大血管转位伴室间隔缺损等。

4. 主动脉血氧饱和度降低：见于动脉导管未闭型艾森门格综合征、大血管转位、主动脉瓣闭锁伴动脉导管未闭等。

四、选择性冠状动脉造影

选择性冠状动脉造影术是用特制的心导管经外周动脉逆行插管至主动脉根部的冠状动脉口，将造影剂注射入冠状动脉内以显示冠状动脉的形态及血流情况，来判断有无冠状动脉形态及功能异常的一种左心导管技术，临床应用较广，是目前诊断冠状动脉粥样硬化性心脏病的"金指标"。

【适应证】

1. 临床已确诊为冠心病，拟行冠状动脉搭桥术（冠状动脉旁路移植术）或 PCI。

2. 有不典型的心绞痛症状，临床疑诊冠心病。

3. 有不典型的胸痛症状需排除冠心病。

4. Holter、运动试验提示有客观缺血证据而无临床症状。

5. 不明原因的心脏增大、心功能不全或室性心律失常。

6. 冠状动脉搭桥术后或 PTCA 术后再发心绞痛，需除外再狭窄或搭桥血管的病变或新生血管病变。

7. 从事特殊职业者（如飞行员或高空作业人员）的健康检查。

8. 急性心肌梗死早期（起病 6~12h）或并发心源性休克拟行急诊 PCI，或急性心肌梗死并发室间隔穿孔、乳头肌断裂引起血流动力学紊乱,需急诊手术,术前冠状动脉造影确定病变部位以便同时进行冠状动脉搭桥术和修补术。

9. 不稳定型心绞痛,经常规药物系统治疗仍不能控制症状,宜早期行冠状动脉造影明确病变严重程度,以选择 PCI 或冠状动脉搭桥术。

10. 非冠状动脉病变重大手术前的冠状动脉造影,用以评估手术风险,包括:① 50 岁以上或伴有胸痛的风湿性心脏瓣膜病患者拟行瓣膜置换术前。② 钙化性心瓣膜病的换瓣术前。③ 先天性心脏病行矫正术前,尤其是法洛四联症、大血管转位等可能合并先天性冠状动脉畸形者。④ 特发性肥厚性主动脉瓣下狭窄手术前。⑤ 其他非心血管疾病,如肿瘤或胸腹大手术前。

【禁忌证】

1. 重症心功能不全,如不能平卧 1h 以上,则不宜行选择性冠状动脉造影,内科药物治疗症状改善后再行冠状动脉造影。
2. 严重全身感染。
3. 精神病等不能配合手术。
4. 有碘过敏所致的休克者不宜行冠状动脉造影。
5. 严重肾功能不全。
6. 出血性素质。

【冠状动脉造影的设备】

(一)放射影像系统

1. 心血管造影机:1000mA 以上、有能迅速更换角度的 C 形或 U 形臂的造影机,并有随意调整位置的手术床,带有电影及录像系统。
2. 高分辨力的影像增强器。
3. 高分辨力的荧光屏。
4. 高压注射器,供左心室造影用。

(二)心电和压力监护系统

术者在术中需随时了解心电图及压力变化,故冠状动脉造影术应有持续的心电图及压力监护并显示在示波屏上。

1. 三通加压注射系统:一个三联三通板通过接管分别连接压力传感器、加压盐水袋和造影剂,前端有可旋转的导管连接钮与导管相连,尾端连接手推注射器,它是冠状动脉造影术的重要设备,将导管、压力监护、液体和造影剂等各通道连为一个封闭系统,操作简便,并可减少空气栓塞的发生率。

2. 压力传感器:常用膜式压力传感器经三联三通板与导管相连,以监测导管尖端所在部位的压力。

3. 加压盐水:动脉压力较高,必须在生理盐水袋外面加用加压袋,以保证盐水能快速滴注,加压袋压力通常为 26.6~40kPa(200~300mmHg)。

(三)导管系统

1. 造影导管

(1)多功能造影管:TIG 造影管,是目前临床上经桡动脉或肱动脉穿刺时使用最多的造影管,头端造型与 Judkins 左冠管相似,只是导管较软,内径约 0.1cm,使用 TIG 管可对左右冠状动脉造影,中间无需更换造影管,避免了对桡动脉的刺激。

(2)Judkins 导管:为最常用的经股动脉穿刺法冠状动脉造影导管,有左、右冠状动脉造影管之分,根据前端两个弯曲之间的距离又可分为 3.5、4.0、4.5、5.0、6.0 五个型号。左、右管的长度均为 100cm,内径为 0.1cm,外径有 5F、6F、7F、8F、9F 五种型号,一般成人选用 6F、4.0 号的左、右造影管即可,小儿及升主动脉狭小者适用 3.5 号,升主动脉扩张者适用 5.0 或 6.0 号。

(3)Sones 导管:适合经肱动脉切开径路的冠状动脉造影,有一个端孔和两对侧孔,前端逐渐变细成 5F,根据开始变细处距管尖的距离可分为两型:Ⅰ型在距管尖 3.8cm 处即开始变细,Ⅱ型在距管尖 2.54cm 处开始变细。外径有 6.5F、7F、7.5F、8F 四种,长度有 80cm、100cm 及 125cm 三种,一般选用 7F、80cm 的Ⅰ型导管。

(4)Amplatz 导管:Amplatz 导管前端的外形与矢状窦的形态一致,插管时一般不会进入冠状动脉口过深,避免了堵塞冠状动脉口。导管尖一旦进入冠状动脉口即很固定,不易脱出,常在 Judkins 导管插管不成功时选用 Amplatz 管,几乎均可成功。有左、右管之分,外径有 7F、8F,长度为 100cm,Amplatz 右冠管使用较多。

2. 导管鞘:由扩张管及套管组成,应具备止血活瓣及侧接头,导管鞘外径有 5F、6F、7F、8F、9F 等,根据所用导管的外径选用。

3. 导引钢丝:用于冠状动脉造影的导引钢丝外径一般为 0.09cm 或 0.1cm,前端柔软,有直型和 J 型两种,长度有 45cm、145cm、260cm 等多种规格,45cm 的导引钢丝用于导入血管鞘,145cm 的导引钢丝用于导入造影导管,260cm 的导引钢丝用于体内交换导管。

4. 穿刺针:有两种类型,一种有针套和针芯组成,另一种不带针芯,前端呈斜面,内径均可通过 0.1cm 或 0.089cm 的导引钢丝。

(四)心肺急救设备

导管室内必须具备除颤器、气管插管设备、呼吸机、急救药品。

【术前准备】

1. 一般化验包括血、尿常规和肝、肾功能检查,以及血电解质和出、凝血时间。

2. X 线胸片、心电图(包括运动心电图、Holter)、超声心动图,必要时 ECT 心脏检查。

3. 碘过敏试验。

4. 局部清洁和备皮,选好准备穿刺的血管。

5. 做好病人及家属的思想工作,消除病人的顾虑,手术单签字。

6. 术前 4 小时禁食。

7. 必要时术前注射地西泮 10mg,或给予口服苯巴比妥 0.06~0.1g。

8. 准备好必要的器械。

【操作步骤】

经皮桡动脉或股动脉穿刺及肱动脉切开是冠状动脉造影

常用的径路，以前者更为常用。

(一)经皮桡动脉穿刺冠状动脉插管法

1. 桡动脉穿刺：对桡动脉穿刺患者首先行 Allen 试验，术者用双手拇指同时按压患者右手桡动脉、尺动脉；嘱患者反复用力握拳和张开手指 5~7 次至手掌变白；松开对尺动脉的压迫，继续保持压迫桡动脉，观察手掌颜色。若手掌在 10 秒之内迅速变红或恢复正常，为 Allen 试验阳性或正常。

2. 多选择右侧桡动脉为穿刺插管部位，患者仰卧导管床上，手臂平伸外展 30°，手腕过伸位，常规消毒铺巾，消毒区域为手掌至肘关节以上。用 1% 利多卡因 1ml 局部浸润麻醉，用 Terumo 公司的桡动脉穿刺套装包。在桡骨茎突上 1.5~2.0cm 处桡动脉搏动最强处采用穿透法穿刺，进针方向与桡动脉走行一致且与皮肤成 30°~40°角度，当带鞘穿刺针见回血，继续向前推送 2~3cm，撤出针芯，缓慢回撤塑料套管见针芯喷血后放入导丝，将导丝送入一定长度后推出针芯，用刀尖切开穿刺点处皮肤，沿导引钢丝插入 6F 桡动脉鞘管。成功后经桡动脉鞘内注入硝酸甘油 200 μg，以防血管痉挛；注入肝素 3000U。

3. 用肝素盐水冲洗泥鳅导丝和造影管，将泥鳅导丝插入 TIG 造影导管，尖端与导管尖端平行，进入血管鞘后将泥鳅导丝探入，尖端在导管前方 4~5cm，然后将导管与导丝一起送入，直到将造影管送至主动脉根部，撤出泥鳅导丝，回抽 2~3ml 血弃去，用肝素盐水冲洗导管并与三通加压注射系统相连，在左前斜 45°(各个导管室体位不一定相同)透视下将导管到位。由于上肢动脉较细小，分支较多，而且易于痉挛，建议导丝探出导管尖端尽可能长一些，推送动作尽量柔和，导管推送过程中全程透视。若推送过程中出现阻力，导丝也确定在主干内，可经造影试注造影剂了解是否有桡动脉或肱动脉痉挛，必要时可经导管推注硝酸甘油 200~300μg，若仍不能通过则需要换穿肱动脉或股动脉，切不可野蛮推送导致血管损伤、破裂或形成夹层，若试注造影剂发现已有造影剂外渗，应立即退出造影管，在渗出部位用弹力绷带加压包扎并密切观察局部张力情况。

4. 左前斜 45°透视下左冠状动脉位于显示器右侧，通常将

TIG 管送至主动脉根部,稍加旋转,看到导管尖跳动之后固定,提示已经到达左冠状动脉口。

5. 左冠状动脉造影完毕后,将 TIG 造影管旋转出左冠状动脉开口,使导管开口转向显示屏的左侧,通常需要将造影管向内推送 3~4cm 后再一边旋转一边后撤,看到导管尖弹跳后固定,提示已经到达右冠状动脉开口。由于 TIG 造影管远端与 JL 管相似,到达右冠状动脉时容易引起嵌顿,因此到达右冠状动脉开口后要注意及时"冒烟",了解有没有嵌顿右冠状动脉开口或圆锥支,并打开压力监测。

6. 造影结束后,回撤造影管出冠状动脉开口至升主动脉,送入泥鳅导丝,导丝尖端弹出导管尖端一定距离后同时回撤出导管和导丝。

7. 肱动脉穿刺部位位于肘关节以上,肱二头肌与肱三头肌之间的肌间窝内,选取一个搏动最明显且表浅的部位进行穿刺,上肢外展 30°,肘关节过伸位,其他步骤同桡动脉穿刺术,造影管到位步骤与经桡动脉相同。

8. 若患者不能经右侧桡动脉穿刺(如 ALLEN 征阴性,右桡动脉病变,扭曲,痉挛等),或需要行乳内动脉-桥血管造影,可选择穿刺左侧桡动脉,穿刺部位及步骤相同,可选用 TIG 管造影,也可以选择 Jundkins 管造影。

9. 造影结束后拔出桡动脉/肱动脉血管鞘,使用弹力胶带压迫止血,每隔 1~2 小时可适当放松弹力胶带,密切观察纱布渗血,远端肢体缺血及前臂,上臂的张力。

(二)经皮股动脉穿刺冠状动脉插管法(Judkins 法)

1. 股动脉穿刺见"左心导管检查"。

2. 左冠状动脉插管首选 Judkins 左管。用肝素盐水冲洗 Judkins 管及 145cm 长的导丝,将导引钢丝插入 Judkins 管,尖端与导管尖端平行,一起经导管鞘插入后即将 J 型导丝前送出导管尖端 4~5cm。在 X 线荧光屏监视下将导管及导丝前送,遇有阻力或导管方向异常时应调整导丝及导管方向,不可强行递送,以免损伤血管内膜或引起穿孔。导管通过主动脉弓进入升主动脉后,导引钢丝即可退出,回抽 2~3ml 血弃去,用肝素盐水冲洗导管并与三通加压注射系统相连，导管顺升主动脉前送，只要导管型号合适，导管尖可自然进入左冠状动脉口。插管及造影时还应注意下述几点：

(1) 导管进入升主动脉后应顺其自然前送即可顺利地进入左冠状动脉口，过多旋转不但不易将导管送入左冠状动脉口，且易引起导管在血管内打结等并发症。

(2) 导管型号合适与否的判断：以Judkins左管进行左冠状动脉插管能否成功的关键在于导管型号的选择。在左前斜位60°投影面上，导管前部的曲臂于升主动脉下部跨越升主动脉腔与升主动脉成45°时导管易进入左冠状动脉口。如果与升主动脉所成的角度过小，表明导管型号过大，需换用型号较小的。如与升主动脉所成的角度过大，或包装时的形状未能张开，则表明型号过小，需换用较大型号的造影管。

3. 右冠状动脉插管同左冠状动脉插管步骤，将Judkins右冠管送至升主动脉，此时导管尖端向左后，在左前斜位60°投影观察下，缓缓以顺时针方向旋转导管，使其尖端指向右前侧（即荧光屏上图像的左侧），如导管固定于该处并随心搏而运动时，一般已进入右冠状动脉口，导管进入右冠状动脉口时一般有一明显的前冲运动。注射少量造影剂，若见右冠状动脉显影，且压力、心电监护正常即可进行右冠状动脉造影。如果导管插入过深或导管刺激冠状动脉口痉挛，可造成楔嵌而中断血流，右冠状动脉易发生楔嵌，下述情况预示导管处于楔嵌位：

(1) 压力波形出现衰减或心室化。

(2) 心电图示ST段上抬或下移，T波改变，心动过缓，甚至心电静止。

(3) 导管进入冠状动脉口后回抽血困难（排除管尖顶住血管壁），或试注造影剂后造影剂不易消失。

(4) 胸痛、胸闷发作。

发现导管处于楔嵌位时，应立即后撤导管，压力恢复正常后重新插管。在升主动脉扩张或冠状动脉开口异常时，Judkins右管很难进入右冠状动脉口，或到达右冠状动脉口后难以固定，此时可换用Amplatz右管。

(三)经肱动脉切开冠状动脉插管法(Sones 法)

由于经皮股动脉穿刺技术的发展,Sones 法仅在下述几种情况下选用:①股动脉和髂动脉系统有阻塞性病变,无法经股动脉穿刺插管;②怀疑主动脉夹层,经股动脉插管有穿破危险;③病人过于肥胖,做股动脉穿刺有困难或术后难以止血。

1. 肱动脉切开术:常选用右肱动脉。患者仰卧,上肢外旋伸直,常规消毒铺巾后,以 2% 利多卡因局麻,在肱动脉搏动最清楚处即肘横纹内上方 2～4cm 处做横切口,逐层分离皮下组织至深筋膜下,游离出肱动脉,上下游离出 2cm,分别在其近心端及远心端置入浸湿的止血带,助手拉紧两端止血带暂时阻断血流,术者在两带之间切开肱动脉,切口与血管长轴垂直,见动脉血喷出后,迅速将 Sones 管插入肱动脉腔内,并立即静脉注射 5000U 肝素。肝素盐水冲洗导管后,通过加压三通注射系统与压力监护、造影剂及高压盐水相连。

2. 插管技术:术者位于患者的右侧,在 X 线指引下,将 Sones 管经肱动脉、腋动脉、右锁骨下动脉送至升主动脉根部。如导管从锁骨下动脉进入无名动脉有困难,将病人枕头移开,瞩病人头转向左侧,将导管尖转向下方即可使导管顺利进入无名动脉。

3. 左冠状动脉插管:将 X 线投影位调整到前后位,将 Sones 管送入左乏氏窦并轻轻顶住窦壁,然后逆时钟向旋转导管,导管尖将沿乏氏窦壁向上翘起,继续一面轻轻向前递送导管,一面保持逆时钟向旋转导管,导管就会进一步向上向后翘起,当管尖不再摆动,且导管前端的弯曲突然伸直,表明导管已进入左冠状动脉口。试注少量造影剂,如左冠状动脉显影,且压力及心电监护正常即可继续左冠状动脉造影。

4. 右冠状动脉插管:右冠状动脉插管一般采用左前斜位 60°投影位。将导管尖插入右冠状动脉窦,上下移动导管,并轻轻顺钟向旋转导管,管尖将向右冠状动脉口翘起,继续递送并顺钟向旋转,导管前端的环将加大超过右冠状动脉口,再将导管稍稍上提即可进入右冠状动脉口,进入右冠状动脉口时前端突然伸直并随心搏而摆动。

(四)造影剂推注速度和注射剂量

常用的造影剂为76%泛影葡胺,属离子型造影剂,碘含量0.37mg/ml。每次冠状动脉造影推注剂量以冠状动脉显影清晰为原则,手推造影方式经济、安全、简便,能满足医疗和研究的需要。一般左冠状动脉造影时,每次推注7~10ml,以2~4ml/s的速度注入,右冠状动脉造影时每次4~8ml,推注速度为2~4ml/s。造影剂总用量不超过4ml/kg,老年、体弱及肝肾功能不全患者,应尽量控制用量。在注射造影剂时,冠状动脉血流暂时被造影剂替代,因此注射时间不宜过长,以免因心肌缺血致心律失常。一般认为注射速度越快,冠状动脉显影越充分,图像越清晰,但过分暴力注射会引起冠状动脉痉挛而诱发心律失常。非离子型造影剂对心律及压力影响小,肝肾毒性小,可增加手术的安全性,被推荐用于冠状动脉造影术。过去,由于价格原因,一般仅用于碘过敏、左心室功能差、肝肾功能不全、不稳定型心绞痛和急性心肌梗死患者冠状动脉造影,现已广泛用于冠状动脉造影术中。

(五)投影体位的选择

冠状动脉造影的投影体位,要求能清晰显示冠状动脉主支和分支的全貌及其开口处的情况。由于冠状动脉解剖的变异很大,术中可酌情改变和选择不同的投影体位。投影体位以影像增强器在病人体表的方位命名,冠状动脉造影术中常采用综合投照体位,以减少血管树之间的重叠,而最佳显示病变血管节段。以下是冠状动脉造影常用的投影体位投射角度观察血管节段:

右前斜30°:左主干,前降支中、远段、对角支,右冠中段、后降支、后侧支。

右前斜30° + 足位30°:左主干 + 前降支近段,左回旋支全长 + 钝缘支中间支。

右前斜30° + 头位30°:前降支 + 对角支。

左前斜30° + 头位30°:前降支,回旋支分叉处及对角支开口处,冠状动脉近段 + 中段 + 后降支/后侧支分叉支。

左前斜45° + 足位30°:左主干末端 + 前降支/回旋支分叉

处+左回旋支+钝缘支。

左侧位90°：右冠近端中段+后降支/后侧支分叉处，前降支中段+远段，到前降支的冠状动脉桥。

前后位或右前斜5°~15°+头位30°：左主干，前降支全长和对角支。

左前斜50°~60°：右冠状动脉全长。

(六)冠状动脉痉挛的激发与消除试验

1. **冠状动脉痉挛激发试验**：冠状动脉激发试验常用的药物为麦角新碱，方法是将0.4mg的麦角新碱加盐水稀释成8ml，分3次注射(1ml、2ml、5ml)。每次注射后观察3~5min，包括患者的症状、心电图改变及重复冠状动脉造影。3~5min内无痉挛发作再行下一次静脉注射。以冠状动脉局灶性痉挛致血管狭窄≥70%，伴有临床症状及(或)心电图改变者为阳性。冠状动脉痉挛激发试验的对象为临床疑诊为变异性心绞痛而冠状动脉造影阴性，或临床症状重但冠状动脉病变较轻者。为避免激发试验出现假阴性，拟行激发试验的病人，术前应停用钙离子拮抗剂至少24h，长效硝酸酯类至少12h，术中避免使用阿托品及硝酸酯类药物；激发试验前备好200μg注射用硝酸甘油，当冠状动脉造影证实有冠状动脉痉挛后，立即经冠状动脉造影管内缓慢注射硝酸甘油100~200μg以解除冠状动脉痉挛。

2. **冠状动脉痉挛消除试验**：冠状动脉造影术中，由于导管及造影剂的刺激，可出现整支或局部冠状动脉痉挛，从而出现假阳性。此时可行冠状动脉痉挛消除试验，以减少假阳性的发生，PTCA术球囊扩张前后也应常规行冠状动脉痉挛消除试验，以准确判断血管的大小及治疗效果。方法是冠状动脉造影发现有狭窄后，经冠状动脉造影导管给予硝酸甘油200~300μg，然后再次造影，如冠状动脉狭窄消失或明显减轻，则表明为痉挛所致或有痉挛因素参与。

【术后处理】

冠状动脉造影术后处理同左心导管术后处理，此外，冠状动脉造影术后更需密切观察心律、心率及心电图ST段及T波的改变。注意观察穿刺部位，特别是桡动脉、肱动脉穿刺部位渗血情况,穿刺部位远端肢体有无缺血,前臂或上臂有无张力的改变。

【冠状动脉造影术的并发症及其处理】

(一)严重心律失常

常见的有心动过缓、传导阻滞、室性期前收缩、室速、室颤等。心动过缓和传导阻滞常为一过性,撤离导管或嘱病人咳嗽后可自行恢复。如果严重心动过缓持续40次/分或二度以上房室传导阻滞时,可静脉注射阿托品0.5~1.0mg,还不能恢复时应立即人工心脏临时起搏。心室颤动是冠状动脉造影严重的并发症,如不及时抢救可致死亡。发生原因是导管堵塞冠状动脉口或严重冠状动脉病变加上注射造影剂引起心肌缺血,导致心电不稳定所致。室颤也可见于冠状动脉正常者,可能为导管堵塞冠状动脉口造成急性心肌缺血。一旦发生室颤,立即将导管撤出,胸外按压并立即电除颤,能量用200~400J,一次不能转复,可继续除颤并给予其他急救药物,多数病人可抢救成功,因心肌病变过重而死亡者为0~45%。

(二)心肌梗死

发生率为0.1%,常见原因:

(1)导管或造影剂刺激冠状动脉痉挛。

(2)导管损伤冠状动脉口,引起血管内膜撕裂甚至血管急性闭塞。

(3)栓塞:可能为血栓栓塞或气体栓塞,多由导管头或导丝带入或因排气不当,将气泡注入冠状动脉内。术前肝素化,及时追加肝素,操作轻柔,尽量减少导丝在体内停留时间等,是预防冠状动脉造影时发生心肌梗死的措施。一旦发生心肌梗死,应尽快明确病因并积极治疗,给予冠状动脉内硝酸甘油200~300μg或硝苯地平10mg以解除冠状动脉痉挛,冠状动脉内溶栓治疗或行急诊介入性治疗及外科手术治疗;若梗死范围不大,血流动力学稳定,也可在严密观察下保守治疗。

(三)周围动脉栓塞

栓子来自导管或导丝表面形成的血栓,因操作不慎所致脱落的动脉粥样斑块,注入气泡等。一旦发生,应立即给予血管扩张药和溶栓治疗。

(四)死亡

其影响因素主要如下:

(1)术者的经验。

(2)冠状动脉病变严重程度。

后者与死亡率密切相关,如左主干严重病变、严重三支血管病变、左心功能严重受损等患者行冠状动脉造影的死亡率明显增高,其中左主干严重病变者最危险,占死亡的近半数。

(五)其他

其他并发症包括动脉穿刺口或切口出血、血管穿孔、造影剂反应、感染、心功能不全、肺栓塞等,应注意预防和处理。

【选择性冠状动脉造影结果分析与评价】

(一)冠状动脉病变分析

冠状动脉病变的分析和评价是选择治疗方法和判断预后的主要依据,因此必须对每一主支、分支和逐个血管段进行仔细分析和评价。

1. 狭窄程度的诊断标准:国际上统一采用直径法判断冠状动脉的狭窄程度,即以狭窄处直径比紧邻狭窄段的近心端和远心端正常冠状动脉内径减少的百分数来计算。

2. 狭窄的临床意义:一般认为50%以下的固定狭窄为轻微病变,除非在此基础上发生冠状动脉痉挛或血栓形成,一般不会引起缺血症状。70%以上的固定狭窄可引起缺血症状,90%~99%的固定狭窄为重度狭窄,不仅可引起严重缺血,还可引起该血管供血区心肌功能不全。目前国际上仅对≥70%的狭窄进行血管成形术,<70%的狭窄可用药物治疗。

3. 病变特征分析:病变特征对于冠状动脉的介入治疗至关重要,不同病变特征对手术成功与否、介入治疗方案的制订和器械的选择、并发症和再狭窄等都有直接影响。对病变特征的分析,包括病变部位(血管近端、中端、远端或分叉处)、长度、向心性或偏心性(两个相互垂直的投照体位上狭窄程度相差>

20%为偏心性狭窄)、有无累及大分支、病变边缘规则与否、成角病变的度数、钙化程度、溃疡、血栓和侧支循环情况等。

(二)冠状动脉造影结果分析错误的常见原因

术者经验不足或设备质量问题可能会得出某些错误结论,常见原因如下:

(1)投照体位不全或投照角度不妥:未能把冠状动脉树的重要血管支完全分开,血管的重叠和缩短影响了病变的显示和判断,尤其是血管分叉处的病变。

(2)显影不佳:包括注射压力、剂量、速度的不足,造成血管显影不佳致使判断错误。

(3)超选择性注射:导管插入过深进入分支内行超选择性造影,经验不足的术者将未能显影的血管误认为完全闭塞。

(4)位于血管起始处的完全闭塞性病变:如看不到残干,则易被误诊。

(5)导管刺激引起的冠状动脉痉挛:导管刺激引起的冠状动脉痉挛易被误诊为狭窄,用痉挛消除试验有助于帮助诊断。

(6)心肌桥压迫。

(7)冠状动脉起源和分布的先天性异常。

五、心内膜心肌活检术

【适应证】
1. 各类心肌疾病的病因诊断。
2. 急慢性心肌炎的诊断、严重程度判断和监测疗效。
3. 心脏同种异体移植术后观察患者排斥反应的早期征象。
4. 心脏肿瘤的诊断。
5. 其他可能引起心肌病变的全身性疾病。

【禁忌证】
1. 出血性疾病、严重血小板减少症及正在接受抗凝治疗者。
2. 急性心肌梗死、有心室内附壁血栓或室壁瘤形成者,禁忌左心室活检。

3. 心脏显著扩大伴发严重左心功能不全者。

4. 近期有急性感染者。

5. 不能很好配合的患者。

6. 分流缺损是相对禁忌证,应避免做右心室活检,以免引起矛盾性体循环栓塞。

【操作方法及程序】

1. 术前准备

(1)器械:经皮血管穿刺针、导引钢丝、与活检钳相适应的鞘管及心室导管、活检钳(Konno-Sakakibara 钳、Scholten 活检钳、King 活检钳、Caves 钳)。

(2)标本容器和固定液。

(3)向患者说明检查的必要性和可能出现的并发症,取得患者的合作。

(4)签署手术知情同意书。

2. 导管进入途径:右心内膜心肌活检可选颈内静脉或股静脉,左心内膜心肌活检可选肱动脉或股动脉,主要取决于基础疾病和所使用的活检钳。

3. 右心内膜心肌活检的操作程序

(1)颈内静脉路径:一般选用 Scholten 和 Caves 活检钳。

1)患者平卧于导管床上,连接心电监测。

2)穿刺右侧颈内静脉,置入与活检钳相配套的鞘管。

3)检查活检钳的完整性,并用肝素盐水冲洗活检钳。闭合钳口,在 X 线监视下将活检钳经鞘管送入上腔静脉、右心房达右心室。按逆时针方向旋转活检钳手柄,使其指向后方,此时钳尖指向室间隔。保持钳尖指向室间隔的位置,向前送活检钳至右心室心尖部。钳尖与室间隔接触时术者可感觉到心脏搏动,出现室性早搏提示活检钳位于右心室内,而不在冠状窦。前后位 X 线透视可见钳头端位于脊柱左缘 4~7cm 左横膈处,左前斜位可见钳头端指向胸骨柄。必要时可用超声心动图证实。

4)当活检钳头端位置适当后,可开始钳取标本。回撤活检钳 1~2cm,张开钳口;再前送活检钳,不做任何旋转,抵住室间隔；将活检钳轻轻压在室间隔上，合上钳柄，使钳尖咬切口闭合，钳取心肌组织。

5）轻拽活检钳使其脱离心室内壁，如轻拽2～3次仍不能使之脱离，则可能是钳咬的组织块过大，应开放钳柄，松开钳口，然后重新操作。一旦活检钳脱离心室内壁，应使标本保存在闭合的钳口内，顺时针方向旋转活检钳将其撤回至右心房，然后撤出鞘管。

6）张开钳口，取出标本，不要挤压，立即放入适当的固定液中。用无菌肝素盐水冲洗活检钳，以清除钳口内的组织和血凝块，重复上述操作2～4次，通常至少取3块标本。

(2) 股静脉路径：选用King活检钳。

1）用Seldinger法穿刺股静脉，将套有长鞘管的右心导管经股静脉送至右心室心尖部并指向室间隔。

2）将长鞘管沿导管送入右心室，撤出导管，抽吸并冲洗长鞘管，透视下观察鞘管的位置，可注入少量造影剂以更加清晰显示鞘管的位置。

3）经鞘管送入活检钳，在透视下送至距离管尖1cm处，使鞘管和活检钳保持顺钟向旋转且不使鞘管前后移动，轻轻将活检钳送出鞘管，接触室间隔右心室面。

4）回撤活检钳0.5～1.0cm，张开钳口，前送活检钳，直到重新接触到室间隔，然后闭合钳口；轻拽活检钳使之脱离室间隔，先从右心室回撤到鞘管中，再经鞘管撤出体外。

5）抽吸并冲洗鞘管，并保持鞘管位置不动，同时由助手自活检钳中取出标本。可将鞘管移至室间隔不同部位钳取多个标本。

4. 左心内膜心肌活检的操作程序亦常选用附有长鞘管的King活检钳。

(1) 用Seldinger法穿刺股动脉，注入肝素5000U，送入带有长鞘管的左心室造影导管至左心室腔，撤出造影导管，抽吸并冲洗鞘管。可注入少量造影剂以确定鞘管顶端在心室腔而未抵住心室壁。

(2) 送入活检钳，通过鞘管将其送至左心室心尖或左心室外侧壁；透视检查活检钳位置，也可用超声心动图定位活检钳。

(3) 回撤活检钳 1.0cm,张开钳口,重新将活检钳送至左心室心尖,快速闭合钳口,平稳回拽活检钳使其脱离左心室壁。

(4) 经鞘管回撤活检钳,取出活检标本放入适当的固定液中。在完全撤离鞘管前,即使没有取到标本,也不宜张开钳口。

(5) 两次活检操作间期必须用肝素盐水冲洗鞘管。操作结束后,撤出鞘管,局部止血并观察病情变化。

【并发症及处理】

1. 心脏穿孔、心包积血和压塞:是心内膜心肌活检术的主要并发症,但发生率不高,有经验的术者其发生率低于1%。如患者出现胸痛、呼吸困难、低血压、心动过缓或过速、颈静脉怒张等表现,应怀疑心脏穿孔可能,可用超声心动图观察有无心包积液。一旦发生,须严密观察和监测病情,补充血容量,应用升压药物;如有心脏压塞征象,血流动力学不稳定,应立即行心包穿刺抽液;持续出血者偶尔需要开胸手术。

2. 血栓栓塞:左心室心内膜活检或右心室心内膜活检伴有心内分流时可出现体循环血栓栓塞。注意每次操作前用肝素盐水仔细冲洗导管和活检钳,可减少血栓栓塞的危险;主要处理措施是支持疗法;栓塞所致症状常呈自限性。

3. 心律失常:在心室内操作导管或钳夹过程中常出现室早或非持续性室速,不需要特殊处理;持续性室速很少发生,一旦出现,可静脉注射利多卡因或电复律;右心室心内膜活检过程中,在右心房内操作导管会诱发房颤,通常呈自限性,如不能自行复律,可选择电复律;术前已存在左束支传导阻滞者做右心室心内膜活检时,可引起完全性心脏传导阻滞,须置入临时起搏器治疗。

(邱旭光)

右心导管检查报告

姓名：　　性别：　　年龄：　岁　　住院号：　　手术编号：
身高：　cm　　体重：　kg　　体表面积：　m^2
血红蛋白：　g/L　　氧耗量：　ml/min　　饱和血氧：　%
导管：　　　　　　　　穿刺部位：
临床诊断：

部位	氧饱和度(%)	氧含量平均值	压力(mmHg)	附加试验及其他
肺毛细血管				
主肺动脉				
左肺动脉				
右肺动脉				
右心室上部				
右心室中部				
右心室下部				
右心房上部				
右心房中部				
右心房下部				
上腔静脉				
下腔静脉				
股动脉				

计算：
1. 体循环血流量(L/min) =　　　　　肺循环血流量(L/min) =
2. 右向左分流量(L/min) =
3. 全肺阻力 =　　　　肺小动脉阻力 =
4. 心排血量

　　　　　　　　　　　　　　　　　　　　术者：
　　　　　　　　　　　　　　　　　　　　时间：

第二十一章 冠状动脉血管内检查进展

一、血管内超声

血管内超声(intravenous ultrasound,IVUS)是无创性的超声技术和有创性的导管技术相结合的一种新的诊断方法,利用导管将一高频微型超声探头导入血管腔内进行探测,再经电子成像系统来显示心血管组织结构和几何形态的微细解剖信息。由于超声探头直接置于血管腔内探测,因此血管内超声不仅可准确测量管腔及粥样斑块或纤维斑块的大小,更重要的是它可提供粥样斑块的大体组织信息,在显示因介入治疗所致的复杂的病变形态时明显优于造影。在冠心病的介入性诊疗中有很高的指导价值。

【工作原理】

IVUS通过带有微型压电晶体超声换能器探头的导管和图像处理系统两个部分提供更真、更细、更全面的冠状动脉信息。IVUS导管顶端的超声换能器发射超声脉冲,超声波在超声介质中成束传播,当遇到不同声阻抗的两种介质界面时发生散射和反射,反射的超声波碰击压电晶体时产生电信号,传递到图像处理系统。不同性质的组织对超声的吸收和反射不同,因此可以根据接收超声信号的强弱以不同的灰阶形式显示出冠状动脉血管壁的组成结构,判断病变的性质和程度。

正常的冠状动脉由具有不同回声特性的层状结构组成。超声下的三层结构代表的是不同的声学界面,与组织学上的内膜、中膜、外膜不完全对应。内层包括内膜和内弹力膜,在病变血管还包括动脉粥样硬化斑块。内膜的斑块病变通常表现为白色的回声。第二层是中膜,超声下多显示为无回声层,表现为圆形暗区。最外层含外膜和外膜周围组织,呈特征性的"洋葱皮"样表现。

【操作规范】

目前所有的 IVUS 仪器基本结构相似,由超声导管、导管回撤系统和超声主机三部分构成。操作前切记经鞘管注入普通肝素 3000~5000U,以及经导引导管向靶血管内注射硝酸甘油 100~200μg,以预防血栓栓塞和血管痉挛。在将 IVUS 导管送入体内之前务必排空导管保护鞘内的空气,以免空气影响声波传导导致图像质量明显下降。为避免血管损伤,导管推送要轻柔,而且要避免送入细小血管的远端。导管回撤过程中要保持导管体外部分的共线性,以及调整鞘管外阀,以免不均匀旋转导致图像伪影。

【IVUS 的应用】

血管内超声在辅助诊断冠状动脉粥样硬化方面也有很大用处。

1. 可明确冠状动脉造影不能确定的狭窄。在用冠状动脉造影诊断怀疑存在狭窄,需要进一步确认是否有必要进行冠状动脉的重建时,或冠状动脉造影结果和临床表现不符合时,可借助血管内超声进行诊断。

2. 协助诊断心脏移植术后的冠状动脉病变。心脏移植术后由于免疫排斥反应导致血管内膜弥漫性增生,但常规冠状动脉造影常显示正常,而血管内超声检查可检测内膜增生的程度。

3. 用它观测冠状动脉粥样硬化的进展和消退。在冠状动脉粥样硬化的早期,由于冠状动脉重塑现象的存在,冠状动脉造影常常显示为正常。而血管内超声检查可提供冠状动脉粥样硬化的进展情况,反映冠心病的一级和二级预防措施对冠状动脉粥样硬化病变的治疗效果。近年来的研究表明,早期的冠状动脉粥样硬化斑块多为富含脂质的软斑块,虽然未造成严重的冠状动脉狭窄,但容易在一些诱发因素(如血压的升高、剪切力的增加)的作用下破裂,致使脂质溢出,引起血小板集聚、血栓形成、血管阻塞或血管痉挛,从而导致包括不稳定型心绞痛、急性心肌梗死等在内的急性冠状动脉综合征,故其危险性很大。应用血管内超声可及时查出该类病人,进行预防。

4. 评价血管壁的张力和顺应性。血管内超声可连续地、直接地监测血管活性物质对冠状动脉血管张力的影响。利用这一特性,可以对不同程度冠状动脉粥样硬化状态下的血管内皮功能的变化进行研究,并观察各种药物及介入性治疗对冠状动脉血管张力的影响。

【IVUS 在冠心病介入性治疗中的应用】

1. 指导确立最合适的治疗方案。根据血管内超声检查的回声强度的不同,可将粥样斑块分为富含脂质的低回声斑块(即软斑块)和富含纤维成分的高回声斑块(即硬斑块)两种。根据不同的病变情况可选择与之相适应的治疗方案。例如,对于有浅表性钙化的偏心型斑块,应选择激光或斑块旋切术;对于有深层钙化的偏心型斑块,应选择定向旋切术;对于全周性的软斑块,则可选择经皮冠状动脉球囊成形术(PTCA),必要时加用网状支架。

2. 正确选择器具的大小。一般而言,器具大小的选择是以冠状动脉造影上的正常节段为参考的。由于冠状动脉重塑等原因,半数以上冠状动脉造影显示正常的节段存在粥样斑块,这就使得根据冠状动脉造影选择的器具型号偏小。根据血管内超声选择合适的器具进行治疗,可在不增加合并症的前提下提高最小管腔直径(MLD),从而减少再狭窄的发生率。

3. 确定介入性治疗的终点。对于正常的冠状动脉,冠状动脉造影和血管内超声所测管腔的径线基本一致,但在存在粥样硬化尤其是在介入性治疗所致斑块破溃或夹层形成等情况下,两者常不一致。虽然冠状动脉造影上显示了满意的扩张效果,但血管内超声却仍显示有较多的斑块残存,需进一步扩张或安装支架。

4. 确定网状支架的位置及扩张效果。IVUS 评价冠状动脉支架数的效果,主要评价指标有 4 个:①支架膨胀不全;②支架贴壁不良;③病变覆盖情况;④并发症(主要为夹层和血肿)。

5. 预测术后再狭窄的发生。网状支架的应用虽然减少了介入性治疗的近期及远期并发症,但支架内再狭窄的发生率可高达25%~45%,甚至更高,而其中相当一部分并不是真正的支架内再狭窄,而是支架置入时所谓的"亚理想置入"造成的。造成"亚理想置入"的常见原因包括扩张不充分、支架的型号偏小、支架从病变部位滑脱、支架的变形等。由于冠状动脉造影不能辨认支架置入部位的狭窄是否为"亚理想置入"所致,因此对于支架内再狭窄病例,应行血管内超声检查以确定其狭窄的具体原因及相应的治疗方案。

【IVUS 的缺陷】

IVUS 成像中的伪像是至今仍无法得到解决的问题,这将影响其图像质量以及数据测量,应用 IVUS 时如果超声导管与血管长轴不垂直会导致图像的几何形状失真,超声导管的大小也限制了其在严重狭窄病变中的使用。目前,IVUS 的分辨率尚无法识别真正意义上薄的纤维帽(65~100μm),破裂斑块的漂浮片可能属于 IVUS 的分辨率之外或者是离探头过于近而不能被显示。IVUS 在判断急性血栓方面也有明显的局限性,IVUS 无法将血栓与低回声斑块鉴别开来,因为它们具有相同回声的充满脂质成分的组织,并且均具有结构松软和血液淤滞的现象。

冠状动脉介入是一个日新月异、充满挑战的领域,IVUS 为这一领域提供了一个丰富的信息平台,规范操作、精确判读和合理应用将会最大程度地优化冠状动脉介入的效果,改善患者预后。

(蒋建刚 曾和松)

二、光学相干断层扫描技术

光学相干断层扫描技术(光学相干层析技术,optical coherence tomography OCT),是近10年迅速发展起来的一种成像技术,它利用弱相干光干涉仪的基本原理,检测生物组织不同深度层面对入射弱相干光的背向反射或几次散射信号,通过扫描,可得到生物组织二维或三维结构图像。

【工作原理】

OCT是利用近红外线及光学干涉原理对生物组织进行成像,即将光源发出的光线分成两束,一束发射到被测物体(血管组织),这段光束被称为信号臂;另一束到参照反光镜,称为参考臂。然后把从组织(信号臂)和从反光镜(参考臂)反射回来的两束光信号叠加。当信号臂和参考臂的长度一致时,就会发生干涉。从组织中反射回来的光信号随组织的形状而显示不同强弱。把它与从反光镜反射回来的参考光信号叠加,光波定点一致时信号增强(增加干涉),光波定点方向相反时信号减弱(削减干涉)。形成干涉的条件是频率相同,相位差恒定。利用干涉原理,OCT比较标准光源与反射信号以增强单一反射,减弱散射光线的放射。由于干涉只发生在信号臂和参考臂长度相同时,所以改变反光镜的位置,就改变了参考臂的长度,可以得到不同深度的组织信号。这些光信号经过计算机处理便可得到组织断层图像。

目前OCT分为两大类:时域OCT(TD-OCT)和频域OCT(FD-OCT)。冠状动脉内OCT最常见的形式为时域OCT。时域OCT是把在同一时间从组织中反射回来的光信号与参照反光镜反射回来的光信号叠加、干涉,然后成像。频域OCT的特点是参考臂的参照反光镜固定不动,通过改变光源光波的频率来实现信号的干涉。目前中国市场上只有TD-OCT,它有两个光源,主光源是超亮度发光二极管,发射宽带近红外线(中心波长1310μm,带宽40~50μm)。从光源发出的近红外线通过光纤及探头到达人体组织。组织反向散射回来的光波被探头收集,同参考臂的光波信号结合形成干涉,然后经过计算机解析,构建出显示组织内部微观结构的高解析度图像。因为近红外线很难穿过红细胞,TD-OCT成像时需阻断血流或冲洗血管以排除血管中的血液,会造成心肌缺血。新一代的FD-OCT最大的优点是更高速度的扫描,每秒钟的扫描帧数为100帧,回撤速度大于20mm/s,只需注射一次造影剂就可完成冠状动脉血管的成像,彻底摈弃了球囊阻断血流的方法,大大提高了操作的安全性。

【OCT 配件】

1. 推车结构:一台移动式 M2CV OCT 系统推车包含有光源仪和电脑,包括鼠标、键盘、两台显示器、两个储存抽屉以及 PIU(探头连接单元)。

2. 成像导丝:导丝的作用是产生 OCT 影像,其构造为一个保护性鞘管,内含一根前端带有微棱镜的光学纤维,两者间充满了液态硅,成像扫描过程中,鞘管不旋转,保持固定不动,导丝顶端为 15mm 不透射线弹簧末梢,导丝可插入部分的外径最大值为 0.019″(1.4F, 0.48mm),透明鞘成像窗处的直径为 0.014″(1.2F, 0.36mm),导丝总长为 202cm。

3. 阻断球囊导管(OBC):导管的作用是将血液从成像区域内清除,通过一个低压扩张的球囊来阻断靶病变处的近端血管,并经管腔持续低容量的冲洗,将靶病变处的血液冲洗干净。

4. 球囊加压器:低压,最大压力 1.0 atm①,扩张阻断球囊用 0.3~0.5 atm,扩张用对比剂含 25% 对比剂和 75% 盐水。

【OCT 操作过程】

OCT 生产厂家较多,本文仅以北京乐普公司 M2x OCT 系统为例进行简单的介绍。

1. OBC 冲洗:球囊加压计抽入大约 5ml 液体(25% 造影剂 75% 盐水),冲洗 OBC 扩张管腔 3 次,用 0.5 atm 的压力扩张球囊,并观察球囊的外形、有无渗漏及空气含量。如球囊扩张时,球囊内残余的空气体积 >20% 球囊容积,则需要再次冲洗;如球囊内空气 <20%,则在导管插入体内及放置到位的过程中,保持加压计为负压状态。准备完善后,将球囊朝下,按下释放按钮来回缩球囊,并保持负压。

2. 将一根新的成像导丝连接到 PIU。

3. 进行 z-offset 设置:对于每根成像导丝,光影仪都需要进行校正。因为在不同的成像导丝间,其光学通路长度都有轻微的差别(2~3mm)。为了补偿光影仪内参考臂光学通路的长

---

① 1atm = 101kPa。

度,就需要进行调节,称为 z-offset。

4. 导管放置:通过 0.014″交换导丝送入 OBC 阻断球囊导管,将 OBC 顶端标记的位置放置超过靶病变,以方便成像导丝通过,移除导丝,保持 OBC 的位置,防止缠结,通过 OBC 管腔插入成像导丝(注意:成像导丝不能塑形、弯曲)。将成像导丝弹簧末梢超过靶病变,超出 OBC,回撤 OBC,使其顶端标记位于靶病变的近端,并保持成像导丝的位置。

5. 成像:将生理盐水以 0.5 ml/s 速度冲洗 OBC,并扩张阻断球囊,维持压力为 0.5 atm。当 OCT 影像清晰显示血管时,开始回撤扫描,当回撤结束时马上释放球囊,并停止冲洗。准备下一次回撤扫描,将微棱镜送回原来远端位置。

【五种最常见的 OCT 伪影】

1. 锯齿影:表现为轻微的椭圆形图像失真,伴明显的锯齿,是由于单帧图像内血管和成像导丝的快速移动所致。

2. 小泡阴影:表现为被缝隙阻挡的组织表现为暗区,特别是在缝隙的边缘,是由于成像导丝内光纤周围的液态硅会产生小泡缝隙,这会阻挡光线,产生阴影,这个缝隙不是空气,不会危及患者的安全。

3. 残留血液所致的影像衰减:表现为大范围影像变得模糊,尤其是离成像导丝距离最远的区域,是由于血管管腔内或球囊鞘顶端残留的血液阻挡了光线所致。

4. 多重反射:表现为在离物体真实影像一定距离的地方出现的模糊镜像。是由于光线在两个界面之间多次反射造成的,像支架梁这样的高反射的金属物体,就会产生一系列的多重反射影像。

5. 轻微 z-offset 偏移:表现为成像导丝鞘的影像较中心表极大,导致细小的直径偏差,是由于成像导丝或 PIU 缆线中的光纤在受到外力作用下发生了拉伸或压缩,尤其容易在回撤扫描启动的时候发生。

【OCT 的应用价值】

OCT 的分辨率最高可达 $10\mu m$,因此可以清楚观察冠状动脉血管三层结构,清晰辨别斑块性质,而且是目前唯一能精确

提供支架贴壁及内膜增生信息的影像工具,在临床上主要作用是:

1. 揭示冠状动脉斑块形态及性质:可以了解斑块的钙化情况、斑块的纤维帽及脂质核心。

2. 发现易损斑块:OCT 是目前唯一一个能够通过测量薄纤维帽厚度进行评估的技术,因此它能评估斑块的易损性,并可以发现斑块破口的位置。

3. 鉴别红色血栓和白色血栓:红色血栓在 OCT 上表现为向动脉管腔内突出的单信号高位反向散射投影,而白色血栓则为低位的投影,两者在峰强度上无差别,但在 1/2 衰减宽度的信号强度曲线上可以进行区分。

4. 观察支架术后即时效果,了解支架贴壁情况:IVUS 成像通常用于评估冠状动脉支架术后效果,但是支架的金属结构使图像的质量降低,以至于 IVUS 不能提供更多的细节,OCT 可以立即观察到支架是否完全扩张,甚至可以精确测量支架与血管壁的紧贴程度;了解支架边缘是否有夹层。

5. 进行支架术后随访,了解支架内皮修复、内膜增生及血栓形成情况。

【OCT 的不足】

目前 OCT 成像系统穿透组织的深度约为 2mm,检测和诊断内膜下病变具有很好的特异性,但对于深在的病变尚缺乏诊断的特异性;OCT 使用时会受到血流的干扰,影响图像质量,所以成像需要无血环境,目前一般的操作方法是使用球囊来阻断血流,再用生理盐水代替局部血流进行成像,这个短暂的缺血过程会给患者带来胸痛以及心电图的改变,致使 OCT 在对左主干病变,大血管近端病变的检查上受到限制;另外,OCT 成像导丝系由光导纤维组成,容易折断损害,操作应格外小心。

(肖志超 曾和松)

三、冠状动脉血流储备分数检查

冠状动脉血流储备分数(fractional flow reserve, FFR)是指

冠状动脉供血区域所能获得的最大血流与该区域理论上正常情况下所能获得的最大血流之比。正常冠状动脉血流从近端向远端流动时没有能量的丢失，所以整个血流系统中压力保持恒定，当心外膜血管狭窄时，血流通过病变处会使部分能量丢失，表现为狭窄远端压力降低，因此冠状动脉内压力的变化可以代表冠状动脉狭窄病变对心肌灌注所造成的生理影响。

【原理】(图 3-21-1)

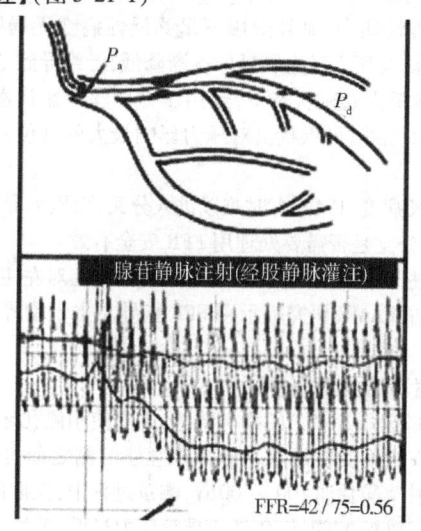

图 3-21-1　FFR 测量原理

FFR 被定义为狭窄存在和正常时心肌最大血流量(Q^S, Q^N)的比值

$$Q^N = \frac{P_a - P_v}{R} \quad Q^S = \frac{P_d - P_v}{R}$$

$$FFR = (P_d - P_v)/(P_a - P_v) = P_d/P_a$$

注意：R 和 P_v 最小可忽略，并恒定。FFR 反映狭窄不等同于缺血，狭窄相同不等于缺血程度相同。当狭窄远端还有供给其他血管的侧支循环时，FFR 会降低；当狭窄远端存在瘢痕组织时，FFR 会上升。

【适应证】

1. 中度狭窄病变：对于冠状动脉中度狭窄患者，FFR≥0.75 的病变暂缓行 PCI 安全可行，此类患者每年发生心源性死亡和心肌梗死的风险 <1%，且不会因 PCI 而减低。

2. 多支病变：多支病变的狭窄数目、部位及程度有很大区别，根据 FFR 来决定 PCI 可以减少不必要的 PCI，并提高疗效和获益-费用比。

3. 弥漫性病变：血管造影下呈弥漫性病变无局限性病变的冠状动脉，其压力随血管延伸逐渐降低，最终导致心肌缺血，在冠状动脉最大充血状态下，运用压力导丝回撤技术，通过比较全程 FFR 曲线，可以找出对压力影响最大的部位，指导点支架植入。

4. 分叉病变：IVUS 有时难以进入分叉，而压力导丝则没有相似问题，分支是否需要处理用 FFR 安全有效。

5. 左主干病变：FFR 可以在造影的基础上对左主干进行更精确的评估，FAME 研究提示用 FFR 指导左主干临界病变治疗安全可行。

【测量方法及注意事项】

1. 测量选用 5~7F 的指引导管，不要使用侧孔导管。注意避免导管嵌顿或诱发冠状动脉口部痉挛。测之前可先向冠状动脉内注射硝酸甘油 100~300μg，测量过程中，先撤出导丝针，并避免过度放松 Y 阀，以免造成导管压力过低，低估 FFR。

2. 压力通道换能器位于患者腋中线，体外零点矫正通过后按 PCI 技术将导丝送入冠状动脉。当导丝换能器位于冠状动脉口部时，其压力应与指引导管测定的压力完全吻合。若为口部病变，则应将导管和换能器略撤离冠状动脉口部，在主动脉窦内完成压力校对。然后操纵导丝使换能器位于病变远端 3~5cm 处，记录压力曲线，必要时重复 2~3 次。需要评价弥漫性病变或长病变时需要缓慢回撤导丝，持续记录压力曲线。当换能器再次位于冠状动脉口部时两条压力曲线应再次吻合，否则提示压力导丝信号漂移，测量不准确，应重新测量。

3. 诱发微循环最大程度扩张可以选择冠状动脉内给药或

中心静脉给药。冠状动脉内给药:腺苷左冠状动脉 20~40μg/次,右冠状动脉 15~30μg/次,给药 10 秒达峰,充血相持续 5~15 秒,这种方法药物常不能达到稳态。目前更推荐中心静脉(股静脉或肘静脉)持续给药,腺苷 140~180μg/(kg·min),可在 1~2 分钟内达到稳定的最大充血状态,并得到理想的 pull-back 曲线。作用在停药后 1 分钟消失,一般需给药 3~6 分钟。输注期间血压会降低 10%~15%。

(邱旭光)

第二十二章 心内电生理检查

【概述】

心内电生理检查是临床确诊复杂心律失常并指导其治疗的有创性检查手段,有一定的危险性,必须在装备正规且完备的导管室中进行,应由训练合格的人员操作,并根据患者的具体临床情况及心律失常特点,进行系统的检查。一般包括经静脉和(或)动脉放置一至数根电极导管,分别置于心脏的不同部位包括右心房、右心室、冠状静脉窦、左心室等,进行程序刺激,同步记录各个部位的心内电图并记录体表心电图。目的是评价心脏的电生理特性,如自律性、传导性和不应性;诱发和终止心动过速;标测激动顺序;评价抗心律失常药物的效果;判断对治疗的反应等,也为导管消融治疗提供依据。

【术前准备】

1. 检查前心导管室应进行无菌消毒,严格无菌操作。各种仪器设备需接地线,漏电量<10mA,因为小量漏电即可导致心室颤动。

2. 人员配备齐全,包括至少1名主治医师以上的心内科专科医师负责全面工作,1~2名导管操作医师,1名技术员(负责刺激器和记录仪),1名护士负责监视患者一般情况、静脉输液和给予抗心律失常药物。

3. 术前签署知情同意书:向签署者讲清楚患者将要接受的检查,包括检查过程、检查目的、成功率、失败率和可能的并发症(危险性)及其发生率。根据我国国情还需要说明检查费用,有时还须了解支付能力和方式。

4. 药物准备:除非有特殊需要,一般要求停用抗心律失常药物至少5个半衰期。停用胺碘酮至少1个月。部分患者需要术前开始使用镇静剂。若需要静脉内麻醉则应通知麻醉科到位。

5. 普鲁卡因皮试和碘过敏试验。

6. 穿刺插管部位备皮。

7. 术前常规检查血常规、血电解质、出凝血时间、肝肾功能、肝炎相关抗原和抗体,如可能尚需检查人类免疫缺陷病毒(HIV)。

8. 检查前3~4h禁食。

【心导管技术】

(一)经皮穿刺插管技术

经皮穿刺插管技术同一般心导管检查,心内电生理检查时为放置必要的电极导管,常选用下列穿刺途径。

1. 一般选右侧股静脉,穿刺2~3点,分别插入高位右心房、希氏束、右心室电极导管(穿刺方法同一般心导管方法)。

2. 经左锁骨下静脉穿刺插入冠状窦电极。

3. 若锁骨下静脉穿刺失败可经右侧颈内静脉穿刺插入冠状窦电极。

(二)电极导管的位置

参照X线透视和记录心内心电图图形可确定导管位置是否正确(图3-22-1),最常用的电极如下。

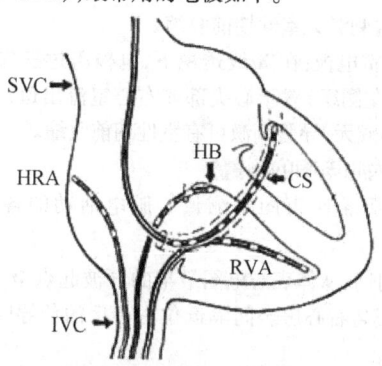

图3-22-1 心内电生理检查常用电极导管的位置示意图(RAO)
SVC:上腔静脉;IVC:下腔静脉;HRA:高位右心房;HB:希氏束;
CS:冠状静脉窦;RAV:右心室心尖部

1. 希氏束电极(HBE)：经右侧股静脉插入四极电极导管，在X线透视下经下腔静脉、右心房至右心室，然后后撤导管，使导管顶端位于三尖瓣口处，头端指向上方，记录仪显示A波与V波振幅大致相等，在A波与V波之间可见H波（希氏束电图）。

2. 高位右心房(HRA)电极：将二极或四极导管经右股静脉送至右心房，放置在右心房与上腔静脉交界处，X线透视下，导管头指向右侧面，紧贴右心房壁。记录仪上此处A波最早（靠近窦房结）。窦房结功能测定或心房起搏常用该导管，HRA电极距心室较远，常看不到V波，只有高大的A波。

3. 冠状窦电极(CS)：经左锁骨下静脉或右颈内静脉插入冠状窦电极，用于记录左心房心电图，冠状窦开口于右心房后部，左前斜位导管远端对向脊柱（后方）比较容易进入冠状静脉窦。可以用以下方法证实导管是否到位。

(1) X线透视下导管呈"扫帚"样上下摆动。

(2) 左前斜位(LAO)导管插到左心缘，头端指向左肩。

(3) 左侧位导管指向后方。

(4) 记录仪上可同时记录到心房、心室电图，振幅大致相等。

(5) 导管刺激无室性期前收缩。

4. 右心室电极：在X线透视下，电极跨过三尖瓣（X线前后位过脊柱左侧缘）置于心尖部或右心室流出道；记录图形为V波，A波小或无，导管刺激可有室性期前收缩。

【心腔内心电图的测量】

通常利用希氏束图来测量心脏电活动的各个间期（图3-22-2）。

1. PA间期：从体表心电图最早的P波起点至HBE处的A波起点，代表高右心房至间隔低位右心房的传导时间，正常值为10~45ms。

2. AH间期：HBE处的A波起点与H波起点间的时间间期，代表从间隔低位右心房，经房室结至希氏束的传导时间，粗

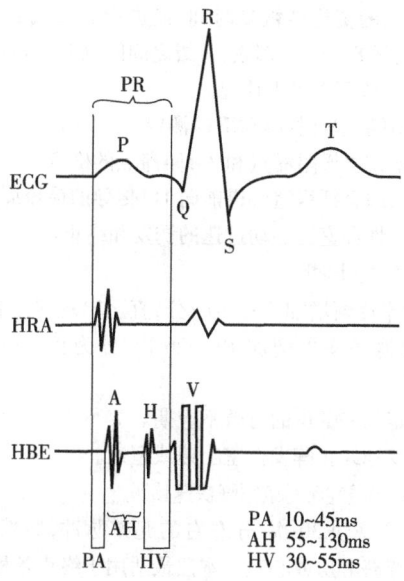

图 3-22-2 希氏束电图示意图

略代表房室结传导时间,正常值 55～130ms。AH 间期受自主神经张力的影响很大,同一次检查中 AH 间期变化可达 20ms。交感神经兴奋可使 AH 间期缩短;反之,迷走神经兴奋可使 AH 间期延长。心房加速起搏及适时的期前刺激,也可引起 AH 间期延长。

3. HV 间期:自 HBE 的 H 波起点至体表心电图 QRS 波群或希氏束电图 V 波的最早点,代表从希氏束近端至心室肌的传导时间。正常值为 30～55ms,该值受自主神经张力影响较小,因而比较恒定。

4. H 波:正常值为 10～25ms。

【常用起搏与刺激程序】

(一)分级递增刺激

为 S_1S_1 刺激,用比病人基础心率快 10～20 次频率开始起搏,每级递增 10 次/分。窦房结功能测定时每级刺激 30～60s,

直至测到最长的窦房结恢复时间,而进行心室或心房 S_1S_1 刺激时,每级给予 8~10 个刺激,每级之间间隔 1~2min。

该刺激方法用于以下情况。

(1)窦房结恢复时间(SNRT)测定。

(2)房室结文氏阻滞点和 2:1 阻滞点的确定。

(3)预激综合征房室旁道前向 1:1 传导的最短周期。

(4)室上性和室性心动过速的诱发和终止。

(二)连续递增起搏

起搏频率逐渐增加 2~4 次/分,直至出现房室传导阻滞,并继续使起搏频率再增加 10~20 次/分为止。适用于以下情况。

(1)测定某一部位的有效不应期。

(2)诱发和终止阵发性室上速或室速。

(三)短阵猝发性起搏或短阵快速起搏

用比原心率快 30 次/分左右的起搏脉冲,突然连续刺激 10~20 次,夺获心房或心室。本法最适用于终止各种阵发性室上速或阵发性室速。

(四)程控期前刺激

用程控刺激仪按事先编排好的程序进行刺激。常在 4~8 个基础刺激(S_1S_1)基础上,给 1~3 个期前刺激(S_1S_2、S_2S_3、$S_2S_3S_4$),或刺激器感知 8~10 个 P 波,或 R 波后发放 1~2 个期前刺激(PS_2、RS_2、PS_3、RS_3)。基础刺激周期常比病人自身心率快 8~10 次/分。

S_1S_2 刺激:S_1S_2 刺激间期首先选择 S_1S_1 减 50ms,然后递减 S_1S_2 刺激,每次递减 5~10ms,直至诱发出心动过速或到达刺激部位的不应期;显示出房室结双径路或房室传导系统裂隙现象。

S_2S_3 刺激:S_1S_1 不变,S_1S_2 等于 S_1S_2 刺激时测得的有效不应期加 50ms,S_2S_3 等于 S_1S_2,首先递减 S_2S_3,直至诱发出心动过速或 S_3 不应为止。保持 S_2S_3 不变,每次递减 S_1S_2 10ms,如 S_3 重新夺获心脏,再次递减 S_2S_3,直至 S_3 再次不应时,递减

S_1S_2 10ms，直到 S_2 达有效不应期。

$S_2S_3S_4$ 刺激：S_1S_1 保持不变，S_1S_2 等于有效不应期加 50ms，S_3S_4 等于 S_2S_3 等于 S_1S_2，首先递减 S_4，再依次递减 S_3 和 S_2，程序类似 $S_1S_2S_3$ 刺激。

程控期前刺激法主要适用于以下情况：

1. 心脏不应期测定：① 有效不应期(ERP)，位于应激后一段时间内，不能再次应激的时间。② 相对不应期(RRP)，是位于应激后一段时间内，虽能再次应激，但传导速度减慢。③ 功能不应期，是指能连续两次有效通过(传出)的激动之间的最短时距。

心房程序刺激法可测定房室结、希浦系、心房和旁道的前向不应期，心室刺激可用于测定希浦系、房室结和旁道的逆向不应期及心室的不应期。

2. 室上速和室性心动过速的诱发和终止。

3. 阐明房室结双径路现象。

4. 诊断预激综合征。

5. 阐明裂隙现象的机制和分型。

【心脏标测技术】

心脏标测技术是心腔内心电图记录和程序刺激两个电生理基本技术结合的产物，即用程序刺激方法诱发出心动过速，然后在心内膜不同部位的多个探查电极同步记录心电活动，寻找出心动过速中最早发生电活动的部位，就是心动过速的起源点。显性预激综合征窦性心律时，同步记录多个电极的心内电图，寻找心室预先激动最早点，或心室刺激经旁路逆传时心房激动最早点，即为旁路位置。隐匿性旁路需标测心室刺激时心房最早激动点，即为隐匿性旁路所在位置。标测的目的是进行心律失常的定性和定位诊断，指导射频消融术和外科手术。

1. 正常窦性心律时心房激动顺序为 HRA→HBE→CS。

2. 房室结内折返性心动过速时逆传心房激动顺序呈向心性，即 HBE 处心房最早激动。

3. 房室折返性心动过速时逆传心房激动顺序呈偏心性，即 HBE 处心房激动晚于 CS(左侧旁路)或右心房(右侧旁路)。

4. 心房内膜标测:在心房内放置多根或多极电极导管(如Halo电极),标测心动过速时最早出现电活动的部位和激动顺序,常用于房速和房扑时的电生理检查。

5. 心室内膜标测:在心室内放置多根电极或1根电极移动标测室速/室性期前收缩时最早激动点(与体表QRS波群比较),常用于室速/室性期前收缩的标测。

6. 心外膜标测:常用于预激综合征外科手术切除附加束时的定位诊断。开胸后,用指环电极直接接触房室环心室侧心外膜不同部位,在窦性心律时,同步记录其电活动,与预先缝合的参照电极比较,确定心室最早激动部位,指导手术治疗。

7. 起搏标测:用电极导管在心室内膜不同部位起搏心脏,同时记录体表12导联心电图,与自发室性期前收缩和室速QRS波群作对照,完全一致的部位可能为室性心律失常的起源部位。目前主要用于右心室流出道室性期前收缩/室速的标测。

【电生理检查指征分类】

一类指征:专家们一致认为此类患者应该接受电生理检查,即电生理检查可为患者带来诊断或治疗上的帮助。

二类指征:此类患者可行电生理检查,但检查给患者能否提供确切的帮助不能肯定,专家们对此类患者是否进行心内电生理检查意见不统一。

三类指征:专家们一致认为此类患者不需进行电生理检查。三类指征即电生理检查的禁忌证。

【心内电生理检查的临床应用】

(一)评价窦房结功能

心内电生理检查可通过对窦房结恢复时间(SNRT)及窦房传导时间(SCAT)的测定判断其功能。用不同的刺激频率进行30s的右心房起搏,停止右心房起搏至第一个自身窦性除极波之间的间隔即为SNRT。因SNRT受自身窦性心率的影响,因此一般采用校正的SNRT(CSNRT),即SNRT减去起搏前自身窦性心律周期的时间。

电生理检查的指征如下。

一类指征：患者的临床症状怀疑由窦房结功能障碍引起，而其他方法无法证实者。

二类指征：①病态窦房结综合征患者，评估房室前向及逆向传导功能，帮助选择最佳的起搏方式；②心电图显示窦性心动过缓的患者，评估窦性心动过缓是窦房结自身病变、自主神经功能异常或药物引起，以帮助选择合适的治疗方案；③有症状的窦性心动过缓患者，评估有无其他引起类似症状的心律失常存在。

三类指征：①已经明确患者症状由窦性心动过缓引起，心内电生理检查不论结果如何不会影响患者的治疗；②仅仅睡眠或睡眠呼吸暂停时出现的无症状窦性心动过缓患者。

（二）确定房室传导阻滞的部位

房室传导阻滞（AVB）在体表心电图可分为一度、二度、三度，它们均可发生于房室结、希氏束和束支等三个水平，希氏束电图可精确显示其阻滞部位，为预后和安装心脏起搏器提供可靠依据。心脏电生理检查还可揭示潜在性 AVB。有时体表心电图上 PR 正常，但在希氏束电图上却显示 AH、HV 延长或 H 波增宽，揭示房室结、希浦系或希氏束的传导阻滞。

电生理检查的指征如下。

一类指征：①希氏束-浦肯野系统传导阻滞患者有临床症状，而且怀疑症状由希氏束-浦肯野系统传导阻滞引起，但还无法证实者；②经起搏治疗的二度或三度房室传导阻滞患者仍有症状，怀疑症状由其他心律失常引起。

二类指征：①二度或三度房室传导阻滞的患者，为明确阻滞部位、发病机制或对药物的反应，以帮助治疗方案及评价预后；②怀疑隐匿性的交界性期前收缩由二度或三度房室传导阻滞引起（如假性房室传导阻滞）。

三类指征：①患者有症状且心电图已经证实为房室传导阻滞者；②无症状的一过性房室传导阻滞合并窦性心动过缓者（如夜间发生的二度 I 型房室传导阻滞）。

（三）电生理检查在慢性室内传导阻滞中的作用

从体表心电图判断，室内传导系统包括左前分支、左后分支和右束支。双分支阻滞伴 HV 间期轻度延长者(>55ms)发展至完全性三束支阻滞的风险较小(每年2%~3%),如 HV 间期超过100ms,则风险较高。

电生理检查指征如下。

一类指征:患者有症状但病因不明。

二类指征:无症状的束支传导阻滞患者,需用延缓传导或导致传导阻滞的药物。

三类指征:无症状的室内传导阻滞患者或引起症状的病因已经查实。

(四)判断异位搏动的起源

当异位搏动的 QRS 波群为宽大畸形时,可以是室性期前收缩,也可以是室上性期前收缩伴室内差异传导。从体表心电图上有时难以区分,而腔内希氏束电图则对鉴别有决定性作用。若为室性期前收缩,则 V 波前无 H 波,或 V 波前虽有 H 波,但 HV 间期 <20ms,这样短的 HV 间期可能由于室性融合波或室性搏动逆行激动希氏束所致。室上性期前收缩伴室内差异传导时,尽管 QRS 波群宽大畸形,但 V 波前有 H 波,HV 间期正常或大于正常。此诊断条件同样适用于鉴别室速和室上速伴室内差异性传导。此外室速发作时,希氏束心电图上 AH 间期常有固定关系,而 AH 与 V 波之间无固定关系,AH 波频率慢于 V 波频率。室上速伴差异传导时,V 波前大多数有 H 波,存在着 AHV 波的固定关系。

电生理检查指征如下。

一类指征:无。

二类指征:有症状的异位搏动。

三类指征:无症状的异位搏动。

(五)阐明房室结双径路现象

冲动在房室结内传导时,有时可纵向分离为功能性的快径路(β径路)和慢径路(α径路),前者传导速度快(AH 短),但不应期较长;后者传导速度慢(AH 长),不应期短。心房期前程序刺激时,当心房期前刺激的配对间期(A_1A_2)较长时,快慢径皆能应激,由于快径路传导速度快优先下传至心室,慢径路的传导速度慢,遇快径路的激动干扰而不能下传,此时 AH 间期反映快径的传导时间。当心房期前刺激的配对间期缩短到某一临界值,达到快径路的不应期,激动不能经快径路下传,但此时慢径路仍能应激,故激动从慢径路下传,AH 间期明显延长,A_2H_2 呈跳跃性延长,说明房室结存在双径路现象。在心房程序期前刺激过程中,如果 A_1A_2 缩短 10ms,伴以 A_2H_2 间期突然延长 50ms 以上者,可以诊断为房室结双径路。房室结双径路是发生房室结内折返性心动过速的必要条件。

(六)预激综合征的诊断

常规心电图上持续出现"Δ"波者为显性预激,心电图间歇出现"Δ"波时,称为间歇性预激。少部分旁路在平时心电图上看不到"Δ"波,只有在使用心房程序刺激随 A_1A_2 间期缩短,方显示预激心电图图形,称为潜在性预激。这些旁路称为显性旁路,一般来说,这些旁路既有前传功能,也有逆传功能。部分旁路只有在心室刺激或心动过速发作时,方显示出旁路室房传导的特性,这种旁路无前向传导功能,只有逆向传导功能,称为隐匿性旁路。随着心房程序期前刺激 A_1A_2 间期的逐步缩短,"Δ"波越来越明显,QRS 波群越来越宽,HV 间期越来越短,一旦到了旁路的前向不应期,激动只能经房室结下传,"Δ"波消失,QRS 波群变窄正常化,AH 延长。或同时旁路、房室结均到了不应期不能下传。应用此法可测定旁路的前向不应期。经心室刺激,可显示出旁路逆向传导的电生理特性。激动经旁路逆向传导,VA 间期不随 S_1S_2 间期的缩短而延长。而经房室结的室房逆传,VA 间期则随 S_1S_2 间期的缩短而延长,直到出现文氏现象。利用此法可测定旁路的逆向传导不应期。

(七)研究室上性心动过速的机制并指导治疗

临床上绝大多数阵发性室上性心动过速的发生机制是折返,其特点如下。

1. 适时的期前刺激可以诱发,也可终止心动过速。

2. 心动过速发作时,可用略快于心动过速频率的刺激拖带心动过速,借此可以判断心动过速是否为折返性心动过速。

3. 室上速发作时通过测定 V 波与 A 波的距离,房室环附近(希氏束、冠状窦、右心房)电极上心房最早激动点或心室最早激动点,心房内标测图所示激动在心房内的传导特征,可鉴别是窦房折返、心房内折返、房室结内折返、房室折返性心动过速。

4. 筛选有效的抗心律失常药物:在对照情况下行程序刺激,如能诱发心动过速,就一一试用各种抗心律失常药物,观察应用哪种药物后不能诱发心动过速或诱发窗口明显缩小,提示该药物防治患者的心动过速可能有效。

5. 应用程序刺激诱发心动过速,标测心动过速的起源部位,指导射频消融治疗。观察心动过速是否能被程序刺激终止,测定其终止窗口,确定能否用抗心动过速起搏治疗,并选择有效的刺激程序,在安装抗心动过速起搏器后,应用电生理检查验证起搏器的疗效。

(八)探讨室性心动过速的机制并指导治疗

1. 应用程序期前刺激诱发和终止室性心动过速,可以推断其发生机制为折返。少数的触发活动性心动过速亦可被程序刺激诱发和终止,但更常见的是超速起搏诱发心动过速,而自律性增高引起的心动过速则不能被程序刺激诱发和终止。通过电生理标测可以区别室内折返或希浦系折返。

2. 用电生理方法可以筛选有效的抗心律失常药物;可以阐明患者是否可以应用抗心动过速起搏器或应用埋藏式自动除颤器,并验证其疗效。

3. 应用电生理标测法确定心动过速的起源,指导射频消融、外科手术治疗。

【心内电生理检查的禁忌证与并发症】

(一)禁忌证

1. 全身感染性疾病。
2. 穿刺局部化脓性感染。
3. 感染性心内膜炎及败血症。
4. 有出血性疾病或出血倾向。
5. 严重肝、肾功能障碍。
6. 严重心功能不全。

7. 严重电解质紊乱及酸碱平衡失调。

8. 未获患者同意。

(二)并发症及处理

1. 穿刺部位出血:股静脉和股动脉穿刺均可引起出血。通常与局部压迫不够有关,肥胖、较强抗栓治疗、穿刺和压迫技巧欠佳时出血风险增加。预防及处理方法如下。

(1)拔除导管后,局部用力压迫止血 10~20min。

(2)腹股沟局部加压包扎后沙袋压迫 6h。

(3)患者卧床 12h,避免过早下床,减少下肢活动。

(4)术后密切观察,发现出血情况及时处理。

(5)加强基本功训练,掌握血管穿刺和压迫技巧。

2. 气胸和血胸:气胸与左锁骨下静脉穿刺有关。患者太瘦、进针过深和夹角过大时易发生。术中及术后患者出现左侧胸痛、呼吸困难、左上肺呼吸音减弱/消失时应高度怀疑气胸,胸片可证实。处理原则同自发性气胸。发生气胸的同时可发生血胸,也可单独存在。血胸还与误穿锁骨下动脉有关。如果出血量不多,可不行特殊处理;如果出血量较多,可行穿刺抽液,必要时行胸腔闭式引流。

3. 股动脉假性动脉瘤:与股动脉穿刺有关。肥胖患者、术者血管穿刺和压迫止血经验不足、患者下床后活动过多、过早时容易发生。术后患者下床活动后突感动脉穿刺区疼痛加重、触诊局部有搏动性包块、局部可闻及血管杂音者应高度怀疑为股动脉假性动脉瘤,超声显示股动脉附近可见低回声区,彩色多普勒显示该低回声区内可见典型的"来回血流信号",即血液收缩期自股动脉通过瘤颈进入假腔,舒张期返回动脉可确诊。在超声引导下行瘤腔内注射凝血酶可使瘤腔内血液迅速凝固而形成皮下血肿即可治愈,成功率高且经济、安全,几乎不延长住院时间,明显优于传统的局部压迫和外科修补手术等。

4. 血栓栓塞:包括动脉系统栓塞和肺栓塞,动脉系统栓塞与抗凝不够充分有关。穿刺动脉插入动脉导管者应常规应用肝素 50U/kg,对仅有右心的电生理检查不常规使用肝素。肺栓塞则可发生于任何术后卧床下肢制动者,由于下肢深静脉血栓形成,继而脱落所致,因此这类患者术后应常规给予低分子肝素一次以预防下肢深静脉血栓形成。

5. 静脉炎:感染性深静脉炎很少见,不主张常规预防性使用抗生素。

6. 心律失常:这种现象常见。诱发心律失常是电生理检查的目的之一,但有些心律失常是在电生理检查时不期望出现的。各种导管在心房和心室内移动时也会出现房性和室性心律失常,以房性期前收缩、房速、室性期前收缩和短阵室性心动过速较为多见,停止操作或回撤导管或改变导管位置心律失常可消失。应用期前刺激或快速心房刺激时,比较容易诱发房颤,多数为一过性,血流动力学稳定,不需特殊处理。如果持续时间长,影响进一步电生理检查,或心室率较快引起严重血流动力学异常甚至出现晕厥时,应使用直流电转复。偶尔在电生理检查中可诱发室颤,应迅速电除颤。临床上无严重室性心律失常的患者,仅用一个期前刺激,很少诱发室颤,即使使用多个期前刺激,只要电流输出稳定,不大于 2 倍舒张阈值,诱发室颤的概率很小。临床上有持续性室速或院外心搏骤停的患者,室颤或持续性室速的诱发率较高,术中应密切监护,及时有效处理。

(赵春霞　刘启功)

第二十三章 磁共振与心血管疾病诊断

一、磁共振(MRI)在心血管病诊断中的优点与缺点

与传统的 X 线计算机断层成像(CT)和超声检查相比,心脏磁共振(CMR)的主要优点:①无放射性和无须使用含碘对比剂;②MRI 可以任意方位断层,包括冠状位和矢状位断层,而 CT 为横轴位断层,心脏超声则受声窗限制;③MRI 空间分辨率明显高于心脏超声,尽管尚低于心脏 CT,但随着图像重建技术的进步,MRI 的空间分辨率已逐渐接近 CT;④MRI 可以多参数成像,尤其是在诊断心肌病、确定纤维化或脂肪变等组织病理学特征方面具有独特优势。无须使用造影剂,利用"流空效应",心脏和大血管而显示为低信号,利用"流入增强效应"和流动引起的相位改变,MRI 能无创进行心脏动态和血流速度分析。此外 MRI 尚能评价心肌代谢、心肌灌注和确定冠状动脉起源和路径。

心脏 MRI 检查的主要缺点:①耗时较长;②对钙化灶信号不敏感;③体内有金属异物和金属假体者检查相对受限制。

二、MRI 在心血管疾病检测中的应用

对于 MRI 在心血管疾病检测中的应用,2010 年美国心脏病学会基金会(ACCF)发布了由美国放射学会(ACR)、美国心脏协会(AHA)、北美心血管成像协会(NASCI)以及心血管磁共振学会(SCMR)联合起草的心血管磁共振专家共识。

(一)评价心血管结构和功能

1. 心脏大小和形态:采用"黑血成像"和"亮血成像"技术可以准确评价心脏大小和形态、与狭窄和反流相关的紊乱血流,CMR 电影可以评价心房和右心功能,此外可以分辨充血性心力衰竭时的低血流状态。

2. 心功能:CMR 可准确三维测定射血分数、心肌质量和心室容积,左心室大小和收缩功能测量,重复性佳(标准误约5%),采用标记技术 CMR 可以评价局部的心肌功能。

3. 心肌代谢:CMR 无须给予放射性示踪剂可以评价心肌代谢,评价 ^{31}P 须 1.5T 或 3.0T 的高强度磁场,以 3.0T 的磁场为佳。

4. 血流分析:相位对比 CMR 评价血流速度,与侵入和非侵入手段结果一致,传统的 CMR 仅评价单个方向的血流,而近期可以评价三个方向的血流,临床上可以评价主动脉、肺动脉、心脏桥血管、心脏瓣膜的血流速度,因此有助于分析主动脉病变(包括狭窄、夹层和动脉瘤)、先天性心脏病、手术后通路或瓣膜疾病的病情。

5. 心肌灌注:CMR 可以评价静息和负荷时的心肌灌注,负荷一般给予腺苷或双嘧达莫扩张血管,亦可以采用多巴酚丁胺。此外 CMR 可以评价心肌梗死后的心脏微血管闭塞或异常,对于预后具有重要意义,多中心研究显示 CMR 心肌灌注成像对于评价冠状动脉疾病具有高度特异性。

6. 血管显影:MRI 显示血管无须使用含碘对比剂、电离放射线和穿刺动脉,在评价颈动脉、主动脉、肾动脉和外周血管方面具有优势。

7. 组织分析:T_2 加权图像可敏感检测心肌局部和整体的水含量,在急性心脏病,如移植排斥、急性心肌炎和急性心肌梗死都显示水含量增加,T_2* 定量可较好反映铁负荷过重。

(二)心血管疾病的 CMR 检测

1. 心力衰竭:CMR 可评价双室尺寸和形态、收缩和舒张功能,分辨心肌组织以确定心功能异常的病因,近期的波谱分析能获得心脏的代谢信息。

2. **冠状动脉疾病**:CMR 有助于确定冠状动脉异常、动脉瘤或冠状动脉的通畅性,在专业检测中心,CMR 可明确冠心病多支血管病变而无须接触放射线或含碘对比剂。一项多中心、自由呼吸、3D 容积靶向研究结果显示,CMR 诊断左主干和多支冠状动脉病变(导管造影冠状动脉狭窄 ≥50%)的敏感性为100%,特异性为 85%,阴性预测值为 100%。研究显示,CMR 诊断静脉桥血管狭窄和闭塞的敏感性为 82%~83%,特异性为88%~100%。CMR 评价桥血管有其局限性,如金属置入物(金属血管夹等)可造成局部信号缺失或伪影。

综合运用 CMR 负荷灌注、功能检查和晚期钆增强(LGE),CMR 作为基本检查,可用于任一下列情况:①当静息 ECG 异常或不能运动时用以确认缺血性心脏病;②拟进行介入治疗的患者明确冠心病大血管病变及其分支;③确认患者是否适合行介入手术。

对于静息时左心室节段无运动者,给予低剂量多巴酚丁胺后评价左心室运动,能帮助了解冠状动脉血管再通后左心室功能是否改善。在怀疑急慢性心脏缺血性疾病,LGE 技术可用于确定心脏坏死的程度和范围。

3. **非缺血性心脏病/心肌炎**:CMR 可用于评价左心室功能异常或肥厚的患者,或怀疑与缺血无关的心脏损伤。当诊断不清时,CMR 可以用于检查心衰患者的病因:①冠状动脉正常时评价扩张性心肌病;②在血管造影无动脉粥样硬化闭塞而心肌酶阳性发现者;③怀疑淀粉样变或其他浸润性疾病;④肥厚型心肌病;⑤致心律失常性右心室发育不良;⑥晕厥或室性心律失常。

(1)**肥厚型心肌病**:CMR 可准确定量心肌质量和局部节段心肌厚度,在梗阻性肥厚型心肌病,CMR 亮血序列左心室长轴显示收缩期二尖瓣前叶前移及湍流。在心肌内可见局灶性延迟强化,与局部心肌肥厚、收缩期室壁增厚减低、灌注缺损有关。与心肌梗死后强化模式不同,这种局灶性延迟强化散布于肥厚的心肌,与患者预后相关。CMR 可以用于评价室间隔乙醇消融治疗方法的效果。

(2)致心律失常性右心室心肌病(ARVC):CMR 可用于评价局部或整体室壁运动异常、室壁瘤、节段性或整体扩张,定量分析右心室容积和功能。与早期的报道不同,心肌脂肪变不再是该病特有征象,右心室延迟强化也被认为是有用的诊断标志。综合分析室壁运动和组织学特征能提供较准确的诊断,最近基于基因分析的研究显示该病也会累及左心室。

(3)心肌致密化不全:心肌致密化不全是一种常染色体显性遗传疾病,表现为中段和心尖部致密心肌变薄、功能不全和肌小梁粗大。舒张末期非致密心肌与致密心肌比值≥2.3 可以诊断该病。

(4)扩张型心肌病:CMR 诊断扩张型心肌病包括左心室进行性扩张、收缩功能降低、局灶性心肌中层纤维化。局灶性室间隔纤维化,即"中层征象",与室性心律失常有关。延迟强化所显示的纤维化也与心脏不良事件相关。

(5)急性病毒性心肌炎:对于急性心肌炎的诊断,T_2 加权图像定量分析整体心肌信号强度变化反映心肌炎性反应,尤其是心肌水肿有很高价值。能显示不可逆性心肌损伤的典型表现局灶性、心内膜下纤维化。结合 T_1 和 T_2 加权图像可提高诊断准确性,CMR 被认为是诊断心肌炎最重要的诊断方法。

(6)结节病:尽管只有 5% 的患者有心脏症状,近 50% 的肺结节病患者累及心脏,而这是此类患者死亡的主要原因,CMR 采用对比剂强化技术可见心肌炎症,早期对比剂强化可确定心肌炎症区域,而晚期钆强化显示不可逆损伤的区域。

(7)淀粉样变:心肌淀粉样物质沉积在系统性淀粉样变患者中较为常见,导致心肌明显增厚并心功能不全。受影响的组织表现为 T_1 和 T_2 时间异常缩短、钆聚集,能较准确诊断心肌淀粉样变。值得注意的是钆在血中的清除远快于其他类型患者,因此在对比剂强化的 T_1 加权图像上,血液中呈低信号。

(8)血色沉着病:在珠蛋白生成障碍性贫血(地中海贫血)等疾病心脏铁负荷过重者,可导致心脏扩大、肥厚及功能不全。心肌 T_2 定量分析是接受螯合治疗患者的可靠监测参数。T_2 与左心室收缩功能关联性佳,但与肝脏铁含量及血清铁蛋白无关。由于预后与心脏累及有关,因此左心室心肌 T_2 定量被认为是能更有效指示和评价心脏铁损害的标志。

4. 心脏瓣膜病:CMR 可以用于评价瓣膜狭窄、反流、瓣周肿块、感染过程的瓣周并发症或人工瓣,在瓣膜功能异常者确定左心室容积或肿块的进展变化特别适合。

5. 心脏肿块及心包疾病:CMR 可用于心脏肿块、心外结构的临床评价,此外可鉴别肿瘤和血栓。在怀疑心包疾病者可提供心包膜的结构和功能评价,并能评价心包缩窄的生理效应。

6. 先天性心脏病:CMR 可用于简单或复杂先天性疾病的心脏结构和功能、血流、心内外通道,定量评价心内分流或心外通道的血流,评价其病理生理后果包括对主动脉和肺动脉的影响、双侧心房和心室结构及功能。

7. 心房颤动:CMR 可用于评价房颤患者的左心房结构和功能,LGE 能有效识别心房及连接结构的纤维组织,在电生理手术前后无须造影剂或放射暴露可显示肺静脉。对于心房内血栓的识别尚需进一步研究。

8. **血管显影**

(1)肺动脉血管显影:可用于不适合含碘对比剂或放射照射的患者,评价是否有肺栓塞。

(2)外周动脉疾病:可用于诊断外周动脉疾病的位置和程度,对下肢外周动脉疾病可用于介入的筛选,此外在跛行患者可行磁共振血管显影。

(3)颈动脉疾病:可评价颈动脉狭窄的位置和程度。

(4)胸主动脉疾病:确定主动脉瘤、糜烂、溃疡、夹层的位置和程度,评价主动脉术后的病程、周围结构、主动脉尺寸和血流。

(5)肾动脉疾病:可评价肾动脉狭窄和定量分析肾动脉血流。

(王 炎 袁思殊)

参 考 文 献

于薇,王瑞. 2010. 2010 年 ACCF 心血管磁共振专家共识解读. 中国心血管医师,2:122 -124.

Abdel-Aty H, Simonetti O, Friedrich MG. 2007. T_2-weighted cardiovascular magnetic resonance imaging. J Magn Reson Imaging,26:452 -459.

Bank ER. 1993. Magnetic resonance of congenital cardiovascular disease. An update. Radiol Clin North Am,31:553 -572.

Blackwell GG, Pohost GM. 1994. The usefulness of cardiovascular magnetic resonance imaging. Curr Probl Cardiol,19:117 -175.

Buser PT. 1989. Magnetic resonance in the assessment of cardiovascular diseases. Schweiz Rundsch Med Prax,78:211 -213.

Chung T. 2000. Assessment of cardiovascular anatomy in patients with congenital heart disease by magnetic resonance imaging. Pediatr Cardiol,21: 18 -26.

Dos L, Pen V, Silversides C, et al. 2007. Images in cardiovascular medicine. Cardiac magnetic resonance imaging and multidetector computed tomography scan illustrating Damus-Kaye-Stansel operation. Circulation, 115: e440 -442.

Ganz W, Serafini A, Lerner D, et al. 1995. Cardiovascular magnetic resonance imaging goes beyond anatomy. Crit Rev Diagn Imaging, 36: 479 -503.

Hundley WG, Bluemke DA, Finn JP, et al. 2010. ACCF/ACR/AHA/NASCI/SCMR 2010 expert consensus document on cardiovascular magnetic resonance: a report of the American College of Cardiology Foundation Task Force on Expert Consensus Documents. Circulation,121:2462 -2508.

Kuijpers D, Janssen CH, van Dijkman PR, et al. 2004. Dob-utamine stress MRI. Part I. Safety and feasibility of dobutamine cardiovascular magnetic resonance in patients suspected of myocardial ischemia. Eur Radiol, 14: 1823 -1828.

Kuijpers D, van Dijkman PR, Janssen CH, et al. 2004. Dob utamine stress MRI. Part Ⅱ. Risk stratification with dobutamine cardiovascular magnetic resonance in patients suspected of myocardial ischemia. Eur Radiol, 14:

2046-2052.

Otmani A, Leborgne L, Renard C, et al. 2007. Images in cardiovascular medicine. Electrocardiogram, echocardiography, and magnetic resonance imaging characteristics in Uhl's disease. Circulation,115:e11-12.

Pettigrew RI, Cecil MP. 1993. Basic cardiovascular magnetic resonance imaging techniques. Coron Artery Dis,4:318-327.

Rajappan K, Bellenger NG, Anderson L, et al. 2000. The role of cardiovascular magnetic resonance in heart failure. Eur J Heart Fail,2:241-252.

Selvanayagam JB, Kardos A, Francis JM, et al. 2004. Value of delayed-enhancement cardiovascular magnetic resonance imaging in predicting myocardial viability after surgical revascularization. Circulation, 110: 1535-1541.

Soriano CJ, Ridocci F, Estornell J, et al. 2007. Late gadolinium-enhanced cardiovascular magnetic resonance identifies patients with standardized definition of ischemic cardiomyopathy: a single centre experience. Int J Cardiol,116:167-173.

Wohrle J, Nusser T, Merkle N, et al. 2006. Myocardial perfusion reserve in cardiovascular magnetic resonance: Correlation to coronary microvascular dysfunction. J Cardiovasc Magn Reson,8:781-787.

Yan AT, Gibson CM, Larose E, et al. 2006. Characterization of microvascular dysfunction after acute myocardial infarction by cardiovascular magnetic resonance first-pass perfusion and late gadolinium enhancement imaging. J Cardiovasc Magn Reson,8:831-837.

第二十四章 心血管疾病的介入治疗

一、冠心病的介入治疗

冠心病的介入治疗(percutaneous coronary intervention,PCI)包括冠状动脉球囊扩张术、支架植入术、冠状动脉旋磨术、冠状动脉内血栓抽吸术等多种治疗方法,其目的是获得较大的管腔,改善心肌缺血。

(一)适应证

1. 稳定型冠心病:药物治疗辅以 PCI。

PCI 对于稳定型心绞痛的价值在于缓解症状、提高生活质量。与 CABG 相比,更适合心功能尚好、1~2 支血管病变或者无糖尿病的多支血管病变。对于稳定型冠心病应强调优化药物治疗作为综合治疗的基石,对患者危险因素进行全面、有效的干预;对于其中较高危的或者药物治疗疗效不满意的患者,包括 PCI 在内的血运重建治疗无论对于改善预后还是缓解症状都有着不可替代的作用。

2. 非 ST 段抬高型急性冠状动脉综合征:根据危险分层决定。

需要紧急(2 h 内)进行介入的极高危临床特征包括以下几项:①胸痛持续时间长、无明显间歇或持续时间超过 30 min,濒临心肌梗死表现。②心肌生物标志物显著升高和(或)心电图示 ST 段显著压低(≥2 mm)持续不恢复或范围扩大。③有明显血流动力学变化,严重低血压、心力衰竭或心源性休克表现。④严重恶性心律失常室性心动过速、心室颤动。

高危特征包括:①年龄 >70 岁。②曾有 MI 病史。③既往造影显示冠状动脉狭窄。④PCI后或CABG后。⑤24 h内反复发作胸痛。⑥心电图有ST段轻度压低(<2mm)。⑦心肌生物标志物轻度升高。⑧N-末端脑钠肽前体(NT-proBNP)、C反应蛋白等升高。⑨肾功能不全[肾小球滤过率(eGFR)<60 ml/min]。高危病人也需要介入治疗。

3. ST段抬高型急性心肌梗死:时间就是心肌。

起病12h内的患者,关键是尽量缩短进门-球囊扩张(door-to-balloon, D to B)时间,将其控制在90min以内。对于起病时间超过了12h但是不到24h者,如仍有缺血证据,或有心功能障碍或血流动力学不稳定或严重心律失常,也应进行直接PCI;对于有心源性休克的患者,可将时间放宽到36h。

对于无直接PCI条件的医院,有以下情况之一应进行转运PCI:①就诊时间距离发病时间超过了3h,且转运导致的延误不超过90min。②患者有溶栓禁忌证。虽然转运导致开通IRA的时间有所延误,但是患者还是可以从PCI中获益。

溶栓失败的患者,应该在症状发生12h内行补救性PCI。

溶栓成功的患者,都可以考虑24h内行急诊PCI。

4. 使用Euro SCORE和SYNTAX积分评估CABG或PCI的风险,根据风险-获益评估,作出有利于患者的选择。对于手术高危患者(Euro SCORE>5),应首先考虑PCI;当SYNTAX积分>32时,应首先考虑CABG。

(二)操作

1. 指引导管:导管需要与冠状动脉开口同轴,易于到位,且不出现嵌顿。

2. 导丝:一般病变选较软的螺纹导丝,血栓性病变避免超滑导丝,有分支的病变选螺纹导丝,完全闭塞病变选超滑或螺纹导丝。导丝要进行塑形,小心操作通过病变。

3. 球囊扩张:根据血管大小及病变选择合适的球囊,一般球囊血管比<1.1:1。

4. 支架:目前可选金属裸支架(BMS)和药物洗脱支架(DES),对于近期需要其他手术的患者或者管腔直径大的血管可选BMS,其他大部分病变选择DES,有时需要用IVUS来指导支架大小的选择。

(三)药物

1. PCI 围手术期抗血小板药物治疗:术前已经接受长期阿司匹林治疗的患者应在 PCI 前服用 100~300mg 阿司匹林,以往未服用阿司匹林的患者应在 PCI 术前至少 2h,最好 24h 前给予 300mg 阿司匹林口服。PCI 术后对于无阿司匹林过敏或高出血风险的患者,口服 100~300mg/d 的阿司匹林;对于担心出血风险者,可在支架术后的初始阶段给予 100mg/d 的低剂量阿司匹林治疗。

氯吡格雷的负荷剂量应根据其术前服用的时间来确定。对于术前 6h 或更早服用者,通常给予 300mg 负荷剂量,而术前 6h 以内服用者,可给予 600mg 负荷剂量。

所有置入药物洗脱支架(DES)者如无出血风险,PCI 术后每日给予 75mg 氯吡格雷,至少服用 12 个月。置入 DES 者 1 年后继续应用氯吡格雷为 Ⅱb 类推荐。

2. PCI 围手术期抗凝药物治疗:普通肝素或低分子肝素均可使用,不建议普通肝素与低分子肝素混用以及不同低分子肝素之间交叉使用。术前使用磺达肝葵钠的患者,术中使用足量的普通肝素。术前使用伊诺肝素的患者,根据说明书减量使用普通肝素。

3. PCI 后二级预防药物治疗:除了抗血小板和抗凝治疗外,抗高血压、调脂和糖尿病的治疗在 PCI 后的二级预防中扮演着重要的角色。抗高血压治疗应使血压达标[<140/90mmHg,慢性肾病或糖尿病者应<130/80mmHg]。调脂治疗应达到以下目标:①LDL-C<2.6 mmol/L。②极高危患者(如 ACS、糖尿病)LDL_2C<2.08mmol/L。糖尿病治疗的目标为糖化血红蛋白,糖尿病治疗的目标为糖化血红蛋白<6.5%。

(四)并发症及防治

1. 急性冠状动脉闭塞:常由冠状动脉夹层、血栓形成所致。不仅临床因素和冠状动脉病变解剖增加其风险,而且某些 PCI 操作不当可引起该并发症。为了避免夹层撕裂所致冠状动脉闭塞的严重临床后果,在结束 PCI 操作前,必须重复冠状动脉造影。

2. 无复流:PCI时心外膜大冠状动脉血管狭窄已解除,但远端前向血流明显减慢或丧失。无复流的发生与临床情况(如急性心肌梗死)、冠状动脉病变(富含血栓、静脉旁路血管狭窄)和介入操作(斑块旋磨术)等有关。PCI术前及术中使用充足的抗栓药物可减少无复流发生。在冠状动脉旋磨时应用某些药物或在对静脉桥血管病变PCI时应用远端保护装置,也使无复流减少。处理无复流可以冠状动脉内注射硝酸甘油、维拉帕米、地尔硫䓬、腺苷、罂粟碱和GP Ⅱb/Ⅲa受体拮抗剂。

3. 冠状动脉穿孔:是PCI时一个少见但严重的并发症。表现为少量对比剂外渗或呈蘑菇状向管腔外突出(限制性穿孔),或对比剂持续外漏至心包腔内(自由性穿孔),引起心包积血、心脏压塞和循环衰竭。老年女性、糖尿病、心力衰竭史等是冠状动脉穿孔的临床危险因素。慢性完全阻塞性病变PCI时使用中硬度导引钢丝或亲水涂层导引钢丝;钙化病变旋磨术或支架术置入后高压扩张;球囊(支架)直径与血管大小不匹配,均增加冠状动脉穿孔甚至破裂的危险性。一旦发生冠状动脉穿孔,应立即用与血管内径相似的球囊作较长时间的低压扩张以封堵破口,必要时应用适量鱼精蛋白中和肝素。对破口大、出血快、心脏压塞者,应立即行心包穿刺引流,必要时置入冠状动脉带膜支架或行紧急外科手术。小血管或血管末梢穿孔时,可用栓塞剂。

4. 支架脱落:较少发生,多见于病变未经充分预扩张或直接支架术时;近端血管扭曲或已置入支架;支架跨越狭窄或钙化病变阻力过大且推送过于强力时;支架置入失败,回撤支架至导引导管时,因管腔内径小、支架与导引导管同轴性不佳、支架与球囊装载不牢,导致支架脱落。仔细选择器械和严格操作规范,可预防支架脱落。一旦发生支架脱落,可操作取出,但需防止原位冠状动脉撕裂;也可用另一支架将其原位置入。

5. 支架血栓形成:为一种少见但严重的并发症,常伴心肌梗死或死亡。24小时内发生为急性支架内血栓,1周内为亚急性,1周以上为晚期支架内血栓,半年以上为极晚期血栓。一且发生支架血栓形成,应立即行冠状动脉造影,对血栓负荷大者,可用血栓抽吸导管做负压抽吸。用 PCI 治疗时,常选用软头导引钢丝跨越血栓性阻塞病变,并行球囊扩张至残余狭窄 <20%,必要时可再次置入支架。通常在 PCI 同时静脉应用 GP Ⅱb/Ⅲa 受体拮抗剂。对反复、难治性支架血栓形成者,则需外科手术治疗。支架血栓形成的预防措施包括 PCI 术前控制临床情况(如控制血糖,纠正肾功能和心功能不全)、充分抗血小板和抗凝治疗。PCI 时,选择合适的支架覆盖全部病变节段,支架充分扩张、贴壁良好,避免和处理好夹层撕裂。长期和有效的双联抗血小板治疗对预防药物洗脱支架晚期和极晚期血栓形成十分重要。

6. 对比剂肾病:指对比剂引起急性肾功能损害,是医院内获得性肾衰竭的重要原因。表现为 PCI 后血清肌酐较术前增高 44.2μmol/L(0.5mg/dl) 或 25%。许多临床因素(包括基础肾功能中度、重度减退,高龄,糖尿病,合并应用肾毒性药物)促使对比剂肾病的发生。此外,对比剂肾病与应用较大剂量对比剂明显相关,为了预防对比剂肾病,对慢性肾病患者行心血管造影和 PCI 时,应根据临床情况综合考虑造影剂类型、用量等因素,并在术前和术后采取防治措施(包括水化、碱化、透析疗法)。

7. 周围血管并发症:穿刺部位血栓形成、出血和假性动脉瘤形成 PCI 后短时内发生低血压(伴或不伴腹痛、局部血肿形成),应怀疑腹膜后出血,必要时行超声或 CT 检查,并及时补充血容量。前臂血肿常因导引钢丝误入分支血管引发穿孔,或插管发生严重桡动脉痉挛时强行拔出导管而损伤所致。为此,在透视下推送导引钢丝或导管,必要时行桡动脉造影或经动脉鞘内注入血管扩张剂,有利于预防。

(邱旭光)

二、主动脉夹层的介入治疗

主动脉夹层(aortic dissection,AD)是一种严重的心血管急症,以起病急、死亡率高为其特点。

【分型】

主动脉夹层的分型对于其治疗方案的选择有重要意义。目前国际上常用的主动脉夹层的分型包括 Stanford 和 DeBakey 分型。

Stanford 分型以升主动脉是否累及为依据,将主动脉夹层分为 A 型和 B 型,A 型指升主动脉受累及,B 型指仅限于降主动脉。

Debakey 分型以破口起源位置和夹层累及范围分为 Ⅰ、Ⅱ 和 Ⅲ 型,Ⅰ 型指破口起源于升主动脉,夹层累及范围超过了主动脉弓,Ⅱ 型指破口起源于升主动脉,而夹层仅限于升主动脉,Ⅲ 型指破口起源于降主动脉,夹层仅限于降主动脉。

【治疗】

1. 内科治疗是主动脉夹层治疗的基础:所有的主动脉夹层患者均应在重症监护病房,予以降压、镇静镇痛治疗,收缩压控制在 100~120mmHg,心率控制在 60~80 次/分。

2. 急诊外科手术可降低 A 型主动脉夹层的死亡率:对于 A 型主动脉夹层,由于其急性期的高死亡率,应该尽早采取外科手术治疗,这已经达成共识。目前的进展是如何降低围手术期死亡率以及开胸支架置入等手术方式等。

3. 介入治疗为 Ⅲ 型主动脉夹层提供了有效的治疗方案:考虑到外科手术的围手术期死亡率,因此传统外科手术主要治疗有并发症的 B 型主动脉夹层,包括远端缺血、药物无法控制的疼痛、顽固性高血压、主动脉破裂、撕裂延长、主动脉直径扩张超过 5cm、由主动脉瘤所致的夹层、假性动脉瘤、马方综合征以及截瘫患者。然而,主动脉夹层介入治疗的发展,使 B 型夹层的治疗理念在发生改变。

【适应证】

主动脉腔内覆膜支架植入术通过封闭主动脉夹层破口,促进假腔血栓化,以期降低主动脉夹层进一步撕裂或破裂的风险。主动脉腔内覆膜支架植入术围手术期的死亡率相对较低,在有并发症的 B 型主动脉夹层患者中的临床试验的中期结果显示，有较好的预后。目前针对主动脉夹层覆膜支架置入术尚无大规模临床试验结果，依据专家共识意见，国际上公认的适应证包括：①Stanford B 型主动脉夹层伴有顽固性疼痛；②Stanford B 型主动脉夹层伴有脏器灌注不足；③Stanford B 型主动脉夹层伴有无法控制的高血压；④Stanford B 型主动脉夹层伴有主动脉外渗漏；⑤Stanford B 型主动脉夹层主动脉直径≥5.5cm 或增长速度>1cm/年；⑥Stanford B 型主动脉夹层逆行撕裂至升主动脉；⑦部分 Debakey Ⅱ型主动脉夹层解剖结构适合者。

然而，对于无并发症的 B 型主动脉夹层患者，目前循证医学证据还未能证明主动脉支架植入术优于药物保守治疗。但随着介入技术的发展以及新型器材的问世，其适应证有望会进一步扩大。因此，目前介入治疗的适应证对于这类患者的治疗还应该采用个体化的原则。

【术前评估】

术前应详细阅读患者胸腹主动脉 CTA 片，以明确主动脉夹层类型，确定破口的准确位置，夹层累及范围，重要脏器供血情况等。具体如下。

1. 准确判断破口位置：明确破口与左锁骨下动脉以及左颈总动脉开口的距离，从而在术前判断是否适合单纯覆膜支架置入术，或支架是否需要跨过左锁骨下动脉开口。

2. 夹层累及范围：明确判断夹层累及范围。

3. 腹腔重要脏器供血情况：明确腹腔干、肠系膜上动脉以及肾动脉等腹主动脉重要分支血管的供血情况。

4. 靶血管直径测量：通过对靶血管锚定区直径测量初步选择相应型号的支架。

【步骤与方法】

1. 患者仰卧于手术台上，连接心电、血氧饱和度监护设备。

2. 根据患者情况选择左或右桡动脉穿刺，常规消毒相应上肢以及双侧腹股沟区，并铺无菌巾。

3. 2% 利多卡因局部浸润麻醉腕横纹上 2~3cm 处桡侧皮肤及皮下组织，穿刺桡动脉成功后置入 6F 动脉鞘。静脉注射 3000U 肝素后将猪尾导管送至升主动脉根部造影以进一步明确破口位置及其周边分支血管的解剖关系。

4. 切开、暴露右股动脉,直视下穿刺右股动脉置入8F血管鞘,将黄金标记导管经股动脉送至腹主动脉上端造影,证实标记导管位于真腔,并进一步明确腹主动脉重要分支血管血供来源情况。

5. 明确标记导管位于真腔后,进一步送至主动脉根部,经猪尾导管行主动脉根部造影,测量破口近端主动脉直径以及破口范围,从而选择相应型号的覆膜支架。

6. 准确测量后,沿标记导管送超硬导丝至主动脉根部,退出标记导管和股动脉血管鞘,沿超硬导丝送主动脉覆膜支架输送系统至破口处,精确定位后释放支架。在释放支架时患者收缩压要降至100mmHg以下,并做到"稳、准、快"。

7. 支架释放完毕后,以猪尾导管行主动脉根部和腹主动脉造影,明确夹层破口封闭情况以及腹主动脉重要分支血管血供情况。

8. 退出主动脉覆膜支架输送系统,缝合股动脉切口,逐层缝合肌层、皮下组织以及皮肤,局部消毒后无菌纱布包扎,在X线透视下退出猪尾导管,拔出左侧桡动脉鞘,穿刺点加压包扎。

【手术中易于出现的失误和预防】

1. 标记导管进入假腔:如果标记导管进入假腔而未识别,进而释放覆膜支架则会导致严重的不良后果,补救也非常棘手,只能通过外科手术补救。因此,术前应详细阅读胸腹主动脉CTA片,初步明确主动脉夹层撕裂走行,术中送标记导管时,如不确定可通过造影剂确认。如不能确认标记导管在真腔,不能送入支架输送系统。

2. 覆膜支架封闭左颈总动脉开口导致左侧大脑供血不足:术前仔细阅读患者CTA片,明确主动脉弓处解剖结构,术中支架释放前准确定位,释放时避免支架移位。如出现这一情况,需急诊行搭桥手术。

3. 覆膜支架封闭左锁骨下动脉开口导致左上肢缺血、功能障碍:术前仔细阅读患者CTA片,明确主动脉弓处解剖结构,术中支架释放前准确定位,释放时避免支架移位。封闭左锁骨下动脉开口后,如患者无左上肢缺血和功能障碍等情况,可不予以特殊处理,否则可行外科搭桥手术。

4. 截瘫:如患者破口较低或破口较大,覆膜支架需覆盖至第8~12胸椎,可能导致脊髓血供受影响而出现截瘫。

5. 内漏:覆膜支架置入后,夹层破口未完全封闭。因此应准确测量,选择合适的支架型号,支架释放过程中准确定位,避免移位。如出现上述情况,可再次支架置入术。

6. 支架膨出或成角:覆膜支架置入后膨出或成角。支架置入前,充分了解主动脉解剖结构并选择合适的支架非常重要,如果出现上述情况可考虑再置入一支架。

【主动脉夹层术后随诊】

1. 积极控制心率和血压。

2. 术后1、3、6、12个月复查主动脉CTA了解主动脉及支架情况。

总之,对于主动脉夹层这一严重的心血管疾病,充分认识,早期诊断,选择针对性的治疗方式对于改善其预后有重要意义。

(严江涛 曾和松)

三、腹主动脉瘤的介入治疗

腹主动脉瘤(abdominal aortic aneurysm,AAA)定义为腹主动脉直径扩张超过正常直径的1.5倍或直径超过3cm。据统计95%以上的动脉瘤发生于肾动脉以下。多种因素引起动脉壁局部膨出形成动脉瘤。动脉瘤的形成导致局部动脉壁扩张和紧张度增加,最终动脉可能破裂造成大出血。引起AAA的高危因素包括:高龄、高血压、吸烟和家族性AAA病等,该病好发于男性,男性发病率约为女性的3倍。

因大多数AAA无临床症状,常在查体时或检查其他疾病时被发现,所以很难预测其流行情况。英国流行病筛查预测其发病率为1.3%~12.7%,50岁男性发病率约为25/100 000,而

70岁男性增加至78/100 000,亚裔男性50岁以上的发病率为0.45‰。动脉瘤在扩张过程中可出现腹部搏动感、腹部疼痛或疼痛向腰背部传导等症状。有症状的AAA应尽快接受治疗,否则AAA一旦发生破裂,患者死亡率高达80%,而且即便此类患者立即接受急诊手术,仅约一半患者能够存活超过30天。随着瘤体的增大,破裂的风险增加,直径超过6cm的动脉瘤每年破裂风险高达25%。有几项研究证实直径大于5cm的动脉瘤患者5年存活率仅为20%。

治疗上,药物治疗是基础,传统药物方面,2010年欧洲指南指出:①他汀类药物可以降低AAA患者外科手术后心血管事件发生率及30天非致死性心梗和心源性死亡的发生率,建议介入或外科手术前1个月即开始服用他汀类药物(证据级别:Ia,推荐强度:A)并且应该持续应用(证据级别:Ⅲb,推荐强度:C);②既往认为口服β受体阻滞剂可以降低动脉硬化引起腹主动脉瘤的扩张速度,降低破裂率,减少围手术期不良心脏事件,最近研究建议仅在有高危心血管风险的AAA患者可以应用β受体阻滞剂,并且必须术前应用1个月(证据级别:Ib,推荐强度:A);③抗血小板治疗方面,指南建议一旦诊断AAA,必须立即开始(证据级别:Ia,推荐强度:A)服用阿司匹林并且持续应用(证据级别:Ⅲb,推荐强度:C)。服用华法林的患者,建议术前停用华法林5~7天,可以替换应用低分子肝素;④血压控制是二级预防的有效措施,目标血压值是140/90mmHg。

目前AAA的治疗方式有:①传统开腹手术(open surgery, OSR),即采取腹部切口并用人工血管置换AAA,该手术也可在腹腔镜下进行。②腔内修复术(endovascular aneurysm repair, EVAR),即在腹股沟处行小切口暴露股总动脉,从股总动脉置入支架并在瘤体内释放从而隔绝动脉瘤。对于动脉瘤直径大于5.5cm,或直径大于4.5cm但近6个月增加超过0.5cm的患者,应手术治疗。对于直径小于4.5cm有症状的动脉瘤患者,应每6个月复查,而对于直径4.5~5.5cm的动脉瘤,应每隔3~6个月复查。对于未破裂的肾动脉以下AAA,在上述两种治疗方式都适合的情况下,NICE指南推荐使用腔内修复治疗。

选择腔内修复治疗而非外科手术,应结合每位患者的病情:如动脉瘤的大小和形态、患者的年龄和预期寿命、外科手术的适应性;两种手术方式近期和远期的优势及风险,包括与动脉瘤相关的死亡率和手术死亡率。对于已破裂的 AAA 患者,该指南并未给出使用腔内支架治疗的证据,因为对于这类患者,行随机控制对照试验研究比较困难,只能从已登记注册的治疗患者中收集足够的数据,并行进一步研究才能得出结论。

两种手术方式中,EVAR 与 OSR 比较具有很多的优点:能够减少全身麻醉时间,明显减少外科手术引起的创伤和疼痛,缩短住院时间和住 ICU 时间,还能够减少手术失血量。EVAR 的缺点有内漏形成(包括 I 型附着部内漏和 II 型反流性内漏),行 OSR 的患者不需要密切随访,而行 EVAR 的患者需要定期复查 CT 或血管超声以明确有无内漏发生。另外,如果行 EVAR 过程中操作失败或出现并发症,即使这些患者术前评估并不适合行外科手术,也应立即改行 OSR。指南推荐腔内修复治疗最好在具有丰富临床经验的医学中心进行,术前应对患者进行全面评估。

目前 EVAR 应用的支架移植物都是把人造血管缝合固定于金属支架内部而制成,以防止人造血管发生扭曲和异位,保持稳定性。为适应主动脉分叉结构和增加支架血管的稳定性,目前的大多数支架移植物产品都采用模式化设计,主体和一侧髂支通过一侧股动脉置入,另一侧髂支通过对侧股动脉置入,定位对接。该术式实施的一个重要前提是肾动脉下方有足够长度的正常主动脉,可以作为支架的近段锚定区,以防止支架移植物向远端移位,并防止术后内漏的发生。临床可选用的支架包括:Talent(Medtronic)、Exclude(WL Gore)、Aorfix(Lombard Medical)、Zenith(Cook Medical)和 Endologix Powerlink Systems(Le Maitre)。其中,Cook 公司 2011 年 5 月在中国上市的"开窗"支架(Zenith Fenestrated)为以往找不到合适治疗方式的复杂病例和疑难患者提供了有效的解决方案和治愈希望。

1. 术前评估:EVAR 对患者全身状况影响小,只相当于中到低等外科手术创伤,其围手术期死亡率和并发症发生率都要明显低于传统开放手术。但术前仍然需要评估心脏功能,了解患者既往是否有急性心肌梗死或心力衰竭病史。同时还应该评估其他器官功能,尤其注意肾功能,防止术后造影剂肾病发生。

2. 围手术期结果:有关比较 AAA 开放手术和 EVAR 围手术期死亡率的资料大多为非随机对照研究,这是因为选择 EVAR 的多为高危手术患者。尽管如此,EVAR 后围手术期期死亡率只有不到 3%,低于开放手术。另外,同开放手术相比,EVAR 围手术期致命并发症发生率低,患者术后恢复快,ICU 治疗时间和整体住院时间都大大缩短。

3. 长期生存率和术后并发症:EVAR 后患者的长期生存率很大程度上取决于术前的高危因素,综合文献报道,高危患者和普通患者 EVAR 后 3 年生存率差别明显,分别为 68% 和 83%。EVAR 后并发症主要有内漏、支架移植物异位、扭转、移植物闭塞、感染等。有研究表明,术前 AAA 瘤体直径越大,术后内漏、支架异位及其他并发症发生率越高。

4. EVAR 存在问题:随着介入器材和技术不断改进,EVAR 已经日趋成熟,但该术式目前仍然存在一些问题,有待进一步发展和完善。

(1) 血管解剖局限性:和传统开放手术相比,EVAR 对血管解剖条件的要求更高。首先,要求肾动脉下至少需要 1.5cm 长的正常主动脉作为近端锚定区,即瘤颈至少要 1.5cm 长;同时,要求瘤颈直径小于或等于 28mm,同时不能严重成角。另外,还要求髂外动脉及股动脉有足够直径,保证携带支架移植物的输送器可以通过。由于女性髂外动脉细,因此由于输送途径差而放弃腔内治疗的女性比例大大高于男性,文献报道女性大约为 17%,而男性只有 2.1%。

(2) 内漏:内漏指 AAA EVAR 后被封闭的瘤腔内持续有血流进入,可以分为以下四型。Ⅰ型内漏,指由于近段或远端锚定区封闭失败导致血流进入瘤腔,一般瘤腔内压力高,容易导致瘤体破裂。一旦发现,需要通过在近端或远端加延长物来纠正。如仍有内漏,需要尽早中转开腹手术。Ⅱ型内漏,指通过分支动脉(如腰动脉、肠系膜下动脉等)返血进入瘤腔,发生率在40%左右。大多数可以随时间延长自行血栓形成而封闭瘤腔,也有人通过导管行选择性分支动脉栓塞。但是,目前的循证医学证据表明,Ⅱ型内漏并不会增加瘤体近远期破裂的发生率。Ⅲ型内漏,指由于支架血管破损或扭曲造成接口处渗漏,一旦发生,也需要立即通过介入或手术纠正。Ⅳ型内漏,指由于支架血管通透性高引起血液进入瘤腔,一般发生于支架血管置入后30天内。另外,有些患者在 AAA EVAR 后瘤腔持续增大,通过 CT 扫描未发现有明显内漏,有学者称其为内张力(endotension)。总之,正是由于内漏等不确切因素的存在,AAA EVAR 后患者需要定期接受随访。随访间期一般为术后3、6、12个月,以后每年一次。如果影像学资料发现瘤体进行性增大,需要行进一步检查以明确原因。

(3)支架移植物闭塞:早期的 EVAR 后,支架移植物闭塞的发生率很高。发生闭塞的一个重要原因是移植物扭曲成角,后来有人发现用金属支架作为外支撑可以减少血管移植物的扭转,从而大大降低移植物血栓闭塞的发生率。

(4)瘤颈扩张:EVAR 后,近端锚定区的主动脉会随时间延长而进一步扩张,从而可以导致支架移植物向远端发生异位。目前在进行 EVAR 时,一般选择支架主体直径比近端瘤颈直径超出 10% ~20%,以适应将来主动脉的扩张,但即使如此,仍然无法完全避免支架移植物发生后期异位。

(徐昶 曾和松)

参考文献

ACC/AHA Guidelines for the Management of Patients With Peripheral Arterial Disease (Lower Extremity, Renal, Mesenteric, and Abdominal Aortic): Executive Summary, J Am Coll Cardiol, 2006 Mar 21;47(6): 1239-1312.

Moll FL, Powell JT, Fraedrich G, et al. 2011. Management of Abdominal Aortic Aneurysms Clinical Practice Guidelines of the European Society for

Vascular Surgery, Eur J Vasc Endovasc Surg,41,S1 – S58.

N Hay, F Mc Cracken, et al. 2009. Endovascular stent-grafts for the treatment of abdominal aortic aneurysms: NICE technology appraisal guidance. Heart, 95:1798 – 1800.

四、先天性心脏病的介入治疗

先天性心脏病(简称先心病)为小儿时期最常见的心血管疾病,然而许多患者可到成年才出现症状而被诊断。经典的治疗方法是外科手术治疗,但存在的问题包括需要开胸,损伤大,费用昂贵及有一定的手术并发症与病死率。先心病介入治疗是用血管穿刺的方法将特种的导管及其装置由外周血管插入至所需治疗的心血管腔内代替外科手术治疗的一种方法,已成为继冠心病和心律失常介入治疗之后心血管病治疗最重要的进展。我国先心病介入导管治疗发展较快,一些技术的应用和国外几乎同步进行,介入材料国产化后,这些新的技术已逐步在国内普及。

经皮穿刺肺动脉瓣球囊成形术

先天性肺动脉瓣狭窄是常见的先天性心脏病之一。1982年,Kan首先报告经皮穿刺肺动脉瓣球囊成形术(percutaneous balloon pulmonary valvuloplasty,PBPV)。其机制是在球囊扩张时腔内产生高压作用于狭窄的瓣膜,引起瓣膜最薄弱部分即瓣叶交界处撕裂,使狭窄的瓣膜扩张。大量研究表明,PBPV为简便、有效、安全、经济的治疗肺动脉瓣狭窄的首选方法,对于大部分病例,经皮穿刺肺动脉瓣球囊成形术可替代外科开胸手术。

【适应证】

1. 典型肺动脉瓣狭窄,跨肺动脉瓣压差≥40mmHg。

2. 对于青少年及成人患者,跨肺动脉瓣压差≥30mmHg,同时合并劳力性呼吸困难、心绞痛、晕厥或先兆晕厥等症状。

3. 重症肺动脉瓣狭窄伴心房水平右向左分流。

4. 婴幼儿复杂先心病伴肺动脉瓣狭窄,暂不能进行根治术,可应用经皮穿刺肺动脉瓣球囊成形术进行姑息治疗,以改善低氧血症及促进肺动脉发育。

【禁忌证】

1. 发育不良型肺动脉瓣狭窄。
2. 合并严重右心室流出道狭窄。
3. 肺动脉瓣狭窄伴需外科处理的三尖瓣重度反流。

以上选择指征需要根据每个心血管中心介入导管术的人员经验和设备条件而定。

【术前准备】

1. 血、尿常规,肝、肾功能,出凝血时间检查;ECG,胸片,超声心动图。
2. 备皮,碘过敏试验,术前4h开始禁食水。
3. 签署介入治疗知情同意书。
4. 术前半小时肌内注射地西泮10mg,建立静脉通道。
5. 心电监测,手指血氧饱和度监测。
6. 必要器械:右心导管术相关设备,6~7F端孔导管,直径24~28mm的Inoue球囊导管,以及260cm交换导丝备用。

【手术操作】

1. 常规进行右心导管检查,测定跨肺动脉瓣压力阶差。然后行左侧位右心室造影,观察肺动脉瓣狭窄的类型及严重程度,并测量肺动脉瓣环直径作为选择球囊大小的依据。单球囊瓣膜成形术:局麻下穿刺右股静脉,用6~7F端孔导管首先做诊断性检查,测量肺动脉右心室压力阶差,换猪尾导管做右心室造影,进一步观察肺动脉及瓣叶形态,测量瓣环直径。将端孔导管送至左下肺动脉,沿导管送入交换导丝至左下肺动脉。撤去端孔导管及鞘管,以10~12F扩张管扩大静脉穿刺口,沿导丝送入选好的球囊导管,将球囊中部位于瓣膜口,迅速推注稀释的造影剂,充盈球囊直至狭窄瓣膜口造成的球囊腰征消失。一旦球囊全部扩张,腰征消失,立即回抽造影剂吸瘪球囊,并将球囊回撤至右心室。通常从开始扩张至吸瘪球囊总时间为5~10s,这样可减少由于右心室流出道血流中断时间过长而引起的并发症。术后重复测量瓣口压力阶差,如球囊大小适宜,扩张1~2次即可成功,此为单球囊法。球囊直径以大于瓣环直径 30% 为宜。

2. Inoue 球囊导管法：适用于年龄大于 10 岁或体重大于 30kg 较大的患者。Inoue 球囊的准备同二尖瓣球囊成形术，经导丝将导管送入右心房，撤出导丝、导管延伸器，用操纵器将导管前端送入右心室，用少量造影剂充盈球囊前端，其可自然漂浮至肺动脉瓣口，此时回抽全部造影剂，球囊前端可顺血流通过肺动脉瓣口而达主肺动脉，充盈球囊前半部，回撤导管卡在狭窄瓣口，加压注射全部造影剂，充盈全部球囊，其腰部将狭窄瓣扩张开。回抽全部造影剂并撤出导管，换用端孔导管测量肺动脉瓣跨瓣压力阶差，或同时做右心室造影，观察扩张效果。

【术后处理】

术后局部穿刺处压迫止血；用抗生素预防感染；PBPV 术后伴右心室流出道反应性狭窄者，给予 β 受体阻滞剂，通常 3～6 个月。

【疗效评定】

以跨瓣压力阶差来评定肺动脉瓣球囊成形术治疗效果：

压差 ≤25mmHg 为优。

压差 <50mmHg 为良。

压差 >50mmHg 为差。

部分病人（多为重度肺动脉瓣狭窄）在 PBPV 术后瓣口梗阻虽已解除，但由于反应性漏斗部狭窄，右心室压力下降不满意，但连续曲线示肺动脉与漏斗部压差已解除，则仍为有效。

【影响球囊扩张疗效的因素】

1. **球囊直径**：PBPV 效果直接与球囊/瓣环直径比值有关，采用小球囊可安全扩张肺动脉瓣，但效果差；过大球囊可引起瓣环或瓣膜损伤。单球囊法以球囊直径大于瓣环直径的 30% 为宜。

2. **球囊长度**：只有狭窄的瓣口跨于球囊中央，扩张时方能产生最好的效果，球囊过短不易固定，而产生上下滑动，球囊过长可损伤三尖瓣及房室交界处。长度 20mm 的球囊仅用于婴儿，长度 30mm 的球囊应用于儿童，长度 30～40mm 的球囊应用于成人。

3. 球囊扩张的压力、时间及次数：PBPV时不必用压力计来指示是否达到满意的球囊扩张，而以球囊扩张时腰凹快速消失为度；球囊扩张时间应在10s以内，这样球囊扩张时所引起的血压下降及心动过缓反应等血流动力学影响小且恢复快。通常成功地进行球囊扩张，亦即明显的腰凹消失后，再连续扩张1~2次即完成PBPV。实际上，仅1次采用足够的球/囊比值的球囊导管进行球囊扩张术，即基本上达到撕裂狭窄的肺动脉瓣的目的。过多的球囊扩张，既无助于增加疗效，又有引起心脏损伤的可能。

4. 发育不良型肺动脉瓣狭窄为PBPV术后效果不良的重要原因之一。发育不良型肺动脉瓣狭窄，瓣叶增厚、坚硬、高低不平，瓣环发育不良，瓣叶交界可能融合，这些解剖特征直接影响球囊扩张效果。扩张效果可能和瓣叶交界处融合与否有一定关系，亦为PBPV效果不一的原因之一。对于轻型病例，仍可选择球囊扩张术，如无效再考虑进行开胸手术。

【并发症及处理】

PBPV为安全有效的治疗肺动脉瓣狭窄的非开胸方法，并发症的发生率为5%，多为球囊扩张时一过性心动过缓及血压下降，球囊撤出即可消失。总的死亡率<0.5%，多见于新生儿、小婴儿和重症病例。

【随访】

PBPV后患儿活动能力明显增加，心脏杂音减轻，肺动脉瓣第二音增强，超声心动图示PBPV后右心室容量减小。成功的球囊扩张术后，通常很少发生再狭窄，球囊扩张可致瓣叶中部或瓣尖撕裂，可导致中度肺动脉瓣关闭不全，但仍可达到肺动脉梗阻改善的目的，而且患者通常对肺动脉瓣关闭不全能良好耐受。如果采用较小的球/瓣比值的球囊扩张导管或发育不良型肺动脉瓣狭窄，PBPV术后压差下降不满意者，有较高的再狭窄发生率。

经皮主动脉瓣球囊成形术

先天性瓣叶畸形是主动脉瓣狭窄的原因之一,临床上常以左心室-主动脉压差来判断主动脉瓣狭窄程度,20mmHg 为轻度狭窄,50～100mmHg 为中度狭窄,100mmHg 以上为重度狭窄。1984年,Lababidi 等首先报道经皮穿刺主动脉瓣球囊成形术(PBAV)治疗先天性主动脉瓣狭窄成功,其机制为球囊扩张引起主动脉瓣狭窄交界融合处撕裂致瓣口扩大。与 PBPV 相比,PBAV 有较多严重并发症,并且再狭窄的发生率也较高,需规范慎重应用该技术。

【适应证】

1. 血流动力学检查跨瓣收缩压差≥60mmHg,无或轻度主动脉瓣反流。

2. 对于青少年及成人患者,若跨主动脉瓣压差≥50mmHg,同时合并有劳力性呼吸困难、心绞痛、晕厥或先兆晕厥等症状。

3. 典型主动脉瓣狭窄不伴主动脉严重钙化。

【禁忌证】

1. 合并中度以上主动脉瓣反流。
2. 发育不良型主动脉瓣狭窄。
3. 主动脉瓣上狭窄。

【术前准备】

与经皮穿刺肺动脉瓣球囊成形术相同。

【手术操作】

1. 常规股动脉插管,肝素 100U/kg 抗凝,进行左心导管检查。猪尾导管置于升主动脉进行测压和造影,观察主动脉瓣反流程度及瓣口负性射流征。由于瓣口狭窄以及射流的存在,猪尾导管难以直接插至左心室,可取直头导丝经导管伸出于导管头端,操纵导丝插至左心室,然后循导丝插入猪尾导管,但应避免误入冠状动脉;亦可应用端孔导管通过狭窄的主动脉瓣口插至左心室。导管人左心室后,先行测量左心室压力及跨瓣压差,再行长轴斜位左心室造影,观察瓣膜狭窄类型,并测量主动脉瓣环及瓣口直径。

2. 单球囊主动脉瓣成形术：沿导管将替换导丝送入左心室，沿导丝将球囊送至主动脉瓣口，以稀释造影剂（造影剂与盐水比例为1:2）快速充盈球囊，待狭窄瓣膜口所致球囊压迹消失，迅速吸瘪球囊并回撤至升主动脉。通常从开始扩张球囊至吸瘪球囊总时间为5～10s，重复一次后测量瓣口压力阶差，主动脉造影观察有无主动脉瓣反流。

3. 双球囊主动脉瓣成形术：经皮穿刺一侧股动脉，先以导丝插入一根导管至左心室，并保留一根长导丝于左心室；再在对侧股动脉进行穿刺，插入另一根导管至左心室，并同样置一根长导丝于左心室。先在一侧将球囊导管插至左心室，以少量造影剂扩张球囊以调整球囊的位置，然后在对侧插入另一根球囊导管，并调整球囊导管位置，一旦两根球囊导管在合适的位置后，两个球囊同时进行扩张。由于球囊间留有间隙，因此当球囊扩张时两球囊位置相对稳定，而且血压下降幅度较单球囊为小。

【球囊导管的选择】

1. 球囊直径选择：选用球囊直径略小或等于瓣环直径，通常选择球/瓣比值为(0.8～1.0):1或更小。

2. 单、双球囊瓣膜成形术的选择：年长儿及青少年瓣环较大，单一球囊难以达到足够的球囊/瓣比值者，可选用双球囊瓣膜成形术；重症主动脉瓣狭窄的年长儿或成人，可先以较小球囊进行扩张，再以双球囊进行扩张。

【术后处理】

1. 血管穿刺处压迫止血，术后卧床24h，穿刺局部沙袋压迫12h，心电、血压监测，检查足背动脉搏动。

2. 抗生素预防感染。

【疗效评定】

PBAV成功的标准：跨主动脉瓣压差下降50%以上；主动脉瓣口面积增大25%以上；主动脉瓣反流无明显加重。

【并发症及处理】

PBAV并发症远较PBPV为多，近40%的病人有不良反应及并发症,重要并发症包括死亡(4%),主要与疾病严重程度和伴随疾病有关;主动脉瓣反流大多为轻度,中至重度反流大约4%,与所用球囊直径过大明显相关,球囊/瓣环比值≤1.0 可明显减少主动脉瓣反流的发生,较大球囊扩张还可引起主动脉壁和室间隔撕裂;左心室及升主动脉穿孔,为严重的并发症,导引导丝头端过硬及导管过于坚硬,在推送及操作过程中可引起心室壁及升主动脉穿孔,需外科处理;股动脉并发症约12%,严重者需外科治疗。

【随访】

PBAV 术后短期血流动力学评价结果表明跨瓣压差明显下降,中长期随访报道还不多见,80 例 PBAV 后随访至 2 年,跨瓣残留压差35mmHg 仍可达65%。PBAV 术后,随着跨瓣压差降低,左心室肥厚好转。PBAV 由于不开胸、方便且较安全地缓解梗阻,可作为外科手术前的姑息治疗。

主动脉缩窄球囊扩张术

主动脉缩窄也是较常见的先天性心脏病之一,外科手术是较好的治疗方法,但外科手术后有 5%~34% 的再狭窄率,球囊扩张术对主动脉缩窄术后再狭窄的治疗效果明显高于再次手术治疗。一般认为经导管测定跨缩窄段收缩压差 ≥20mmHg 应予以处理。

【适应证】

主动脉缩窄外科手术后再狭窄目前认为是主动脉缩窄球囊扩张术最好的适应证。

未经外科手术的先天性主动脉缩窄是否选用球囊扩张术尚有争论,但以下情况可考虑为球囊扩张术的适应证。

(1)局限性主动脉缩窄。

(2)有严重的心肺功能不全,或其他严重的全身疾病不能耐受外科开胸手术。

【禁忌证】

未经手术的非局限性主动脉缩窄。

【手术操作】

1. 主动脉缩窄部位、程度及范围的判断:经皮穿刺右股动脉,沿右股动脉将猪尾导管及导引钢丝一起插至主动脉缩窄端以远,先行测压及血氧含量测定,随后应用软直头钢丝试通过缩窄段至主动脉弓部,然后猪尾导管沿导引钢丝上行至主动脉弓直达升主动脉,分别行升主动脉或左心室造影及测量缩窄部上下压力阶差。测定主动脉缩窄部及上下部直径,并显示主动脉缩窄部位、程度、范围及主动脉弓发育情况。

2. 球囊扩张:根据造影情况选择适当的球囊,一般选择球囊直径相当于缩窄部直径的 2~4 倍;如无主动脉弓发育不良,则所用球囊直径应不大于近端主动脉弓直径;如有主动脉弓直径发育不良,则所用球囊直径应不大于降主动脉横膈水平直径。如果单球囊不能满足,可用双球囊进行扩张,球囊长度通常为 2~4cm。将所选好的球囊沿导引钢丝送至主动脉缩窄部位,一旦球囊中央位于缩窄部,即以稀释造影剂扩张球囊直至球囊中央腰凹消失。如此反复扩张球囊并调整上下位置 3~5 次,直至球囊扩张时不出现腰凹为止。

【疗效评价】

1. 临床评价一旦主动脉缩窄解除,患者股动脉搏动增强,上下肢血压趋正常,心功能不全可明显好转或获得控制,增大的左心室逐渐变小。

2. 球囊扩张术后 15min 测压,以跨缩窄部压差≤20mmHg 或术后跨缩窄部压差较术前下降>50% 为手术成功的标准。

3. 缩窄部位形态学改变:球囊扩张术后主动脉缩窄部直径较术前增加 30% 以上为手术成功的指标之一。

4. 局限性主动脉缩窄球囊扩张术效果明显高于长段的或伴有主动脉弓发育不良的主动脉缩窄球囊扩张术。

【并发症及处理】

1. 股动脉并发症:由于股动脉插管较粗、时间较长或局部血块形成,术毕拔管后可发生股动脉血栓形成。临床表现为局部动脉搏动减弱或消失、下肢皮肤温度下降等,可给予肝素静脉滴注全身肝素化治疗,或用尿激酶溶栓治疗。如经药物治疗无效,可经导管法或外科手术法取栓以解除动脉栓塞。

2. 动脉瘤形成:主动脉缩窄球囊扩张术后可能导致主动脉夹层或动脉瘤形成,避免使用过大球囊及防止导管在已扩张区域穿过对减少动脉瘤的发生有一定作用。此外局限性主动脉缩窄治疗后的动脉瘤发生率低。动脉瘤可通过植入带膜支架或外科手术来治疗。

【随访】

主动脉缩窄球囊扩张术后可获得较好的即刻效果,中期、长期的随访报道尚不多见,一般认为,符合球囊扩张术成功标准的患者临床效果较好,再狭窄率低。动脉瘤的发生率与随访时间有关,随访时间越长,动脉瘤发生率越高。

动脉导管未闭封堵术

动脉导管未闭(patent ductus arteriosus,PDA)是常见的先天性心脏病之一,占先心病发病总数的15%~20%,未闭的动脉导管位于肺动脉主干或左肺动脉与左锁骨下动脉开口处远侧的降主动脉处,按其形态可分为管型、窗型、漏斗型,较大儿童和成人单纯 PDA 可经导管方法封堵动脉导管。

【适应证】

适应证为无严重肺动脉高压及其他导管技术禁忌证的动脉导管未闭,不合并需外科手术的其他心脏畸形。

【禁忌证】

1. 严重肺动脉高压出现右向左分流,肺总阻力 > 14Woods。

2. 合并需要外科手术矫治的心内畸形。

3. 感染性心内膜炎、心脏瓣膜和导管内有赘生物。

【手术操作】

目前应用最为广泛的是蘑菇伞形封堵器(Amplatzer PDA 封堵器及国产类似形状封堵器),其具体操作步骤如下。

1. 麻醉:婴幼儿采用全身麻醉,术前 5~6h 禁食水,成人和配合操作的大龄儿童可用局部麻醉。

2. 常规穿刺股动脉、股静脉,送入动静脉鞘管,6kg 以下婴幼儿动脉最好选用4F鞘管,以免损伤动脉。行心导管检查测量主动脉、肺动脉等部位压力,合并有肺动脉高压者必须计算体循环、肺循环血流量和肺循环阻力等,必要时行堵闭试验。行主动脉弓降部造影了解 PDA 形状及大小,通常选择左侧位90°造影。

3. 将端孔导管由股静脉径路送入肺动脉经动脉导管至降主动脉,经导管送入 260cm 加硬交换导丝至降主动脉后撤出端孔导管。若 PDA 较细或异常而导管和导丝不能通过时,可从主动脉侧直接将超滑导丝通过 PDA 送至肺动脉,用抓捕器从肺动脉内套住导丝,拉出股静脉外建立输送轨道。沿导丝经静脉侧送入与封堵器大小相适应的传送长鞘管至降主动脉后撤出内芯及交换导丝。蘑菇伞封堵法选择比 PDA 最窄处内径大 3~6mm 的蘑菇伞封堵器,将其连接于输送杆前端,装载入鞘内,充分排气后从传送鞘管中送至降主动脉打开封堵器前端,将封堵器缓缓回撤至 PDA 主动脉侧,嵌在其主动脉端,回撤传送鞘管,使封堵器腰部镶嵌在动脉导管内并出现明显腰征,观察 5~10min,重复主动脉弓降部造影,显示封堵器位置良好,无明显造影剂反流后可释放封堵器。

经导管弹簧圈动脉导管未闭堵塞术:多用于最窄直径≤2.0mm 的 PDA。经股静脉途径放置弹簧圈方法同蘑菇伞封堵法,先释放主动脉侧弹簧圈,再将端孔导管退至动脉导管的肺动脉侧,回撤导丝内芯,旋转传送装置,使弹簧栓子在肺动脉侧形成 1.5~2 圈,后重复主动脉弓降部造影,显示弹簧圈位置合适、形状满意、无残余分流则可旋转传送柄,释放弹簧栓子。

【术后处理】

1. 术后局部压迫止血,卧床24h,沙袋压迫12h,观察心率、血压、心电图。

2. 抗生素预防感染。

3. PDA 封堵术后罕见有血栓和栓塞报道,一般不要求抗栓治疗。

【疗效影响因素】

1. 正确判断是否存在梗阻性肺动脉高压是手术成功的重

要前提。当有明显肺动脉高压时,需进行正规严格的右心导管检查。若结果示 $Q_p/Q_s>1.5$、股动脉血氧饱和度 $>90\%$,可考虑拟行介入治疗。可先行试验性封堵,如肺动脉收缩压或平均压降低20%或30mmHg以上,肺血管阻力下降,而主动脉压力和动脉血氧饱和度无下降或上升,且无全身反应,主动脉造影证实封堵器位置合适可进行永久封堵;若肺动脉压力升高或主动脉压力下降,患者出现胸闷、气短、烦躁、血压下降等明显的全身反应时应立即回收封堵器,并对症处理;对于试验性封堵后肺动脉压无变化、患者无全身反应、血氧饱和度无下降者,预后难以估测时最好应用降低肺动脉压的药物治疗一段时间后再行封堵治疗,对这部分患者的介入治疗尤为慎重。

2. 正确选择封堵伞的型号。婴幼儿PDA弹性较大,植入封堵伞后动脉导管最窄径大多会逐渐增宽,因此最好选用大于最窄处4~6mm的型号。管状PDA选用封堵伞要大于PDA直径的一倍以上,同时要考虑到主动脉端的大小,使主动脉侧的伞盘尽量在主动脉的壶腹部内,以免造成主动脉管腔狭窄。有时也可选用室间隔缺损封堵器用于PDA的封堵。

3. 一般认为漏斗型PDA最适宜封堵,管型PDA封堵成功率也很高,而窗型PDA较难封堵,可尝试使用房间隔或室间隔缺损封堵伞。

【并发症及处理】

1. 封堵器脱落:主要为未能准确测量动脉导管内径,封堵器选择不当,个别为操作不规范造成,术中推送封堵器切忌旋转动作以免发生脱落。一旦发生弹簧圈或封堵器脱落可尝试通过网篮导丝或异物钳将其取出,难于取出时要急诊外科手术。

2. 溶血:发生率 $<0.8\%$ 。主要与术后残余分流过大或封堵器过多突入主动脉腔内有关。处理措施是使用激素、止血药、碳酸氢钠等药物治疗,保护肾功能,多数患者可自愈。残余量较大,内科药物控制无效者,可再植入一个或多个封堵器(常用弹簧圈)封堵残余缺口。若经治疗后患者病情不能缓解,出现持续发热、溶血性贫血及黄疸加重等,应及时请外科处理。

3. 残余分流:一般可以采用一个或多个弹簧圈将残余分流封堵,必要时接受外科手术。

4. 降主动脉或左肺动脉狭窄:主要发生在婴幼儿,前者系封堵器过多突入降主动脉造成,后者主要由于封堵器突入肺动脉过多造成。术中应对其形态有充分的了解,根据 PDA 解剖形态选择合适的封堵器有助于避免此种并发症。

【随访】

经导管关闭动脉导管后,虽经术后造影或彩色多普勒超声检查显示不同程度的残余分流,但大部分为少量分流,且随着时间延长,残余分流量多逐渐减少。

室间隔缺损封堵术

室间隔缺损是最常见的先天性心脏病(25% ~30%),尽管传统开胸体外循环下直视关闭术死亡率低,但仍有一定的并发症、切口瘢痕形成与术后远期影响等问题。1988 年,Lock 等首先报道应用双伞堵塞装置关闭室间隔缺损,近年来随着技术的进步,大部分室间隔缺损已经可以采取介入手段封堵,其治疗并发症及远期疗效和外科手术相当,甚至更低。

【适应证】

1. 膜周部室间隔缺损,VSD 上缘距主动脉右冠瓣≥2mm,无主动脉右冠瓣脱入 VSD 及主动脉瓣反流,大血管短轴切面超声示 VSD 于 9 ~ 12 点位置。

2. 室间隔缺损修补术后残余分流。

3. 外伤性或急性心肌梗死后室间隔穿孔。

4. 肌部 VSD > 3mm。

【禁忌证】

1. 感染性心内膜炎、心内有赘生物或存在其他感染性疾病。

2. 严重肺动脉高压、右向左分流者。

3. 巨大 VSD、缺损解剖位置不良,封堵器放置后可能影响主动脉瓣或房室瓣功能。

4. 合并明显的心、肝、肾功能不全。

【术前准备】

1. 常规病史、体检及必要的化验检查(出凝血时间、肝肾功能)、超声心动图(心尖或胸骨旁五腔心切面,心底短轴切面和左心室长轴切面)、胸片及心电图检查。

2. 心导管检查:10岁以下儿童多选择全麻,≥10岁儿童和成人在局麻下穿刺股静脉/动脉,常规给予肝素 100U/kg。先行右心导管检查,抽取各腔室血氧标本并测量压力,如合并肺动脉高压,应计算肺血管阻力和 Q_p/Q_s。左心室造影取左前斜 45°~60° + 头位 20°~25°,必要时增加右前斜位造影,以清晰显示室缺的形态和大小。同时应行升主动脉造影,观察有无主动脉瓣脱垂及反流。

【手术操作】

1. 建立股动脉-左心室-右心室-股静脉轨道:经股动脉将 6F 右冠状动脉导管或剪切的猪尾导管作为过隔导管送至主动脉及左心室,在导引导丝帮助下,导管头端经 VSD 入右心室,再将长 260cm 导丝插至肺动脉或上腔静脉。自股静脉送入圈套器捕获过隔导丝并拉出体外,经股动脉建立动静脉轨道便于递送堵塞装置关闭室间隔缺损。

2. 放置堵塞装置:由股静脉端沿轨道插入合适的长鞘至右心室与右冠状动脉导管相接。将长鞘及扩张管一起沿导丝插至主动脉弓部,后撤长鞘内扩张管,然后缓缓回撤输送长鞘至左心室流出道。由动脉端推送交换导丝及右冠状动脉导管达左心室心尖,左心室内长鞘头端顺势指向心尖,然后撤去交换导丝和扩张管(此为压鞘动作)。选择合适大小的封堵器连接输送杆经长鞘插入输送系统将封堵器送达长鞘末端,X线透视将左盘释放,回撤使左盘与室间隔相贴,确定位置良好后,封堵器腰部嵌入 VSD,后撤长鞘,释放右盘。在超声监视下观察封堵器位置、有无分流和瓣膜反流,做左心室造影确认位置是否恰当及分流情况。行升主动脉造影观察有无主动脉瓣反流及主动脉瓣形态。在 X 线及超声检查效果满意后释放封堵器,撤去长鞘及导管后压迫止血。

【术后处理】

术后心电监测,24h 内复查超声心动图。手术后低分子肝素和抗生素应用 3 天,口服阿司匹林小儿 3~5mg/(kg·d),成人 100~150mg/d,共 6 个月。术后观察 5~7 天情况良好后,出院随访。

【疗效影响因素】

1. 封堵伞的选择:所选封堵器的直径较造影测量直径大 1~2mm。缺损距主动脉窦 2mm 以上者,选用对称型封堵器;不足 2mm 者,选用偏心型封堵器;囊袋型多出口且拟放置封堵器的缺损孔距离主动脉窦 4mm 以上者选用细腰型封堵器。

2. 室间隔缺损伴发膜部瘤:膜部瘤的介入封堵建议"个体化"治疗,由于膜部瘤多具有大囊袋、小出口、多出口等特点,故不同导管的应用和选择性造影很重要。VSD 与三尖瓣隔瓣和腱索关系密切,室间隔缺损伴膜部瘤操作过程中更容易伤及三尖瓣腱索,故需要注意。封堵孔原则应遵循"最大孔"原则,膜部瘤有多个孔时,封堵最大孔,这样封堵器腰部直径伸展较大,左盘面直径亦相应较大,残余分流发生率低。封堵入孔和出孔应遵循以下原则:封堵器不移位,封堵效果好、无分流,不影响主动脉瓣和三尖瓣活动。如膜部瘤为大囊袋,入口很大,出孔直径小,粘连牢固,可封堵出孔。

3. 嵴内型和干下型室间隔缺损目前大多尚不适合封堵介入,但随着技术和器械的进步已经逐渐有成功的病例报道。

【并发症及处理】

1. 心律失常:术中导管和导丝刺激所致心律失常一般不需做特别处理。主要风险是三度房室传导阻滞。多发生于术后早期,近年来也有在晚期发生三度房室传导阻滞的报道。近年的临床观察显示,术后传导阻滞的发生主要与封堵器的结构与性能有关,进口封堵器出现的晚期房室传导阻滞,与封堵器在形变过程中产生的持续张力有关。早期国产封堵器曾出现多例房室传导阻滞,经改进封堵器的结构和性能后,近年来传导阻滞的发生率明显降低。传导阻滞的处理:地塞米松(5~10)mg/d×(3~7)d 大多可改善,严重者需安装起搏器。

2. 封堵器移位或脱落:与封堵器选择偏小,操作不当有关。脱落的封堵器可用圈套器捕获后取出,否则应外科手术取出。

3. 主动脉瓣反流:与封堵器选择和操作有关。如所选封堵器的边缘大于 VSD 至主动脉瓣的距离,封堵器的边缘直接接触主动脉瓣膜而影响主动脉瓣的关闭。封堵器左心室盘片直径大于主动脉瓣下流出道周径的50%,封堵器放置后可引起流出道变形,导致主动脉瓣关闭不全。在主动脉瓣上释放封堵器,如操作不当也可损伤主动脉瓣,引起主动脉瓣的关闭不全,因此不宜在主动脉瓣上释放封堵器。在释放前需行升主动脉造影以确保封堵器对主动脉瓣无影响。

4. 残余分流:若出现较明显残余分流,可选择放置另一个封堵器或弹簧圈封堵,或者外科手术处理。

【随访】

一旦经导管关闭成功,患者情况可获得明显改善,远期疗效较好。

经导管房间隔缺损封堵术

房间隔缺损(ASD)分为继发孔型和原发孔型,前者常见,占 ASD 的60% ~70%,是介入治疗的主要对象;原发孔型位于房间隔的下部,因心内膜垫发育缺陷,目前还是封堵术的禁忌,需手术矫治。由于不少房间隔缺损患者并无明显症状和体征,往往在成年后才被发现,因而是最常见的成人先心病类型。1976 年,King 及 Mille 首次报道经静脉双伞堵塞装置关闭房间隔缺损成功,以后各种封堵材料及技术不断改进。现在,Amplatzer 双盘型封堵器广泛用于临床,成为技术成熟、安全有效针对合适的房间隔缺损患者的主要治疗手段。

【适应证】

1. 继发孔型 ASD 直径≥5mm,伴右心容量负荷增加,≤36mm 的左向右分流 ASD。

2. 缺损边缘至冠状静脉窦,上腔静脉、下腔静脉及肺静脉的距离≥5mm;至房室瓣≥7mm。

3. 不合并必须外科手术的其他心脏畸形。

4. ASD 前缘残端缺如或不足,但其他边缘良好。

5. 解剖位置合适的特殊类型 ASD,如多孔型或筛孔型 ASD。

【禁忌证】

1. 原发孔型房间隔缺损。

2. 静脉窦型房间隔缺损。

3. 心内膜炎及出血性疾病。

4. 严重肺动脉高压导致右向左分流。

5. 左心房或左心耳血栓,部分或全部肺静脉异位引流,左心房内隔膜,左心房或左心室发育不良。

【术前准备】

除了常规的介入术前准备,重要的是超声心动图检查包括经胸(TTE)或(和)经食管(TEE)途径以判断患者是否适合介入封堵。TTE 切面通常在以下 3 个切面观察,并测量 ASD 的大小:① 大动脉短轴切面,观察主动脉前后壁及其对侧有无房间隔残端组织,心房顶部房间隔残端的长度及厚度;② 四腔心切面,观察 ASD 与二尖瓣、三尖瓣的距离,测量房室环部位残端组织的长度和厚度;③ 剑下两房心切面,观察上腔静脉和下腔静脉部位 ASD 边缘的长度和厚度。若经胸超声不能清晰显示的房间隔及周围组织边缘的图像,则需行 TEE 检查,主要是在心房两腔切面可以充分观察上腔静脉、下腔静脉端 ASD 残端的长度及厚度。

【手术操作】

1. 常规穿刺股静脉,送入动脉鞘管,静脉注射肝素 100 U/kg,此后每隔 1h 追加负荷剂量的 $1/4 \sim 1/3$。常规右心导管检查,测量上腔静脉、下腔静脉至肺动脉水平的压力。将右心导管经 ASD 处进入左心房和左上肺静脉,交换 0.035″260cm 长加硬导丝置于左上肺静脉内。

2. 房间隔缺损的定位与大小检测:术前房间隔缺损精确的定位与大小的测量,为手术成功与否的重要因素之一。既往使用球囊导管法直观、准确地判断 ASD 的伸展直径,缺点是有时会撕裂缺损边缘,使 ASD 增大而导致介入治疗失败或使选择的封堵器型号增大。随着技术水平的进步,目前已基本不再使用球囊测量 ASD 伸展直径,而主要依赖于心脏超声。偶尔在超声图像欠清晰或多孔 ASD 难易准确判断时,可考虑应用球囊导管测量。目前,多数医院根据 TTE 测量的 ASD 最大缺损直径,成人增加 4~6mm,小儿增加 2~4mm 选择封堵器,同时测量房间隔总长度,以便判断封堵器是否能充分展开。

3. 房间隔缺损堵塞伞的植入:经导引钢丝将 8~11F 封堵伞输送管鞘送达左上肺静脉开口,撤出长鞘的内套管,注意防止空气进入。在 X 线监测下沿鞘管送入封堵器至左心房,打开左心房侧伞,回撤至房间隔的左心房侧,然后固定输送杆,继续回撤鞘管,打开封堵器的右心房侧伞。在左前斜位 45°加头位 20°见封堵器呈"H"形展开,少许用力反复推拉输送杆,封堵器位置固定不变。超声四腔心切面上,封堵器夹在房间隔两侧;主动脉侧无残端者,大动脉短轴切面上见封堵器与主动脉形成"V"字形;剑下两房心切面上,封堵器夹在 ASD 的残缘上,无残余分流;对周边结构包括二尖瓣、三尖瓣和冠状静脉窦等无不良影响。如达到上述条件,可旋转推送杆释放封堵器,撤出鞘管,局部加压包扎。

【并发症及处理】

1. 封堵器移位、脱落:多与所选封堵器偏小或 ASD 边缘薄软、短小有关。可脱落至左心房或右心房,较多脱落在右心房,也可进入左心室、右心室、肺动脉或主动脉。患者出现心悸、胸闷、心律失常等症状。超声不能清楚显示缺损边缘或缺损较大者,应采用经食管超声进一步明确以避免封堵器脱落。选择适当的封堵器,释放封堵器前要反复推拉并观察其形态和位置是否有异常。脱落后可经导管网篮导丝套取封堵器,若封堵器大或难以取出时应外科手术。

2. 气体栓塞:常见原因为未能排尽封堵器和输送鞘内气体,表现为胸痛、胸闷、心率慢、心电图 ST 段抬高、意识障碍和肢体运动障碍等脑栓塞症状。对症处理后通常病情可缓解,但也可致残。充分排空输送鞘和封堵器中气体,当输送鞘置入左心房后,嘱患者平静呼吸避免咳嗽,堵住输送鞘管开口,避免因负压导致气体进入左心房。一旦发生气体栓塞,立即吸氧,嘱患者咳嗽,心率减慢者静脉注射阿托品。

3. 残余分流:封堵即刻可出现星点状分流,但不应出现束状的穿隔血流;分流直径小于1mm为微量分流;1~2 mm为少量。即刻残余分流发生率为6%~40%,而3个月之后残余分流发生率仅为0.1%。残余分流多见于缺损不规则,封堵器偏小,或者缺损为多发或者筛孔状。措施:①微量分流,不需处理,可自行闭合。②缺损不规则导致所选封堵器偏小,可考虑换更大封堵器。③束状的分流大于5mm,再植入1枚封堵器;缺损小于5mm,不处理。

4. 血栓栓塞:左心房的封堵器表面形成血栓,可引起全身血栓栓塞。术中和术后应用肝素及抗血小板药物,可减少血栓栓塞并发症。直径较大ASD,术后6个月超声随访,及时发现封堵器表面血栓。封堵器选择过大会增加封堵器表面内皮化不全的可能,从而增加血栓栓塞的风险。一旦发现应加强抗凝,如血栓有发生脱落危险者,可能需要外科治疗。

【术后处理】

术后局部压迫沙袋4~6h,建议卧床1天;静脉给予抗生素3天防治感染。术后低分子肝素应用2天;口服阿司匹林小儿3~5mg/(kg·d),成人100~150mg/d,共6个月;成人封堵器直径≥30mm者可酌情加服氯吡格雷75mg/d;有心房颤动者应该服用华法林。

【远期疗效】

有经验的心脏介入中心经导管法关闭房间隔术成功率达90%~95%,甚至更高,最新随访近20年的资料表明继发孔型ASD封堵后患者远期转归相当理想,与手术修补患者在远期疗效方面无显著差异。

(周 强 马业新)

五、经导管主动脉瓣置入术

钙化性主动脉瓣疾病是一种常见的老年性疾病,主要表现为主动脉狭窄。当主动脉瓣狭窄出现症状后,如未得到有效治疗,患者的预后不良。外科手术换瓣可以改善症状和提高生存率,然而很多高龄患者由于合并其他疾病无法耐受外科手术治疗。2002年法国医生Cribier首次采用经导管技术成功为一例严重主动脉瓣狭窄的患者置入了人工主动脉瓣。随后,经导管主动脉瓣置入术(transcatheter aortic valve implantation, TAVI)迅速地发展,目前全世界TAVI手术已经超过50 000例,与之相关的各种器械也不断地得到改良,预示着经导管介入治疗心脏瓣膜病的时代即将到来。

(一)TAVI患者的入选条件

目前TAVI的临床试验仅针对于高危手术风险的患者,结合临床试验的入选标准,TAVI患者入选条件需满足以下条件。

(1)有症状的钙化性重度主动脉瓣狭窄,超声心动图诊断标准为:平均压力阶差>40mmHg,射血速度>4.0m/s,瓣口面积<0.8cm^2。

(2)胸外科协会(Society of Thoracic Surgeon, STS)危险评分>10和(或)欧洲心脏手术风险回归评分(Logistic EuroSCORE)>20。

(3)经心脏内科和心脏外科医生讨论一致认为行外科换瓣手术高危风险或不能耐受手术。

(二)经导管瓣膜系统的种类

到目前为止,使用病例数相对较多、具有代表性的经导管主动脉瓣膜系统包括SAPIEN瓣膜和CoreValve瓣膜。

1. SAPIEN瓣膜:Edwards Lifesciences公司研发的SAPIEN经导管瓣膜系统是使用球囊扩张的钴铬合金管状框架内置由牛心包制成的瓣膜结构,包括经动脉途径瓣膜系统和经心尖途径瓣膜系统见图3-24-1。目前SAPIEN瓣膜有23mm和26mm两种型号,分别适用于主动脉瓣环直径在18~22mm和瓣环直径在21~26mm的患者。

2. CoreVale瓣膜:Medtronic公司研发的CoreValve ReValving System是使用镍钛记忆合金框架内置由猪心包制成的瓣膜

结构,仅能经动脉途径行瓣膜置入术,见图3-24-2。目前 CoreVale 瓣膜有26mm 和 29mm 两种型号,分别适用于主动脉瓣环直径在 20~24mm 和瓣环直径在 24~27mm 患者。

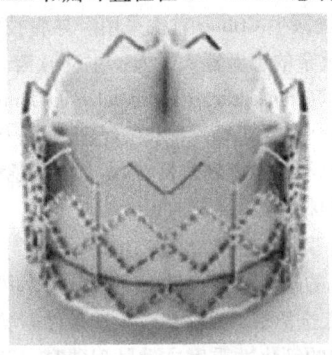

图 3-24-1　SAPIEN 瓣膜

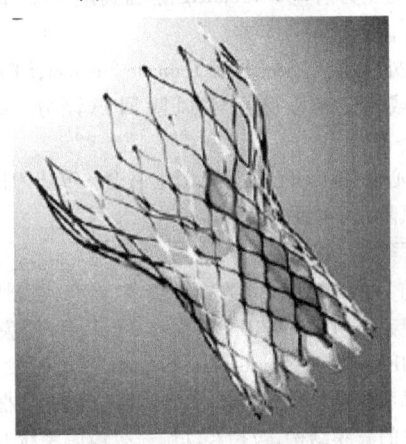

图 3-24-2　CoreVale 瓣膜

(三)患者术前评估

在 TAVI 之前,通过影像学技术了解 TAVI 相关的解剖结构对于 TAVI 的成功实施有重要的意义。

1. 心脏超声评估:可结合经胸超声和经食管超声对下列

方面进行评估。

(1)主动脉瓣狭窄程度评估,包括跨瓣压力阶差、射血速度和瓣口面积测定。

(2)主动脉瓣环直径测量。

(3)左心室结构和功能评估。

2. 多排 CT 或 MRI 评估

(1)主动脉和外周血管解剖学评估。

(2)主动脉瓣解剖结构、形态和狭窄程度。

(3)主动脉瓣环直径测量。

(4)主动脉根部解剖结构及其与冠状动脉关系。

3. 心导管评估

(1)冠状动脉造影了解冠状动脉情况。

(2)主动脉瓣跨瓣压力阶差测定。

(3)右心导管检测。

(4)腹主动脉-股动脉造影评估 TAVI 入路。

(四)TAVI 入路选择

经股动脉途径是 TAVI 最常用的方式,特别是血管缝合器的使用逐渐替代了传统的外科切开的方式,实现了 TAVI 技术的全导管化。然而,受到主动脉瓣输送系统鞘管外径的限制,对于合并有外周动脉明显钙化、扭曲和狭窄的患者,无法通过股动脉途径来完成 TAVI,替代的入路包括经腋动脉(有时需要通过锁骨下动脉)和经心尖部途径,前者需要切开暴露,而后者需要在左胸做小切口暴露心尖部。另外,解剖结构合适的患者还可以选择经髂动脉途径和直接经升主动脉途径。总之,TAVI 入路选择的原则是结合患者解剖结构选择易于操作而创伤最小的方式。

(五)TAVI 的操作过程(经股动脉途径)

1. 设备条件及人员配备:在杂交手术室,体外循环机及心脏外科手术器材备用,由有经验的心血管介入医生完成介入过程,但需同时配备有经验的心脏外科医生、麻醉师、体外循环师和手术室护士。

2. 麻醉方式:根据患者的实际耐受情况选择合适的麻醉

方式。

3. 临时起搏器置入。

4. 入路准备:按术前外周血管评估结果选择 TAVI 入路的股动脉,穿刺后,行缝合器准备后,置入 TAVI 系统股动脉鞘管。穿刺对侧股动脉置入常规动脉鞘管,送猪尾导管至主动脉根部用作定位和造影。

5. 主动脉瓣球囊扩张:经 TAVI 系统股动脉鞘管,送猪尾导管经主动脉瓣至左心室(可采用直头导丝辅助,或先采用 AL2 导管在直头导丝的辅助下进入左心室),沿猪尾导管送加硬导丝至左心室,退出猪尾导管,沿加硬导丝送主动脉瓣扩张球囊至狭窄主动脉瓣处,在快速起搏(180 次/分)的同时行球囊扩张。

6. 主动脉瓣置入:沿加硬导丝,送主动脉瓣输送系统至主动脉瓣环处,定位后,释放主动脉瓣,退出输送系统。SAPIEN 瓣膜需快速起搏的条件下,球囊扩张释放。CoreValve 瓣膜则回撤输送导管自膨胀释放。

7. 评估:主动脉瓣置入后,导管测量跨瓣压差,造影评估瓣膜反流情况,超声评估瓣口面积以及反流情况。

8. 术后:穿刺部位止血后,送入监护病房,严密监护治疗。

(六)TAVI 的并发症及其预防

1. 瓣膜置入位置不当:由于瓣膜定位不准确,可导致瓣膜置入位置过高或过低。如瓣膜置入过低,CoreValve 瓣膜系统可通过抓捕器牵引矫正,或置入另一瓣膜,SAPIEN 瓣膜则需另一瓣膜置入。CoreValve 瓣膜置入过高时,亦可用抓捕器牵引至升主动脉安全区域。当无法通过导管技术纠正时,且可能造成严重后果时,则需要外科手术。

2. 冠状动脉口堵塞:TAVI 瓣膜系统的设计考虑到了主动脉瓣环和冠状动脉口的解剖特征,因此准确定位释放 TAVI 瓣膜后,冠状动脉口堵塞的发生率并不高,SAPEIN 瓣膜系统的发生率低于 0.5%,而 CoreValve 瓣膜系统的发生率则更低。发生冠状动脉口堵塞的危险因素包括:病变瓣叶过长、冠状动脉口过低(与瓣叶基地部的距离小于 12mm)、狭窄的 Valsalva 窦、选择了过大的瓣膜系统以及置入位置过高等。急性冠状动脉口堵塞一旦发生,需要急诊再血管化治疗。

3. 血管并发症:血管并发症是 TAVI 术常见的主要并发症,而且主要血管损伤可增加围手术期死亡率。随着输送系统外径的逐渐改进和缩小,血管并发症的发生率也相应降低。术前对主动脉及外周血管的准确评估和选择合适的入路及器械,术中细致的操作可降低血管并发症的发生。

4. 心脏传导系统损伤:TAVI 术中和术后,瓣膜的置入可损伤心脏传导系统导致部分或完全性的房室传导阻滞。SAPIEN 瓣膜系统术后,3%~8% 患者需要置入起搏器,而 CoreValve 瓣膜系统术后房室传导阻滞的发生率更高,14%~40% 的患者需要置入起搏器。TAVI 术后发生房室传导阻滞的危险因素包括:年龄、右束支传导阻滞、房室传导异常、选择过大的瓣膜系统以及置入位置过低。

5. 心包积液或心脏压塞:TAVI 术中和术后出现心包积液或心脏压塞可能原因包括:加硬导丝损伤左心室、球囊扩张损伤主动脉根部、临时起搏器电极损伤右心室。

6. 脑卒中:注册研究显示 TAVI 术后围手术期脑卒中发生率为 2.4%~4%,其发生的预测因素包括:既往卒中病史、严重的动脉粥样硬化斑块负荷、严重的功能障碍、相对较小的瓣口面积以及经心尖途径。

7. 肾功能损害:注册研究显示 TAVI 术后,5%~28% 的患者可出现轻度可逆性的肌酐水平升高,可能与低灌注、造影剂肾病以及输血等相关。

总之,由于目前 TAVI 患者主要为老年高危人群,围手术期并发症可能导致灾难性的后果,因此做好术前评估、术中仔细操作、术后密切观察对于并发症的防治有重要意义。

(七)TAVI 循证证据

PARTNER 是首个 TAVI 的随机对照临床试验,分别在不能耐受手术和手术高危风险的重度主动脉瓣狭窄患者人群中比较了 TAVI 和保守治疗、传统手术换瓣治疗的疗效,从而确立了 TAVI 在这两组人群中的治疗地位。

1. 对生存率的影响:对于不能耐受手术的主动脉瓣狭窄患者,TAVI 治疗的 2 年生存率明显高于保守治疗组(56.7% vs 32%)。而对于手术高危风险的主动脉狭窄患者,TAVI 治疗和传统的外科瓣膜置换手术相比较,无显著性差异(66.1% vs 65%)。

2. 生活质量的改善:与保守治疗组相比,TAVI 治疗可以明显改善患者心功能,减少再次住院率,而与传统外科瓣膜置换术,TAVI 治疗可以更快地获得心功能的改善。

由此可见,随着器械的不断改进以及经验的积累,经导管主动脉瓣置入术这一新技术将会是今后瓣膜病治疗的重要手段。

(严江涛)

六、房间隔穿刺技术

在心导管左心房测压、部分左侧游离壁的旁路消融、左心房房速、二尖瓣球囊扩张和左心耳封堵术中,房间隔穿刺是关键技术,即使在大型心脏介入中心,操作不慎可导致脑栓塞和心脏压塞等严重并发症。近年由于房颤导管消融技术的广泛开展,房间隔穿刺操作亦显著增加,由于各种定位技术的发展,房间隔穿刺的成功率显著提高。

【房间隔穿刺的术前准备】

1. 患者准备

(1)向患者及家属交代造影目的及可能并发症,签署知情同意书。

(2)术前心电图、胸片、超声心动图或食管心脏超声排除左心房,尤其是左心耳血栓。

(3)对于心脏转位、脊柱畸形、主动脉扩张者,建议术前行心脏 CT 或 MRI 等。

(4)心功能、肝功能、肾功能、血常规、出凝血时间、血型和输血全套化验。

(5)按药典和卫生部门规定进行相关的药品皮试。

(6)术前8h禁食水,必要时给予镇静药。

(7)不能配合者或婴幼儿准备全身麻醉。

(8)穿刺部位常规备皮,必要时术前半小时导尿。

(9)禁食水者,适当静脉液或控制心力衰竭准备。

2. 器械准备

(1)心电监护仪、心脏除颤器、中心供氧、麻醉机、呼吸机。

(2)手术器械消毒包、负压吸引器、氧管。

(3)高压注射器及其针筒、连接管,测压力的压力换能器。

(4)Brockenbrough穿刺针、房间隔穿刺鞘、0.035″160cm导引钢丝。

(5)用高压注射器造影时的猪尾造影导管,不建议采用端孔或端侧孔导管。

(6)心包穿刺引流针和导管(备用)。

3. 药品准备

(1)等渗或非等渗对比剂。

(2)麻醉剂、抗凝剂及心导管检查所需药品。

(3)鱼精蛋白等并发症和心脏病抢救药品。

【房间隔穿刺的定位方法】

(一)房间隔穿刺的定位方法

1. X线定位方法

(1)双体位定位法:国内多数中心采用学者马长生和董建增等的定位方法,前后位透视定位穿刺点的高低,右前斜位透视定位穿刺点的前后。该方法较简便,具体方法如下。

1)肝素盐水充分冲洗导管排除水分,检查穿刺针和导丝是否合适进入鞘管。

2)穿刺右侧股静脉,送入长导丝至上腔静脉,沿长导丝送入穿刺鞘管至上腔静脉口部上方1~2cm。

3)撤出长导丝,经穿刺鞘管送入穿刺针,直至离内鞘管顶端0.5cm内(注意不可出鞘管),穿刺针尾部连接注射器,注射器内置已排空气的造影剂。

4)前后位透视下,调整鞘管和穿刺针,使穿刺针指向4~6

点钟方向(由足向头看的钟面方向),边缓慢回撤鞘管和穿刺针,在此过程中注意同时调整鞘管和穿刺针保持同轴,并注意观察鞘管头端的运动方向。

5)多数情况下,鞘管回撤时头端有2次突然向左的跳跃,第1次跳跃在上腔静脉与心房交界处,第2次跳跃在鞘管头端进入卵圆窝内。

6)观察第2次跳跃的位置,一般在冠状窦电极或左心房影底部上约1个椎体,停止回撤。

7)调整透视体位为右前斜(RAO)45°,观察穿刺鞘管和针的X线透视影像是否接近直线,如为明显弯曲向左或右,则调整方向为使透视影接近直线,一般使穿刺点位于左心影后缘与房室沟影中点或偏脊柱侧,如植入冠状窦电极,注意 RAO 45°,穿刺点位于其冠状窦口上方。

8)轻轻同时推送内外鞘管和穿刺针2mm,观察鞘管头端是否能锚定在定位点,如容易滑脱,局部微小脱位时可尝试将鞘管略向6点方向转动,观察定位点是否能固定,如不能固定,则须重新按上述方法定位,必要时将穿刺针拔出适当塑形增加弯度。

9)固定内外鞘管,推送穿刺针0.5~1cm,并用力推造影剂,如造影剂在左心房内飘散,固定穿刺针,向前缓慢推送内外鞘管1~2cm。

10)内鞘头端进入左心房后,术者固定鞘管,撤出穿刺针,经鞘管送入导丝至左心房内(以至上肺静脉为佳)起缓冲作用,继续向左心房内送入鞘管,建议左前斜(LAO)45°透视,观察鞘管与左心房间距离;固定内鞘送外鞘管进入左心房,如前送阻力巨大,则建议使用二尖瓣球囊扩张术的扩张鞘反复扩张穿刺口,甚至使用2圈半保护钢丝。

11)在穿刺成功后,尽快静脉给予肝素,100~150U/kg,防止血栓形成;对于血栓形成高风险者,经验丰富的术者或采用心腔内超声定位者,可在术前给予肝素。

(2)左心房显影定位方法:在进行房间隔穿刺时,部分患者尤其是二尖瓣狭窄患者左心房影下缘清晰可见时,无须行心房造影。对于左心房影下缘不清晰者,可采用右心房造影延迟显影左心房的方法,具体方法为:将猪尾造影导管顶端置于右心房体部造影,连接高压注射泵,对比剂用量按 1~1.5ml/(kg·次)计算,成人不超过 50ml/次,右心房巨大者用量可适当增加,注射流率 10~12ml/s。RAO 45°透视下连续摄影 3~5s,必要时可延长为 1~2s。

右心房造影延迟显影左心房的方法,由于须连接高压注射泵,延长手术时间和不利于无菌操作,而在部分三尖瓣反流的患者,左心房显影效果不佳。部分学者采用右心导管,放置于右下肺动脉,手推射造影剂 5~10ml,可减少三尖瓣反流的影响,显示左心房下缘,操作简化但显影效果亦难保证。

(3)下腔静脉造影定位法:绝大多数病例穿刺房间隔按常规方法即可,但对于复杂病例如心房增大、下腔静脉与右心房成角明显、主动脉根部扩张、外科术后和解剖畸形(如脊柱侧弯)等常规穿刺方法难以获得成功。马长生和董建增提出了下腔静脉造影指导复杂房间隔穿刺点定位的方法,在下腔静脉-右心房开口下方 1~2cm,经鞘管注射 10~15ml 对比剂,RAO 45°下行下腔静脉造影,依次清晰显示下腔静脉开口、右心房、右心室流入道、右心室流出道,电影时间持续 1~2s。该电影能动态显示房间隔穿刺相关的几乎所有解剖结构:下腔静脉与右心房之间的成角、下腔静脉与右心房的大小、右心房的后壁、顶部和底部、升主动脉的走行以及主动脉根部的后部即无冠窦等。下腔静脉造影对于复杂房间隔穿刺点的定位有重要指导意义,合适的房间隔穿刺位置位于右心房的中部、无冠窦后下及冠状静脉窦右心房开口的后上。

(4)其他方法

1)扩张管钝性穿刺法:绝大多数患者在卵圆窝,不采用较锐利的穿刺针,直接用鞘管内的扩张管钝性穿刺,轻中度力量可以穿透卵圆窝,而在非卵圆窝的肌性间隔,钝性穿刺难以通过,可作为定位卵圆窝的方法。本方法有助于降低并发症,但操作时间相对比采用针法穿刺长,适合于初学者和以穿刺卵圆窝为佳的介入操作。

2)右心房内解剖标志定位法:我们中心在研究和精确测量近千例患者的心脏 CT 后认为,远离左心房的解剖标志作为穿刺定位方法,其准确性均不佳,包括脊柱、三尖瓣环顶点,脊柱仅适合作为穿刺距离的参照,主动脉窦作为前后定位具有一定参考意义,对于高低定位不佳。在 RAO 45°,最佳穿刺点位于冠状窦口内上方 1.3 个椎体高度(椎间隙约为 0.2 个椎体),在和冠状窦口或主动脉窦后方 0.5 个椎体。

2. 超声定位方法:目前,部分中心采用心腔内超声协助定位房间隔穿刺点,超声可以帮助清晰显示卵圆窝,穿刺导管尖端顶住房间隔时推压时形成的"帐篷顶样"形态,评价与左心房后壁的位置,能显著减少并发症风险。经胸腔超声,采用心尖部四腔图有助于定位穿刺点位置的高低,显示主动脉可帮助定位前后,但显著延长手术时间,此外不利于无菌操作,食管超声亦具有类似定位价值和缺点。

3. CT 或 MRI 定位方法:在部分介入手术须常规行心脏 CT 或 MRI,观察二维和三维重建心脏 CT 或 MRI 图像上,评价房间隔的最佳投照体位,在最佳投照体位或 RAO 45°下,分析穿刺点与脊柱、冠状窦口、主动脉窦部、上腔静脉开口前缘的位置关系,有助于术中避免错误定位。尤其在部分患者心脏严重转位或主动脉扩张的患者,上述分析和评估具有非常重要的意义。

4. 其他三维导管设备定位方法:对于已行心脏 CT 或 MRI 者,在电生理手术中,可三维重建右心房相关结构,与心脏 CT 或 MRI 图形的右心房结构融合,指导穿刺导管的穿刺位置和方向。

【房间隔穿刺的操作要点】

1. 在须采用较粗鞘管的介入操作中,建议股静脉穿刺较常规电生理手术略偏下,尤其避免粗鞘管嵌入腹股沟韧带中,显著增加操作阻力。

2. 在第一次穿刺不成功,须调整穿刺点位置,建议重新植入导丝,推送至上腔静脉再下撤导管。对于有经验的术者,可不植入导丝,而将鞘管指向 12 点心房前壁,边左右摆动边向上轻柔推进,如有任何阻力则停止推进。

3. 国内多数介入中心采用 RAO 45°透视定位穿刺房间隔,

对于少部分心脏严重转位或主动脉扩张的患者,须在术前充分研究最佳的X线透视角度,极少数患者可能为接近正位,有极少数患者可能须RAO 75°透视方能最大程度显示房间隔。

4. 在穿刺导管从上腔静脉下撤时,避免过度相信"2次跳跃"征象,注意相关的解剖定位标志,部分患者卵圆窝不明显,第2次跳跃位置并非卵圆窝,而可能是在左心房后下缘与右心房交界处,此现象在左心房显著扩大向右膨出时尤其明显。

5. 在穿刺时,如拟穿刺卵圆窝,部分患者卵圆窝前上嵴极薄或缺如,可将穿刺针方向调整略偏后以利能嵌入卵圆窝,防治穿刺时向上滑脱位。

6. 在试行穿刺时,注意导管尖端的固定稳定,防止向上的"假性突破",此时为穿刺针向上滑脱超过间隔进入左右心房交界内部的心包,似乎为穿刺成功,此种假性突破导管针向左运动的幅度小,LAO 45°透视表现较明显。

7. 在穿刺后导管推送过程中,由于多数患者的左心房最大空间偏左而并非偏后,因此导管在推进时指向应偏前接近RAO 60°。为监测导管的深浅,导管推进时采用LAO 45°透视以方便观察至心房后壁的距离。

【房间隔穿刺的并发症预防和处理】

1. 血栓并发症

(1) 术前必要的食管超声排除左心房和左心耳内血栓。

(2) 有血栓形成风险的患者,建议术前给予正规的抗凝治疗3~4周。

(3) 在穿刺前,肝素盐水充分冲洗导管并排除空气。

(4) 导管操作中,尤其进入左心房后,更换导丝和注射造影,每次操作都注意先回抽鞘管内的液体并丢弃。

(5) 经验丰富的术者或采用心腔内超声定位者,可在穿刺术前给予肝素。

处理:冠状动脉内气栓,可嘱患者用力咳嗽,必要时给予吸氧和硝酸甘油静脉滴注,监测心电图变化,脑、脏器和肢体栓塞者须评价是否给予抗凝措施。

2. 穿刺入其他部位和心脏压塞

（1）对于心脏转位、脊柱畸形、主动脉扩张者，术前行心脏CT或MRI，三维重建，认真评估各定位标志的参考意义和穿刺风险。

（2）穿刺中除精确定位穿刺点位置，避开穿刺主动脉、冠状窦、右心耳外，在导管推送时，可先经内鞘管（扩张管）植入0.035″导丝至肺静脉或心房内保护，避免进入左心耳和突破左心房后壁，少数中心在穿刺针轻轻穿刺突破后立即经针内植入0.014″导丝保护亦可减少填塞风险。

（3）注意固定导管定位的穿刺点谨防滑脱外，还须注意整个操作系统的操作阻力，包括穿刺股静脉时宜偏下，必要时用扩张管扩张操作通路和2圈半钢丝保护，必要时采用射频消融设备穿刺房间隔。

并发症处理：①在穿刺时，如仅是穿刺针进入心包或其他结构，可暂时观察血压、心率，LAO 45°下观察心影变化，尤其是心房后壁变化，如无明显变化可不予以处理。②如巨大鞘管进入心包、主动脉或其他部位，注意保留鞘管请外科处理，即使如拟转运，拔出鞘管，建议植入导丝以利定位，或后续出血太快则可以重新植入鞘管或球囊堵塞获得外科手术时间。③有心脏压塞征象者，则穿刺心包植入引流导管，固定后持续引流，并给予鱼精蛋白拮抗，每100U肝素使用1~1.5mg鱼精蛋白，适当加快补液，准备输血，作可能外科手术的相关准备，引流量大者联系自体血液回输设备。④心脏压塞，经持续引流，心包内出血明显，一般每小时引流达300~400ml，生命体征不稳定者，建议外科手术。

(王 炎)

参考文献

马长生,刘旭,刘兴鹏,等.2003.右前斜45°透视指引下房间隔穿刺术方法学评价.中国介入心脏病学杂志,11:190-194.

Babaliaros VC, Green JT, Lerakis S, et al. 2008. Emerging applications for transseptal left heart catheterization old techniques for new procedures. J

Am Coll Cardiol,51:2116 - 2122.

Bloomfield DA, Sinclair-Smith BC. 1965. The Limbic Ledge. A Landmark for Transseptal Left Heart Catheterization. Circulation,31:103 - 107.

Cheng A, Calkins H. 2007. A conservative approach to performing transseptal punctures without the use of intracardiac echocardiography: stepwise approach with real-time video clips. J Cardiovasc Electrophysiol, 18: 686-689.

De Ponti R, Cappato R, Curnis A, et al. 2006. Trans-septal catheterization in the electrophysiology laboratory: data from a multicenter survey spanning 12 years. J Am Coll Cardiol,47:1037 - 1042.

De Ponti R, Zardini M, Storti C, et al. 1998. Trans - septal catheterization for radiofrequency catheter ablation of cardiac arrhythmias. Results and safety of a simplified method. Eur Heart J,19:943 - 950.

Earley MJ. 2009. How to perform a transseptal puncture. Heart,95:85 - 92.

Hung JS. 1992. Atrial septal puncture technique in percutaneous transvenous mitral commissurotomy: mitral valvuloplasty using the Inoue balloon catheter technique. Cathet Cardiovasc Diagn,26:275 - 284.

Knecht S, Jais P, Nault I, et al. 2008. Radiofrequency puncture of the fossa ovalis for resistant transseptal access. Circ Arrhythm Electrophysiol, 1: 169 - 174.

Kong XQ, Wang L, Xue YZ, et al. 2002. A new approach for transseptal catheterization in patients undergoing percutaneous balloon mitral valvuloplasty. Cardiology,98:46 - 49.

Nobuyoshi M, Arita T, Shirai S, et al. 2009. Percutaneous balloon mitral valvuloplasty: a review. Circulation,119:e211 - 219.

Rogers DP, Lambiase PD, Dhinoja M, et al. 2006. Right atrial angiography facilitates transseptal puncture for complex ablation in patients with unusual anatomy. J Interv Card Electrophysiol,17:29 - 34.

Ross J, Jr. 2008. Transseptal left heart catheterization a 50-year odyssey. J Am Coll Cardiol,51:2107 - 2115.

Sethi KK, Mohan JC. 2001. Transseptal catheterization for the electrophysiologist: modification with a"view". J Interv Card Electrophysiol,5:97 - 99.

Shalganov TN, Paprika D, Borbas S, et al. 2005. Preventing complicated transseptal puncture with intracardiac echocardiography: case report. Cardiovasc Ultrasound,3:5.

Shaw TR. 1994. Anterior staircase manoeuvre for atrial transseptal puncture. Br Heart J,71:297-301.

Verma S,Adler S,Berman A. 2011. Localization of fossa ovalis and Brockenbrough needle prior to left atrial ablation using three-dimensional mapping with EnSite Fusion. J Interv Card Electrophysiol,30:37-44.

Wang Y,Xue YM,Mohanty P. 2012. Dilator method and needle method for atrial transseptal puncture: a retrospective study from a cohort of 4443 patients. Europace,14:1450-1456.

七、经皮二尖瓣球囊成形术

经皮二尖瓣球囊成形术(percutaneous balloon mitral valvuloplasty,PBMV)是一种心脏介入治疗方法。采用经股静脉、下腔静脉、右心房路径,再经房间隔穿刺将二尖瓣球囊导管送入狭窄的二尖瓣口,充盈球囊使之瓣膜扩张成形,恢复心脏正常的血流动力学,用来治疗以二尖瓣狭窄为主的这一类疾病。PBMV方法由于效果好、创伤小,现已基本取代开胸二尖瓣分离术。

【PBMV 的原理】

1976年Inoue最早发明了此技术并成功地将Inoue球囊导管应用于临床治疗二尖瓣狭窄。后经过大量的动物及人体试验证明,Inoue球囊成形术能将粘连病变的二尖瓣联合部沿原来闭合线分离,而不损伤瓣叶或腱索,既解除了二尖瓣狭窄的问题,又不造成二尖瓣的严重损伤而致二尖瓣关闭不全,和外科二尖瓣分离术取得的效果一致。由于这种方法不需要长期抗凝,可以避免因外科换瓣术后的血栓或出血(华法林抗凝)风险。因此,二尖瓣狭窄的患者,采用PBMV治疗在许多方面优于外科换瓣术。

【PBMV 的适应证】

参照2008年 ACC/AHA 的更新指南,PBMV 的适应证如下:

Ⅰ类适应证:①有症状(心功能 NYHA Ⅱ~Ⅳ级)的中度、重度二尖瓣狭窄(二尖瓣面积≤1.5cm^2)且瓣膜形态适合 PB-

MV,无左心房血栓或中度、重度二尖瓣反流(证据等级 A);②无症状的中度、重度二尖瓣狭窄,瓣膜形态适合 PBMV,肺动脉高压(静息肺动脉收缩压>50mmHg 或运动时>60mmHg),无左心房血栓或中度、重度二尖瓣反流的患者(证据等级 C)。

Ⅱa 类适应证:心功能Ⅲ~Ⅳ级的中度、重度二尖瓣狭窄,瓣膜僵硬钙化,外科手术风险高或妊娠的患者(证据等级 C)。

Ⅱb 类适应证:①无症状的中度、重度二尖瓣狭窄和瓣膜形态适合 PBMV,有新发房颤但无左心房血栓及中度、重度二尖瓣反流(证据等级 C);②有症状,虽二尖瓣瓣口面积>1.5cm^2,但在运动时有二尖瓣狭窄致血流动力学改变的证据(肺动脉收缩压>60mmHg,肺毛细血管楔压>25mmHg,平均二尖瓣跨瓣压差>15mmHg)(证据等级 C);③心功能Ⅲ~Ⅳ级的中度、重度二尖瓣狭窄,瓣膜僵硬钙化,作为外科手术替代方案(证据等级 C)。

Ⅲ类适应证(禁忌证):①轻度二尖瓣狭窄患者;②合并左心房血栓或中度、重度二尖瓣反流者(证据等级 C)。

【二尖瓣狭窄 PBMV 治疗临床决策的几个考虑因素】

1. 以二尖瓣狭窄为主,合并轻度二尖瓣关闭不全、轻度主动脉瓣狭窄、轻度主动脉关闭不全,无左心室明显增大(LVED<55mm),适合行 PBMV。

2. 对于合并有重度二尖瓣关闭不全,二尖瓣口有效面积>2.0cm^2,重度主动脉瓣关闭不全,造成明显左心室负荷(LVED>55cm)者,不适合行 PBMV,更适合外科瓣膜置换术。

3. 既往有体循环栓塞病史,或 B 超检查发现左心房内有附壁血栓的患者,均列为手术禁忌,原因是 PBMV 术中有发生体循环栓塞的可能。合并房颤的二尖瓣狭窄患者术前需常规行食管心脏超声检查以排除左心房血栓。但近年研究表明,左心房附壁血栓患者使用华法林治疗(维持 INR 值在 2.0~3.0)1~3 个月,大部分患者左心房内血栓可完全消失。即使未完全消失的患者,也可接受 PBMV,因未消失的部分为陈旧、机化的血栓,很难自心房壁脱落。PBMV 术前 3~4 天停用华法林。PBMV 术中引起体循环栓塞并不常见,绝大多数术中出现的体循环栓塞是由于手术时间过长而肝素用量不足所致。

4. 在风湿活动期或合并感染性心内膜炎,不适合行 PBMV。

5. 妊娠:妊娠中晚期孕妇心脏负担增加,明显加重二尖瓣狭窄的病情,增加孕妇和胎儿的死亡率。二尖瓣球囊成形术因其疗效好、创伤小、术后恢复快,成为此时不错的治疗选择。妊娠 PBMV 对于胎儿的辐射影响是一个受到关注的问题。然而已经有研究观察了一组 44 例妊娠 PBMV,结果显示:所有患者症状得到明显改善,均足月分娩,随访(28±12)个月,婴儿发育无异常。因而,对于适合行 PBMV 的二尖瓣狭窄,妊娠期(20周以后)手术是安全的。操作注意事项:①术前 3 天用黄体酮肌内注射,预防流产;②PBMV 过程用铅衣保护孕妇腹部及胎儿;③术中减少不必要的透视,不要成像;④操作要求敏捷、准确、二尖瓣瓣口扩张够大;⑤尽可能在妊娠 20 周后进行,此时胎儿主要器官已基本发育成形。

6. 年龄因素:在选择二尖瓣球囊成形术的手术时机时,应以二尖瓣狭窄所致的血流动力学改变和肺淤血的程度为主要考量,而将年龄作为次要因素。对于二尖瓣狭窄程度较重、肺淤血症状明显的患者,即使年龄较小,亦应及时施术,以免形成不可逆性的肺动脉高压。对于年轻患者术前、术后必须接受充分的抗风湿治疗。而对于老年患者(一般指 65 岁以上),其瓣膜病特点有:瓣膜病史长,瓣膜条件差(均为钙化性病变),大部分合并房颤,心肺功能差,约 20% 合并冠心病。因此,老年患者的 PBMV 属于相对适应证。球囊扩张终点 ≥ $1.5cm^2$ 为宜,不宜超过 $1.8cm^2$。扩张前应做冠状动脉造影,除外并存的冠心病。

【PBMV 手术操作】

1. 穿刺股静脉:常规消毒右腹股沟区,以 2% 利多卡因行局麻,以 Seldinger 法穿刺右股静脉,插入 8F 导管鞘。

2. 穿刺房间隔:以 0.32mm 的导引钢丝将房间隔穿刺套管导至上腔静脉;退出导引钢丝,将尾端接有造影剂注射器的房间隔穿刺针插入房间隔穿刺套管,插入时应让穿刺针自由旋转;保持穿刺针尖距套管尖 0.5cm,右手固定指向手柄并使之指向4~6点方向(左心房越大,指向手柄越偏向6点方向),将房间隔穿刺套管和穿刺针作为一整体后撤至上述的房间隔穿刺点处,左手固定房间隔穿刺套管,右手递送穿刺针,有突破感后推注造影剂,证实穿刺针进入左心房后,右手固定房间隔穿刺针,左手推送穿刺套管,套管进入左心房后退出穿刺针。

3. 静脉注射肝素7500~10 000U。

4. 扩张股静脉和房间隔穿刺孔:将两圈半导丝经房间隔穿刺套管送入左心房;退出房间隔穿刺套管,以12F扩张管扩张股静脉和房间隔穿刺孔。

5. 测定左心房压:沿两圈半导丝将延伸状态的INOUE球囊导管送入左心房右后下部;退出两圈半导丝,测定左心房压。

6. 扩张二尖瓣口:将指向导丝插入球囊导管内,将球囊与导丝一起后撤,至二尖瓣口附近时球囊保持不动而后撤导丝,在部分患者球囊可以弹入左心室之中。球囊前端呈"鸡啄米"样的运动为球囊接近二尖瓣口的标志,在此稍稍前后运动导管,同时稍稍逆钟向或顺钟向旋转指向导丝,多可使球囊进入左心室。在左心房过大且穿刺点偏后偏上者,标准指向导丝指引下球囊难以进入左心室,此时需要将指向导丝重新成形。穿刺点过于靠前时,球囊进入左心房后指向后方而不是前方,不可能进入左心室,需重新进行房间隔穿刺。球囊进入左心室后,推注造影剂使前囊充盈后前后移动导管,确信球囊未嵌在腱索内后将球囊后撤至二尖瓣口,快速推注造影剂使球囊完全充盈后快速回抽造影剂,扩张时间不超过5s。

7. 重复测定左心房压:每次扩张二尖瓣后重复测定左心房压,如压力有明显下降,表明二尖瓣扩张理想,可终止手术,如压力下降不理想,需再次扩张二尖瓣。

8. 退出球囊导管:二尖瓣球囊扩张完成后,退出指向导丝,插入两圈半导丝,插入延伸钢丝,使球囊在延伸状态下退出。

9. 按压止血:退出球囊导管后立即行按压止血。如手术进展顺利,体内残存肝素较多,可用适量鱼精蛋白硫酸盐对抗。充分止血后敷以纱布,以弹力胶布加压包扎。

PBMV成功的标准:①球囊完全充盈"凹征"消失,球囊70%

充盈状态,可以在二尖瓣口通过;②患者胸闷等症状明显减轻;③杂音明显减轻或消失;④左心房压明显下降>1/3或近正常;⑤二尖瓣口面积增加25%以上;其中有3项便可判定成功。

【房间隔穿刺点的选择】

房间隔穿刺点的选择不仅关系到是否引起心脏穿孔,导致急性心脏压塞,而且涉及球囊能否从左心房顺利进入左心室。不少术者根据右心房造影图像确定穿刺点的选择。对于经验不多者,此种方法有一定的参考价值。但在左心房较大的患者,很难将房间隔穿刺套管尖端操作到根据此法预先选择的穿刺点。在实践中,笔者摸索出根据左心房影确定穿刺点。好的X线设备透视时即能清晰地显示左心房影,如X线设备透视时不能清晰地显示左心房影,则需于术前摄高千伏胸片以清晰地显示左心房影。定左心房影下缘上1.5~2cm与脊柱右1/3垂线交点为房间隔穿刺点。在巨大左心房者,房间隔穿刺套管尖端常难靠近脊柱右缘,此时于左心房影下缘上1.5~2cm并尽量靠近脊柱处穿刺即可。二尖瓣开口是从后右上指向前左下,如穿刺点过于靠前靠下,球囊导管进入左心房后将指向后上,很难进入左心室。在左心房不太大的患者,如穿刺点过于靠下,也常同时过于靠前,接近三尖瓣口。如在此点穿刺,不但容易损伤三尖瓣,而且会给后来球囊导管从左心房进入左心室带来困难,应予以避免。穿刺点宁可稍偏后偏上,也不宜偏前偏下。

【球囊导管的选择】

球囊大小的选择除与患者的身高有关外,还应考虑到二尖瓣的超声评分、有无器质性肺动脉高压、年龄、是否合并有二尖瓣关闭不全等。对于二尖瓣超声评分较低、无器质性肺动脉高压、未合并二尖瓣关闭不全的年轻患者,选用的球囊一般偏大。这是因为这种二尖瓣结构不易发生不规则的撕裂,因而也较少发生明显的二尖瓣反流。较大的球囊可使二尖瓣口扩张较大,使二尖瓣狭窄所致的血流动力学异常得到尽可能大的改善。而对于超声评分较高,有器质性肺动脉高压或合并有一定程度的二尖瓣关闭不全、全身情况较差的年龄较大患者,选用的球囊一般偏小,以免二尖瓣发生不规则撕裂,造成急性二尖瓣关闭不全。二尖瓣超声评分＞12分者,球囊成形效果极差,如患者能耐受手术,以换瓣手术为好。

【PBMV的并发症及其防治】

1. 急性心脏压塞:心脏压塞是二尖瓣球囊成形术最严重的并发症,多数是由于房间隔穿刺时误穿了心房游离壁,少数发生于房间隔扩张或球囊穿过房间隔进入左心房时。这多由于左心房偏小,或房间隔穿刺点过高,扩张管进入左心房内过深,或球囊导管通过房间隔后未及时将内导管和延伸钢丝后撤所致。球囊导管进入左心室引起左心室穿孔亦偶尔有之,主要见于使用 Mansfield 球囊导管时。

房间隔穿刺针误穿心房壁所致心脏穿孔的识别较容易,仅凭注射造影剂即可识别,此时可见造影剂不消散而沉积于下部。其他原因引起的心脏穿孔则难以及时识别,需等到心包积血达到一定量,引起心脏压塞症状与体征时方能识别。

正确的操作是预防心脏穿孔的关键。当房间隔穿刺针进入右心房内后,术者应牢牢握住指示柄,防止穿刺针在右心房内转动;在选准穿刺点之前,应使穿刺针尖保持在穿刺套管内;做房间隔穿刺时,先以穿刺针穿刺房间隔并注射造影剂,确信穿刺针在左心房内后方可将穿刺套管沿穿刺针向前推送;扩张房间隔时扩张管进入左心房不宜过深;球囊进入左心房后应立即后撤内导管和延伸钢丝;应熟练掌握 X 线透视下的心脏解剖,对球囊进入心室与否能正确判断,切忌球囊进入左心室内过深;肝素化应在房间隔穿刺成功后进行。

一旦发现心脏穿孔,应立即处理。造影证实房间隔穿刺针进入心包后,立即退出房间隔穿刺针及鞘,密切观察患者情况,1h 后如病情稳定,无心脏压塞的临床表现,可继续施术。一般说来,在未肝素化的情况下,仅穿刺针穿破心房壁不致引起心脏压塞。如房间隔穿刺套管亦进入了心包腔,先退出穿刺针,经穿刺套管将 1 根 J 型交换导丝置入心包腔内,退出穿刺套管观察。如出现心脏压塞,沿导丝将 1 根 5FJR4 冠状动脉造影导管送入心包腔,退出导丝,以 JR4 导管行心包引流。如出现心脏压塞症状而又无法以上述方法引流时,可在超声指引下行心包穿刺。如已用肝素,立即以等量鱼精蛋白硫酸盐对抗之。如上述处理失败,应当机立断经剑突下切口行心包切开引流。如穿孔大(可从心脏压塞发生的速度及心包穿刺抽血的量和速度判断),则应行紧急开胸心脏破口修补、闭式二尖瓣分离和心包切开引流术。

2. 栓塞:栓塞多发生于体循环系统,绝大多数是因肝素用量过小,或未按时补充肝素,加上球囊导管在左心房内操作时间过长,左心房内膜受损严重,左心房内形成附壁血栓,脱落后引起体循环栓塞。少数为左心房内原有附壁血栓脱落引起。术前彩超(最好是食管彩超)仔细检查左心房内有否附壁血栓,术中给予足量肝素并每隔 1h 补充 2500U,尽量缩短手术时间及避免粗暴操作有利于预防栓塞的发生。一旦发生,可试用溶栓治疗及其他对症处理。

3. 心律失常:操作导管过程中,因导管的机械刺激可出现房性和室性心律失常,机械刺激终止后可自行消失,无需特殊处理。球囊扩张后造影剂回抽困难,球囊嵌在二尖瓣口处时间过长,可引起室颤。术前仔细检查球囊,特别是造影剂能否快速的充盈和回抽,术中球囊扩张时间不超过 8s 对预防室颤有决定性的意义。室颤一旦发生,应尽快将球囊退回至左心房,先行心脏按压,并尽快行电除颤。

4. 出血:出血并发症多发生于穿刺孔处,常由按压止血不充分、包扎过松或患者过早活动手术侧下肢所致。少数可因血管损伤发生内出血。穿刺孔出血经再次按压可以止血,而内出血一般需手术止血。

(周　强　马业新)

八、经皮肾动脉消融术治疗顽固性高血压

高血压的流行病学调查显示仅有 35% 获得有效的治疗和控制,血压每升高 20/10mmHg,10 年心血管死亡率增加 1 倍。部分患者的血压非常顽固,即使给予 3~4 种药物联合治疗,高血压仍难控制。近年有研究显示,经皮导管消融肾动脉交感神

经有希望显著降低顽固性高血压,在减少应用降压药物,协助血压达标,尽管已发布的研究有诸多争议,但国内外许多学者都在积极进行深入的研究。欧洲许多国家,肾交感神经射频消融术已纳入医保报销范围。总体说来,经皮导管消融肾动脉交感神经技术相对成熟,而循证医学证据相对滞后。

【经皮肾动脉消融术的适应证】

1. 鉴于目前无消融治疗的长期资料,建议选择中老年原发性高血压患者。

2. 经积极多种药物治疗血压控制不良的顽固性高血压患者。

3. 无显著肾动脉狭窄和严重扭曲、肾功能正常的患者。

4. 肾动脉CT:直径>4mm,长度>20mm。

经皮导管消融肾动脉交感神经的适应证,将会随新的循证医学证据丰富而发生变化。

【经皮肾动脉消融术的方法】

1. 术前准备:术前检查,包括血常规、尿常规、粪常规、凝血功能、双肾动脉B超、药物过敏试验,签署知情文件和手术同意书,必要的泌尿外科和普通外科手术准备。

2. 镇静和镇痛:由于血管内消融可导致显著的疼痛,导致患者改变体位,产生血管并发症。目前尚无一致的镇静镇痛方案,目前可以参考心房颤动导管消融的镇静镇痛方案,必要时可以采用全身麻醉。

镇痛方案:①芬太尼0.5mg和咪达唑仑20mg,采用生理盐水配制为50ml液体;②初始可静脉注射2ml观察效果;③3~5ml/h持续静脉泵入。

对于较年轻且体重大的患者可以适当加量,高龄低体重患者适当减量,具体可参考芬太尼和咪达唑仑的药物说明。严重睡眠呼吸暂停综合征的患者建议全麻下呼吸机通气。

解痉方案:少部分患者消融时疼痛明显,血管痉挛明显,如无明显低血压,给予硝酸甘油10~15mg配为50ml液体,微泵静脉注射1ml/小时开始,根据血压调节。

3. 术中操作

(1) Simplicity 射频消融导管:采用 Ardian 公司生产的 Simplicity 射频消融导管,直径为 1.3mm,在肾动脉内进行消融预设阻抗 250~350Ω,须采用专用的消融仪器。

1) 常规消毒,穿刺右股动脉,置入 6~8F 动脉鞘,先用造影导管行双肾动脉造影定位。

2) 将消融导管送入一侧肾动脉,从肾动脉分叉前开始回撤消融,呈螺旋形回撤消融 4~7 个点,避免在同一平面消融两个点导致肾动脉狭窄,每隔 5mm 消融 1 个点。

3) 消融功率为 5~8W,温度为 45~60℃,每个消融部位消融 1~2min。

4) 同样方法消融另外一侧肾动脉。

在 X 线监测下导管消融,难以准确消融的三维位置,必要时可以采用磁场或电场三维导航下进行定位消融。

(2) 去神经消融系统 EnligHTN:St. Jude 公司的去神经消融系统 EnligHTN,采用 4 个螺旋形分布在可伸缩网蓝上的微电极,经指引导管分别植入肾动脉深处,最大功率 6W,预设温度 75℃,每次放电 360s(每个电极消融 90s),回撤再次消融,同样方法消融另外一侧肾动脉。对患者的镇静和镇痛方案见上步骤 2。

4. 术后处理:观察患者血压、脉搏,逐步调整降压药物,定期随访,注意肾功能和有无肾动脉狭窄。

5. 并发症预防:肾动脉消融的主要风险:①股动脉假性动脉瘤;②肾动脉夹层;③肾动脉狭窄;④肾脏血肿;⑤肾梗死。

因此,注意操作轻柔,股动脉假性动脉瘤可以凝血酶封闭或者外科手术,肾动脉狭窄时可以采用球囊扩张,必要时植入血管支架。

【经皮肾动脉消融术的效果】

少数患者,术后 1~2 日血压开始下降,多数在术后 1~2 个月后开始下降,部分患者可延迟在 1~2 年后,血压下降,但血压下降的幅度目前尚有争议。近期尚有资料显示经皮肾动脉消融术有可能以改善胰岛素抵抗和延缓慢性肾病的恶化等。

(王 炎)

参考文献

Kearney PM, Whelton M, Reynolds K, et al. 2005. Global burden of hypertension: analysis of worldwide data. Lancet,365:217-223.

Krum H, Schlaich M, Whitbourn R, et al. 2009. Catheter-based renal sympathetic denervation for resistant hypertension: a multicentre safety and proof-of-principle cohort study. Lancet,373:1275-1281.

Mahfoud F, Cremers B, Janker J,et al 2012. Renal hemodynamics and renal function after catheter-based renal sympathetic denervation in patients with resistant hypertension. Hypertension,60(2):419-424.

Mahfoud F, Schlaich M, Kindermann I,et al 2011. Effect of renal sympathetic denervation on glucose metabolism in patients with resistant hypertension: a pilot study. Circulation,123(18):1940-1946.

Symplicity HTN-1 Investigators. 2011. Catheter-based renal sympathetic denervation for resistant hypertension: durability of blood pressure reduction out to 24 months. Hypertension,57:911-917.

Tam GM,Yan BP,Shetty SV,et al 2012. Transcatheter renal artery sympathetic denervation for resistant hypertension: an old paradigm revisited. Int J Cardiol,[Epub ahead of print].

九、梗阻性肥厚型心肌病的化学消融及起搏治疗

梗阻性肥厚型心肌病(hypertrophic obstructive cardiomyopathy,HOCM)是肥厚型心肌病的一种,因肥厚的室间隔造成心室梗阻而得名。目前尚无理想的治疗措施,药物治疗为首选。但部分HOCM患者药物治疗效果不佳或不能耐受,需要借助非药物治疗方法。非药物治疗方法包括手术和介入治疗,经皮穿刺腔内室间隔心肌化学消融术(percutaneous transluminal septal myocardial ablation, PTSMA)是一种介入治疗手段,其原理是经导管注入无水乙醇到支配肥厚室间隔的间隔支血管,通过化学

方式闭塞血管,造成肥厚室间隔心肌缺血、坏死、变薄,使其心肌收缩力下降或丧失,从而使左心室流出道增宽、梗阻减轻,改善患者临床症状。但 PTSMA 技术要求高,且具有一定的损伤性,术者需经过培训,严格遵从适应证、禁忌证,慎重对待 PTSMA。

【PTSMA 的适应证和禁忌证】

结合 2010 年 HOCM 室间隔心肌消融术中国专家共识,PTSMA 的适应证见表 3-24-1。患者应同时具备以下各个方面表现。

表 3-24-1　PTSMA 的适应证

临床症状

患者有明显临床症状,且心绞痛、劳累性气促、晕厥等进行性加重,充分药物治疗效果不佳或不能耐受药物副作用

　　或外科间隔心肌切除失败或 PTSMA 术后复发

　　或不接受外科手术或外科手术高危患者

有创左心室流出道压力阶差

静息左心室流出道压力阶差 LVOTG≥50mmHg

和(或)激发 LVOTG≥70mmHg

超声心动图

超声心动图证实符合 HOCM 诊断标准,梗阻位于室间隔基底段,并有与 SAM 征相关的左心室流出道梗阻,心肌声学造影确定拟消融的间隔支动脉支配肥厚梗阻的心肌

室间隔厚度≥15mm

冠状动脉造影

间隔支动脉适于行 PTSMA

PTSMA 禁忌证:①非梗阻性肥厚型心肌病;②合并需要外科手术同时解决的其他心脏疾患,如瓣膜病、需要搭桥手术的冠心病;③室间隔弥漫性明显增厚;④终末期心力衰竭。

【PTSMA 的操作】

1. 术前准备同一般心血管病介入性治疗,充分告知患者家属此介入治疗的风险并签署知情同意书十分重要。常规行

左、右冠状动脉造影。左冠状动脉造影时,可以选择右前斜位和后前位加头位,充分暴露基底部的间隔支动脉。拟消融的间隔支血管多数起源于 LAD,以近段、近中段为佳,一般不超过 LAD 中段。造影结束后测定左心室流出道压力阶差(LVOTG):用端孔导管在左心室与主动脉间连续测压,获得连续压力曲线,测量 LVOTG。若静息 LVOTG < 50 mmHg 时,需测量激发 LVOTG。多采用药物刺激法:①多巴酚丁胺激发试验,以 5μg/(kg·min) 为起始剂量静脉泵入多巴酚丁胺,每隔 5 min 增加 5μg/(kg·min),最大剂量 20μg/(kg·min)。每次剂量泵入 2min 后进行超声心动图或导管检查,LVOTG > 70mmHg 为阳性。②异丙肾上腺素激发试验:2‰异丙肾上腺素静脉滴注,当心率增加 30% 以上时进行超声心动图或导管检查,LVOTG > 70mmHg 为阳性。注意:测量激发 LVOTG 也有潜在的风险,操作过程中要小心。

2. PTSMA 的方法:置入临时起搏电极至右心室心尖部,调试临时起搏器工作良好,备用。经左冠状动脉指引导管送入 0.014″导引导丝至拟消融的间隔支动脉,根据该间隔支血管粗细、大小选择合适直径、长度的 Over The Wire (OTW)球囊,沿导丝将其送至间隔支动脉近端。在选择球囊直径前,建议根据血压情况,先向冠状动脉内注入硝酸甘油 100~200μg,以充分扩张冠状动脉,防止选择球囊直径偏小。加压扩张球囊封堵拟消融的间隔支动脉,通过球囊中心腔快速注射造影剂 1~3ml,行超选择性间隔支血管造影,了解局部血管供应区域,排除间隔支至前降支或右冠状动脉的侧支循环。用生理盐水 5~10ml 经球囊中心腔清除造影剂后,建议尽可能采用心肌声学造影(MCE)。经球囊中心腔快速注射心肌声学造影剂,在经胸超声心动图监测下完成 MCE,确定拟消融血管与肥厚梗阻区域的匹配关系,若 MCE 确定拟消融的间隔支动脉支配肥厚梗阻的基底部室间隔,即可确定为消融靶血管。另外,球囊充盈封闭拟消融的间隔支 5~15min 后,患者心脏听诊杂音明确减轻或导管测压 LVOTG 下降,也是确定消融靶血管的一种方法。在消融前,确保球囊在测试过程中没有移位,封堵压力无衰减,临时起搏工作良好。为减轻患者胸痛,消融前给予强力止痛剂。并根据间隔支动脉及其支配供血区域的大小,初步判断无水乙醇的用量。经球囊中心腔连续缓慢均速(0.5~1ml/min)注入96%~99%无水乙醇 1~2ml(实际注射入间隔支的剂量)。注射时推力不宜太大,整个过程应在 X 线透视下进行,以防充盈的球囊弹出误将乙醇注入 LAD。推注乙醇时应避免回抽动作,以防球囊中心腔凝血。应严密观察患者的血压、LVOTG 和心电图变化(心率、心律、ST-T 等)及胸痛的严重程度,注射过程中出现 AVB 或严重室性心律失常或血流动力学变化时应立即暂停注射。若 LVOTG 无变化,且无 AVB 发生,可适度增加乙醇注入量,但须注意无水乙醇用量越少越安全。术中如 LVOTG 变化不满意,在无不良事件发生时,可在心肌声学造影指导下寻找其他间隔支动脉。消融结束后,不应立即撤出球囊,观察 5~10min,再将球囊减压至负压状态并保持在原位数分钟后,方可在 X 线透视下快速撤离体外。重复冠状动脉造影,可见消融的间隔支动脉完全闭塞,少部分可见残余血流。消融成功终点:通常认为 LVOTG 下降≥50%,或静息 LVOTG<30mmHg,是手术成功的标志。

【PTSMA 的并发症】

PTSMA 围手术期并发症主要有三类:

(1)心律失常:包括需植入永久起搏器的传导阻滞(8.3%)、左束支传导阻滞(6%)、右束支传导阻滞(46%)、心室颤动(2.2%)。

(2)冠状动脉损伤与心肌梗死:包括冠状动脉夹层(1.8%)、冠状动脉痉挛(1.4%)、非靶消融部位心肌梗死或室间隔穿孔。

(3)其他:如脑卒中(1.1%)、心脏压塞(0.6%)等。围手术期死亡率约为 2%。

间隔支通往其他血管的侧支循环有时难以预测,心肌坏死的程度难以控制,即使是严格正确的操作也有出现上述并发症的风险。

为了快速识别和治疗可能的并发症,消融术后应监护心电、血压24~48h。若术后出现三度AVB等异常情况,应延长心电血压监护及临时起搏电极保留时间。三度AVB长时间不恢复(术后1~2周),需置入DDD永久起搏器。

【梗阻性肥厚型心肌病的治疗策略选择】

PTSMA仅适用于基底部室间隔肥厚的HOCM患者,不适用室间隔中部以下、心尖部肥厚等其他类型的HOCM患者。对于严重室间隔肥厚的HOCM患者(厚度≥30mm),支配肥厚室间隔间隔支动脉往往粗大,侧支循环丰富,采用PTSMA治疗风险性大,并且改善临床症状及血流动力学并不理想。此时,外科手术是更好的选择。

PTSMA的优势在于其具有与外科间隔心肌切除术(myectomy)相似的症状及血流动力学改善,当存在外科手术禁忌证、严重合并症或高龄等危险因素不能进行外科手术时,可选择PTSMA。另外,PTSMA微创,患者易接受。对于有经验的医疗中心,外科间隔心肌切除术是大多数有严重症状、药物治疗无效的HOCM患者的首选治疗方案,尤其是在年轻、较健康的成年人合并同时需外科矫正的心脏疾病患者。而PTSMA对于有手术禁忌或风险高的患者(尤其是老年患者)来说是首选。

【梗阻性肥厚型心肌病的起搏器治疗】

起搏器缓解HOCM患者症状的确切机制尚不完全明了。一般认为,植入双腔起搏器使用短房室延迟(AV间期)以保证右心室心尖部先起搏从而改变了左心室的激动顺序,而导致室间隔激动和收缩延迟,于收缩期向右室侧移位,从而使左室流出道增宽,血流速度减慢,同时使二尖瓣前叶的前向运动减轻,左室流出道梗阻和二尖瓣反流得到改善。疗效与选择合适的房室延迟有关,即应保证完全起搏心室,而非AV间期越短越好,以保证左心房对左心室的充盈辅助作用,达到最佳的血流动力学效果。

虽然有证据证实这种起搏治疗能降低左心室流出道压差,改善左心室功能,但目前尚缺乏前瞻性研究证明心脏起搏可以改变HOCM的进程、改善生活质量或提高生存率。因此,目前不提倡对所有有症状的 HOCM 患者常规植入双腔起搏器,而只对流出道压差明显(静息或应激下 >50mmHg)的患者当其他治疗不满意的情况下考虑起搏治疗。经冠状动脉行室间隔化学消融有可能引起完全性房室阻滞,如发生此种情况,应该给予永久起搏治疗。伴有猝死高危因素的 HOCM 患者,若存在起搏器植入的适应证,应首先进行猝死的危险分层,以决定是否植入 ICD 进行猝死的一级预防。

【HOCM 患者起搏治疗的建议】

1. 肥厚型心肌病患者有窦房结功能异常或房室阻滞需植入永久性起搏器者,适应证同窦房结功能异常和房室阻滞(Ⅰ类适应证,证据水平:C)。

2. 药物治疗无效,静息或应激时流出道梗阻的肥厚型心肌病患者,可以考虑植入永久性起搏器,为Ⅱb类(证据级别 A级)推荐。但患者若存在心脏性猝死 SCD 的危险因素(主要 SCD 风险:心搏骤停史,自发持续性 VT,自发非持续性 VT,SCD 家族史,晕厥,左室壁厚度≥30mm,运动时血压反应异常;可能的 SCD 风险:房颤、心肌缺血、左室流出道梗阻、高危突变、强竞技性体力活动)应植入 DDD-ICD。

3. 而对无症状或有症状但药物可控制的和没有左室流出道梗阻证据的肥厚性心肌病患者禁止植入永久性起搏器(Ⅲ类适应证,证据水平:C)。

植入过程参见第二十六章起搏器植入部分。需要注意的是,此类患者应植入双腔起搏器(或 ICD),心室电极应固定在右室心尖部,而非其他部位(如高位室间隔)。

(周 强 王 琳 马业新)

第二十五章 心律失常的射频消融治疗

第一节 室上性心动过速的射频消融

室上性心动过速包括多种,如窦性心动过速、房性心动过速、心房扑动、心房颤动、交界性心动过速、房室结折返性心动过速(AVNRT)和房室折返性心动过速(AVRT)等。本节主要讲述的是房室结折返性心动过速和房室折返性心动过速的消融。近几年来射频消融治疗心律失常得到了迅速发展。目前临床应用射频消融根治室上性心动过速(SVT)的成功率达95%以上,它可以使室上性心动过速得到根治,已经成为室上性心动过速的首选治疗方法。

【适应证】

由于射频消融属创伤性技术,有一定的危险性,因此应从严掌握适应证,一般来说下列情况下患者应选择消融治疗:

(1)患者有威胁生命的快速心律失常,如预激综合征并发心室率极快的心房颤动。

(2)频繁发作的房室折返性心动过速(AVRT)或房室结内折返性心动过速(AVJRT),药物治疗或预防无效,或药物治疗产生不可耐受的不良反应。

(3)有 AVRT 或 AVNRT 发作,虽然药物终止及预防发作有效但患者不愿接受终生药物治疗,要求根治心律失常的患者。

【禁忌证】

射频消融除了妊娠早晚期的妇女是明确禁忌证(因为 X 线照射可能对胎儿有害)外,无明显禁忌证,但对于有全身性疾病、体质衰竭、严重心功能不全等不能耐受长时间手术或大的动脉、静脉病变妨碍导管操作者,亦不适于行射频消融治疗。对于快速性心律失常发作不频繁、心律失常发作时无明显临床症状、心律失常易于用刺激迷走神经手法或药物终止的患者,应结合患者具体情况而定。一般认为,此类患者不是立即进行射频消融的适应证,对于儿童和老人尤应慎重。对于一些患者心电图上提示有房室旁路存在,或电生理检查发现有房室交界区双径现象,但临床上无与之相关的快速性的心律失常发作史者,不应行射频消融治疗。

【射频消融的步骤及方法】

目前在临床上应用射频消融治疗心律失常,在房室折返性和房室结折返性心动过速的治疗中方法成熟、成功率高,并发症少。

房室折返性心动过速:切断房室旁路,根治与房室旁路有关的快速心律失常,包括顺向性和逆向性 AVRT;部分或全部从房室旁路下传的快速性房性心律失常,即预激综合征伴心室率快的房扑或房颤。

房室结折返性心动过速:房室结改良术(阻断慢径路或快径路)根治以房室交界区双径路为电生理基础的 AVNRT。

(一)术前准备

手术前患者空腹 8h,停服所有抗心律失常药物至少 5 个半衰期。对于精神紧张、不能充分合作或儿童患者可以使用镇静剂。凡穿刺动脉,导管行左心操作者应在放置好动脉鞘管后给肝素 3000U,其后操作每隔 1h 追加肝素 1000U,单纯穿刺静脉的右心导管操作不需用肝素。注意术前、术中应有足够的液体入量。其他同电生理检查。

(二)常规电生理检查明确诊断

按常规电生理检查方法(详见第二十二章"心内电生理检查")放置冠状窦、高位右心房、希氏束、右心室导管,应用分级递增和程序刺激方法,明确心律失常的发生机制,确定患者为 AVRT(旁路位于何处)还是 AVNRT,对心律失常的发生部位进行初步检测。然后再进行定点标测。

（三）房室旁路的定位及消融

1. 左侧旁路：左侧旁路定位先利用4极或10极5F电极导管在冠状窦内粗标房室旁路的位置，然后经股动脉逆行，跨越主动脉瓣在二尖瓣下，或经股静脉穿刺房间隔插入大头电极至左心室，以冠状窦电极为参考点细标旁路位置。一般采用右前斜位30°的X线投照角度，辅助以左前斜45°X线投照以避开希氏束等。旁路位置判定方法及标准为：

（1）显性预激旁路

1）窦性心律时A、V波最近处，且此处V波较体表心电图上"Δ"波提前20~40ms。

2）心室起搏或心动过速发作时V、A最靠近，且A波最提前处。

3）确定旁路的位置后，一般消融靶点图为小A大V波，少数病例可在心房侧消融靶点图为大A大V波。

（2）隐匿性旁路

1）测定心室起搏或心动过速发作时VA最近且A波最靠前处，即为旁路所在位置。

2）确定旁路的位置后，一般消融靶点小A大V波，少数病例可在心房侧消融靶点图为大A大V波。

2. 右侧旁路的定位：右侧旁路没有类似于冠状窦的解剖结构作为标测的路标。采用左前斜45°的投照角度，此时室间隔与投照角度相垂直，而三尖瓣环犹如时钟面向操作者。冠状窦口相当于5点钟相位，代表后间隔部位，希氏束导管顶端相当于12~1点钟为前间隔部位，3点钟为中间隔，9点钟左右为右游离壁。利用大头电极在三尖瓣环的心房侧进行标测，在三尖瓣环上应记录到小A大V波，A/V<1。少数病例可在心房侧消融靶点图为大A大V波。显性旁路和隐匿性旁路位置的判定标准同左侧旁路。对于少数导管到位困难的病例，可加用长鞘管或经上腔静脉途径进入消融电极可增加成功率。

3. 旁路消融：大头电极精确标测到旁路走行位置后即可进行放电消融。选用功率为20~40W，先试放电5~10s。如5s内能阻断旁路，应继续放电30~60s。10s内未能阻断旁路时说明标测定位不精确,应重新换位标测。10s 后阻断旁路者说明导管位置靠近旁路而未对准"靶心",即使能暂时阻断,也会很快恢复,此时应轻微移动导管标测到"靶心"位。显性旁路时在窦性心律时放电,隐匿性旁路应在心室起搏时放电,一般不应在心动过速时放电,以免心动过速突然停止使导管移位,而难以再寻找靶点。

4. 消融成功的判定标准

(1) 房室旁路的前传被阻断,窦性心律时"Δ"波消失,各种频率和程序心房刺激时无旁路前传的证据。

(2) 房室旁路逆向传导被阻断:心室起搏时出现室房分离或出现室房递减性传导且希氏束导管记录的 A 波最早出现。

显性旁路成功的标准需前传、逆传都被阻断的证据,而隐匿性旁路则只需要评价室房逆传情况。消融后观察 10~15min,再次电生理检查证实无旁路前传和逆传情况,即可结束操作,按程序拔管、压迫、止血、包扎后送患者回病房。

(四) 房室结改良术的靶点定位及消融方法

AVJRT 的基础是房室交界区内存在电生理特性不同的快径路和慢径路,因此从理论上讲,只要消融快径路或慢径路中的一条即可根治心动过速的发作。但由于快径路走行上靠近希氏束,放电消融时易于造成传导系统损伤,导致房室传导阻滞,因此目前已较少采用。此处主要介绍慢径路消融的方法。

1. 标测慢径路的消融有三种标测方法,即后位法、下位法和中位法。

(1) 后位法:X 线透视采用左前斜位 30°,在影像上位于心脏后方的冠状窦口在影像的下部,位于心脏前方的希氏束导管顶端在影像的上方。将这两点之间的区域划分为三等份,从上至下依次为 A 区、B 区和 C 区。冠状窦口的下方为 D 区,冠状窦入口内为 E 区。快径路消融的部位在 A 区。而慢径路消融的部位可以从 D 区开始,在大头电极记录到小 A 波、大 V 波,其间无 H 波的部位放电,如不能成功,依次在 C 区、B 区甚至可在 E 区消融获得成功。

(2) 下位法:X 线透视用后前位或右前斜位 30°,首先用大头导管记录到希氏束电位,然后用导管尾端控制装置,将大头导管的顶端下垂在记录到小A大V波的部位放电消融。

(3)中位法:右前斜位30°时,将大头导管顶端电极放于希氏束导管顶端与冠状窦口连线的中点附近放电消融。

下位法与中位法比较简单,操作时间短,容易成功。后位法比较耗时,但比下位法和中位法安全,其消融先从远离希氏束的部位开始,不容易导致完全性房室传导阻滞。

近期较多学者指出少部分慢径消融可能须进入冠状窦口内约1cm消融顶部。对于冠状窦口部巨大,操作时消融电极容易反复进入冠状窦口部者,在左前斜位透视或三维标测下容易监视消融电极的左右指向,有助于减少反复进入冠状窦口部。此外部分左侧后延伸慢径的消融须在二尖瓣环处,表现为AVNRT的最早心房激动位于冠状静脉窦电极的中端或远端,在二尖瓣环后间隔处给予晚发早搏刺激,在能重整心动过速处消融。消融靶点电图为小A大V波,放电时也出现交界区心律。

2. 慢径路的放电消融功率选用30~40W,为预测消融效果和避免三度AVB并发症的发生,应从小能量(10W)开始,逐步加大能量,并密切监测放电过程中体表和心腔内心电图的变化。如果放电过程中发生PR间期或AH间期突然延长,或发生三度AVB应立即停止放电。一旦消融到慢径路时,即可出现房室交界性心律。但房室交界性心律既是消融成功的标志,也是可能发生严重AVB的预测指标。如果在RF电流发放时,在窦性心律为主导的情况下,间断出现交界性期前收缩、交界性逸搏、短阵的交界性心动过速或交界性逸搏心律时,发生严重AVB的危险性很小,可以连续放电30~60s。如果放电时出现连发的交界性心律,尤其是出现室房分离或快速性交界性心动过速时(一般认为频率120~130次/分),应立即停止放电,这是发生完全性AVB的危险信号。只要立即停止放电,即使出现短暂的二至三度AVB,多为可逆性和暂时性的。如继续放电,则可导致永久性三度AVB。因此,必须严密监测。如果放电过程中无交界性心律发生,成功率低,但出现交界性心律不一定消融成功。

3. 房室结改良慢径路消融成功的判定标准

(1)放电过程中出现间断的交界性心律或交界性心动过速。

(2)消融后心房程序刺激无 AH 间期跳跃性延长(双径路消失)。

(3)心房程序刺激不能诱发心动过速,加用异丙肾上腺素亦不能诱发 AVJRT。

但个别患者消融后,心房程序刺激仍存在 AH 间期跳跃性延长,甚至有个别心房回波但不能诱发心动过速,加用异丙肾上腺素亦不能诱发,则亦可判定为消融成功。

4. 房室结消融控制快速房性心律失常的心室率:对于快速心室率的房颤、房扑患者,在药物难以控制心室率时,可以参考应用消融房室结慢径路的方法,减慢心室率。个别患者可消融房室结或希氏束,造成三度 AVB,然后安置永久性心脏起搏器。

(五)三维标测下的室上速消融

近年来,许多中心常规开展磁场或电场三维导航下的室上速消融,能显著提高成功率和减少 X 线暴露,大部分患者可以不使用 X 线,在儿童患者或其他不适合 X 线暴露的患者具有显著优势。操作方法:①连接好三维标测系统,如 Carto 或 Ensite 系统;②为先建立静脉通路,进入标测电极电生理检查明确诊断;③AVRT 患者,在左侧或右侧心腔建模,重点是心动过速或起搏时最早激动点附近的瓣环附近标测局部激动时间(LAT),在最早激动处消融;④AVNRT 患者,绝大多数在右侧心腔建模,重点是标记 His 束、冠状窦口、心动过速时最早激动点处,在最早激动点处避开 His 束消融,或传统二维定位法处开始消融。

【术后注意事项】

射频消融术后患者须按照医嘱卧床静养,静脉穿刺处沙袋压迫 6h,动脉穿刺处沙袋压迫 8~12h,并患肢制动(限制不动),注意观察是否出血;卧床期间给予易消化饮食。

射频消融术后早期密切观察心率和心律情况,如有不适,及时向医生汇报,必要时行心电图、心脏超声和胸片等检查。

如果术后有心动过速再次发作的感觉,但并未真正发作,无需特殊治疗。

术后一般1周后可恢复正常活动。

出院后如有复发,应及时就近记录心电图,并与手术医生取得联系,决定下一步治疗方案。

射频消融术后如经动脉操作者服用抗凝治疗,一般需要阿司匹林1~3个月。

【并发症及预防】

1. 穿刺并发症

(1)气胸及血气胸:为锁骨下静脉穿刺并发症。掌握正确的锁骨下静脉穿刺方法,操作熟练时很少见。体型极瘦或过于肥胖者,穿刺颈内静脉。少量气体(肺压缩体积少于30%)可观察,等待自行吸收;气体量大时(肺压缩体积大于30%)需行胸腔闭式引流。

(2)喉痉挛:避免导丝进入颈内静脉过深。

(3)误穿动脉:锁骨下静脉穿刺时可能误穿锁骨下动脉,每次操作应确保导丝进入下腔静脉。如误入锁骨下动脉应保留鞘管行外科修补,严禁直接拔出鞘管。穿刺股静脉时误入股动脉,为避免误入动脉,穿刺时位置不宜过低。

(4)栓塞:包括肺栓塞和肢体动脉栓塞,严重肺栓塞可致命。对栓塞高危患者应预防性使用肝素,一旦发生栓塞行溶栓治疗。

(5)血栓形成及血栓性静脉炎:术后保持静脉回流通畅,常规使用低分子肝素可预防。已有血栓形成可使用低分子肝素及华法林治疗。

(6)动静脉瘘:笔者所在医院使用超声引导下凝血酶局部注射效果显著,避免了外科手术。

(7)血肿:提高压迫止血技术,尽量避免。

(8)血管夹层:导管操作动作轻柔,血管迂曲者使用长鞘。

2. 导管操作并发症

(1) 导管打结、断裂:使用前检查导管完整性及稳定性,在血管分叉或升主动脉处松解导管,准备异物抓。

(2) 导管嵌入腱索:规范操作导管,弯进直出,必要时行外科手术。

(3) 心脏压塞:穿刺房间隔时要在造影剂的指导下,正确、协调地使用穿刺针、扩张管及外鞘管。必要时应用超声指引。

(4) 冠状静脉窦破裂:常见于冠状静脉窦畸形。操作冠状窦电极动作要轻柔。

(5) 主动脉瓣反流。

3. 射频消融相关并发症

(1) 完全性房室传导阻滞:间隔部旁道消融应避免心室起搏下消融,双径路的改良要注意识别三度的征象,当出现快速交界心律、一过性三度、交界心律缺少 A、V 或 PR 延长时应暂停消融,观察后再行决定。一旦术中有一过性三度 AVB 应立即停止消融,多数患者能恢复,部分患者可能出现完全性房室传导阻滞,需植入永久起搏器。

(2) 心脏压塞:使用温控大头导管或冷盐水灌注大头导管可减少消融相关的心脏压塞。

(赵春霞 王 炎)

参考文献

马长生. 2012. 介入心脏病学, 第 2 版. 北京:人民卫生出版社.

Nakagawa H, Warren M. 2007. Catheter ablation of paroxysmal supraventricular tachycardia. Circulation, 116:2465-2478.

第二节 心房扑动的射频消融

心房扑动(简称房扑)的特点是呈现典型的房性心律,频率 250~350 次/分,快速而规则。电生理研究表明,这种简单的心电图定义包括通过多种折返环路形成的心动过速,即心房激动围绕某个障碍(解剖的、功能的或心脏瘢痕组织)环形传播形成大折返心动过速(macro-re-entrant atrial tachycardia),又称为大折返性房速。大折返房性心动过速根据折返环是否依赖于下腔静脉-三尖瓣环之间的峡部(cavotricuspid isthmus,CTI)分为两大类:峡部依赖性房扑(CTI-dependent atrial flutter)和非峡部依赖性心房扑动(Non-CTI-dependent atrial flutter)。导管射频消融技术已用于阻断折返环并预防房扑的再发。研究表明,射频消融能够永久性根治房扑,最常见的有效放电部位是峡部。有效的射频消融需证实峡部传导已被双向阻滞。峡部双向阻滞治疗房扑的成功率可达90%~100%;而非峡部依赖性房扑的导管消融难度远远大于峡部依赖性房扑,常规消融方法难获成功,需采用三维标测系统确定折返的关键径路,然后进行线性消融方可成功阻断折返环。

【房扑的机制及分类】

心房结构复杂,有解剖障碍,有纵向分离,各处心肌电生理特性不一致,心房切口、心房肌坏死瘢痕、心房肌不均匀变性、纤维化等因素使得心房折返环容易形成。界嵴或上下腔静脉之间的区域构成了后部功能性阻滞区,而三尖瓣环构成了前部功能性阻滞区。峡部指三尖瓣环与下腔静脉口之间的狭窄区域。峡部依赖性房扑包括典型心房扑动、逆向性典型心房扑动、低位环心房扑动、双重波折返房性心动过速。非峡部依赖性心房扑动的折返环不包括峡部,比峡部依赖型心房扑动少见,包括术后大折返房性心动过速、高位环心房扑动、右心房游离壁大折返房性心动过速、左心房大折返房性心动过速等。非峡部依赖型多数是由于心房手术或其他原因导致的心房瘢痕组织所致。左心房房扑显著少于右心房,并常与峡部依赖性心房扑动合并存在。典型心房扑动最常见,折返环位于右心房,沿三尖瓣环逆时针环绕,心电图特征:心房率250~350次/分,Ⅱ、Ⅲ、aVF导联F波倒置,V_1导联F波直立,V_6导联F波倒置。顺向型典型心房扑动少见一些,折返环一样,但激动运动方向相反,为顺时针向,F波的方向也正好与典型心房扑动相反。

【房扑射频消融的适应证】

症状严重或反复发作的心房扑动患者均应考虑导管消融治疗。通过射频消融三尖瓣环与下腔静脉之间的峡部,造成峡部双向阻滞,可以根治峡部依赖性房扑,成功率很高,且能避免长期使用抗心律失常药物带来的毒副作用,目前已经成为峡部依赖性房扑的首选治疗方法(Ⅰ类推荐,证据水平B)。非峡部依赖性房扑进行消融时,常比峡部依赖性房扑困难得多,但是对有症状而药物治疗无效的非峡部依赖性房扑仍应尝试射频消融治疗(Ⅱa类推荐,证据水平B)。如果导管消融不能成功根治,建议改为房室结消融和心室起搏治疗。房扑射频消融治疗的适应证参见表3-25-1(资料来自:2003年ACC/AHA/ESC室上性快速性心律失常治疗指南)。

表3-25-1　2003年ACC/AHA/ESC室上性快速性心律失常治疗指南中有关房扑的远期治疗建议

临床症状	治疗建议	推荐类别	证据水平
首次发作、良好耐受者	直流电复律	Ⅰ	B
	导管消融*	Ⅱa	B
复发、良好耐受者	导管消融*	Ⅱa	
	多非利特	Ⅱa	C
	胺碘酮、索他洛尔或氟卡尼	Ⅱb	C
	奎尼丁、普罗帕酮	Ⅱb	
难以耐受者	导管消融*	Ⅰ	B
ⅠC类或胺碘酮治疗房颤后发生房扑	导管消融*	Ⅰ	B
	停用原药,换其他药物	Ⅱa	C
药物无效、有症状的非峡部依赖性房扑	导管消融*	Ⅱa	B

*如果导管消融不能成功根治,且药物治疗无效,应考虑房室结消融并植入起搏器心室起搏治疗。

【房扑射频消融的简单操作过程】

如前所述,峡部依赖性房扑,属右心房内折返性心律失常,心内膜标测显示其为围绕于下腔静脉和邻近缓慢传导区域的大折返环。在这个折返环中,位于冠状窦口、下腔静脉和三尖瓣隔瓣之间的三角形区域——峡部,为诱发和维持房扑的关键途径。在此区域内消融可取得满意效果。非峡部依赖性房扑进行消融时,需明确折返环路的确切部位。可选用多种特殊装置,如依据心动过速过程中心房激动的顺序曲线进行心房三维重建,明确瘢痕和传导阻滞的部位等,来协助电生理检查和消融。对于曾接受过手术的患者,外科手术记录常有助于明确心房切口附近的折返环路的位置。左心房大折返性房速的发生率低于右心房,消融可有效治疗。非峡部依赖性房扑也建议同时消融峡部,合并阵发心房颤动者应考虑同时消融肺静脉。

简单操作过程如下:

1. 常规穿刺植入导管:局麻下穿刺右股静脉及左锁骨下静脉,送入希氏束、冠状静脉窦(CS)电极及 Halo 电极(沿三尖瓣环排列)。

2. 心电生理检查:对阵发性房扑者用心房起搏诱发房扑,标测心房激动顺序,证实折返环在三尖瓣环部位。折返环不在三尖瓣环部位者,在右心房其他部位或左心房(CS 内)起搏,出现隐匿拖带的部位为折返环所在部位。激动沿三尖瓣环逆钟向折返者为典型房扑,顺钟向折返者及非三尖瓣环部位折返者为不典型房扑。

3. 消融:对于峡部依赖性房扑采用下腔静脉至三尖瓣环连线线性消融的方法在峡部区域进行定点消融。消融时用长导引鞘作支撑,将鞘的开口处固定于下腔静脉与右心房连接部,消融导管经鞘内送至三尖瓣环部,自三尖瓣环部开始消融,导管在鞘内逐渐拖拉向下腔静脉缓慢回撤,每点消融 20s。如房扑仍有发作,则再重复 3~4 遍,无效时改换三尖瓣环→冠状窦口、冠状窦口→下腔静脉按同样方法消融。非峡部依赖性房扑进行消融时,需明确折返环路的确切部位,然后选择合适位置切断折返环。

4. 成功指标:峡部依赖性房扑分别在 CS 口部及右心房游离壁部起搏,起搏中出现下腔静脉至三尖瓣环连线双向传导阻滞者,提示消融成功。如出现双向传导阻滞而房扑仍不能终止者,应考虑为非峡部依赖性房扑。

【房扑射频消融的并发症】

导管消融治疗房扑的成功率很高,但仍有一定的并发症,虽然发生率很低(1%~5%),但较严重,包括心脏压塞、肺静脉狭窄、心房食管瘘、栓塞性并发症及继发新的房性心律失常和肺静脉毗邻结构损伤。

(林 立)

第三节 心房颤动的射频消融治疗

心房颤动(简称房颤)是临床最常见的心律失常,近年来,房颤经皮导管消融治疗的有效性逐渐获得肯定,其在指南中的推荐程度也逐渐升高。近期有较大样本研究证实导管消融可以显著降低房颤患者死亡率、卒中和痴呆发生率。

一、心房颤动导管消融的适应证

【以根治房颤为目标的导管消融】

根据近期的心房颤动指南,目前对于房颤患者的导管选择根据心脏的基础病变和房颤的持续时间有不同的推荐,推荐程度采用罗马数字表示,证据强度用 A、B 和 C 表示。

(一)无症状的房颤

对于无症状的房颤行导管消融是否获益,近年的房颤指南无详细论述和推荐。

(二)有症状的房颤

1. 阵发性房颤

(1)2012 年欧洲心脏病协会(ESC)房颤指南:①对于有症状的阵发性房颤,一次药物治疗尝试后,导管消融为 Ⅰ 推荐

(A);②如果患者无显著心脏疾患,拒绝心律失常药物治疗,无论心率控制是否充分,导管消融可以在抗心律失常药物治疗前作为一线治疗(Ⅱa,B)。指南认为,对于有症状的阵发性房颤,鉴于有症状的阵发性房颤在轻微或没有心脏疾患时,在有经验的术者手术相对安全,消融可以在经选择的患者作为起始治疗。

(2)2011年美国心脏病学院(ACCF)、美国心脏协会(AHA)和美国心律学会的房颤指南:如果患者左心房正常或轻度扩大,左心室功能正常或轻微扩大,没有严重的肺部疾病,可进行导管消融(Ⅰ,A),但有如下条件:①在有经验的电生理中心(消融例数>50例/年);②有显著症状采用一种抗心律失常药物疗效不佳。对于左心房显著扩大或左心室功能明显异常的患者,导管消融为Ⅱb类推荐,证据强度为A。

2. 持续性房颤

(1)2012年ESC房颤指南:对于有症状药物治疗困难的持续性房颤,导管消融作为Ⅱa类推荐(B),对于有症状而药物治疗困难的"长久持续性房颤",导管消融作为Ⅱb类推荐(C)。指南认为,对于持续性或长久持续性房颤,无或轻微心脏疾病,导管消融的获益-风险比结果不够明确,这些患者可能需要广泛和再次的消融手术,将药物治疗困难作为消融的前提似乎较合理。由于胺碘酮严重而频繁的不良反应,尤其在长期治疗时更明显,在较年轻的患者应考虑导管消融作为选择。

(2)2011年ACCF/AHA/HRS房颤指南:对于有症状的持续性房颤(无药物治疗效果限制),导管消融作为Ⅱa类推荐(A)。

3. 永久性房颤:永久性房颤的定义或者内涵会随新的药物或技术发展而改变,对于永久性房颤行导管消融是否获益,目前上述指南无相关论述和推荐。

关于房颤合并高血压、冠心病、肥厚型心肌病、心力衰竭的导管消融。

对于房颤合并高血压、冠心病,指南中仅作为上游治疗,未对导管消融作特别论述。

房颤并肥厚型心肌病,2010ESC 房颤指南认为,有症状的房颤,药物治疗困难者,可考虑导管消融Ⅱa(C),有适应证者可同时切除间隔Ⅱa(C),2011 年 ACCF/AHA/HRS 房颤指南未特别论述。

对于合并心衰的房颤患者,2010ESC 房颤指南认为,如果胺碘酮控制失败,可以考虑对房颤进行导管消融(Ⅱb,B),2011 年 ACCF/AHA/HRS 房颤指南认为,目前对于心衰和其他明显结构性心脏病患者,导管消融的远期成功率资料缺乏,房颤复发的可能性较高(表 3-25-2)。

表 3-25-2 有症状房颤患者导管消融手术的建议(2011~2012 年房颤指南)

	2011 ACCF/AHA/HRS	2012 ESC
阵发性房颤		
·左心房正常或轻度扩大,左心室功能正常或轻微扩大,没有严重的肺部疾病	Ⅰ(A)	Ⅰ(A)
·左心房显著扩大或左心室功能明显异常	Ⅱb(A)	Ⅱa(A)
持续性房颤		
·持续性房颤	Ⅱa(A)	Ⅱa(B)
·长久持续性房颤	N	Ⅱb(C)
永久性房颤	N	N

【以控制房颤心室率为目标的房室结消融】

2010ESC 房颤指南:①在心率不能使用药物控制,同时药物难以预防房颤发作或有不能耐受的不良反应,而导管消融或外科消融房颤无适应证、不成功或被拒绝时,导管消融房室结作为Ⅱa类推荐(B);②在持续性房颤患者,有心脏再同步化治疗指征(尽管经合理治疗纽约心脏病协会 NYHA 为Ⅲ级,LVEF <35%,QRS 时限>130 ms)时,导管消融房室结作为Ⅱa类推荐(B);③在持续性房颤,在合理治疗以控制心率不充分或有副作用时,NYHA 为 Ⅰ 或 Ⅱ 级,LVEF≤35%,消融房室结后植入 CRT 作为 Ⅱb 类推荐(C);④当怀疑心动过速介导的心肌病,药物不能控制,直接消融房颤无适应证、不成功或被拒绝时,导管消融房室结作为 Ⅱb 类推荐(C);⑤在未尝试药物治疗或导管消融房颤、或未尝试控制房颤或心室率的房颤患者,不建议消融房室结,Ⅲ类推荐(C);⑥在经选择的房颤合并肥厚型心肌病患者,消融房室结同时心室持续起搏(促进间隔延迟激动)可能是有益的。

【以控制房颤心室率为目标的显性旁路消融】

房颤合并预激者,2006 ACC/AHA/ESC 房颤指南中,对于有症状的预激患者,尤其是具有快心室率或具有短的旁路不应期者,推荐消融旁路 Ⅰ(B)。2010ESC 房颤指南对于有猝死风险者,导管消融显性旁路为 Ⅰ(A)类推荐,对于高危险职业的预激患者(如飞行员、公共运输司机),在发生房颤者或极易发展为房颤者,建议导管消融无症状的显性旁路 Ⅰ(B)。

二、心房颤动的导管消融策略和设备

【心房颤动导管消融的策略】

2012ESC 房颤指南认为:①环肺静脉线性隔离术,肺静脉或肺静脉前庭是大多数房颤消融手术的基石,如果拟消融肺静脉则目标应是隔离全部肺静脉;对于环肺静脉线性隔离术,建议偏向前庭部位消融而离开肺静脉,形成围绕单个环肺静脉或一侧肺静脉的隔离环,有助于减少肺静脉狭窄,同时可以消融房颤维持的基质;②环肺静脉消融术,单纯以解剖学消融为终点而不要求环绕区域的电学隔离,由于存在消融间隙容易发展规律的心律失常,因此指南倾向于推荐环肺静脉线性隔离术;③对于持续性或长久持续性房颤一般须更多的基质改良,附加线性消融以连接解剖或功能上的障碍减少折返,存在大量不同的线性消融设计,在特定的患者何种附加线有效尚不清楚;④右心房房扑消融,只要有临床房扑的证据或在消融术中发房扑,建议消融三尖瓣环-下腔静脉峡部达到双向阻滞 Ⅰ(B);

⑤单中心报告消融碎裂电位(CFAEs),而不隔离肺静脉,在前瞻性的随机研究中未显示更多获益,目前一般仅将碎裂电位消融作为肺静脉隔离策略的辅助方法,神经节消融作为肺静脉隔离术的补充,其价值目前仍未确定。

2011 年 ACCF/AHA/HRS 房颤指南认为:肺静脉的电学隔离是基本终点,其他消融策略包括线性消融目前未标准化。

近 2 年的研究显示经网蓝电极指导的 FIRM(focal impulse and rotor modulation),在慢性持续性房颤的患者,有希望显著提高慢性持续性房颤患者的手术成功率。

【心房颤动的消融设备和器械】

1. 标测导航设备:传统的 X 线下标测系统进行房颤消融,手术时间长、成功率低、随访复发率高,目前国内外公认磁电场三维导航下的标测优于传统二维标测。

目前临床使用的主要三维标测系统有 CARTO 系统(Biosense Webster, USA)和 EnSite-NavX 系统(Endocardial Solutions Inc, USA)。早期的 CARTO 系统以磁场为介质实现三维重建和导航,Ensite-NavX 系统以电场为介质实现三维重建和导航。近期的新型 CARTO 系统可以在磁场导航的基础上引入电场,保证解剖精度的基础上,快速建模和使导管可视化。EnSite-NavX 由于 5.68kHz 的低频电位容易被滤波干扰,可能会在特定情况下造成消融导管定位的偏差,但 EnSite 系统的非接触性球囊电极(multi-electrode array, EnSite-MEA)对房颤术后的非持续性、血流动力学不能耐受的心动过速及不稳定的心律失常标测具有优势。

西门子公司的 MediGuide 导航技术通过磁靶向技术为心脏介入过程中的导管定位,在患者现有的透视图像上实时显示导管的准确位置,可在房颤手术中显著降低辐射剂量。

2. 消融设备

(1)消融导管

1)开放盐水灌注导管:目前应用较多的普通开放盐水灌注导管有美国强生的 THERMOCOOL 和圣犹达的 IBI 导管。

2)带接触力传感的开放盐水灌注导管:目前应用较多的 St

Jude Medical 的 ECI(电耦合指数)接触传感、强生公司 Biosense Webster 的 SMARTTOUCH 技术,监测接触力的导管能显著降低风险和增加导管消融的有效性。

3)其他类型的经皮导管消融设备:包括环形设计的消融电极和冷冻球囊消融等,将能显著降低手术难度和手术时间。

(2)导管操控设备

1)Hanson Robotic 机械臂:可实现在导管室外遥控消融。

2)Stereotaxis 磁力导航:可实现在导管室外遥控消融和远程遥控消融。

三、心房颤动的导管消融方法

【术前准备】

1. 术前检查和准备

(1)知情同意,患者和家属签署手术同意书,了解相关风险和成功率。

(2)血常规、肝肾功能、血电解质、出凝血时间、人类免疫缺陷病毒抗体、梅毒螺旋体抗体、丙型肝炎、乙肝两对半检测,常规体表心电图。

(3)超声心动图和 X 线胸片,了解心脏左心房大小和左心室射血分数。

(4)术前行食管超声心动图,排除左心房尤其是左心耳有无血栓。

(5)多排 CT 或 MRI 检查,三维重建左心房和肺静脉,一般须包括前后位、后前位、左侧位、右侧位、头足位、左前斜和右前斜多个体位,注意肺静脉的结构与左心耳的关系,注意主动脉、肺静脉前庭与脊柱等解剖标志的关系。

(6)拟行全身麻醉患者,须请麻醉科医师会诊作全麻准备。

(7)对于术后观察常规进 CCU 的医院,通知 CCU 备床。

(8)术前 8h 禁食水。

(9)术前 30min 留置细导尿管。

2. 药物和抗凝准备

(1)术前停用抗心律失常药5个半衰期,近期有研究认为术前可不停用胺碘酮。

(2)禁食水期间,根据患者病情和生理需要,注意适当补充液体、能量和电解质。

(3)抗凝准备

1)近期的指南推荐房颤患者如果正在服用口服抗凝药,术前可不停用华法林,有助于降低围手术前的血栓风险而手术并发症无显著增加,此方案无需换用低分子肝素桥接治疗。

2)对于血栓风险极低,术前1~2天住院者,食管超声后给予依诺肝素1mg/kg,q12h,术前12h停用。

3)对于血栓风险极低的患者,未在心腔内超声指导下消融,术中心脏压塞风险较大的患者,可考虑术前3~5天停用华法林,而采用低分子肝素桥接治疗,如依诺肝素1mg/kg,q12h,术前12h停用。

3. 器械和药物准备

(1)三维导航设备:Carto系统、Ensite系统或者Mediguide。

(2)射频消融仪\盐水灌注泵。

(3)消融导管:冷盐水灌注消融导管。

(4)房间隔穿刺鞘\穿刺针:Swartz SL1(8.5F)和SL0(8.5F或8.0F)、1根房间隔穿刺针。

(5)Lasso电极\连接线:10极Lasso电极(15mm和20mm)、Lasso延长连接线。

(6)冠状静脉窦电极导管\连接线:1根。

(7)其他设备和药物:①右心导管,1根;②无创血氧饱和度监测仪、无创或有创血压监测仪、体外除颤器、呼吸机;③细导尿管\导尿包,1个;④微量输液泵,1个;⑤芬太尼(0.1mg)8支,咪达唑仑(10mg)5支;⑥拮抗剂准备:纳洛酮2支,氟马西尼2支;⑦对比剂100~150ml;⑧灌注导管用低浓度肝素盐水(1000U/1000ml盐水)。

【手术方案】

阵发性房颤患者一般仅作肺静脉隔离即可,对于持续性房颤患者,根据情况选择局灶性消融、左心房附加线性消融、三尖瓣环-下腔静脉峡部消融、上腔静脉隔离,必要时采取碎裂电位、主频区和迷走神经节、Firm 消融等策略。

1. **镇静和镇痛**:由于房颤导管消融可导致患者显著疼痛,部分中心采用全身麻醉,部分中心采用局麻加镇静和镇痛。对于预计患者难以配合、耐受力差、手术时间长的患者建议请麻醉师采用全身麻醉,此外,严重睡眠呼吸暂停综合征的患者建议全麻下呼吸机通气。

局麻下的镇静和镇痛方案:①芬太尼 0.5mg 和咪达唑仑 20mg,采用生理盐水配制为 50ml 液体;②初始可静脉注射 2ml 观察镇静效果和对呼吸的影响;③3~5ml/h 持续静脉泵入。

对于较年轻且体重大的患者可以适当加量,高龄低体重患者适当减量,具体可参考芬太尼和咪达唑仑的药物说明。在用药过程中,密切监测神志、血压、呼吸和氧饱和度的变化,建议血压监测间隔为 5min 或采用有创监测。

2. **血管穿刺**:房颤消融患者由于须持续抗凝,其次股静脉置入粗鞘管,因此穿刺经验丰富者完成,要求尽可能一次成功,避免反复穿刺或穿刺股动脉,以防血肿。

(1) 常规穿刺右侧颈内静脉或左侧锁骨下静脉植入 6F 血管鞘,经鞘管植入冠状窦电极;建议采用右侧颈内静脉,由于房颤消融持续应用抗凝药物,使血胸发生的风险超过普通室上速消融;对于颈部粗短的肥胖患者,如颈内静脉定位困难,可将股静脉中植入的导丝送至右侧颈内静脉,在透视下操作。

(2) 股静脉穿刺植入 2 根房间隔穿刺鞘,由于放置须放置 2 根粗鞘管,穿刺位置要求偏低,避免穿入腹股沟韧带内,否则移动鞘管困难而且 2 根鞘管互相影响。

3. **房间隔穿刺**:分别穿刺房间隔,植入 2 个长鞘,分别植入 Lasso 电极和盐水灌注消融导管,具体操作方法参见房间隔穿刺。在房颤的消融术中,在穿刺完第 1 针,如果拟进行 2 次穿刺,可以经第一次穿刺放置的鞘管行左心房造影,根据造影结果适当调整第 2 次穿刺的位置,部分中心仅仅一次穿刺经孔植入 2 个鞘管。此外,可采用三维导航设备记录间隔穿刺点位置,有时在鞘管脱位至右心房时,再次穿刺房间隔做定位参考。

4. 导管消融方法

(1) 环肺静脉线性消融电隔离术:国内多数介入中心采用德国汉堡 Kuck 中心的环同侧肺静脉的连续线性消融术式,该术式的要点是肺静脉造影清晰显示各个肺静脉的开口部位,在三维标测系统上取 3~5 点关键点,环形标记相应的肺静脉口部,在标记的肺静脉口外(前壁 3~5mm/后壁 5~10mm)行连续线性消融,Lasso 标测电极放置于拟消融的肺静脉口内记录肺静脉电位的变化。

1) 肺静脉造影:右侧肺静脉采用 RAO30°或 45°,左侧肺静脉采用 LAO45°,选择性肺静脉造影。

2) 左心房解剖建模:Carto 系统背部贴片为解剖参考,心电参考电极常采用体表心电图导联,Ensite 系统可采用冠状窦电极做解剖参考。

3) 肺静脉定口:在三维标测系统重建的左心房模型上,参考造影结果和体位标记出肺静脉开口的解剖位置,一般在每侧肺静脉口部的顶部、底部、前壁、后壁取点共 4~5 点,比对 CT 或 MRI 三维重建的结果,分析定口是否准确。

4) 环肺静脉线性消融:在口部逐点消融,前壁 43℃×35W×30s,后壁 43℃×35W×30s,消融时盐水灌注速度 17~20ml/min,消融间期标测时盐水灌注速度 2ml/min,前壁消融线一般在定口线附近消融,后壁线可以在定口稍偏外消融,注意肺静脉电位变化和导管管贴靠情况,必要时适当延长消融时间 15~20s,或在下一点消融后回移消融。

5) 消融顺序:可由左侧肺静脉顶部开始,一般先消融前壁,后壁消融疼痛比例较高,可放后待镇痛药物充分作用后消融,可在窦性心律、起搏心律或房颤心律下消融,有的患者是肺静脉电位逐渐延迟与心房电位分离而后消失,有的无明显延迟,在消融中肺静脉电位突然消失。

6) 肺静脉隔离验证:消融后可在肺静脉内或消融线外起搏,观察是否存在传入和传出阻滞,从而确认是否肺静脉环隔离;有些中心在消融后半小时,在静脉滴注异丙肾上腺素后,经鞘管内快速给予 ATP 20mg(或腺苷)观察肺静脉传导是否恢复,如有恢复则在消融间隙上重新补点消融。

7)房性驱动灶消融:给异丙肾上腺素静脉滴注(20~30μg/min)15min,观察短阵促发刺激能否诱发房性心律失常,对于诱发重复性较好的房性驱动灶消融。

(2)环肺静脉前消融电隔离术:Natale 采用的环肺静脉前消融电隔离术式,一般在全身麻醉下,食管内放置温度计监测食管内温度,在穿刺房间隔和消融期间采用心腔内超声协助定位解剖结构,并注意观察消融期间是否有温度过高产生的"微泡",监测阻抗,由于有上述监测措施,相对于环肺静脉线性隔离术,消融显著更靠近左心房侧而远离肺静脉口,以求消融更多的房颤基质,温度和功率设置更高,在消融过程中如有微泡或食管温度快速升高达1℃则停止递减能量。抗凝方案和肺静脉定口等操作基本同环肺静脉线性隔离。

温度和功率设置:3.5mm 开放盐水灌注导管消融时35W,每3~5秒递增5W,最高至50W,但在左心房后壁通常仅给予30~35W,尤其食管前仅消融时间20秒。

(3)附加消融线

1)左心房顶部线:在顶部连接两个肺静脉环的消融线,消融时注意顶部消融导管如为垂直贴靠,须将鞘管适当回撤并轻柔操作,避免张力过大,尤其在左右顶部心房壁较薄。

2)左下肺静脉至二尖瓣环连线:传统采用后下消融线,但由于该线经过心脏静脉回流系统,阻断困难,因此多须冠状窦内消融,操作风险增加,部分术者改为经肺静脉隔离环前向下连至二尖瓣环,或者经右侧肺静脉前上连至二尖瓣环,或者由左心房顶部线中间连至二尖瓣环,但消融线显著延长。

3)三尖瓣环-下腔静脉线:由三尖瓣环底部消融至下腔静脉,消融导管由 LAO 45°下5~6点开始,记录小 A 大 V 波,三维标记线性消融至下腔静脉,在消融前,分别起搏冠状窦口部(CSO)和低位右心房(LRA),记录传导 CSO-LRA 和 LRA-CSO 的传导时间,如果消融后上述传导时间延长100~120ms 甚至以上,或者三维标测消融线两侧的激动传导确认是否完全阻滞,但须注意极少数患者可能跨界嵴传导,传导时间延长不显著。

4)上腔静脉隔离线:多数在上腔静脉与右心房交界处消融数点即可隔离上腔静脉;如拟在游离壁消融,须注意标记和避开窦房结,其次注意在消融前起搏确认无膈肌起搏,避免损伤膈神经,如紧邻膈神经,必要时行心包穿刺,植入球囊分隔后消融。

判断和验证消融线是否完整的辅助方法:①消融线上局部电位幅度明显降低≥75%。②消融线上记录到宽的双电位。③消融线两侧距离<1cm的两点传导时间≥60ms。④消融后采用三维标测系统记录局部激动时间,在消融线一侧起搏,记录消融线对侧的激动顺序,如有跨线传导则为阻滞不完全。

(4)碎裂电位消融:碎裂电位(CFAEs)的定义:由≥2个的波折组成和(或)心房波连续10s以上无恒定的基线且伴有延长的连续心房激动波;或连续10s心房激动平均周长≤120ms;碎裂电压的电压常介于0.05~0.25mV,碎裂电位即可以在标测完成后消融,亦有术者用Lasso标测边消融。碎裂电位标测可由三维导管系统专用的软件自动识别并标记,方便定位消融导管进行消融。

(5)Firm消融:近期研究提示局灶冲动和转子(focal impulse and rotor modulation,Firm)消融能显著提高房颤导管消融的成功率,须采用64极蓝状电极和专用的软件处理系统,目前对于Firm消融的循证学依据较少。

5. 冷冻球囊消融、环形消融电极:冷冻球囊和环形设计的消融设备可以显著缩短消融时间和手术时间,但目前一般仅用于阵发性房颤患者。相对于导管消融,这些设备消融效果的循证学依据较少。

6. 消融术中抗凝和操作要点

(1)在房间隔穿刺成功后,建议导丝植入左上肺静脉,建议在LAO45°下监测推送导管,注意是否达心房后壁。

(2)在每次更换导管或经鞘管输注液体时,注意先回抽,舍弃鞘管或导管中的血液、空气,避免栓塞。

(3)在房间穿刺前给予肝素100~150U/kg,其后每小时追加1000U,建议每15分钟监测ACT,使ACT保持在350~450s,对于房间隔穿刺经验缺乏者,心脏压塞风险较高者,可在房间隔穿刺后确认较安全时给予肝素,但须注意操作时间应在数分钟内,而且须密切关注和回抽鞘管和导管内液体。

【术后监测】

由于房颤消融须穿刺血管、房间隔,尤其慢性持续性房颤患者在最薄处达 1~2mm 的心房壁上多处广泛消融,再加大剂量肝素化,因此血管穿刺处、心房壁有可能水肿渗出。术后严密监测对于患者安全至关重要。积极输液和查血在于防止血液浓缩状态掩盖贫血,必要时请咨询术者。

1. 术后第 1 日监测和用药

(1) 术后第 1 日用药

1) 无禁忌者,普罗帕酮 100~200mg,每日 3 次;或胺碘酮 0.2g,每日 3 次。

2) 无心衰者,每日静脉输液 1500~2000ml,注意能量和水、电解质平衡。

3) 无胸痛气促者,普通肝素 1000U/h,静脉注射(术后 4 小时开始)×(12~36)小时。

4) 有胸痛气促者,行急诊心包或胸腔超声,有明显积液者,给予维生素 K 5~10mg,静脉滴注,必要时鱼精蛋白拮抗。

(2) 术后第 1 日监测

1) 床边监护:术后至少 24h 监护血压、心率。

2) 问诊体检:每 3~4h 询问有无气促、胸痛,听诊心音变化和对比双侧呼吸音。

3) 急诊超声:有血压降低、气促胸痛者,急诊心包和胸腔超声,报告术者。

4) 急查血象:术后 6~12h,共 2 次。

5) 平诊超声:术后 6~24h,常规复查超声排除无症状性缓慢渗出。

2. 术后第 2~5 日用药和监测

(1) 术后第 2~5 日用药

1) 普罗帕酮 100~200mg,每日 3 次;或胺碘酮 0.2,每日 3 次。

2)术后12h至第2日复查超声,无心包和胸腔积液者。

3)依诺肝素钠1支,皮下注射(ih),q12h(停用普通肝素)×(3~5)日。

4)华法林2.5mg,每日1次(监测INR)。

(2)术后第2~5日监测

1)心包和胸腔超声。

2)必要时第2~3日复查血象。

3. 合并心包和胸腔积液者处理

(1)早期清血,早期引流

1)心包、胸腔积液:>1.0cm建议尽早穿刺引流,尤其胸腔积液超过1.0cm提示已有大量出血。

2)穿刺引流血液:10~20ml留于试管观察是否凝固外,其他血液收集于无菌袋内并肝素化,备用,必要时联系血液自体回输设备,紧急时少部分无血栓血液可直接回输。

(2)早期外科准备:联系外科,便携式心电监护仪(外科转诊前联系准备)。

4. 患者医嘱

(1)穿刺肢体制动12~24h。

(2)交代患者当晚少量流质或液体(术后4小时无胸痛、气促和低血压者)。

(3)术后1个月进软食和偏凉食物。

(4)必要时胃酸抑制剂和胃黏膜保护剂1个月。

(5)普罗帕酮或胺碘酮2~3个月,定期随访,根据病情调整用药。

(6)使用抗凝药物3个月,口服华法林者定期监测INR,目标值2.0~3.0,3个月后再评价是否须继续口服抗凝药。

四、心房颤动的外科消融

传统外科迷宫手术成功率较高,但相对创伤也较大。近年许多中心倾向于采用微创射频手术(Wolf Mini-maze手术),损伤显著减小,治愈率较高,Cleveland报道3年随访房颤治愈率为90%,围手术期起搏器植入率6%。该术式主要适应证为孤立性房颤和阵发性房颤。手术主要包括双侧肺静脉广泛隔离、左心房线性消融、心外膜部分去神经化以及左心耳的切除操作。相对于导管消融,Wolf Mini-maze 手术临床证据相对较少。

(王 炎)

参 考 文 献

Bunch TJ, Crandall BG, Weiss JP, et al. 2011. Patients treated with catheter ablation for atrial fibrillation have long-term rates of death, stroke, and dementia similar to patients without atrial fibrillation. J Cardiovasc Electrophysiol,22:839-845.

Camm AJ, Lip GY, De Caterina R, et al. 2012. 2012 focused update of the ESC Guidelines for the management of atrial fibrillation: An update of the 2010 ESC Guidelines for the management of atrial fibrillation * Developed with the special contribution of the European Heart Rhythm Association. Eur Heart J,33:2719-2747.

Camm AJ, Kirchhof P, Lip GY, et al. 2010. Guidelines for the management of atrial fibrillation: the Task Force for the Management of Atrial Fibrillation of the European Society of Cardiology (ESC). Europace, 12:1360-1420.

Di Biase L, Wang Y, Horton R, et al. 2009. Ablation of atrial fibrillation utilizing robotic catheter navigation in comparison to manual navigation and ablation: single-center experience. J Cardiovasc Electrophysiol, 20:1328-1335.

Fuster V, Ryden LE, Cannom DS, et al. 2011. 2011 ACCF/AHA/HRS focused updates incorporated into the ACC/AHA/ESC 2006 guidelines for the management of patients with atrial fibrillation: a report of the American College of Cardiology Foundation/American Heart Association Task Force on practice guidelines. Circulation,123:e269-367.

Fuster V, Ryden LE, Cannom DS, et al. 2006. ACC/AHA/ESC 2006 Guidelines for the Management of Patients with Atrial Fibrillation: a report of the American College of Cardiology/American Heart Association Task Force on Practice Guidelines and the European Society of Cardiology Committee for Practice Guidelines (Writing Committee to Revise the 2001 Guidelines for the Management of Patients With Atrial Fibrillation): developed in collaboration with the European Heart Rhythm Association and the Heart Rhythm Society. Circulation,114:e257-354.

Kuck KH, Wissner E. 2012. A FIRM grip on atrial fibrillation. J Am Coll Cardiol,60:637-638.

Narayan SM, Krummen DE, Shivkumar K, et al. 2012. Treatment of atrial fibrillation by the ablation of localized sources: CONFIRM (Conventional Ablation for Atrial Fibrillation With or Without Focal Impulse and Rotor Modulation)trial. J Am Coll Cardiol,60:628-636.

Wazni OM, Rossillo A, Marrouche NF, et al. 2005. Embolic events and char formation during pulmonary vein isolation in patients with atrial fibrillation: impact of different anticoagulation regimens and importance of intracardiac echo imaging. J Cardiovasc Electrophysiol,16:576-581.

Yamada T, McElderry HT, Epstein AE, et al. 2007. One-puncture, double-transseptal catheterization manoeuvre in the catheter ablation of atrial fibrillation. Europace,9:487-489.

第四节 室性期前收缩的射频消融

室性期前收缩(早搏)的发生机制包括自律性增高、折返和触发活动,其中自律性增高和微折返机制引起的室性早搏射频导管消融术疗效较好。

【室性早搏消融的适应证】

主要取决于室性早搏来源的部位和数量。

1. 单源的功能性室性早搏:任何部位的室性早搏原则上都可以进行射频消融,但来源于右心室流出道、主动脉根部左心室流出道和左后分支部位的单源性室性早搏的射频消融疗效较好,其中以右心室流出道室性早搏最为多见。

2. 室性早搏的数量足够多:如果室性早搏的数量超过总心搏数的5%,未来有可能发生室性早搏诱发的心肌病;如果室性早搏的数量超过总心搏数的20%,未来发生室性早搏诱发的心肌病的可能性较大。

【室性早搏消融的术前准备】

1. 心脏超声检查:重点了解心脏结构和大小,有无器质性心脏病。

2. 动态心电图:了解室性早搏是单源抑或多源及数量,同时以备术后复查比较。

3. 常规检查:同普通室上性心动过速消融。

【室性早搏来源的判断】

主要根据室性早搏的形态来判断室性早搏的来源。

1. 右心室流出道室性早搏:胸前导联呈完全性左束支阻滞图形,即 V_6 导联以 R 波为主,V_1 导联以 S 波为主,Ⅱ、Ⅲ、aVF 导联主波向上。如果 V_2 导联呈 Rs 型,部分患者室性早搏来源于主动脉根部;如果 V_1 和 V_2 导联以 S 波为主,V_3 导联呈 Rs 型,少数患者室性早搏来源于主动脉根部。

2. 左心室流出道室性早搏:胸前导联呈完全性右束支阻滞图形,即 V_1 导联以 R 波为主,Ⅱ、Ⅲ、aVF 导联主波向上。

3. 左后分支型室性早搏:胸前导联呈完全性右束支阻滞图形,即 V_1 导联以 R 波为主,Ⅲ 导联主波向下。

【室性早搏的标测方法】

1. 二维(X 线)和三维标测系统下均可进行标测和消融。

2. 右心室流出道和主动脉根部室性早搏多采用起搏标测法,同时可结合激动顺序标测法和记录单极电图进行标测。三维系统下多采用激动顺序标测法,寻找最早激动点。

3. 左后分支来源的室性早搏与左后分支型室性心动过速的标测方法一致,主要通过在左后分支近端记录理想的 P 电位来标测。

4. 术中如果室性早搏数量很少或无室性早搏,可静脉滴注异丙肾上腺素。静脉滴注异丙基肾上腺素后如果室性早搏较多,可继续行射频消融术;如果室性早搏很少或仍然无室性早搏,则很难判断消融效果,手术无法进行。

【理想靶点】

1. 起搏标测:不同部位的室性早搏形态不一样,因此,可以根据室性早搏的形态来判断室性早搏的来源。某部位起搏时 12 导联心电图图形与自发室性早搏心电图图形几乎或完全一致时提示该部位为室性早搏的起源。

2. 激动顺序标测：电活动在心室某一位点向四周传播时，不同部位记录到的心室电活动会有先后顺序，根据心室电活动的先后顺序可以找到电活动的起始和来源。室性早搏时二维系统下记录到的心室电位较体表 QRS 波群提前 30ms 以上，或三维标测系统下记录到的心室电位最早提示该部位为室性早搏起源点。

3. 单极电图记录：如果室性早搏来源于某部位，在该部位记录到的单极心电图的综合向量始终远离该部位，则心室电位完全为负向波，无正向波，单极电图呈 QS 型。

4. P 电位：左后分支来源的室性早搏如果在左后分支记录到较心室电位提前 25ms 以上的清晰的 P 电位。

【消融有效标准】

1. 激惹现象：放电消融时室性早搏开始增多，甚至出现短阵室性心动过速，然后室性早搏逐渐减少，最后消失或基本消失。

2. 必要时静脉应用异丙基肾上腺素后室性早搏仍然很少见或无室性早搏。

3. 部分患者放电消融时早搏明显减少或消失，停止放电后早搏又恢复，多次调整消融导管都是如此，可改用冷盐水灌流导管进行消融。极少数患者考虑为心外膜下室性早搏，可通过心包穿刺经心包行射频消融。

4. 术后复查动态心电图同一类型室性早搏较消融术前减少 80% 以上。

(刘启功 吕家高)

第五节 室性心动过速的射频消融

室性心动过速的分类、诊断、标测和疗效判断基本同室性早搏。

【室性心动过速的分类和发生机制】

室性心动过速的分类方法很多，其中导管消融术中通常根据发生原因和部位进行分类。各种特发性室性心动过速和束支折返性室性心动过速导管消融成功率较高，超过 95%，而瘢痕相关性室性心动过速导管消融难度较大,成功率较低。

1. 特发性室性心动过速:比较多见,通常无器质性心脏病,常见的包括来源于右心室流出道主动脉根部、左室流出道的室性心动过速和左后分支型室性心动过速。

2. 瘢痕相关性室性心动过速:多见于各种器质性心脏病,包括致心律失常性右心室心肌病、冠心病心肌梗死后、缺血型心肌病、扩张型心肌病和肥厚型心肌病等。由于心肌中存在低电压/无电压的瘢痕组织,瘢痕周围组织形成折返而导致室性心动过速。

3. 束支折返性室性心动过速:是一种特殊类型的室性心动过速,多见于扩张型心肌病,非常少见。通常激动沿右束支前传,左束支逆传,少数情况下激动可反向传导。

【室性心动过速的诊断】

主要根据室性心动过速时 QRS 波群的形态来诊断,与室性早搏来源的判断一样。

1. 右心室流出道室性心动过速:胸前导联呈完全性左束支阻滞图形,即 V_6 导联以 R 波为主,V_1 导联以 S 波为主,Ⅱ、Ⅲ、aVF 导联主波向上。如果 V_2 导联呈 Rs 型,部分患者室性心动过速来源于主动脉根部;如果 V_1 和 V_2 导联以 S 波为主,V_3 导联呈 Rs 型,少数患者室性心动过速来源于主动脉根部。室性心动过速发作前后通常可见频发的同一形态的室性早搏。

2. 左室流出道室性心动过速:胸前导联呈完全性右束支阻滞图形,即 V_1 导联以 R 波为主,Ⅱ、Ⅲ、aVF 导联主波向上。室性心动过速发作前后通常可见频发的同一形态的室性早搏。

3. 左后分支型室性心动过速:胸前导联呈完全性右束支阻滞图形,即 V_1 导联以 R 波为主,Ⅲ 导联主波向下。室性心动过速发作间歇通常无同一形态的室性早搏。

4. 束支折返性室性心动过速:通常呈完全性左束支传导阻滞图形,室性心动过速发作间歇无同一形态的室性早搏,同时存在扩张型心肌病。确诊需要进行心内电生理检查。

5. 瘢痕相关性室性心动过速:室性心动过速形态与上述几种情况都不一样,可存在多种形态的室性心动过速和室性早搏,同时存在器质性心脏病。

【室性心动过速的标测方法】

1. 二维(X线)和三维标测系统指导下均可进行标测和消融。

2. 右心室流出道主动脉根部和左室流出道室性心动过速:多采用起搏标测法,同时可结合激动顺序标测法和记录单极电图进行标测。三维系统下多采用激动顺序标测法,寻找最早激动点。

3. 左后分支型室性心动过速:主要通过在左后分支近端记录理想的P电位来标测,术中能否诱发室性心动过速几乎不影响消融效果。

4. 瘢痕相关性室性心动过速:通常需要三维标测系统指导手术,通常先在窦性心律下进行电压(基质)标测,寻找瘢痕组织,再结合起搏标测激动顺序标测和记录特殊电位在窦性心律下进行线性消融。

5. 束支折返性室性心动过速:通常只需消融右束支即可。

6. 室性早搏依赖自发和(或)异丙基肾上腺素诱发,程序刺激不能诱发,而室性心动过速还可通过程序刺激诱发。右心室主动脉根部和左心室流出道室性心动过速主要依赖自发和异丙肾上腺素诱发,而左后分支型室性心动过速和束支折返性室性心动过速通常借助程序刺激诱发。但很多时候室性心动过速很难和(或)不能诱发或不能维持或患者不能耐受,此时采用Ensite-array球囊进行标测和消融效果更佳。

【理想靶点】

几乎完全和室性早搏相同。

【消融有效标准】

1. 激惹现象:绝大多数在室性心动过速发作间歇放电,放电消融时同一形态室性早搏开始增多,甚至出现类似形态的短阵室性心动过速,然后室性早搏逐渐减少,最后消失或基本消失。少数在室性心动过速发作时放电,心动过速终止通常提示消融有效。

2. 左后分支型室性心动过速:有效消融左后分支后部分

患者可出现左后分支阻滞的图形。

3. 束支折返性室性心动过速：消融后出现完全性右束支阻滞的图形提示消融有效。

4. 必要时静脉应用异丙肾上腺素后室性早搏仍然很少见或无室性早搏且无室性心动过速，程序刺激也不能诱发室性心动过速。通常采用与消融前相同的诱发方式。

5. 部分患者放电消融时室性早搏/室性心动过速明显减少或消失，停止放电后室性早搏/室性心动过速又恢复，多次调整消融导管都是如此，可改用冷盐水灌流导管进行消融。极少数患者考虑为心外膜下室性心动过速，可通过心包穿刺经心包行射频消融。

6. 术后复查动态心电图同一类型室性早搏较消融术前减少80%以上，室性心动过速消失。

（刘启功　吕家高）

第六节　心室颤动的导管消融治疗

【概述】

在美国每年有300 000～400 000人死于心搏骤停。尽管缺血性心脏病被认为是心搏骤停的最主要病因，但经尸检证实的冠状动脉新鲜/近期血栓病变仅见于64%的心脏性猝死病例。换言之，高达35%的心跳骤停/心脏性猝死可能归因于原发性心电紊乱，其中绝大多数为心室颤动（室颤）。大量的临床试验结果显示，植入性复律除颤器（implantable cardiac defibrillator，ICD）显著降低心脏性猝死的发生率，使之成为被"指南"推荐的、心脏性猝死一级和二级预防的标准治疗方式。尽管ICD可以有效地终止威胁生命的恶性心律失常，但并非针对病因，对诱发或维持这些致命性心律失常的潜在基质无治疗作用，约20%的ICD植入患者仍然会反复发生室颤或"电风暴"，在抗心律失常药物无效的情况下，如何通过其他手段控制室颤/"电风暴"的发生、降低心律失常负荷，仍然是临床医生在处理这类病例时面临的棘手问题。

【心室颤动发生与导管消融治疗的机制】

近年来,随着心电生理标测技术的进步和对室颤的病理生理的认识不断深化,使通过导管消融治疗室颤/"电风暴"成为可能。室颤发生的基质包括心肌电生理异常、心脏结构异常以及自主神经调节异常中的一种或多种,如遗传性和获得性心肌细胞离子通道功能障碍、病理状态下的自发性心肌细胞肌质网钙释放、纤维化心肌组织区域的微折返及浦肯野纤维自律性增高、梗死心肌局部自主神经元再生失衡,等等。显然,这些机制几乎都不是导管消融所能干预的。尽管室颤的发生和维持机制尚未完全阐明,但确有部分室颤/"电风暴"病例存在明确、固定的触发灶(trigger),其恶性室性心律失常多由单源的室性早搏诱发。如果用导管消融的方法去除这些触发灶,就能实现控制室颤/"电风暴"发生的目标。室颤/"电风暴"导管消融的核心理论基础是"局灶假说"和"多子波假说",前者是指由一个单独、快速的触发电活动作为室颤的始动因素,这也是导管消融治疗室颤/"电风暴"的靶点;后者指在上述基质存在的前提下由触发电活动产生新的子波或转子,使室颤得以播散和维持,破坏或阻止这一进程也能预防室颤的发生,但以此为目的的干预策略大都还处于临床前研究阶段。因此,所谓室颤/"电风暴"的导管消融治疗从严格意义上说应该是指针对其触发灶或基质改良的导管消融治疗。

【非器质性心脏病的室颤消融】

(一)特发性室颤

特发性室颤是指无器质性心脏病和明显的心电异常的一类室颤患者,占院外心搏骤停存活者的 5%~10%,其中很多病例的初始心律失常事件与希氏束-浦肯野纤维系统起源的异常动作电位有关。尽管 ICD 植入是公认的首选治疗方式,但如果室颤频繁发作导致 ICD 反复放电或者患者发生"电风暴",而诱发室颤的室性早搏又是可以做心内电生理标测的情况下,导管消融就成为这部分特发性室颤患者的治疗选择之一。在一组特发性室颤病例中,8 名患者接受了心内电生理检查并成功测出26个不同来源(心室肌、浦肯野纤维等)的室性早搏。最新发表的系列研究表明室颤消融的即刻成功率达81%~100%，短期随访24~32个月，室颤的复发率为0~11%。由Knecht领导的一项迄今为止随访周期最长(中位随访时间63个月)的关于室颤消融的研究结果显示,18%的患者在室颤消融后24个月内复发,因此针对室性早搏触发灶的消融并不能成功治愈室颤或取代ICD治疗。

(二)长QT综合征(long QT syndrome, LQTS)

针对触发室颤的"肇事"(culprit)室性早搏实施导管消融可能是反复发生室颤而传统药物无效的LQTS患者的有效治疗手段,截至目前仅有2篇报道,均涉及遗传性LQTS。Haissaguerre等报告的4例LQTS患者的消融,2例的触发源为单形性室性早搏,另2例为多形性室性早搏;3例患者的室性早搏起源于浦肯野纤维远端,1例来起源于右心室流出道,所有病例随访24个月未再发生室颤。图3-25-1是一名16岁LQTS患儿的12导联心电图和ICD记录心内电图,该患者接受了最大可耐受剂量的β受体阻滞剂仍有室颤发生,其触发灶是单源性室性早搏,心内电生理检查标测出室性早搏起源于左心室流出道靠近主动脉瓣下区域(图3-25-2),在该部位放电成功消融室性早搏,患者恢复良好,随访18个月无室颤和电风暴发生。

(三)Brugada综合征

Brugada综合征患者的室颤最常见,由起源于右心室流出道的室早诱发,已经有很多针对右心室流出道起源室早触发灶消融的个案病例报道。迄今最大的前瞻性研究由Nademanee等报道,9例Brugada综合征患者全部为男性,平均年龄38岁,因为反复室颤发作而需要ICD电击治疗。左心室、右心室内外膜电解剖标测联合CT影像发现,所有患者的右心室流出道前壁心外膜侧存在动作电位时程延长、低电压区及碎裂晚电位,消融该区域的异常电生理基质,可以成功预防Brugada综合征患者继发性室速室颤的发生,随访(20±6)个月,仅1例患者无效。有趣的是,导管消融还可以使Brugada患者心电图表现恢

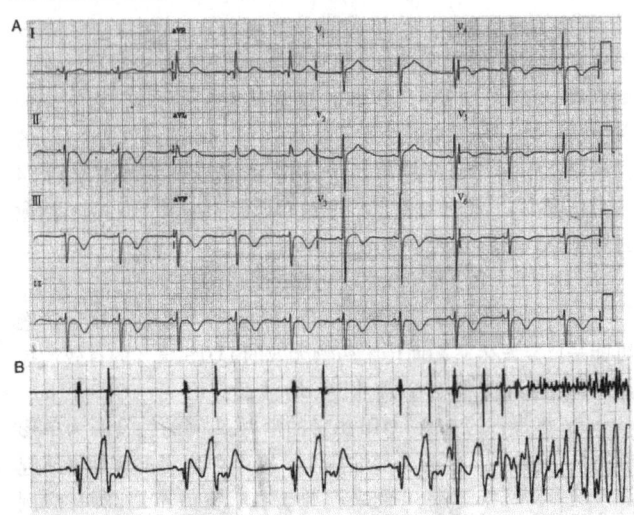

图 3-25-1 一名 LQTS 患者的体表心电图(A)和 ICD 记录的心内电图(B)。可见由室性早搏诱发的心室颤动

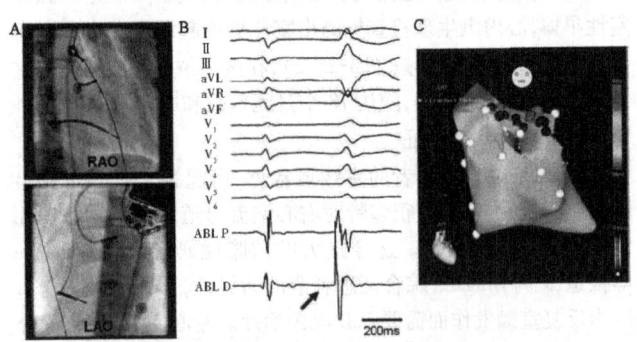

图 3-25-2 A、B、C 分别为心内电生理检查和消融时导管的位置图、心内电图和 CARTO 标测图。B 图上可见诱发心室颤动的室性早搏前记录到一个提前的电位,可能代表局部的触发活动。与图 3-25-1 为同一患者

复正常。这项研究为仅有右心室流出道区域轻度结构异常的Brugada患者可能从导管消融中获益的观点提供了重要证据,并开创了基质改良治疗室颤的新思路。

【器质性心脏病的室颤消融】

(一)缺血性心脏病

室颤可发生于心肌梗死的各个阶段,β受体阻滞剂、胺碘酮和有效的血运重建可以在绝大多数缺血性心脏病患者显著降低室颤的发生率;导管消融并非首选,仅适用于药物和血运重建无效的少数病例。Bansch等报道了4例心梗后"电风暴"的病例,单形性室性早搏诱发无休止的室速和室颤,血运重建、静脉应用胺碘酮和β受体阻滞剂均无效。对室性早搏触发灶进行导管消融后成功控制了"电风暴"发作,随访5~33个月无1例室颤再发。Enjoji等报道了类似的4例急性冠状动脉综合征合并低射血分数的病例,患者在血运重建后仍有反复室速、室颤的发作,心内电生理标测显示室性早搏触发灶位于左心室下后壁区域,可能与浦肯野纤维自律性增高/触发活动相关,消融后室性早搏消失、随访期间室速、室颤未在再发。Marrouche等研究了心肌梗死超过6个月的患者的室颤"电风暴"发作模式,他们应用三维标测系统证实大多数诱发室颤的室性早搏起源于心肌梗死后瘢痕边缘区域并由浦肯野电位所触发,他们的治疗策略是沿瘢痕边缘区消融以消除全部可检测到的电位,8例患者在消融术后(10±6)个月内仅有1例室颤复发。

(二)非缺血性(扩张型)心肌病

Kirubakaran等报道了在1例非缺血性扩张型心肌病患者成功消融局灶触发的室颤的经验。在另一系列5例扩张型心肌病患者,尽管给予了最佳的抗心衰和抗心律失常药物治疗,患者仍有室颤反复发作,其中4例在窦性心律下记录到了瘢痕边缘区(左心室后壁靠近二尖瓣环部位)的浦肯野电位,以此为靶点进行消融,随访(12±5)个月无1例室颤再发。

【其他需要实施导管消融的室颤/"电风暴"】

心肌淀粉样变是临床导致室颤相对少见而认识不足的一

个重要病因,目前仅有2例心肌淀粉样变患者成功实施室颤/"电风暴"消融的报道。心脏外科手术、尤其是冠状动脉搭桥术后的室颤/"电风暴"也可能由起源于浦肯野纤维系统的室早诱发,导管消融或许能控制恶性心律失常的发生。

【心室颤动导管消融技术】

从前面的部分可以看出,无论在器质性心脏病还是非器质性心脏病患者,室颤导管消融的主要靶点是针对诱发室颤的、适时发生的室性早搏触发灶。绝大多数情况下,这些室性早搏触发灶起源于浦肯野系统,用导管消融的方法消除这些"肇事"室性早搏可以减少、预防室颤/"电风暴"的发生,挽救患者的生命。靶向室性早搏的标测过程可以联合应用传统的心内电生理检查方法和先进的三维电解剖标测技术,前者可通过2~4根心内电极记录室性早搏发生时心肌的最早激动点和识别小而尖的浦肯野电位;后者可以指示出心肌低电压区和瘢痕区,有助于在器质性心脏病患者明确室性早搏触发灶的起源位置。

由于室性早搏发生的不可预测性,导管消融的最佳时机应该室性早搏发生最频繁的时期,此时心电生理检查易于捕获并实施消融,也能更准确地判断消融的疗效。当室性早搏为多形性或反复诱发室颤时,直接标测室性早搏可能很困难;此时应着重在窦性节律下标测靶向区域的浦肯野电位。

【室颤导管消融的局限性】

室颤或其触发灶室性早搏的导管消融对电生理医生而言仍然是一项非常富有挑战性的工作,尽管现有文献表明该治疗方式的预后令人鼓舞,部分患者在长期随访过程中仍有室颤复发,因此导管消融尚不能取代ICD植入。表3-25-3汇总了有关室颤导管消融的13篇报道,均来自于室性心律失常消融领域具有相当知名度的中心和顶级的电生理专家。作为不同心脏和代谢疾病的共同终末通路,室颤的发生机制非常复杂,过于简单地认为单一、相对直观的技术(如导管消融)可以治愈这种复杂的心律失常的观点是不现实的,很多关键性的问题悬而未决,如是否所有的症状性室性早搏或诱发室颤的室性早搏均需要消融治疗;哪种室性早搏最有可能诱发室颤或室颤复发;最

表 3-25-3 目前有关导管消融治疗室颤/"电风暴"的病例报告汇总

作者	年份	病例数	室颤病因	消融位点	随访周期(月)	结果
Nademane	2011	9	Brugada 综合征	右室流出道延迟复极区	20±6	室颤无复发,1例使用胺碘酮
Knecht	2009	38	特发性室颤	起源于浦肯野纤维的室性早搏	63	随访4个月18%复发率;5例重复消融
Haissaguerre	2008	8	特发性室颤	浦肯野纤维、心室肌、多位点	—	3例失败
Haissaguerre	2003	7	Brugada 综合征	浦肯野电位	17±17	室颤无复发,仅1例室性早搏持续存在
Haissaguerre	2002	27	特发性室颤	浦肯野电位	24±28	89% 成功
Haissaguerre	2002	16	特发性室颤	浦肯野纤维室性早搏的最早激动部位	32	13例室颤无复发
Kozeluhova	2011	50	冠心病、扩张型心肌病、致心律失常性右室心肌病等器质性心脏病	浦肯野纤维网	18±16	24例室颤无复发

续表

作者	年份	病例数	室颤病因	消融位点	随访周期（月）	结果
Peichl	2010	9	陈旧性心肌梗死伴左心室射血分数降低	心肌梗死电位和瘢痕周边区域	13±7	2例死亡，1例复发
Sinha	2009	4	非缺血性心肌病	浦肯野电位及瘢痕周边区域	12±5	4例均无复发
Enjoji	2009	4	心肌梗死后	左心室后下壁区域	12~48	4例均无复发
Bode	2008	7	器质性心脏病	浦肯野纤维的室性早搏触发灶	1~27	无室颤复发
Marrouche	2009	5	缺血性心肌病	梗死周边区域来源的单形性室性早搏	10±6	1例患者再发室颤
Bansch	2003	4	心肌梗死后	左室梗死区域	5,6,1,3	无复发

优化的消融策略是什么;诱发室颤的室性早搏的起源部位是否具有可变性,等等,这些都有待在今后的临床实践中逐一回答。

【结论】

对于有明确触发灶(室性早搏)的室颤/"电风暴",导管消融去除"肇事"室性早搏是一种很有前景的治疗措施,在全球多个中心已有非常成功的应用经验,短期疗效较好。但该项技术还处于临床实践早期,需要更多的证据来证明其可行性、安全性与有效性,并规范其使用。需要强调的是,现阶段对室颤/"电风暴"的治疗仍应遵循传统路径和指南,ICD 是唯一能预防室颤/"电风暴"患者发生心脏性猝死的干预方式,不能被导管消融取代。

(洪李锋 白 融)

参考文献

Bansch D, Oyang F, Antz M, et al. 2003. Successful catheter ablation of electrical storm after myocardial infarction. Circulation, 108:3011 - 3016.

Bardy GH, Lee KL, Mark DB, et al. 2005. Amiodarone or an implantable cardioverter-defibrillator for congestive heart failure. N Engl J Med; 352:225 - 237.

Cao JM, Fishbein MC, Han JB, et al. 2000. Relationship between regional cardiac hyperinnervation and ventricular arrhythmia. Circulation, 101:1960 - 1969.

Cerrone M, Priori SG. 2011. Genetics of sudden death: focus on inherited channelopathies. Eur Heart J,32:2109 - 2118.

Haissaguerre M, Derval N, Sacher F, et al. 2008. Sudden cardiac arrest associated with early repolarization. N Engl J Med,358: 2016 - 2023.

Haissaguerre M, Extramiana F, Hocini M, et al. 2003 Mapping and ablation of ventricular fibrillation associated with long-QT and Brugada syndromes. Circulation, 108:925 - 928.

Haissaguerre M, Shah DC, Jais P, et al. 2002. Role of Purkinje conducting system in triggering of idiopathic ventricular fibrillation. Lancet, 359:677 - 678.

Haissaguerre M, Shoda M, Jais P, et al. 2002. Mapping and ablation of idiopathic ventricular fibrillation. Circulation, 106:962 - 967.

Jalife J. 2000. Ventricular fibrillation: mechanisms of initiation and maintenance. Annu Rev Physiol, 62:25 - 50.

Knecht S, Sacher F, Wright M, et al. 2009. Long-term follow-up of idiopathic ventricular fibrillation ablation: a multicenter study. J Am Coll Cardiol, 54:522 - 528.

Kozeluhova M, Peichl P, Cihak R, et al. 2011. Catheter ablation of electrical storm in patients with structural heart disease. Europace, 13:109 - 113.

Madias C, Fitzgibbons TP, Alsheikh-Ali AA, et al. 2011. Acquired long QT syndrome from stress cardiomyopathy is associated with ventricular arrhythmias and torsades de pointes. Heart Rhythm, 8:555 - 561.

Moss AJ, Hall WJ, Cannom DS, et al. 1996. Improved survival with an implanted defibrillator in patients with coronary disease at high risk for ventricular arrhythmia. Multicenter Automatic Defibrillator Implantation Trial Investigators. N Engl J Med, 335:1933 - 1940.

Nademanee K, Veerakul G, Chandanamattha P, et al. 2011. Prevention of ventricular fibrillation episodes in Brugada syndrome by catheter ablation over the anterior right ventricular outflow tract epicardium. Circulation, 123:1270 - 1279.

Schmidt A, Azevedo CF, Cheng A, et al. 2007. Infarct tissue heterogeneity by magnetic resonance imaging identifies enhanced cardiac arrhythmia susceptibility in patients with left ventricular dysfunction. Circulation, 115:2006 - 2014.

Tabereaux PB, Walcott GP, Rogers JM, et al. 2007. Activation patterns of Purkinje fibers during long-duration ventricular fibrillation in an isolated canine heart model. Circulation, 116:1113 - 1119.

The Antiarrhythmics versus Implantable Defibrillators (AVID) Investigators. 1997. A comparison of antiarrhythmic-drug therapy with implantable defibrillators in patients resuscitated from near-fatal ventricular arrhythmias. N Engl J Med, 337:1576 - 1583.

Zipes DP, Wellens HJ. 1998. Sudden cardiac death. Circulation, 98: 2334 - 2351.

第二十六章 人工心脏起搏器与植入型心脏复律除颤器

第一节 人工心脏起搏器

一、人工心脏起搏器的临床应用

人工心脏起搏器是生物医学工程在临床应用中最成功的范例之一。自1958年第一台人工心脏起搏器植入人体以来，心脏起搏器已从简单的电脉冲发生器发展到以计算机技术为基础的智能系统，操作技术也有了很大发展。对很多心律失常的治疗，心脏起搏器具有其他药物和手术治疗所不能达到的独特疗效，故而在临床中应用越来越广泛，前景广阔。我国自1961年将起搏技术应用于临床后，全国各大城市陆续开展了心脏起搏器治疗。至今，很多中小城市甚至乡镇医院已经开始运用起搏技术，许多大型医疗机构的医疗实践则侧重于生理性起搏、多功能智能化起搏复律器的临床应用。随着医学生物工程和微电子技术的迅猛发展以及适应证的扩宽，心脏起搏器与植入性除颤器治疗学的临床地位将进一步得到提高。

植入永久性起搏器

【适应证】

对于不可逆的严重缓慢性心律失常，心脏起搏器是唯一有效而可靠的治疗方法，安置永久性心脏起搏器的具体指征为：

(一)病态窦房结综合征

1. Ⅰ类适应证

(1)表现为症状性心动过缓的病态窦房结综合征患者;或必须使用某些类型和剂量的药物进行治疗,而这些药物又可引起或加重心动过缓并产生症状者。

(2)因窦房结变时性不佳而引起症状者。

2. Ⅱ类适应证

(1)Ⅱa类适应证

1)自发或药物诱发的窦房结功能低下,心率<40次/分,虽有心动过缓的症状,但未证实与所发生的心动过缓有关。

2)不明原因晕厥,若合并窦房结功能不全或经电生理检查发现有窦房结功能不全。

(2)Ⅱb类适应证:清醒状态下心率长期低于40次/分,但症状轻微。

3. Ⅲ类适应证

(1)无症状的患者,包括长期应用药物所致的窦性心动过缓(心率<40次/分)。

(2)虽有类似心动过缓的症状,业已证实该症状并不来自窦性心动过缓。

(3)非必须应用的药物引起的症状性心动过缓。

(二)成人获得性房室传导阻滞

1. Ⅰ类适应证

(1)任何阻滞部位的三度和高度房室传导阻滞伴下列情况之一者:

1)有房室传导阻滞所致的症状性心动过缓(包括心力衰竭)。

2)需要药物治疗其他心律失常或其他疾病,而所用药物可导致症状性心动过缓。

3)虽无临床症状,但业已证实心室停搏≥3s或清醒状时逸搏心率≤40次/分。

4)射频消融房室交界区导致的三度房室传导阻滞。

5)心脏外科手术后发生的不可逆性房室传导阻滞。

6)神经肌源性疾病(肌发育不良、克氏综合征等)伴发的房室传导阻滞,无论是否有症状均列为Ⅰ类适应证,因为传导阻滞随时会加重。

(2)任何阻滞部位和类型的二度房室传导阻滞并伴随症状。

2. Ⅱ类适应证

(1)Ⅱa类适应证

1)任何部位无症状的三度房室传导阻滞,清醒时平均心室率≥40次/分,尤其是合并心肌病和左心室功能不全的患者。

2)无症状的二度Ⅱ型房室传导阻滞,心电图表现为窄QRS波。若为宽QRS波则应列为Ⅰ类适应证。

3)无症状性的二度Ⅰ型房室传导阻滞,因其他情况行电生理检查发现阻滞部位在希氏束内或以下水平。

4)一度或二度房室传导阻滞伴有类似起搏综合征的临床表现。

(2)Ⅱb类适应证

1)合并有左心室功能不全或充血性心力衰竭症状的显著一度房室传导阻滞(PR间期>300ms),缩短AV间期可能降低左心房充盈压而改善心力衰竭症状者。

2)神经肌源性疾病(肌发育不良、克氏综合征等)伴发的任何程度的房室传导阻滞,无论是否有症状,因为传导阻滞随时会加重。

3. Ⅲ类适应证

(1)无症状的一度房室传导阻滞。

(2)发生于希氏束以上以及未确定阻滞部位是在希氏束内或以下的二度Ⅰ型房室传导阻滞。

(3)预期可以恢复且不再复发的房室传导阻滞。

(三)慢性室内双束支和三束支传导阻滞

1. Ⅰ类适应证

(1)双束支或三束支传导阻滞伴间歇性三度房室传导阻滞。

(2)双束支或三束支传导阻滞伴二度Ⅱ型房室传导阻滞。

(3)交替性双侧支传导阻滞。

2. Ⅱ类适应证

(1) Ⅱa类适应证

1) 虽未证实晕厥由房室传导阻滞引起,但可排除系其他原因(尤其是室性心动过速)引起的晕厥。

2) 虽无临床症状,但电生理检查发现 HV 间期≥100ms。

3) 电生理检查时,由心房起搏诱发的希氏束以下非生理性传导阻滞。

(2) Ⅱb类适应证:神经肌源性疾病(肌发育不良、克塞综合征等)伴发的任何程度的束支传导阻滞,无论是否有症状,因为传导阻滞随时会加重。

3. Ⅲ类适应证

(1) 束支传导阻滞无症状或不伴有房室传导阻滞。

(2) 束支传导阻滞伴有一度房室传导阻滞,但无临床症状。

(四)与急性心肌梗死相关的房室传导阻滞

1. Ⅰ类适应证

(1) 急性心肌梗死后持续存在的希氏束以下的二度或三度房室传导阻滞。

(2) 房室结以下的短暂性二度或三度房室传导阻滞,伴束支传导阻滞者。如果传导阻滞部位不清楚则应进行电生理检查。

(3) 持续和有症状二度或三度房室传导阻滞。

2. Ⅱ类适应证

(1) Ⅱa类适应证:无。

(2) Ⅱb类适应证:房室结水平的持续性二度或三度房室传导阻滞。

3. Ⅲ类适应证

(1) 不伴室内传导阻滞的短暂性房室传导阻滞。

(2) 伴左前分支传导阻滞的短暂性房室传导阻滞。

(3) 单纯左前分支传导阻滞。

(4) 持续性一度房室传导阻滞伴有陈旧或发病时间不明的束支传导阻滞。

(五)儿童、青少年和先天性心脏病患者的起搏治疗

1. Ⅰ类适应证

（1）二度或三度房室传导阻滞合并有症状的心动过缓、心功能不全或低心排血量。

（2）有窦房结功能不全症状，窦房结功能不全表现为与年龄不相称的窦性心动过缓。

（3）术后二度或三度房室传导阻滞持续＞7天，预计不能恢复。

（4）先天性三度房室传导阻滞合并宽QRS波逸搏心律、复杂室性期前收缩及心功能不全。

（5）婴儿先天性Ⅲ度房室传导阻滞，心室率＜50～55次/分，或合并先天性心脏病，心室率＜70次/分。

（6）心动过缓依赖性持续性室性心动过速，可合并或无长QT间期，起搏治疗证明有效。

2. Ⅱ类适应证

（1）Ⅱa类适应证

1）慢-快综合征，需长期药物治疗（地高辛除外）。

2）先天性三度房室传导阻滞，1岁以上，平均心率＜50次/分或有2～3s的长间隙，或因变时功能不全出现症状。

3）长QT综合征合并2∶1二度房室传导阻滞或三度房室传导阻滞。

4）无症状窦性心动过缓合并复杂器质性心脏病，静息心率＜40次/分或有＞3s的长间隙。

5）先天性心脏病患者，其血流动力学表现为心动过缓和房室不同步受损。

（2）Ⅱb类适应证

1）暂时性术后三度房室传导阻滞，恢复窦性心律后残留室内双束支传导阻滞。

2）先天性三度房室传导阻滞，心率在可接受范围，窄QRS波，心功能正常。

3）青少年合并先天性心脏病，静息心率＜40次/分或有＞3s的长间隙但患者无症状。

4）神经肌源性疾病伴发的任何程度（包括一度）的房室传导阻滞，无论是否有症状，因为传导阻滞随时会加重。

3. Ⅲ类适应证

(1)术后暂时性房室传导阻滞,其传导已恢复。

(2)无症状的术后室内双束支传导阻滞,伴或不伴一度房室传导阻滞。

(3)无症状的二度Ⅰ型房室传导阻滞。

(4)青少年无症状的窦性心动过缓心率>40次/分,或最长间隙<3s。

(六)颈动脉窦高敏综合征及神经介导性晕厥

1. Ⅰ类适应证:反复发作的颈动脉窦刺激导致的晕厥,或在未用任何可能抑制窦房结或房室传导药物的前提下,轻微按压颈动脉窦即可导致超过3s的心室停搏者。

2. Ⅱ类适应证

(1)Ⅱa类适应证

1)反复发作晕厥,虽诱因不明,但证实有颈动脉窦高敏性心脏抑制反射。

2)明显的有症状的神经心源性晕厥,合并自发或倾斜试验诱发的心动过缓。

(2)Ⅱb类适应证:无

3. Ⅲ类适应证

(1)颈动脉窦刺激引起的高敏性心脏抑制反射,但无明显症状或仅有迷走刺激症状。

(2)反复发作昏厥、头昏或眩晕,而缺乏颈动脉窦刺激引起的心脏抑制反射。

(3)场景性血管迷走性晕厥,回避场景刺激晕厥不再发生。

(七)某些特殊情况的起搏治疗

1. 肥厚型心肌病(HOCM)

(1)Ⅰ类适应证:HOCM合并符合窦房结功能不全及房室传导阻滞中的Ⅰ类适应证的各种情况。

(2)Ⅱ类适应证

1)Ⅱa类适应证:无。

2)Ⅱb类适应证:药物治疗困难伴有症状的肥厚型心肌病,在休息或应激情况下有明显流出道梗阻者。

(3) Ⅲ类适应证

1) 无症状或经药物治疗可以控制。

2) 虽有症状但无左心室流出道梗阻的证据。

2. 起搏治疗和长 QT 间期综合征

(1) Ⅰ类适应证:心动过缓依赖性持续性室速,可合并或无长 QT 间期,起搏治疗证明有效。

(2) Ⅱ类适应证

1) Ⅱa 类适应证:先天性长 QT 综合征高危患者。

2) Ⅱb 类适应证:无。

(3) Ⅲ类适应证:无。

3. 充血性心力衰竭心脏再同步化治疗(CRT)技术

(1) Ⅰ类适应证:同时满足以下条件者为Ⅰ类适应证。

1) 缺血性或非缺血性心肌病。

2) 充分抗心力衰竭药物治疗后,NYHA 心功能分级仍在Ⅲ级或不必卧床的Ⅳ级。

3) 窦性心律。

4) 左心室射血分数≤35%。

5) 左心室舒张末期内径≥55mm。

6) QRS 波时限≥120ms 伴有心脏运动不同步。

(2) Ⅱ类适应证

1) Ⅱa 类适应证

a. 充分药物治疗后 NYHA 心功能分级好转至Ⅱ级,并符合Ⅰ类适应证的其他条件。

b. 慢性心房颤动患者,符合Ⅰ类适应证的其他条件,可结合房室结射频消融行 CRT 治疗,以保证夺获双心室。

2) Ⅱb 类适应证

a. 符合常规心脏起搏适应证并心室起搏依赖的患者,合并器质性心脏病或 NYHA 心功能Ⅲ级及以上。

b. 常规心脏起搏并心室起搏依赖患者,起搏治疗后出现心脏扩大及 NYAHⅢ级及以上。

c. QRS 时限<120ms 并符合Ⅰ类适应证的其他条件,经超声心动图或组织多普勒(TDI)检查,符合下列不同步条件任意

两条者:①左心室射血前时间(又称主动脉射血时前时间)延长,≥140ms;②心室间机械收缩延迟,左心室射血前时间较右心室延迟≥40ms;③左心室后外侧壁激动延迟。

(3)Ⅲ类适应证:心功能正常,不存在室内传导阻滞者。

以上指征应结合患者经济情况和可供使用的起搏器性能等综合考虑。经济条件许可,起搏器质量和功能良好,适应证条件可以适当放宽。

植入临时性起搏器

临床上有时在一些突发情况下或者患者病情危急,需要紧急心脏起搏治疗,可以安置临时心脏起搏系统。

【适应证】

1. 治疗性起搏

(1)缓慢性心律失常:各种原因引起的房室传导阻滞、严重窦性心动过缓、窦性停搏伴阿-斯综合征发作或近乎晕厥者。

(2)各种原因引起 QT 间期延长,并发尖端扭转型室性心动过速。

(3)阵发性室上性心动过速需行超速抑制治疗终止时。

2. 保护性起搏

(1)有慢性心脏传导系统功能障碍者进行外科手术、妊娠分娩、心导管检查时。

(2)冠心病者行 PTCA 或瓣膜病患者行球囊扩张瓣膜成形术时。

(3)心肌病或疑有窦房结功能不全的心脏病患者行心房颤动、心房扑动或室上性心动过速电复律时。

(4)心律不稳定患者在安置永久性心脏起搏或起搏器依赖需更换起搏器时。

3. 诊断性起搏:主要用于临床电生理检查,如阵发性室上性心动过速的诊断与鉴别诊断等。

【经静脉心内膜临时起搏器植入技术】

临时起搏方式包括胸壁起搏、胸壁皮下起搏、心肌起搏、经食管左心房起搏、经静脉心内膜起搏等,目前以经静脉心内膜起搏应用最为广泛。但因其起搏电极置于体外,放置时间最好不要超过4周。

(一)术前准备

1. 知情同意:向患者说明手术中需与医师配合的事项,签署知情同意书。

2. 药品:消毒用聚维酮碘或碘酊(伏)、70%乙醇溶液、局部麻醉药用1%利多卡因或1%普鲁卡因。

3. 器械:穿刺针及静脉穿刺鞘、双极临时起搏导管、临时起搏器。

4. 监护及急救设备:心电监护仪和心脏电复律除颤器及氧气、气管插管等。

5. 其他:备皮,建立静脉通路。

(二)植入技术

(1)采用经皮股静脉、锁骨下静脉或颈内静脉穿刺方法,在X线透视下,将起搏导管置入右心室,以心尖部较为可靠,建议多体位投照。

(2)确认电极导管接触右心室满意后,测定起搏阈值<1V,将导管的尾部与临时起搏器连接,以增加3倍阈值电压按需起搏。

(3)将静脉鞘退出皮肤外,穿刺处缝针固定或以消毒胶布固定电极导管,局部适当加压包扎。

(三)术后处理

1. 患肢尽量制动,平卧位或左侧卧位。

2. 持续心电监测起搏和感知功能。

3. 多不必预防性应用抗生素。

4. 每日检查临时起搏器的电池状态,及时更换电池。

5. 临时起搏导线插入部位定期换药、并检查穿刺局部及患肢情况,以防止局部感染、出血及静脉血栓形成。血栓栓塞高危风险患者酌情考虑抗栓治疗。

(四)并发症预防及处理

1. 心脏穿孔、心脏压塞:临时起搏导线为双极导线,较硬。在植入时,动作应轻柔,在影像下无障碍送管。尤其在心脏扩大及下壁、右心室心肌梗死的患者,更应小心。另外导线到位后,避免张力过大,引起心脏穿孔。一旦发生穿孔,可在X线和心电监测下渐退导管,重新调整导管位置。同时做好心包穿刺的准备,必要时行手术修补。

2. 导管移位:临时起搏导线头端为柱状电极,植入后容易发生导线移位。植入术中应固定牢靠、张力合适。张力过大及过小均可引起移位。若经股静脉穿刺途径,则穿刺侧肢体制动。其他血管途径植入也应减少活动,以卧床休息为主。若发生导线移位,应在X线透视下重新调整导管位置。

3. 下肢静脉血栓形成:股静脉穿刺后由于患侧下肢制动,加上导管对血管的堵塞和刺激作用,容易形成患侧下肢的静脉血栓。因此对于预计临时起搏器放置时间较长的患者及有高凝状态的患者,避免股静脉穿刺途径,或者尽可能缩短临时起搏时间。可进行患肢被动运动,必要时给予低分子肝素抗凝治疗。一旦发生患侧下肢静脉血栓,患者肢体应制动,行静脉溶栓及抗凝治疗。切忌拔除临时起搏导线,此举可引起血栓脱落引起肺栓塞。

(五)注意事项

(1)术中注意心影大小、搏动的强弱、心包有无积液。

(2)术后观察有无胸痛、腹痛,警惕心肌穿孔、心脏压塞等症状。

(3)穿刺局部有无血肿和出血,患肢有无红、肿、热、痛。

(4)持续心电监测,观察有无起搏、感知功能异常,及时发现并处理。

二、永久起搏器

20世纪70年代以来,体内埋藏式的永久性心脏起搏器采用了集成电路和锂电池供电,体积不断缩小,功能不断增加,大部分起搏器均能遥控改变多种工作参数及遥测工作情况,使用寿命也显著延长。现在新型的心脏起搏器已经接近生理起搏的要求,频率应答自适应心脏起搏器能够根据人体活动及代谢的变化,随时按生理要求调节心脏起搏器的频率。快速性心律失常以往一直依靠药物治疗,然而很多患者恶性室性心律失常发作突然,医疗抢救常无法及时进行而危及生命。十多年来,随着电生理和微电子技术的发展,由埋藏式自动心脏除颤器(AICD)到具有多种功能的起搏-复律-除颤器(ICD)已经在临床中应用,它可以在心动过缓时起搏心脏,发生室性心动过速或室颤时自动识别并进行程序快速起搏转复或电击除颤。

为了标明各种类型起搏器的特点和功能,国际通用编码方式表示起搏器的工作方式,最初采用三位编码,1987年北美心脏起搏与电生理协会和英国心脏起搏与电生理学组提出 NBG 5 位编码,已为起搏器制造业和医界所接受。其代表意义见表3-26-1。

表3-26-1 NBG 起搏器 5 位编码

序号编码	Ⅰ	Ⅱ	Ⅲ	Ⅳ	Ⅴ
编码次序	起搏心腔	感知心腔	对感知的反应	程序功能频率调整	抗快速性心律失常功能
编码字母	Q:无此功能 A:心房 V:心室 D:A+V	Q:无此功能 A:心房 V:心室 D:A+V	Q:无此功能 T:触发起搏 I:抑制起搏 D:T+I	Q:无此功能 P:简单参数程控 M:多项参数程控 C:遥测功能 R:频率应答自适	O:无此功能 P:抗快速性心律失常起搏 S:电击复律 D:P+S
厂家编码	S:单腔(心房或心室)	S:单腔(心房或心室)			

注:第三位字母代表起搏器对感知到心脏内信号后的反应,按需抑制型(I)指起搏器感知到自身心律出现后,能自动停止下一次起搏电脉冲的发放。触发功能(T)是起搏器感知到自身心律后,即触发起搏器发放一次电脉冲,如某些起搏器感知到心房自身心律P波后,就发放一次心室的刺激电脉冲(VAT方式)。

(一)类型

目前最常用的心脏起搏系统有以下几种类型:

1. VVI 型:使用一支电极导管的单腔起搏器,起搏心室、感知心室活动,R 波抑制型按需起搏器。价格低、安置较简单,是我国目前应用最多的起搏器类型。由于非生理性起搏,有些病态窦房结综合征患者可能发生起搏器综合征。

2. AAI 型:单腔起搏器,起搏心房、感知心房活动,P 波抑制型按需起搏器。是价格较低的生理性起搏器,适用于房室传导功能正常的窦性心动过缓患者。若有房颤、房性心动过速等房性心律失常者则不能使用。

3. DDD 型:心房与心室各置一根电极的双腔起搏器。能够顺序起搏心房和心室,又能感知心房和心室的自身心律按需工作,使心脏的活动接近生理状态。适用于房室传导阻滞患者,但房性心律失常如房颤及房性心动过速患者不宜使用。其功能程控调整后也可以在 DVI、VDD、VAT 及 VVI 模式下工作。

4. VDD 型:它是使用一根电极的双腔起搏器,导管顶端的电极置于右心室,导管在心房部位的电极可以感知心房的自身心律,然后按需发放电脉冲刺激心室。可用于窦性心律正常的房室传导阻滞患者,属较新的生理性起搏器。

5. 频率应答型起搏器:以上 4 种心脏起搏器的起搏频率一经设定,即不再改变。频率应答型起搏器的起搏率可以根据人体活动情况、中心静脉血液温度、呼吸频率或心电图 QT 间期等变化自动进行调整,以适应人体在各种生理情况下的需要。此类起搏器适用于变时性功能不全患者,即窦性心率不能根据人体活动等情况而明显变化者。频率应答自适应起搏器可有单腔起搏,如 VVIR、AAIR 模式,也可有双腔起搏,如 DDDR 模式。

(二)可程控参数

现在常用的起搏器均具有多项参数的程控功能,它可以使起搏器的工作尽量适应患者的具体情况,这些参数的改变只需要用指定的程控仪在患者体表进行简单遥控即可实现。常用的起搏器可程控参数有以下几种。

1. 起搏频率:指起搏器的工作频率,也就是心脏活动的下限频率,当心脏自身心律低于此频率时,起搏器即开始工作。一般起搏器出厂时心搏频率设定为70次/分。对于双腔起搏器或频率应答起搏器,还需要设定上限频率,避免在心房率过快或剧烈运动时起搏心率过于明显地增加。

2. 起搏脉冲宽度:一般起搏器设定在0.5ms,增加脉宽即增加起搏能量的输出。

3. 起搏电压:与脉宽共同代表起搏器输出电能的强度,一般起搏器选定为3~5V。

4. 感知灵敏度:按需起搏器需要感知所在心腔的自身心律的心电除极波,以做出响应。心脏起搏器的心室感知灵敏度一般取2.5mV,心房取1.2mV。

5. 不应期:起搏器感知到自身心律或发放了电脉冲之后,有一段时间不再感知任何信号,此段时间即为起搏器不应期,心室感知不应期为300ms左右,心房感知不应期一般取400ms。

6. 滞后功能:指起搏器感知到自身心律后,那在原起搏周期后延长一段时间发放下一个电脉冲,相当于逸搏心律。目的是尽量让自身心律更多地出现。

7. AV间期:对于双腔起搏器、感知到心房自身心律或者起搏了心房后,需要延迟一段时间再按需刺激心室,这段房室延迟时间即为AV间期,可程控调整,一般为150ms。

(三)各类心脏起搏器选择原则

(1)窦房结功能障碍,房室传导功能正常(文氏点>130次/分)及无明显房性心律失常者,选择AAI起搏。

(2)房室传导阻滞或三束支传导阻滞,窦房结功能正常,选择VDD起搏器。

(3)窦房结与房室传导功能均有障碍,无房颤的患者选择DDD起搏。

(4)房颤及房性心律失常伴房室传导障碍者选用VVI起搏器。

(5)心脏变时性功能障碍、体力活动量较大的患者,应选择频率应答自答自适应起搏器。

以上选择还应根据患者的经济条件确定,如病态窦房结综合征患者经济条件只能安置 VVI 起搏器,则最好选用带滞后功能的多参数程控起搏器。对窦房结功能异常及房室传导阻滞患者的起搏模式,简要选择流程如图 3-26-1 和图 3-26-2 所示。

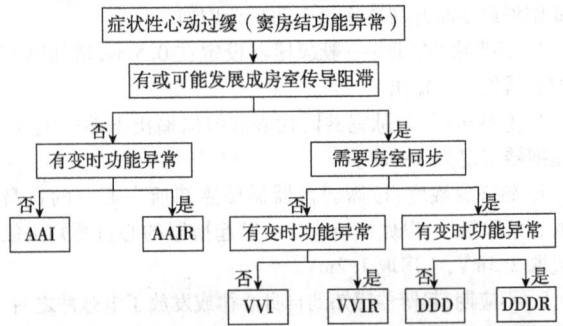

图 3-26-1　窦房结功能异常患者的起搏模式选择流程
(引自马长生,霍勇,方唯一等.2012.介入心脏病学.
第2版.北京:人民卫生出版社)

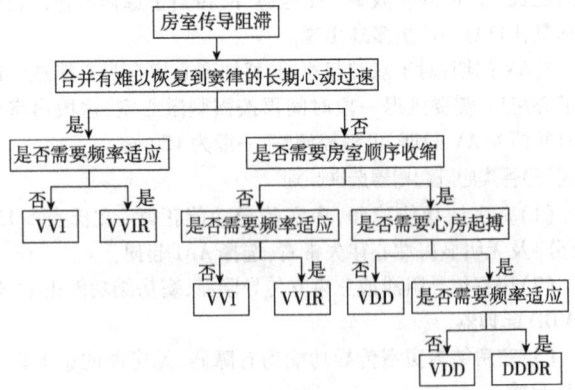

图 3-26-2　房室传导阻滞患者的起搏模式选择流程
(引自马长生,霍勇,方唯一等.2012.介入心脏病学.
第2版.北京:人民卫生出版社)

第二十六章　人工心脏起搏器与植入型心脏复律除颤器

【植入技术】

心脏起搏系统和埋藏式永久心脏起搏器包括电脉冲发生器(即起搏/除颤器)和电极导管两大部分组成。临时起搏器电极导管多为双极,脉冲发生器体积较大,置于体外。安置永久心脏起搏器电极导管常用静脉切开法与静脉穿刺法两种。静脉切开法首选头静脉,此静脉较易引入电极导管,固定较方便。如头静脉过细或走行畸形时,也可以选用颈外静脉,颈外静脉体表显露易找,但电极要跨过锁骨上方,较易受损伤。静脉穿刺方法使用一套特制的带有可撕导管鞘的导管穿刺套针,经锁骨下静脉穿刺引入导管电极。穿刺法操作较简单,速度快,而且可以引入两根电极导管,DDD双腔起搏器多采用静脉穿刺法。但是如操作不当可发生多种较严重的并发症,如气胸、血胸及血管破裂出血等。

(一)术前准备

1. 药品:消毒用聚维酮碘或碘酊(伏)、70%乙醇溶液、局部麻醉用1%利多卡因或1%普鲁卡因。

2. 器械:起搏器及起搏电极导线,备用与起搏导线相匹配的可撕开静脉穿刺鞘。

3. 监护及急救设备:心脏监护仪、心脏电复律除颤器和氧气、气管插管等。

4. 知情同意:向患者及家属说明手术中需与医师配合的事项,签署知情同意书。

5. 其他:备皮,建立静脉通路。

(二)植入方法

1. 局部麻醉:1%利多卡因或1%普鲁卡因。

2. 静脉选择:可采用左或右锁骨下静脉穿刺法或用头静脉切开法,送入导引钢丝,并在透视下确认钢丝进入右心系统。

3. 囊袋制作:切开皮肤,分离皮下组织至胸大肌筋膜,并在切口下方制作与起搏器大小相适应的囊袋,注意彻底止血,避免术后血肿形成而增加起搏器囊袋感染机会。

4. 起搏导线置入及固定:沿导引钢丝送入扩张管和套管,拔除套管后,沿扩张管送入起搏导线进入右心房,分别将心房、心室起搏导线放置在合适位置。

5. 起搏参数测试:在脉宽 0.5ms 下心房起搏阈值≤1.5V,心室≤1.0V;心房内 P 波振幅≥2mV,心室 R 波振幅≥5mV;阻抗一般在 300~1000Ω,高阻抗导线可在 1000~2000Ω。

6. 脉冲发生器的埋植:测试参数合适,并固定心房、心室起搏导线后,将导线与脉冲发生器连接,并埋于预先制作的囊袋中,逐层缝合;注意观察心电图中有无起搏信号,并观察起搏、感知功能是否正常。

(三)心室电极定位标准

1. X 线影像定位:心室电极顶端应置于右心室的心尖部。在正位 X 线透视下,电极导管走行方向是由右上方指向左下方,头部应过脊柱一定的距离。侧位透视下电极导管头部指向前下方,否则电极可能未到达右心尖或是误入冠状窦。

2. 心腔内心电图:用心电图机胸导联线接到电极导管尾端进行记录。心电图机尖由电池供电,不用交流电源,避免误电击。心腔内心电图应呈 rS 型或 RS 型,ST 段明显上抬达 4~6mV,否则可能电极进入了冠状窦或者与心内膜接触不良。

3. 电极参数测定:用起搏分析仪负极接起搏电极导管尾端,正极夹住患者皮下组织,以所要安置的起搏器预定脉宽值(一般为 0.5ms)起搏心脏,起搏频率高于患者心率 10 次/分,以完全起搏心脏。将起搏电压逐渐由高调低,直至满足刚能起搏心脏为止,即为阈值电压,应在 1.0V 以下。再测电极阻抗,应在 500~1000Ω。心腔内 QRS 波值应大于 4mV,否则需要更换电极顶端的位置,直到满足要求为止。

(四)心房电极定位标准

心房电极多采用 J 型电极导管,电极顶端置于右心耳内。

1. X 线影像定位:正位透视下,J 型电极的头部指向左上方。随着心脏搏动头端呈左右摆动。当患者深入吸气时,电极头部下移,由 J 型变成 L 型。左侧位透视下电极指向前上方,顶端接近前胸壁。

2. 心腔内心电图:可见振幅高大的双向 P 波,如果 PR 段明显上抬,说明电极顶端与心房接触较紧密。

3. 电极参数测定：心房电极阈值电压应小于 1.5V，心腔内 P 波幅值应大于 2.5mV。

【起搏心电图】

起搏电脉冲信号占时极短，在心电图上仅呈一振幅较大的钉样垂线。单电极起搏信号的振幅较双电极者为大。

1. VVI 起搏心电图：起搏信号后紧接着宽大畸形的 QRS 波群，由于右心室先除极，体表心电图呈左束支传导阻滞图形，心电轴明显左偏。如心电图出现自身心律，起搏信号即被抑制不再发放。当自身心律频率超过起搏器脉冲的频率，心电图上可无起搏心律出现。起搏脉冲的频率，应严格按起搏器预定频率发放，如无滞后功能，自身心律后的起搏信号至前一心动的 R 波之间应恰为一个起搏心动周期。如果心脏自身激动与起搏电刺激同时兴奋了心脏，可出现一个形态不同于自身与起搏 QRS 波群的心室除极波，称为真性融合波。有时起搏信号可落在自身心律的 R 波之上或稍后，此时电极周围心肌已处不应期而不引起心室反应，起搏信号仅重叠于自身心律 QRS 波之内，属假性融合波。原因在于这些患者起搏电极心腔内心电图主波为负向 S 波，起搏器仅能感知自身 QRS 波后半部分，因此 R 波出现后起搏器未感知，仍发放起搏脉冲。但是起搏信号不能出现在 S 波之后，否则应属感知功能障碍。

2. AAI 起搏心电图：在心房起搏心电图中，起搏脉冲信号后应紧接着一个 P′ 波，振幅较小，形态与窦性 P 波不同。其后一段延迟时间后有正常下传的 QRS 波群。由于起搏电极位于右胸前方的右心耳内，故距此最近的心电图 V_1 导联起搏 P′ 波应为完全向下的负向波。当自身心律 P 波出现时，起搏脉冲信号即被抑制不出现。

3. DDD 起搏心电图：此起搏心电图可有几种情况，当无自身心律时，心房刺激脉冲信号后有 P′ 波，经一段时间延迟出现心室刺激信号及起搏的 QRS 波群。有自身 P 波出现后，心房刺激脉冲即被抑制，有自身 P 波后一段时间出现心室刺激脉冲及起搏 QRS 波，以 VAT 方式工作。如有的心室自身心律出现或房室下传的激动提前兴奋了心室，心室刺激脉冲即被抑制不出现。

【植入术后处理及随访】

1. 术后平卧12~24h,囊袋局部沙袋压迫止血6~8h。

2. 规范化预防性应用抗生素应在术前0.5~2h开始,使手术部位暴露时局部组织中已达到足以杀灭/抑制手术过程中入侵切口细菌的药物浓度,如果手术时间超过3h,可在手术中给予第二剂。原则上,静脉使用抗菌药物的有效覆盖时间应包括整个手术过程和手术结束后48h。

3. 术后应密切观察伤口出血及感染情况,1~3天换药1次,7天拆线。

4. 起搏器植入术后12~24h应进行连续性心电监测,以观察起搏器的功能以及患者对程控心率的反应。

5. 患者出院时填写并交给患者植入起搏器卡片,写好诊断、起搏器埋藏植入时间、类型、术中情况、术后有无并发症、拆线日期等。

6. 安置了心脏起搏器后,应告知患者避免接触强电磁场,使用微波炉需要离开其1m以上;若起搏器说明书未明确告知,也不宜进行超短波理疗和做磁共振等检查,但一般家用电器则无妨碍。

7. 起搏器植入半年内每月随访1次;半年后,如病情稳定可每3个月或半年随访1次;起搏器已达到预计寿命2/3时每月随访1次。

8. 起搏器植入后定期随访是起搏治疗的重要内容。通过随访不仅可以及时了解患者手术后并发症及不良反应的发生情况,并且可以了解起搏器的工作状态及治疗效果,及早发现和排除起搏系统故障,最大限度地提高起搏系统的安全性和工作效果。随访检查内容包括以下几方面。

(1) 详细了解病史:了解起搏器安装前后症状的变化,以区别由于原发病或起搏器本身引起的症状。

(2) 仔细体格检查:除一般查体外,就重视与起搏系统有关的特殊检查。在植入初期,应注意检查切口及起搏器囊袋局部皮色、温度、皮肤张力及有无触痛。

(3)体表心电图及动态心电图:每次门诊随访都应做心电图,以了解起搏及感知功能。如患者完全是自主心律,应放置磁铁后记录心电图,这是判断起搏功能的重要方法。

(4)动态心电图:比常规心电图更敏感,它可检查出常规心电图不能发现的心律失常、起搏及感知功能障碍,尤其对那些间歇性或短阵性起搏系统功能失调具有重要意义。

(5)胸部X线检查:患者安装起搏器后应常规行后前位及侧位X线胸片检查,观察起搏器的位置、电极的位置以及电极有无移位、断裂。

(6)起搏器测试及程控:主要包括起搏功能测试、感知功能测试、导线阻抗测试、电池消耗情况检测,其他检测包括起搏器型号、工作方式、起搏频率、输出能量、感知灵敏度、不应期,起搏与自主心率比例、起搏器模式转化、心律失常的发生及类型等。

【植入术后并发症及处理】

心脏起搏器手术可能发生的并发症很多,包括与手术操作相关的并发症及与起搏系统相关并发症。

(一)手术及操作相关并发症及处理

1. 局部出血或血肿:局部压迫,或切开取出血块清理出血点。预防的方法包括术前评价凝血功能,若病情允许,停服氯吡格雷 5~7 天,停服低分子肝素 12h,停服华法林 1~3 天并调整 INR<1.5~1.8。出血风险高危患者阿司匹林片停用 5~7 天;术中注意止血,术后局部加压包扎。

2. 导线移位:应在 X 线透视下重新调整导管位置。预防导线脱位的方法是术中定位可靠、张力合适、固定牢靠,必要时选用主动固定电极导线。

3. 血胸、气胸或血气胸:轻者可不做特殊处理,必要时行穿刺引流或外科手术处理。

4. 心肌穿孔:临床表现为胸痛,体检时发现心包摩擦音,起搏心电图由左束支传导阻滞图形变为右束支传导阻滞图形,少数患者可发生心脏压塞。发生此并发症时,应将起搏导线撤入心腔,重新放置,以免引起心脏压塞。

5. 心脏压塞:可由心肌穿孔或冠状静脉窦损伤、穿孔所致。需进行心包穿刺引流,必要时需外科开胸引流。对于上述并发症的预防,手术医师应该熟悉患者的心脏结构、导线应无阻力或障碍操作,术中随时观察患者反应及生命体征监测,备好除颤器。

6. 导线损伤:包括导线断裂和绝缘层破裂。一旦发现,一般应及时更换导线,改为头静脉路径或在原锁骨下静脉外侧穿刺,也可以换至对侧锁骨下静脉穿刺。如为双腔起搏器的心房导线问题,如患者不愿意立即更换,也可以将起搏方式由DDD方式程控为VVI方式,待更换起搏器时,再同时行导线更换术。预防的方法主要是经锁骨下静脉外侧点穿刺,合适的缝扎,最好采用头静脉切开作为静脉路径。

7. 感染:为起搏器植入后的严重并发症,可表现为囊袋局部红、肿、热、痛及局部破溃;可静脉应用抗生素,必要时做清创处理。清创无效时,可考虑拔除电极导线。感染严重时可有败血症,需取出起搏系统,全身使用抗生素,局部清创。

8. 静脉血栓形成血栓:其发生率和严重程度与所选的血管途径无关,多根导线植入及充血性心力衰竭患者可能更易发生。一旦诊断为静脉血栓形成,若无禁忌证,应及早进行溶栓治疗,可用尿激酶或rt-PA,也可以给予肝素抗凝治疗。长期治疗可给予华法林抗凝治疗。对于部分患者也可以外科手术治疗。

(二)起搏系统相关并发症及处理

起搏系统相关并发症包括与起搏电极导管、脉冲发生器系统故障和调整不当有关的并发症,主要有以下几点。

1. 起搏障碍

(1)电极脱位:在起搏器安置术后短时间发生起搏障碍,即起搏脉冲信号后全部或部分无QRS波群,常为电极脱位。复查X线胸片有时可见电极头部移位。十二导联常规心电图检查可见起搏脉冲后QRS波形态与原起搏心电图有所改变,即可确诊。

(2)起搏阈值增加:起搏电极安置后2周至3个月内,为亚急性阈值期。此期间由于电极顶端周围心内膜组织水肿、炎性反应等可以使起搏阈值电压升高3～4倍,如阈值电压接近或超过了起搏器脉冲电压输出值,即可能造成起搏障碍,近年来有各种改良的电极如活化碳电极,组织相容性较好,可减轻炎性反应。还有一种激素电极,其头部可缓慢释放皮质激素,减轻水肿,避免阈值电压的增高。此外,亚急性阈值期如不恰当地将起搏电压或脉宽程控调节过低也可造成起搏障碍。3个月后为慢性阈值期,阈值电压一般为安置术中的2倍左右。

(3)起搏系统质量故障:起搏脉冲发生器发生故障时,除了起搏电压下降不能起搏心脏外,起搏频率也常明显减慢,此情况常见于电池提前耗竭。电极导管断裂也是常见起搏障碍原因之一,初期心电图上起搏信号时有时无,最后完全缺失,而起搏时起搏频率可无明显变化。

2. 感知功能障碍:感知功能是起搏器主要功能之一,感知功能正常与否取决于心腔内自身心律的振幅大小和起搏器感知系统的功能。

(1)感知不良:当自身心律出现后,起搏器仍按原频率发放脉冲即为感知不良。感知不良若同时伴有起搏障碍,常是电极头部移位或电极导管断裂发生。此外,起搏器感知灵敏度太低(即感知度值太高)、心肌缺血以及起搏不应期设置过长等也可能引起感知不良。

(2)感知过度:起搏器感知到不应该感知的信号,如前一心动的T波、心室后电位及外界环境干扰等而使起搏器受抑制,并停止发放起搏脉冲即为感知过度。发生原因可能为起搏器感知灵敏度设置过度、T波高大而起搏器对波形斜率判断能力差,以及感知不应期调控过短所引起。一般可以程控降低感知灵敏度,延长不应期等方法解决。双极电极导管抗外界干扰能力优于单极电极导管。

3. 起搏器综合征:有些病态窦房结综合征患者安置了VVI起搏器以后,出现精神不振、头晕、疲乏、胸闷及血压降低等表现,是由于心脏起搏后心房、心室收缩不协调,导致心搏量下降所致。改用生理性起搏的方式可避免此现象。如VVI起搏时增加滞后功能,减慢起搏频率等,在尽可能增加自身心律后,也可以在一定程度上减轻症状。

4. 起搏器介导性心动过速(PMT):主要见于双腔起搏器(DDD)。当心室起搏心律发生室房逆传时,逆行 P'波被起搏器在心房的电极感知,经 AV 时间延迟后触发心室起搏,心室兴奋再次逆性心房产生逆传 P'波而形成环状折返性心动过速。心电图特征是 PR 间期等于起搏器程控房室延迟间期,每个QRS 波前均有起搏信号,磁铁频率试验可终止。若患者发生快速性房性心律失常,由起搏器介导下传心室,也可引起 PMT,但这种 PMT 在磁铁试验时,心房自身快速性房性心律失常频率不变,而心室率转为磁铁频率,若移去磁铁则 PMT 复发。一旦确诊 PMT,可以通过延长心房不应期、缩短 AV 间期使起搏器不能感知逆行 P'波,以及降低上限频率使起搏频率下降等方法解决。若无效可将 DDD 方式程控为 DDI 或 DVI 方式。

第二节 植入型心脏复律除颤器

植入型自动除颤复律器(ICD)主要用于预防持续性室速或室颤等致命性心律失常患者,发生心脏性猝死后存活者,与器质性心脏病相关的自发性持续性室速患者,冠心病、左心衰伴非持续性室速患者,难治的非器质性心脏病的自发性持续性室速患者。根据患者是否存在窦房结、房室结的病变,或是否存在心功能不全,而选择单腔 ICD、双腔 ICD 或具有心室同步化治疗功能的 CRTD。

早在 1970 年,Mirowski 和 Schuder 就提出安装全自动脉冲发生器治疗危及生命的室性快速心律失常的设想。直至 1980 年 2 月,美国霍普金斯医院(Johns Hopkins hospital)安装了第一台自动除颤器,此项技术进展很快,现已发展为具有抗心动过速超速起搏、低能量复律、高能量除颤和心动过缓心脏起搏的多功能自动心脏起搏复律器。初期的 ICD 需要开胸手术安置心外膜电极,复律器体积大、质量重而必须埋植于腹部。新型的 ICD 可以像起搏电极导管的安置方法经静脉置入 1~2 根电极导管,起搏/除颤体积明显减小、减薄,质量减轻,可以像起搏器一样埋植于胸部皮下。

【适应证】

1. Ⅰ类

(1)非可逆性原因引起的室颤或血流动力学不稳定的持续性室速导致的心搏骤停。

(2)器质性心脏病的自发持续性室性心动过速,无论血流动力学是否稳定。

(3)原因不明的晕厥,在心电生理检查时能诱发有显著血流动力学改变的持续性室速或室颤。

(4)心肌梗死所致 LVEF<35%,且心肌梗死后40天以上,NYHA 心功能Ⅱ或Ⅲ级。

(5)NYHA 心功能Ⅱ或Ⅲ级,LVEF≤35% 的非缺血性心肌病患者。

(6)心肌梗死所致 LVEF<30%,且心肌梗死40天以上,NYHA 心功能Ⅰ级。

(7)心肌梗死后非持续室速,LVEF<40%,且心电生理检查能诱发出室颤或持续室速。

2. Ⅱ类适应证

(1)Ⅱa类适应证Ⅱa类

1)原因不明的晕厥,伴有显著左心室功能障碍的非缺血性扩张型心肌病。

2)心室功能正常或接近正常的持续性室速。

3)肥厚型心肌病,有一项以上的心脏性猝死主要危险因素。

4)致心律失常性右心室发育不良/心肌病,有一项以上心脏性猝死主要危险因素。

5)服用β受体阻滞剂期间发生晕厥和(或)室速的长 QT 综合征患者。

6)在院外等待心脏移植的恶性快速室性心律失常患者。

7)有晕厥或心搏骤停史的 Brugada 综合征患者。

8)有明确室速记录但没有引起心搏骤停的 Brugada 综合

征患者。

9)儿茶酚胺敏感性室速,服用β受体阻滞剂后仍出现晕厥和(或)室速。

10)心脏结节病、巨细胞性心肌炎或Chagas病。

(2)Ⅱb类适应证

1)临床推测心搏骤停是由于室颤引起,而由于其他原因不能行电生理检查。

2)等待心脏移植,因室速产生严重症状(晕厥)者。

3)家族性或遗传性的高危状况导致致命性室性心动过速,如长QT综合征、肥厚型心肌病。

4)非持续性室速,合并冠状动脉疾病、心肌梗死病史、左心室功能低下者,电生理检查诱发出持续性VT/VF。

5)不明原因晕厥,心功能低下,电生理检查诱发出室性心律失常。

6)不明原因晕厥,家族中有猝死史,心电图表现有Brugada样表现(RBBB合并ST抬高)。

7)晕厥合并进展型器质性心脏病,病因难以确定。

3. Ⅲ类适应证

(1)原因不明的晕厥,没有可诱发的室性快速心律失常,也无器质性心脏病。

(2)无休止的室速或室颤。

(3)外科手术或导管消融可治疗的室速或室颤,例如伴随预激综合征的房性心律失常、右心室流出道室速、特发性左心室室速或束支折返性室速。

(4)由于一过性或可逆性病症(如急性心肌梗死、电解质紊乱、药物、创伤)所致的室性快速心律失常,而上述病症能被纠正使危险性降低。

(5)明显的精神性疾病,可能被器械植入术所加重或不能进行系统的随访。

(6)预期生存期≤6个月的终末性疾病。

(7)有左心室功能障碍和QRS波群时限延长而无自发的或可诱发的持续性或非持续性室速的、准备进行紧急冠状动脉旁路手术的冠心病患者。

(8) NYHA Ⅳ级的、非等候心脏移植术的药物难治性充血性心力衰竭患者。

4. 适应证的进展

2008年美国心脏病学会/美国心脏协会/欧洲心脏病协会关于《室性心律失常治疗和心脏性猝死预防指南》将ICD作为心脏猝死的一级预防。心肌梗死后超过40天,左心室功能不全,如LVEF≤30%~40%,NYHA分级Ⅱ/Ⅲ级,接受长期优化的药物治疗,预期良好存活≥1年,是ICD治疗作为一级预防以减少心脏性猝死的Ⅰ类适应证,证据等级为A;非缺血性心脏病患者,如LVEF≤30%~35%,NYHA分级Ⅱ/Ⅲ级,接受长期优化的药物治疗,预期良好存活≥1年,是ICD治疗作为一级预防以减少心脏性猝死的Ⅰ类适应证,证据等级为B。

【ICD植入技术】

根据导线的植入方式分为开胸植入和经静脉植入。目前临床上已普遍采用经静脉植入技术。

(一)术前准备

1. 患者及家属准备:术前谈话并签署知情同意书。向患者及家属详细介绍ICD适应证,术前、术中和术后可能出现的并发症,ICD治疗与基础心脏病的关系,术后对基础心脏病相应治疗及抗心律失常药物治疗的重要性;患者术前4h禁食,适时停用抗血小板、抗凝药物及抗心律失常药物(5个半衰期),改善心功能和全身基础情况(电解质、出凝血时间等);常规备皮,留置静脉输液通路。

2. 人员:需要一组从事心脏起搏及电生理检查和治疗并有丰富经验的专科医师;还要配备有经验的护理人员,包括心内科护士及心导管室护士;放射科技术员,麻醉医师;另外ICD厂家专业技术支持人员。

3. 器械:拟应用的ICD系统,导线应有主动固定导线的备用品;静脉穿刺针及撕开鞘(根据导线决定型号);常规起搏器植入时的手术器械;C形臂心血管造影机等。

4. 监测、抢救设备:心电监测仪或多导电生理记录仪;体外除颤仪,最好有两台备用,其中一台有贴片除颤电极;血氧饱和度监测仪;气管插管、麻醉机及吸引器等备用。

5. **药物准备**:除局部麻醉药物外,主要备用心肺复苏、抗心律失常药物及心导管室常用药物。

(二)植入方法

1. ICD 导线植入静脉径路:左、右侧静脉径路均可选,包括头静脉、锁骨下静脉、腋静脉及颈部静脉等,常用左侧锁骨下静脉或头静脉。

2. 囊袋制作:部位可选胸前区切口或腋下切口,以前者为常用;根据患者胸前皮下组织情况可将囊袋制作在皮下或肌肉内囊袋;临床上常用左侧胸前皮下制作囊袋。

3. ICD 导线植入:与普通右心室导线植入技术相类似;双腔 ICD 心房导线的植入与双腔起搏器心房导线植入相同;CRTD 左心室导线与 CRT 相同;ICD 导线常需准备主动固定导线备用。

4. 除颤阈值(DFT)测试:DFT 指能将室速或室颤转为窦性心律的最小能量,临床上一般测得的比真正的除颤阈值要高,常根据所选择的 ICD 能提供的最高放电能量低 10J,可作为实际测得的 DFT 值。可根据患者的病情测定 1~2 次。诱发室速或室颤的方法目前临床上根据不同厂家的 ICD 有 4 种常用方法,即 T 波电击(T wave shock)、50Hz 直流电诱发、短阵(或猝发性)快速心室刺激、程序电刺激(S_1S_2)。T 波电击方法简单、省时,诱发成功率较高,不良反应少;直流电诱发成功率高,诱发时间短暂,但低血压的发生率高。DFT 测试前需先行静脉基础麻醉,麻醉药物可根据麻醉医师或术者的习惯来选择,临床常用丙泊酚(1mg/kg);同时行高压阻抗测定,正常值为 30~40Ω;另外,常规起搏和感知测试与起搏器植入时相同。

5. 植入 ICD:注意脉冲发生器与导线间的正确连接,常在 DFT 测试前先选连接好并置入囊袋内,做一简单缝合,待 DFT 测定满意后重新逐层缝合囊袋。

6. 参数设定:术毕根据患者既往室性心律失常发作的频率及对血流动力学的影响情况,初步进行参数的设定。

7. 植入过程中严密监测心率、血压及血氧饱和度等。

(三)术后处理

1. 囊袋局部沙袋压迫 6h,卧床 6~24h 不等(根据是否为单、双腔起搏及是否应用主动固定导线而定)。

2. 术后 24~48h 严密监测心率、呼吸及血压等重要生命体征。

3. 经静脉给予规范的预防性应用抗生素,注意观察囊袋出血及愈合情况。预防性应用抗生素一般应在术前 0.5~2h 内给药,使手术部位暴露时局部组织中已达到足以杀灭/抑制手术过程中入侵切口细菌的药物浓度,如果手术时间超过 3h,可在手术中给予第二剂。原则上,静脉使用抗菌药物的有效覆盖时间应包括整个手术过程和手术结束后 48h。

4. 术后如发生"电风暴"现象,应寻找可能的原因,如电解质紊乱、交感神经过度兴奋等,并做出相应处理。

5. 一旦 ICD 放电,及时观察 ICD 工作情况,并根据室速或室颤的发作和终止情况,进行相应参数设置。

(四)并发症预防及处理

ICD 植入的并发症除了常规起搏器可能出现的并发症外,术中主要增加了麻醉及 DFT 测定引起的并发症。

1. 低血压:常发生在静脉麻醉、DFT 测试过程中,也可由于低血容量(为改善心功能过度利尿等)及迷走反射等引起。一旦发生可适量补充血容量,如需要可酌情应用升压药物及其他对症处理。

2. 呼吸抑制:静脉麻醉过度、室性心律失常不能及时终止、呼吸道分泌物堵塞等均可引起,需在术中严密监测血氧饱和度。发生时除了保持气道通畅外,还应加大氧流量、面罩吸氧,必要时行气管插管呼吸机辅助呼吸。

3. 心功能不全:术前需优化抗心力衰竭药物治疗,术中一旦发生心功能不全,则按急性心功能不全处理。

4. 心律失常:最严重的是 DFT 测试时不能终止室速或室颤,需启运体外高能量除颤,如仍未成功,立即行心肺复苏,同时迅速查找可能的原因,如常见的通气功能、电解质情况等,进行相应的处理后再行体外除颤。

5. 脑栓塞:对术前为房颤者,术中 DFT 测试可能使其复律,术前应行必要的检查,包括食管超声检查,抗凝治疗需 INR 达标,一旦发生脑栓塞应及时处理。

6. 死亡:可发生在整个围手术期,后果严重。术前常由于恶性室性心律失常发作引起,应加强术前监测;术中可能因上述并发症引起;术后除改善基础心脏病及全身情况外,需注意预防 ICD 术后"电风暴"的发生。

(五)术后注意事项及随访

(1) ICD 仅针对室速或室颤,对基础心脏疾病的治疗仍应加强,尤其应让患者及家属充分了解 ICD 的作用。

(2)重视 ICD 术后的定期随访,尤其是 ICD 放电后应紧急随访。随访的主要目的有4个方面:了解患者情况、评价器械状况、关注疾病变化及相关沟通。具体包括评估和优化 ICD 系统性能和安全性、识别和校正 ICD 系统的异常情况、预测电池寿命并确定择期更换时机、保存患者及 ICD 程控参数变化的记录并建立数据库以及对患者和家属进行宣传教育。ICD 置入后的随访工作应远比常规起搏器更频繁,应根据患者的实际情况安排随访日程,通常第一年每2个月随访一次,一年后应每月随访一次,每次随访要测定上次随访以来 ICD 放电次数和充电所需的时间,随着 ICD 置入时间的推移,放电次数的累积,其充电所需的时间逐渐延长,以此参数可决定电池更换时机。ICD 随访评估内容依患者临床情况、ICD 类型、植入时间以及患者用药情况而不同,需根据患者具体情况个体化制定。

(3) ICD 术后除治疗基础心脏病和改善心功能外,重视抗心律失常药物的应用,以减少 ICD 的放电,并延长 ICD 使用期限。安装 ICD 后,2/3 的患者需联合药物治疗。药物治疗可减少室性心动过速或心室颤动发生次数,控制非持续性室性心动过速的发作,从而减少 ICD 发放电击脉冲,延长其使用寿限,并使室性心动过速频率减慢而易于终止;同时可以减慢最高窦性心率,治疗心房颤动和室上性心动过速。当室性心动过速频率减慢至低于 ICD 的心动过速检出频率时,可导致 ICD 感知失败,因此用药后应重新调整心动过速检出频率。

【ICD 的治疗方法】

1. ICD 对不同的心律失常进行不同的治疗方法

(1)室颤:只能选用非同步直流电除颤(defibrillation)方式。

(2)室速(VT):①抗心律失常起搏(ATP);②低能量直流电同步复律(cardioversion)。

(3)快速室速(FVT):①抗心律失常起搏;②低能量直流电同步复律;③非同步直流电除颤。

2. 抗心律失常起搏的方法

(1)频率适应性 Burst 起搏:以预先设定的频率,进行猝发、短阵超速抑制治疗。

(2)频率适应性 Ramp 起搏:猝发起搏的另一种方式,起搏周期可逐渐缩短。该程序可自行设定。

(3)频率适应性 Ramp + 起搏:即递减起搏的另一种方式,递减的间期可以自行设定。

3. 缓慢性心律失常起搏治疗:当患者发生缓慢性心律失常或在 ICD 作电复律后出现缓慢性心律失常时,ICD 可以进行起搏治疗。

【ICD 的诊断功能】

ICD 植入后可以启动其诊断功能,将储存于 ICD 腔内电图,心动过速发生的时间、周长、联律间期、治疗时间、治疗方式和对治疗的反应等信息在 ICD 程控仪中进行显示。ICD 还对心律失常的发作进行报警,将心律失常事件进行记录和统计,并以数字及图表的形式供医生随时检查,为治疗提供有用的依据。

(洪李锋　白　融　王　琳)

参考文献

马长生,霍勇,方唯一等. 2012. 介入心脏病学. 第 2 版. 北京:人民卫生出版社.

Bernstein AD, Daubert JC, Fletcher RD, et al. 2002. The revised NASPE/BPEG Generic Code for antibradycardia, adaptive-rate, multisite pacing. PACE, 25: 260-264.

Daubert JC, Saxon L, Adamson PB, et al. 2012. 2012 EHRA/HRS expert consensus statement on cardiac resynchronization therapy in heart failure: implant and follow-up recommendations and management. Heart Rhythm, 9(9):1524-1576.

Epstein AE, DiMarco JP, Ellenbogen KA, et al. 2008. ACC/AHA/HRS 2008 guidelines for device-based therapy of cardiac rhythm abnormalities: a report of the American College of Cardiology Foundation/American Heart Association Task Force on Practice Guidelines. J Am Coll Cardiol, 51(21): e1-e62.

Epstein AE, DiMarco JP, Ellenbogen KA, et al. 2013. 2012 ACCF/AHA/HRS focused update of the 2008 guidelines for device-based therapy of cardiac rhythm abnormalities: a report of the American College of Cardiology Foundation/American Heart Association Task Force on Practice Guidelines. J Am Coll Cardiol, 61(3): e6-75.

Wilkoff BL, Auricchio A, Brugada J, et al. 2008. HRS/EHRA expert consensus on the monitoring of Cardiovascular Implantable Electronic Devices (CIEDs): Description of techniques, indications, personnel, frequency and ethical considerations. Europace, 10(6): 707-725.

第二十七章 心力衰竭的介入治疗

一、心脏再同步治疗

正常情况下,心脏电活动经房室结、希氏束和左、右束支下传,使得左、右心室同时激动和同步收缩,如果存在 QRS 波增宽特别是完全性左束支传导阻滞时,左、右心室激动和收缩出现不同步,称之为心脏失同步。此时可通过双心室起搏使左、右心室激动和收缩再次达到同步化,称之为心脏再同步治疗(CRT)。

【适应证】

1. 基础心脏病:各种类型的心肌病引起的慢性收缩性心功能不全,以扩张型心肌病最佳。各种心肌病包括缺血性心肌病,必须在完成根本治疗措施如充分血运重建之后再考虑心脏再同步治疗。

2. 心功能状态:充分抗心衰药物治疗后心功能Ⅲ级或能够平卧耐受手术的Ⅳ级心功能。心功能Ⅱ级者也可考虑心脏再同步治疗,但 QRS 波宽度和形态要求更严格。

3. 心脏超声:左心室舒张末期内径(LVEDD)≥55mm,左心室射血分数(LVEF)≤35%,左、右心室收缩不同步,左心室不同节段收缩不同步。

4. 窦性心律和房颤心律均可,窦性心律疗效更佳。

5. 心电图:QRS ≥ 120ms,呈完全性左束支传导阻滞(CLBBB)最佳。如果心电图 QRS 波不宽,心脏超声提示存在心室不同步收缩也可考虑心脏再同步治疗,但疗效欠佳,一般不推荐。

总之,心功能越差,QRS 波越宽,呈 CLBBB 者疗效更佳。既往 CRT Ⅰ 类适应证包括 LVEF ≤ 35%、窦性心律、CLBBB、QRS ≥ 120ms、心功能Ⅲ级和不必卧床的Ⅳ级。2012 年欧洲 ESC 心力衰竭指南指出:心功能Ⅱ级的患者,如果伴有 CLBBB,可以考虑 CRT;心功能Ⅱ级的患者,如果不伴有 CLBBB,QRS ≥ 150ms 才考虑 CRT;心功能Ⅲ级或Ⅳ级的患者,如果不伴有 CLBBB,QRS ≥ 130ms 才考虑 CRT。2012 年美国心力衰竭指南Ⅰ类适应证为:LVEF ≤ 35%、窦性心律、CLBBB、QRS ≥ 150ms、心功能Ⅱ级、Ⅲ级和不必卧床的Ⅳ级患者;Ⅱa 级推荐包括 LVEF ≤ 35%、窦性心律、CLBBB、QRS ≥ 120ms、心功能Ⅱ级、Ⅲ级和不必卧床的Ⅳ级患者;如果无 CLBBB,QRS 必须 ≥ 150ms。

如果动态心电图可见恶性室性心律失常,应该选择 CRT-D (二级预防);也可以 CRT-D 全部替代 CRT(一级预防)。

【机制】

1. PR 间期延长时,左心室收缩延迟,出现舒张期二尖瓣反流,导致左心室充盈不足,心脏每搏量下降。

2. QRS 波增宽时,左、右心室和左心室内收缩不同步,室间隔矛盾运动,心脏每搏量下降。

3. 心脏再同步治疗通过调整合适的 AV 间期和 VV 间期使二尖瓣舒张期反流减少,纠正左、右心室和左心室内收缩不同步,使心脏每搏量增加。

【术前准备】

1. 术前完善心脏超声检查,了解左心室最晚收缩区域,以指导左心室起搏电极的放置。

2. 尽可能停用所有抗栓药物。

3. 正规药物治疗,尽量改善心功能,确保患者能够耐受手术。

【简要手术经过】

1. 穿刺左锁骨下静脉 3 次,先后放入 3 根导丝到右心系统。

2. 准备起搏器囊带,充分止血。

3. 沿一根导丝放入冠状静脉窦长鞘到冠状静脉窦口,行冠状静脉窦逆行造影,选择左心室起搏电极放置部位。放置左心室起搏电极到冠状静脉窦远端,测试各项参数。

4. 分别放置右心室电极和右心房电极(窦性心律下),并测量各项参数。

5. 撤出冠状静脉窦长鞘,固定各电极,并与起搏器连接,逐层缝合、包扎。

6. 如果为快速房颤,且药物难以控制心室率,必要时行房室结消融,以确保术后双心室起搏比例更高些。

【术后随访】

1. 术后复查心电图,观察 QRS 波宽度是否变窄。

2. 术后程控起搏器参数,重点调整 AV 间期和 VV 间期,复查心脏超声,确保左、右心室同步起搏,左心室内部不同步达到最大同步化。

3. 监测心功能分级改善情况和 6min 步行距离,定期监测心脏超声了解 LVEDD 和 LVEF 的动态变化。

4. 继续使用正规药物治疗心衰。

(刘启功　吕家高)

二、功能性二尖瓣反流的介入治疗

功能性二尖瓣反流是指由于左心室局部或整体重构,导致解剖结构正常的二尖瓣关闭不全,多见于扩张型心肌病或心肌梗死后心室重构。功能性二尖瓣反流不仅可以加重心力衰竭的症状,而且增加其死亡率。传统观点认为,功能性二尖瓣反流多采用药物治疗,然而对于冠状动脉搭桥患者同时行二尖瓣成形术可以改善患者预后,而对于单纯的二尖瓣成形手术,考虑到其风险和获益的问题,还存在争议。随着介入技术的发展,因其创伤小的特点,已经开始运用到功能性二尖瓣反流的治疗中,其目的是在最小的创伤下,减少二尖瓣反流量。目前有相对较好临床试验证据的介入方式主要包括 Carillon mitral contour system 和 Mitraclip 两套系统。

【Carillon mitral contour system】

(一)设计特点

Carillon mitral contour system 是一种固定长度、双锚结构的镍钛记忆合金装置,置于冠状静脉窦/心大静脉,从而减少功能性二尖瓣反流,如图 3-27-1。

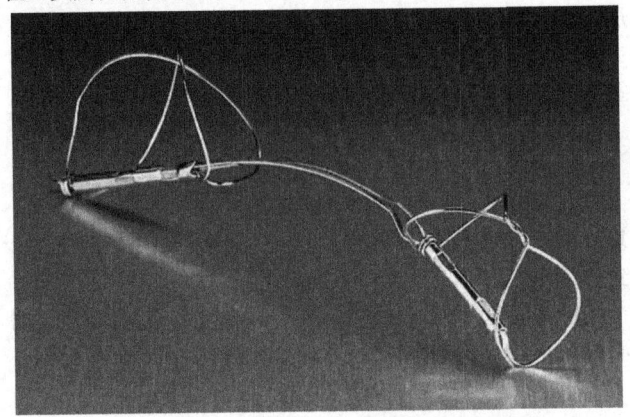

图 3-27-1　Carillon mitral contour system
(引自 Circulation 2009)

1. 置入方式

(1)麻醉方式:术中需使用经食管超声,因此需根据患者的实际耐受情况选择合适的麻醉方式。

(2)冠状动脉造影:通过冠状动脉造影可以评估冠状动脉情况,同时通过静脉相显影可以作为冠状静脉窦(CS)置管的路标。

(3)冠状静脉窦置管:通过颈静脉置入 9F 输送导管经冠状静脉窦到达心大静脉(GCV),靠近二尖瓣前结合部。

(4)Carillon mitral contour system 型号选择:通过冠状静脉窦导管行静脉造影,测量 CS/GCV 长度以及 Carillon mitral contour system 锚在 GCV 和 CS 靶部位的直径,从而选择合适的型

号(图 3-27-2A)。

(5) Carillon 装置释放:Carillon 装置经输送导管送至 GCV 靶部位,回撤输送导管使镍钛记忆合金导丝自膨胀,进而使远端锚膨胀至最大直径。Carillon 装置远端锚的直径大于静脉直径,从而增加其稳定性。远端锚释放完毕后(图 3-27-2B),手动牵引 Carillon 装置,从而通过皱褶环周组织起到缩小二尖瓣环的作用(图 3-27-2C)。在释放近端锚之前,先行冠状动脉造影排除冠状动脉受累情况,然后经食管超声确定二尖瓣反流是否改善,如出现冠状动脉受累或二尖瓣反流无明显改善,可以回收 Carillon 装置。当确认无冠状动脉受累且二尖瓣反流明显改善时,进一步回撤输送导管释放 Carillon 近端锚装置(图 3-27-2D),退出输送导管。

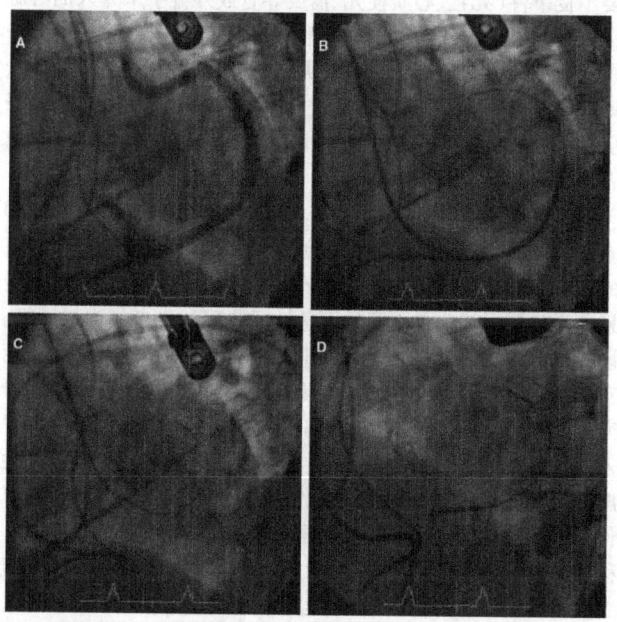

图 3-27-2 Carillon mitral contour system 置入过程
(引自 Circulation,2009)

2. 循证医学证据：人群入选条件：①扩张型缺血性心肌病或非缺血性心肌病。②中、重度功能性二尖瓣反流。③心功能 NYHA 分级 Ⅱ~Ⅳ级。④6min 步行距离 150~450m。⑤左心室射血分数 <40%，左心室舒张末直径 >55mm。⑥年龄 >18岁。⑦规范的心衰药物治疗。

(二)临床试验结果

1. CMADEUS 试验(Carillon mitral annuloplasty device European Union study)：CMADEUS 试验是一个前瞻性、多中心、单组研究，其主要目的是为了评估 Carillon mitral contour system 置入的安全性，次要目的是评估其长期安全性、功能性二尖瓣反流的改善和血流动力学以及临床改变。该研究共入选了 48 名功能性二尖瓣反流患者，其中 30 例接受了 Carillon 置入，30 天主要不良事件(死亡、心肌梗死、需要导管或外科手术介入的心脏穿孔、器械栓塞，或因置入失败相关的外科或经皮冠状动脉介入)发生率为 13%，6 个月时二尖瓣反流、心功能以及生活质量均得到明显改善，因此提示通过 Carillon mitral contour system 降低功能性二尖瓣反流的技术是相对安全可行的，且可以改善患者的生活质量。

2. TITAN 试验(transcatheter implantation of Carillon mitral annuloplasty device)：TITAN 试验是一个前瞻性、非随机、非双盲的多中心试验。该研究中将 Carillon 装置置入后因冠状动脉受累或二尖瓣反流改善不明显而急性回收后的患者作为对照组。该研究的主要目的是评估 Carillon mitral contour system 是否能安全而有效地降低功能性二尖瓣反流，并取得长期获益。该研究中，共 36 名功能性二尖瓣反流患者接受了长期 Carillon 置入，而 17 名患者于 Carillon 装置置入后因冠状动脉受累或二尖瓣反流改善不明显而急性回收作为对照组。30 天主要不良事件(死亡、心肌梗死、心脏穿孔、器械栓塞，因置入失败相关的外科手术)发生率为 1.9%。与对照组相比，Carillon 装置置入组二尖瓣反流显著降低。24 个月随访结果显示，Carillon 装置置入组左心室舒张末容积和收缩末容积均显著降低，6min 步行距离显著提高。提示 Carillon mitral contour system 可以改善功能性二尖瓣反流患者左心室重构,并且可以明显地改善患者临床预后直至24个月。

【MitraClip】

1. 设计特点:MitraClip是通过输送系统控制,将4mm宽的钴铬合金夹夹在二尖瓣前叶和后叶上,从而降低二尖瓣前叶和后叶的距离,减少二尖瓣反流(图3-27-3)。

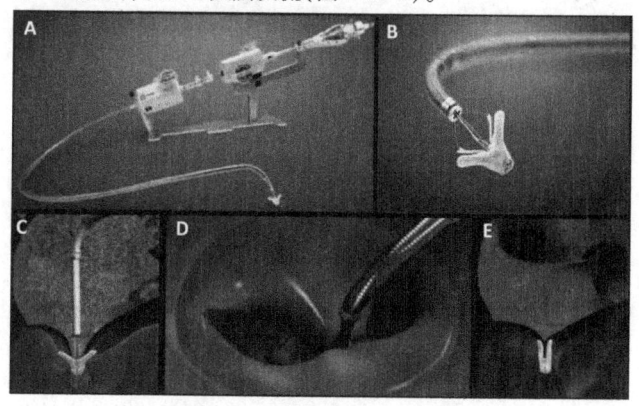

图3-27-3 MitralClip示意图

2. 操作过程

(1)麻醉方式:术中需使用经食管超声,因此需根据患者的实际耐受情况选择合适的麻醉方式。

(2)房间隔穿刺:穿刺股静脉,行房间隔穿刺后,将MitraClip经输送系统经股静脉、右心房、房间隔、左心房至左心室。

(3)MitraClip置入:在X线机和经食管超声的指引下,通过操作系统将Mitraclip调整在二尖瓣反流喷射点,夹住相应的二尖瓣叶。经食管超声复查二尖瓣反流程度,如反流明显改善,可释放MitraClip,否则可回收或植入另一个MitraClip。

3. 循证医学证据

(1) EVEREST Ⅰ(endovascular valve edge-to-edge repair study phase Ⅰ):EVEREST Ⅰ试验是一个评估MitralClip系统可行性和安全性的研究,共入选27名中重度二尖瓣反流患者,

其中24名患者成功行 MitraClip 植入。6个月随访结果显示,大部分 Mitraclip 患者的二尖瓣反流量明显改善,6名患者因二尖瓣反流无明显改善而成功接受外科手术。该研究证明了 MitraClip 植入的安全性,并能改善二尖瓣反流。

(2) EVEREST Ⅱ (endovascular valve edge-to-edge repair study phase Ⅱ):EVEREST Ⅱ试验是随机对照研究,比较 MitralClip 和传统外科手术治疗(二尖瓣修复或置换)的安全性和有效性。该研究共入选279例中、重度二尖瓣反流患者,以2:1的比例随机分配到 MitraClip 治疗组和传统外科治疗组,30天主要不良事件发生率分别为15%和48%,1年随访结果显示,两种之间死亡事件均为6%,因二尖瓣功能不全而需外科手术的发生率分别为20%和2%,3^+ 或 4^+ 级二尖瓣反流的发生率分别为21%和20%,两组患者在心室大小、NYHA 心功能分级以及生活质量等方面较术前都有明显改善。该研究提示 MitraClip 技术虽然在有效性方面稍逊于传统外科手术,但其安全性要优于后者,且也可以改善严重二尖瓣反流患者的临床预后。

总之,二尖瓣反流的介入治疗目前虽然尚处于临床研究阶段,但是随着介入技术和器械的进步,二尖瓣反流的介入治疗将会有非常大的应用前景。

(严江涛)

第二十八章 血流动力学监测

【目的】

1. 早期发现患者的血流动力学改变。
2. 鉴别某些严重血流动力学障碍的原因。
3. 指导心功能不全和休克患者的治疗。
4. 观察药物和其他治疗措施的疗效。

【适应证】

1. 急性心肌梗死合并左心室泵衰竭、乳头肌断裂、室间隔穿孔、室壁穿孔、右心室心梗。
2. 急性或慢性心功能不全。
3. 动脉压降低时鉴别低血容量、心衰、休克、心脏压塞。
4. 肺动脉高压的诊断及鉴别诊断。
5. 药物作用的血流动力学监测。
6. 心脏手术后的血流动力学监测。
7. 低排综合征。

【方法】

1. 导管选择:一般均选用四腔 SwanGanz 漂浮导管,检查球囊是否完好,用肝素盐水冲洗管腔。

2. 一般经皮穿刺颈静脉或锁骨下静脉,也可以选用肘静脉或贵要静脉途径,根据顶端压力曲线判断是否进入右心房,一般成人从不同部位至右心房长度为:颈静脉 15~20cm,锁骨下静脉 10~15cm,左肘静脉 50cm,右肘静脉 40cm。

3. 用含肝素的生理盐水冲洗管腔后,通过三路接头与压力换能器相连。

4. 管端进入右心房后将球囊充气 1ml,在压力和心电监测的指引下将球囊送至肺动脉小分支,见三个波峰的压力波,波幅约为 0.26kPa(2mmHg),即为肺毛细血管楔压。

5. 测定肺毛细血管楔压后尽快排出球囊气体,球囊充气嵌顿时间应<15s。将导管回撤至肺动脉测定肺动脉压及心排血量。

6. 完成上述测定后将导管回撤至右心室、右心房,分别测定其压力。

7. 若病情需要,导管可保留2~3天。将导管暴露部分置入无菌可伸缩套管中,防止导管推进或回撤时造成感染。持续滴入肝素生理盐水保持管腔通畅。

【并发症】

1. 心律失常。
2. 肺动脉损伤、破裂出血。
3. 血栓形成或肺栓塞。
4. 感染。
5. 导管打折或气囊破裂。
6. 心内结构损伤。

【监测参数及正常值】

血流动力学的监测参数及正常值详见表3-28-1和表3-28-2。

表3-28-1 直接测量值

参数	缩写	正常值
右心房压	RAP	<0.8kPa(6mmHg)
右心室压	RVP	收缩压2.4~40kPa(18~30mmHg)
		舒张压0~0.7kPa(0~5.3mmHg)
肺动脉压	PAP	收缩压2.4~4.0kPa(18~30mmHg)
		舒张压0.8~1.6kPa(6~12mmHg)
		平均压1.3~2.4kPa(9.8~18mmHg)
平均动脉压	MAP	9.3~14.0kPa(70~105mmHg)
肺毛细血管楔压	PCWP	<1.67kPa(12.5mmHg)
心排血量	CO	4~8L/min

表 3-28-2　计算所得值

参数	公式	正常值
心搏出量	$SV = CO/HR$	$60 \sim 100 ml/次$
心搏指数	$SVI = CO \times 1000/S/HR$	$30 \sim 47 ml/(次 \cdot m^2)$
心排血指数	$CI = CO/S$	$2.6 \sim 4.0 L/(min \cdot m^2)$
体循环指数	$SVR = (MAP - CVP)/CO$	$1300 \sim 1800 dyn \cdot s/cm^5$
肺循环阻力	$PVR = (MPAP - PCWP)/CO \times 80$	$(108 \pm 46) dyn \cdot s/cm^5$

注：$S(m^2) = 0.0064 \times H(cm) + 0.0128 \times W(kg) - 0.1529$；CO = 心排血量；MAP = 平均动脉压；MPAP = 平均肺动脉压；PCWP = 肺毛细血管楔压；CVP = 中心静脉压；HR = 心率。

(严江涛　郭小梅)

第二十九章 主动脉内气囊反搏

主动脉内球囊反搏(intra-aortic balloon counterpulsation, IABP)是机械辅助循环方法之一。通过动脉系统植入一根带气囊的导管到降主动脉内左锁骨下动脉开口远端,在舒张期气囊充气,在心脏收缩期前气囊排气,起到辅助心脏的作用。

(一)原理

心脏舒张期,气囊充气,主动脉舒张压升高,冠状动脉流量增加,心肌供血增加;心脏收缩前,气囊排气,主动脉压力下降,心脏后负荷下降,心脏射血阻力减少,心肌耗氧量下降(图3-29-1)。

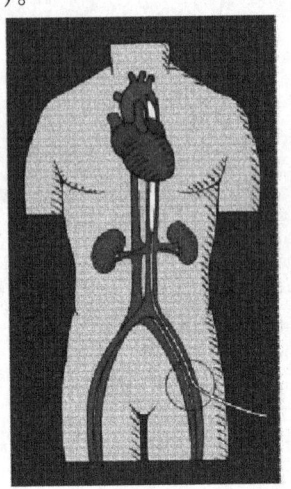
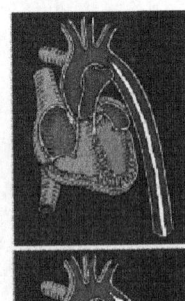
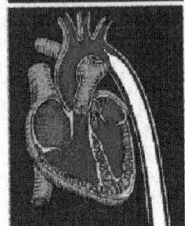

图 3-29-1 IABP 示意图

（二）适应证

1. 适应证：左心室泵衰竭、心源性休克、顽固的不稳定型心绞痛、急性心肌梗死、心肌梗死并发症（室间隔穿孔、二尖瓣反流及乳头肌撕裂）、心肌缺血引发的顽固心律失常、在高危外科手术或 PTCA 手术前使用对患者心肌进行保护、感染性休克、体外循环脱机困难、冠状动脉搭桥/换瓣手术或 PTCA 术中或术后发生意外的患者。

2. 应用指征

(1) $CI < 2.2 L/(m^2 \cdot min)$。

(2) 平均动脉压 < 50mmHg。

(3) 联合使用两种以上的升压药，而多巴胺剂量 > 20μg/(kg·min)。

(4) 不能停止体外循环或停止循环后心脏收缩无力。

(5) 左心房压（或肺小动脉嵌入压）> 20 mmHg，中心静脉压 > 11 mmHg，尿量 < 0.5ml/(kg·h)。

(6) 严重的心律失常。

(7) 周围循环不良。

（三）禁忌证

1. 主动脉瓣关闭不全。

2. 严重主动脉疾病，如主动脉夹层、主动脉瘤、极度主动脉扭曲。

3. 穿刺部位感染。

（四）操作方法

1. 股动脉穿刺点消毒，局部麻醉。

2. 穿刺股动脉，送入导丝，此时可选择植入鞘管或无鞘植入。

3. 取出 IABP 导管，沿导丝送入直到靠近左锁骨下动脉开口处，气囊应位于左锁骨下动脉开口和肾动脉开口之间。

4. 接压力及心电监测，接氦气管道。

5. 压力及心电监测清晰，开始反搏。

6. 拔出时，不要直接从鞘中撤出导管，应该连鞘和导管一起拔出,先压迫穿刺点远端,冒出部分血液后再压迫近端。

(五)调试

1. 可选择反搏触发方式,心电触发,动脉压力触发最常用;还可选择起搏触发,另外还有房颤模式,自动血压模式及内触发。

2. 球囊导管选择:身高 < 162cm,选 30ml 球囊;162 ~ 182cm,选 40ml 球囊;>182cm,选 50ml 球囊。

3. 充放气时机根据血压波形调整(图 3-29-2)。

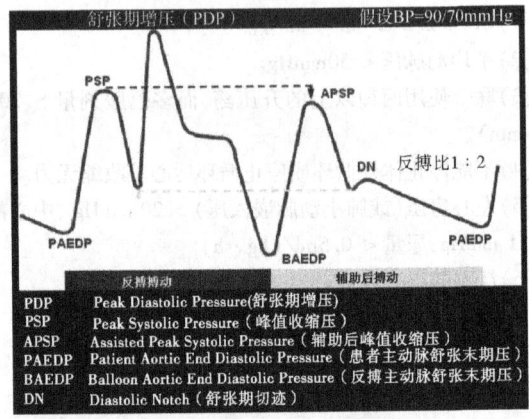

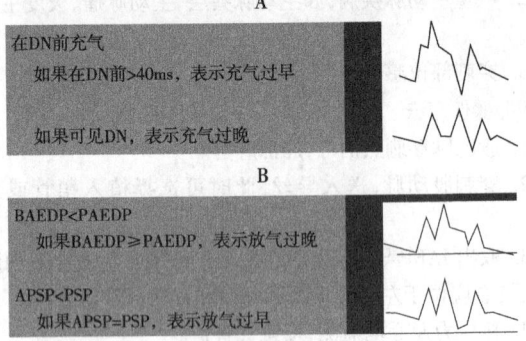

图 3-29-2 充放气时机根据血压波形调整

(六)观察

1. 穿刺侧足背动脉搏动。
2. 穿刺部位出血及鞘管漏血。
3. 床边安装的气囊要拍片确定球囊部位。
4. 观察反搏的各项压力。
5. 氦气压力。

(七)并发症

1. 主动脉损伤:可能造成主动脉内膜撕裂。
2. 球囊破裂:可能导致气栓。
3. 血栓:植入球囊后应该抗凝。

(邱旭光 曾和松)

第三十章 体外膜肺氧合

【概念】

体外膜肺氧合(extracorporeal membrane oxygenation, ECMO)是以体外循环系统为基本设备,将血液从体内引流至体外,经膜式氧合器氧合后再将血液回输入体内,采用体外循环技术进行操作和管理的一种辅助治疗手段,临床上主要用于呼吸功能不全和心脏功能不全的支持,EMCO可使心肺得到充分休息,为心肺功能恢复赢得时间。

【发展史】

20世纪30年代体外循环机的发明开创了膜式氧合的先河,20世纪70年代成功对呼吸窘迫综合征(ARDS)患者实施了救治,后又用于治疗新生儿严重呼吸衰竭。随着新的医疗技术和材料科学的发展,ECMO技术有了很大的改进,应用范围较以前扩大,统称为体外生命支持系统(extracorporeal life support system, ECLS),预计今后将向小型化、接近生理、多种技术杂交的方向发展。

【原理及基本设备】

ECMO是将血液从体内引到体外,经膜肺氧合后,再由血泵将血液灌入体内,可进行长时间心肺支持,期间心肺得到充分休息,全身氧供和血流动力学处在相对稳定的状态,膜式氧合器可进行有效二氧化碳排出和氧的摄取,为心肺功能恢复赢得宝贵时间。

基本设备应包括:

(1)替代循环系统动力装置——血液泵(包括滚轴泵和离心泵)。

(2)替代呼吸系统功能气体交换装置——氧合器。

(3)替代循环系统回路——静脉导管及管路。

(4) 各项辅助设备——气体氧气混合调节器、加热器、血液参数监测器、安全监测器等。

【治疗特点】

(1) 通过膜式氧合器可以有效地改善低氧血症,避免了高参数机械通气所致的气道损伤以及长期高浓度给氧所致的氧中毒。

(2) 通过血泵功能可提供循环支持,为心肺功能恢复提供了时间。

(3) 可以通过建立的管道系统进行血液净化,从而维持体内水、电解质稳定。

【ECMO 类型】

1. 静脉动脉(VA)模式:通过血泵将静脉血从体内引流至体外,经膜式氧合器氧合后再将血液输入动脉,包括周围静脉-动脉流转途径及中心静脉-动脉流转途径两种,以后者最为常用。该模式目前主要用于急性可逆性循环功能衰竭短时间辅助治疗,也为患者后续治疗作桥梁,提高重症心脏功能衰竭患者救治率,在提供双心室辅助的同时又可进行呼吸辅助,也可用于急性心肺功能同时衰竭患者。

2. 静脉静脉(VV)模式:通过血泵将静脉血从体内引流至体外,经膜式氧合器氧合后再将血液输入静脉,分连续血流(双腔管完成)及潮式血流(单腔管完成)两大类。该模式是急性呼吸衰竭但心脏功能正常患者的标准辅助方式,而对心脏功能起到间接改善作用。

3. 动脉静脉(AV)模式:将动脉血从体内引流至体外,经膜式氧合器氧合后再将血液输入静脉。该模式可以不需要血泵驱动,但需要患者循环稳定,主要用于心功能尚可,而呼吸功能衰竭患者。

【适应证】

1. **呼吸支持**:主要用于 ARDS 及新生儿肺部疾病的治疗。

2. **循环支持**:主要用于急性心肌炎、急性心肌梗死导致的心源性休克和心脏术后心源性休克的抢救以及安装心室辅助装置、人工心脏及心脏移植前的过渡。

3. 替代体外循环:主要用于肺移植、神经外科、供体脏器支持、急性肺栓塞的抢救。

【ECMO 支持的时机选择】

为了使 ECMO 支持的获益最大化,因此 ECMO 支持的时机选择非常重要。

(一)ECMO 呼吸支持临床标准

ECMO 呼吸支持主要应用于传统方法治疗效果不佳的可逆性肺部疾病的患者,满足以下任何一条,可考虑行 ECMO 呼吸支持。

(1)在最佳药物治疗 24~120h,且在 FiO_2 100% 的条件下,PaO_2 仍然低于 50mmHg 超过 2h。

(2)PEEP≥$10cmH_2O$ 条件下,PaO_2/FiO_2<50mmHg。

(3)PEEP≥$10cmH_2O$ 条件下,PaO_2/FiO_2<70mmHg 超过 96h。

(二)ECMO 循环支持临床指征

(1)组织灌注不足:低心排血量综合征。

(2)心排指数(CI)<$2L/(m^2 \cdot min)$,即将导致多器官功能不全。

(3)顽固性代谢性酸中毒。

(4)重症心肌炎。

(5)围生期心肌病。

(6)失代偿期顽固性心力衰竭。

(7)心脏手术后脱机困难患者。

(三)ECMO 在心脏外科手术术后应用的适应证

(1)对传统治疗(包括扩容、正性肌力药物、血管活性药物以及主动脉内球囊反搏)无反应的心源性休克。

(2)全心衰。

(3)体外循环脱机失败。

(4)暂时过渡让心脏休息和康复。

(四)ECMO 支持排除标准

由于 ECMO 辅助的前提条件是患者心肺功能的可恢复性,

明确不利于 ECMO 患者恢复的疾病为绝对禁忌证,但随着医疗技术的不断提高,现阶段绝对禁忌证可变为相对禁忌。

(1)终末期疾病。

(2)不可逆的中枢神经系统损伤或畸形。

(3)近 10 天内接受过神经外科手术。

(4)Ⅱ级以上颅内出血。

(5)PaO_2/FiO_2 <100mmHg 超过 5 天(成人)或 10 天(婴儿)。

(6)免疫缺陷患者。

(7)不适合移植的慢性心功能不全患者。

(8)多器官功能不全合并有未控制的代谢性酸中毒。

(9)慢性器官功能不全(肺气肿、肝硬化、肾衰竭)。

(10)长时间的心肺复苏且无足够的组织灌注。

(11)依从性差(社会、认知、精神或经济方面的限制)。

【EMCO 系统建立过程】

(一)ECMO 系统准备

1. 设备准备及功能监测。

2. 耗材准备。

3. 系统安装及预充。

(二)ECMO 系统建立

1. 患者准备。

2. ECMO 方式及选择插管途径。

3. ECMO 运转前设备检查。

4. 启动 ECMO。

5. 调整 ECMO 参数。

6. 调整血管活性药物。

7. 监测凝血功能及抗凝。

8. 评估 ECMO 效果。

【ECMO 管理】

(一)ECMO 前准备

1. 掌握患者一般情况。

2. 选定 ECMO 模式。

3. 准备 ECMO 物品。

4. 协调 ECMO 团队。

(二) ECMO 早期管理

ECMO 早期管理指 ECMO 建立到血流动力学稳定阶段。

1. ECMO 系统建立:无菌连接管道、预冲排气、预充血液时,应在肝素化的同时补充钙剂。首次肝素剂量 100U/kg,ACT >160s 方可开始 ECMO。

2. 麻醉:ECMO 期间应用镇静、镇痛及肌松剂始终保持患者麻醉状态。

3. 插管:根据实际情况选用经皮穿刺或切开直视动、静脉插管,插管不可太粗,提供 2~3L/min 流量或插管直径小于血管直径75%即可。

4. 氧合状况:严密监测氧合器氧合性能。先启动驱动泵,后开通气体;停机时步骤相反,应先关闭气源,后停机,转流过程中膜肺的血相压力始终大于气相压力。

5. 流量管理:逐渐提升流量,VA 模式流量可达心排血的 80%,VV 模式流量可比 VA 模式高 20%~50%。

6. 血流动力学:初期血压可偏低,要求维持在 50~60mmHg 即可。逐步减少血管活性药物的用量,进入以 ECMO 辅助为主的状态,使心肺得到充分休息。

7. 体温管理:保持体温在 35~37℃,早期温度可稍低以偿还氧债。

8. 水、电解质及酸碱平衡:监测水、电解质及血气结果,在血流动力学改善的基础上逐步改善内环境,应尽量避免使用碳酸氢钠纠正酸中毒。

9. 抗凝管理:ECMO 过程中维持 ACT 120~160s。

10. 肝、肾功能及血糖控制:ECMO 期间用胰岛素控制血糖,采取有效措施积极处理肝、肾功能不全。

11. 机械通气:单独 ECMO 不佳时,联合应用呼吸机通气,呼吸频率 5~10 次/分,潮气量 7~10ml/kg,吸入氧浓度 <50%。

12. 营养支持:早期通过肠外营养,补充每天所需热量,维持正氮平衡。

(三)ECMO 中期管理

ECMO 中期管理指血流动力学稳定至心肺功能恢复阶段。

1. 氧代谢:如氧合器氧合满意,机体代谢正常,静脉氧饱和度维持在70%左右最佳。

2. 血流动力学:ECMO 中期平均动脉压维持在 60~80mmHg 即可。

3. 水、电解质及酸碱平衡:新生儿血液稀释度维持在 HCT 35%~40%,成人维持在 30%~35%,氧合后 PaO_2 < 200mmHg,$SaO_2 \geq 99\%$,$PaCO_2$ 维持于 35~50mmHg,SvO_2 维持在70%左右。

4. 机械通气:呼吸频率5~10次/分,潮气量7~10ml/kg,吸入氧浓度<50%,峰压20~25cmH_2O。

5. 抗凝管理:维持 ACT 在 120~150s。

6. 体温管理:保持体温在35~36℃。

7. 营养支持:肠外营养给予白蛋白、葡萄糖、维生素、微量元素、葡萄糖酸钙、硫酸镁等;肠内营养给予各种口服营养素。

(四)ECMO 后期管理

ECMO 后期管理指心肺功能恢复至 ECMO 停止阶段。

1. 评估撤机指征

(1)心电图恢复正常。

(2)动脉和混合静脉氧饱和度恢复正常。

(3)血流动力学参数恢复正常。

(4)气道峰压下降,肺顺应性改善。

(5)胸部 X 线片改善。

(6)血气和水、电解质正常时,考虑试行停止 ECMO。

放弃原则:ECMO 支持1周后出现不可逆脑或肺损伤,其他重要器官功能衰竭或顽固性出血,考虑终止 ECMO 治疗。

2. 进入 ECMO 撤机步骤:逐渐降低流量,VA 模式流量减少至 10~20ml/(kg·min),VV 模式流量减少至 40~50ml/(kg·min);维持血流动力学及内环境稳定;维持一定抗凝状态;稳定心肺功能;情况稳定可停止 ECMO,侧路持续循环1~3h后,患者病情仍稳定可拔除插管,撤离机器。

【并发症】

ECMO 是长时间人工呼吸和循环支持措施,因大量人工装置长时间介入对患者进行了非生理性干预,因此 ECMO 过程中容易出现各种并发症,主要包括机械性并发症和患者相关并发症两方面。

(一)机械性并发症

1. 血栓形成。
2. 插管问题。
3. 氧合器功能异常。
4. 空气栓塞。
5. 血泵故障等其他机械性并发症。

(二)患者相关并发症

1. 出血。
2. 肾功能不全。
3. 感染。
4. 中枢神经系统并发症。
5. 溶血。
6. 高胆红素血症。
7. 循环系统并发症
8. 肺部并发症。
9. 末端肢体缺血。
10. 水、电解质和酸碱平衡紊乱。
11. 多器官功能衰竭。

(严江涛　汪道文)

第三十一章 电击复律与除颤

用较强的脉冲电流通过心脏以消除快速异位心律失常,使之转复为窦性心律的方法称为心脏电击复律。由于本方法最早用于消除心室颤动,因此又称为心脏电除颤。电击复律的机制主要是瞬间高压强电流电击使所有或绝大部分心肌同时除极,异位心律消除,使正常时心脏最高起搏点窦房结重新控制心脏节律,恢复窦性心律。

【电击复律仪器】

心脏电复律装置亦称除颤器,主要包括4个部分:电源装置、同步触发装置、电极板、心电示波器。

1. 电源装置:能将交流电转变为 4～7kV 的高压直流电贮存在 16～32μF 的大电容中,并在 2～4ms 间向心脏放电,电功率在 5～400J 可调,并能反复充电、放电。

2. 同步触发装置:除颤器放电方式分为同步与非同步两种。选用同步触发功能是利用除颤器感知患者自身心电图中的 R 波来触发放电,使电击脉冲刚好落在患者心电图的 R 波降支(绝对不应期),因而可避免电击脉冲落在心室易损期引起心室颤动,故称为同步电复律,可用于转复除心室扑动、颤动以外的各类异位快速心律失常。非同步方式则可以在任何时间放电,称为非同步电复律,仅用于转复心室扑动和颤动。

3. 电极板:电极板连接除颤器,为一对长方形电极,经胸壁体外电复律时,电极板分别置于胸骨右缘右锁骨下和心尖部。新的体外起搏除颤电极采用前后位,即胸骨左缘第4肋间和左肩胛下区。电极表面应涂以导电糊,以利良好接触与导电。

4. 心电示波装置:用于监护患者电复律前后和复律过程中患者的心律。

【适应证】

(一)心房颤动

心房颤动是选择性电复律中最常见的一种心律失常,但适应证应选择恰当,否则难以在转复后维持窦性心律,一般来说下列情况下应考虑应用电复律:

1. 心房颤动病史在1年以内,无明显心力衰竭,心脏扩大不显著(心胸比率<55%)者。

2. 心房颤动伴有心衰、心绞痛或心室率过快,药物难以控制者。

3. 引起房颤的诱因(如甲亢、心肌梗死、肺炎等)基本控制后,仍有心房颤动者。

4. 二尖瓣分离术、球囊扩张术或人工瓣膜置换术后2~3个月,心房颤动依然存在者。

5. 预激综合征合并房颤者。

心房颤动病程较长,心脏已有明显扩大,电击复律的成功率下降,复律后也不易维持。复律前需行经食管心房超声检查,对心房内无血栓患者,复律后予以有效抗凝4周;对具有栓塞发生的高危患者,包括有栓塞史(3个月前)者、已行人工瓣膜置换术者、风心病二尖瓣狭窄新近发生心房颤动者以及超声心动图发现有心房血栓者(抗凝时间较长,直至血栓消失后,可以电复律),在抗凝治疗无禁忌时,应在复律前3周行抗凝治疗,并持续至术后4周。药物可选用华法林,每日用量2.5mg,最好根据华法林基因检测结果调整剂量,要求INR值维持在2~3。术后可应用胺碘酮维持窦性心律(具体用法参见第六章"二、房性心律失常"心房颤动治疗)。

(二)心房扑动

对持续性心房扑动而药物治疗效果不满意者,可电复律治疗。一般来说所需能量较小,25~30J可以使大多数房扑复律,个别病例需超过200J的能量,成功率>95%。

(三)阵发性室上性心动过速

对阵发性室上性心动过速应用刺激迷走神经手法和药物

治疗无效且发作时间长并出现并发症者应考虑电复律治疗。

(四)室性心动过速

对于阵发性室性心动过速血流动力学稳定者可选用药物治疗,如利多卡因、胺碘酮心律平等。对于急性心肌梗死、急性心肌缺血、心脏外科手术后的室速,或药物治疗无效的室速,或室性心动过速伴有低血压、无尿、心力衰竭、晕厥等情况时,应尽早应用电复律治疗。不稳定的单形性 VT 给予同步电复律,不稳定的多形性 VT 给予较高能量的非同步除颤。有脉的单形性 VT,单相波同步电转复,能量从 100J 或更高开始,通常反应较好。电复律成功率在 97% 左右。甚至有些用大剂量药物治疗无效的患者电复律仍然有效。洋地黄中毒引起的室性心动过速则不宜应用电复律。

(五)心室颤动或心室扑动

心室扑动和心室颤动均为电复律的紧急指征,刻不容缓,特别是冠心病包括心肌梗死时。快速反应时间是决定患者能否存活的重要因素。若不进行 CRP,每延迟一分钟,患者生存的可能性下降 7%～10%。研究结果提示,在心搏骤停开始的 1～2min 内立即给予电除颤是首选方法。

对于心搏骤停者应早期识别、早期心肺复苏、早期除颤、早期高级生命支持和尽早复苏后治疗,紧急情况下不管是心室颤动或心跳停搏还是电机械收缩分离(三者均表现为心搏骤停),为争取抢救时间,可给予电复律。其理由是:

1. 心搏骤停时如为弄清楚是何种类型,必须做心电图或心电示波,则会延误抢救时间。

2. 心搏骤停的主要原因是心室颤动,特别是冠心病患者,快速盲目电击可及早抢救患者。

3. 对于心脏停搏或电-机械收缩分离者,盲目电击 1 次对预后无严重影响。

有关室性心律失常进行电复律治疗的建议见表 3-31-1;心肺复苏相关流程见图 3-31-1。

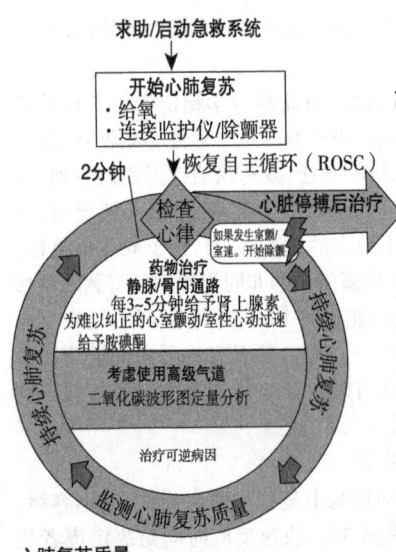

- **胺碘酮静脉/骨内剂量：**
  首剂量300mg静脉注射。
  第二次剂量150mg。

高级气道
- 声门高级气道或气管插管
- 用于确认和临测气管插管位置的二氧化碳波形图
- 每分钟8~10次人工呼吸，伴以持续的胸外按压

可逆病因
- 低血容量
- 缺氧
- 氢离子（酸中毒）
- 低钾血症/高钾血症
- 低温治疗
- 张力性气胸
- 心脏压塞
- 毒素
- 肺动脉血栓形成
- 冠状动脉血栓形成

心肺复苏质量
- 用力（≥5cm）、快速（≥100次/分）按压并等待胸壁回弹
- 尽可能减少按压的中断
- 避免过度通气
- 每2分钟交换一次按压职责
- 如果没有高级气道，应采用30：2的按压-通气比率
- 二氧化碳波形图定量分析
  - 如果P_{ETCO_2}<10mmHg，尝试提高心肺复苏质量
- 有创动脉压力
  - 如果 舒张阶段（舒张）压力<20mm Hg，尝试提高心肺复苏的质量

恢复自主循环（ROSC）
- 脉搏和血压
- P_{ETCO_2} 突然持续增加（通常≥40 mmHg）
- 自主动脉压随监测的有创动脉波动

电击能量
- 双相波：制造商建议值（120~200J）；如果该值未知，使用可选的最大值。第二次及后续的剂量应相当，而且可考虑提高剂量
- 单相波：360 J

药物治疗
- 肾上腺素静脉/骨内注射剂量：每3~5分钟 1 mg
- 血管升压素静脉/骨内剂量：40个单位即可替代首剂量或第二次剂量的肾上腺素

图 3-31-1　2010 年心肺复苏与心血管急救指南建议心肺复苏相关流程

表 3-31-1 2006 年 ACC/AHA/ESC 室性心律失常治疗和心脏性猝死预防指南中有关室性心律失常进行电复律治疗的建议

临床状况	治疗建议	推荐类别	证据水平
院外发生的心脏停搏(心脏停搏最常见的心电机制是 VF 和无脉性 VT)	在院外有体外自动除颤器(AED)设备时,应立即使用 AED 予电击治疗	I	C
室性快速心律失常引起心脏停搏时	立即给予最大能量(单相波除颤器一般为 360J)	I	B
	电除颤后仍有复发,再次除颤后首选静脉应用胺碘酮以稳定节律	I	B
对于反复发生的室性快速或非快速心律失常的心脏停搏患者	根据 CPR 的流程推荐的方案处理	I	C
对发生心脏停搏患者反应时间≥5min 的病例	在电除颤前先进行短时间(小于 90~180s)的 CPR 是合理的	II a	B

【禁忌证】

1. 病程长达数年的慢性心房颤动,特别是心脏(尤其是左心房)明显增大的二尖瓣病患者。

2. 心房颤动或心房扑动伴有窦房结功能障碍者。

3. 心房颤动或心房扑动伴缓慢心室率(<60 次/分)或完全性房室传导阻滞者。

4. 不能耐受长期抗心律失常药物治疗的患者。

5. 低血钾和洋地黄中毒者。

6. 有风湿活动:中毒性心肌炎或心肌病伴发房颤者。

【电击复律的操作步骤】

(一)术前准备

对于发生室速、室颤导致心脏停搏者,应立即进行电复律,并同时开始心肺复苏有关操作步骤(图 3-31-1)。对择期复律的患者,应做好术前准备。

1. 正确选择病例,严格掌握适应证。

2. 做好患者及家属的心理疏导工作,以取得同意和配合,签署治疗同意书。

3. 纠正心力衰竭和电解质紊乱。术前 1~2 天应停用洋地黄类药物和利尿剂。必要时加用相应的抗心律失常药物。

4. 术前患者应适当休息,避免精神紧张,术前 4~8h 禁饮食,以免麻醉时反流吸入呼吸道。

5. 检查除颤器工作性能是否完好,准备好心肺复苏的各种抢救药品和器械,一般应有麻醉师在场,以备紧急时气管插管。

(二)术中操作

1. 患者平卧于木板床上(必要时行胸外心脏按压),并建立静脉通道,以备急需时应用。

2. 复律前 5~15min 充分吸氧,以免心肌缺氧而诱发心室颤动,同时做好气管插管和复苏准备。

3. 记录术前 12 导联心电图,并连接好心电示波器,连续监测心电变化。

4. 对于意识清醒者,静脉注射地西泮 15~20mg(>5min)或由麻醉师选用其他快速镇静药,令患者报数,达嗜睡状态,患者睫毛反射消失时施行电击。

5. 按规定位置放置电极板,并裹盐水纱布或涂导电糊,复律时任何人不准接触患者和病床。

6. 复律后立即记录 12 导联心电图,连续监测心电图及生命体征,每 15min 或 0.5h 检测一次呼吸、血压、心率,直到意识完全恢复。

在心室颤动和心室扑动等紧急情况下则不必应用麻醉剂,予以紧急电复律。

(三)常用电击能量的选择

首次电击时,心房扑动、阵发性室上速、室性心动过速,选用 50~150J;心房颤动用 120~200J,心室扑动、心室颤动选用 200~300J,儿童除颤可以使用 2~4 J/kg 作为初始除颤能量,后续能量级别应至少为 4 J/kg，并可以考虑使用更高能量级别，但不超过 10 J/kg 或成人最大剂量。对于心脏较大、心功能差或病史较长者，可能需要能量较大，首次电击未成功，可再次或加大能量电击。选择性电复律两次放电时间间隔应在 5min 以上，一次治疗过程中不宜反复电击超过 4 次，以免造成严重心肌损伤。

【电复律的疗效】

直流电复律即时成功率很高，室性心动过速和心房扑动几乎达 100%，室上速和心房颤动分别为 80% 和 90%。电复律本身无维持窦性心律的作用，特别是心房颤动，复律后需用药物来维持窦性心律，因此对估计术后不易维持窦性心律者，尽量不做电复律治疗。

【电复律的并发症】

电复律疗效确切，安全性高，但也有一定并发症。并发症的发生与原有的心脏病的病变程度及所用的能量大小有关。

（一）局部皮肤灼伤

最常见，多为电极板与皮肤接触不良或反复电击所致。多为轻度灼伤，不需特殊处理或局部涂以氧化锌软膏即可。

（二）心律失常

1. 期前收缩（早搏）电击后可发生房性早搏或室性早搏，多数在数分钟后可自行消失，不需特殊处理，若为频发、多源或 R on T 型室性早搏，可静脉应用利多卡因。

2. 室性心动过速或心室颤动可因同步装置不良、心肌本身病变、低血钾、酸中毒、洋地黄过量或放电量不足引起，应予以静脉注射利多卡因和 5% 碳酸氢钠，立即再行复律。

3. 窦性停搏或窦房阻滞常由于本身有窦房结功能不全所致，电击后出现较长时间窦性停搏。部分患者由于长期心房颤动或扑动，窦房结长期处于超速抑制状态，一旦电击后窦房结功能需要有一个"苏醒"过程才能恢复正常，若电击后有明显而持久的窦性停搏，窦房阻滞或窦性心动过缓，可静脉应用阿托品 0.5~1mg，必要时应用异丙肾上腺素静脉滴注 1~2μg/min，以防由于心率过慢而诱发阿-斯综合征。

4. 房室传导阻滞较少见,若有严重的房室传导阻滞可应用异丙基肾上腺素静脉注射,必要时行临时心脏起搏。

(三)低血压、充血性心力衰竭、肺水肿

低血压多见于高能电击时,数小时后多自行恢复,一般无需特殊处理。在心房颤动转复为窦性心律后,出现心脏增大、充血性心衰、甚至肺水肿。原因在于电击转复为窦性心律后,右心房的收缩比左心房有力(左心房长期明显扩大而恢复较慢),便使过多的血液聚积在肺血管中。也有解释为左心室不能泵出来自左心房过多的血液,而导致心衰、肺水肿。可能有关的其他因素包括肺栓塞、麻醉剂抑制心肌、缺氧、心律失常等。

(四)肺或全身性栓塞

在我国发生率较低,但术前应向患者及家属说明,以免发生不必要的纠纷。若有栓塞发生,应使用抗凝疗法。

(五)心肌损伤

心肌损伤在心电图上表现为 ST 段升高或 T 波倒置,血液中 CPK-MB 升高,多为电击能量较大或反复电击所致。

(六)起搏器损伤

对于已安装永久性起搏器的患者发生心律失常需电击复律时,直接在胸部埋藏起搏器区域表面放电,可能会导致起搏器功能失常或起搏阈值异常增大。故电击时电极板应远离起搏器至少 12.5cm。择期电击复律者可选用前后位放置电极转复。电击复律后应定时对起搏器功能进行检查。

(林 立 王 琳)

第三十二章 基因诊断与分型在心血管疾病中的应用

【基因诊断定义】

基因诊断又称 DNA 诊断或分子诊断,通过分子生物学和分子遗传学的相关技术,直接检测受检者血液、其他体液或细胞中核苷酸碱基序列的遗传变异和基因表达水平的异常,从而对疾病做出判断。心血管疾病基因诊断主要包括个体化用药指导、遗传病的突变筛查两类。

【基因诊断的方法】

基因诊断技术多种多样,以下 3 种常见技术已被广泛应用于临床诊断:直接测序法、荧光 PCR 法、芯片法。每种方法都有它的优、缺点。其中,直接测序法是基因诊断技术的金标准,需要昂贵的遗传分析仪器和专业人员操作,不适合于基层开展相关项目。荧光 PCR 法方便、快捷,仪器要求不高,操作简单,假阳性率高,需要专门的实验室质量控制,对技术人员要求较高。芯片法通量高,检测位点多,存在假阳性,芯片制作成本较高,一般用于突变筛查,但需要直接测序法和荧光 PCR 法再次验证。

【基因分型指导华法林使用剂量】

华法林(warfarin)是目前广泛应用的香豆素类口服抗凝药。不同患者的所需用量可以相差十倍以上,如果服用过量则可出现致命性出血,但剂量过低则有血栓风险,因此选择适宜的起始剂量十分重要。这种个体差异主要由遗传变异造成 CYP2C9 代谢活性降低和药物靶标 VKORC1 低表达引起,分别可解释 15% 和 25% 的华法林剂量变异。因此基因分型对于指导华法林的剂量选择有重要应用价值。

华法林使用的个体差异还与环境因素如种族、年龄、身高、体重、饮食、吸烟、有无肝疾病等以及临床上药物间的相互作用显著相关。

【基因分型指导氯吡格雷剂量】

氯吡格雷是一种新型噻嗪吡啶类衍生物,通过肝脏 CYP450 酶代谢成活性代谢产物,其产物可选择性不可逆地与血小板表面 ADP 受体 P2Y12 结合,发挥抑制血小板聚集的作用。临床研究发现患者对氯吡格雷的临床反应存在显著的个体差异,部分患者在应用氯吡格雷时血小板未能得到充分抑制,导致严重血栓形成等不良心血管事件发生,临床称这种现象为氯吡格雷低反应、无应答或抵抗(clopidogrel resistance, CR)。氯吡格雷抵抗的发生机制尚不完全清楚,包括内部和外部两大因素。目前研究发现,基因多态性是引起氯吡格雷抵抗内部因素中最重要的因素,大约发挥12%的作用。常见的基因多态性有 P2Y 受体基因、CYP450 系统基因(*CYP3A4、3A5、2C19*等)和血小板糖蛋白基因的多态性。

【基因诊断在心血管遗传病诊断中的应用】

心血管遗传病的基因诊断主要针对的是单基因病。这些遗传病一般不都是在出生后马上出现症状,而有许多是生长到一定年龄后才出现症状。在没有症状时通过对基因的检测,就可发现和预测这个个体是否会发病,还可以预测疾病的严重程度,并进行遗传咨询。

(一)肥厚型心肌病

肥厚型心肌病患为常染色体显性遗传病,60%~70%呈现明显家族聚集性。该病发病率约为 1/500,种族间尚未见明显差异。其发病主要涉及 30 个基因(*ACTC1、ACTN2、ANKRD1、CALR3、CASQ2、CAV3、CSRP3、FXN、GLA、JPH2、LAMP2、LDB3、MYBPC-3、MYH6、MYH7、MYL2、MYL3、MYLK2、MYOZ2、PLN、PRKAG2、RYR2、TCAP、TNNC1、TNNT2、TNNTI3、TPM1、TTN、OX-PHOS、VCL*),这些基因多是编码肌小节结构蛋白的基因,故该病又被称为"肌小节病"。最显著的前五个基因及其在患者中可解释的比例分别为 *MYH7*(20%~30%)、*MYBPC3*(20%~

30%)、*TNNT2*(3% ~ 5%)、*TNNI3*(3% ~ 5%)、*TPM*1(1% ~ 3%)。同一患者可以发生单一基因上的单一突变，也可以同时发生同一基因或多个基因的多个复合突变。对于成年家族性肥厚型心肌病患者建议做基因诊断，以便对预后进行评估。

(二)扩张型心肌病

扩张型心肌病是以一侧或双侧心腔扩大、心肌收缩功能障碍为主要特征的心肌疾病。遗传方式主要为常染色体显性遗传，少数为常染色体隐性遗传、X-连锁遗传和线粒体基因遗传，患者常伴有骨骼肌损伤。近年来认识到近40%的扩张型心肌病患者具有遗传学基础。其目前已筛查出的致病基因达40余个，大多编码细胞骨架和(或)收缩成分的蛋白(DMD、ACTC、DES、LMNA)等。在这些基因中，肌联蛋白(*TTN*)、β-肌球蛋白重链(*MYH7*)，心肌肌钙蛋白蛋白T(*TNNT2*)，和α-原肌球蛋白(*TPM*1)是扩张型心肌病发病最重要的致病基因，可以解释30%的疾病。基因检测非常重要。早期发现携带致病基因的家庭成员，及早使用ACEI以及β受体阻滞剂，对延缓疾病的发展，改善预后有着重要作用。

(三)致右心室心律失常型心肌病

致右心室心率失常型心肌病是一种少见的主要影响右心室的原发性心肌病，又称致心率失常性右心室发育不良/心肌病(arrhythmogenic right ventricular dysplasia/cardiomyopathy, ARVD/C)。一般人群中发病率估计为1/1000 ~ 1/5000。约50% ~ 70%是家族性的，主要为常染色体显性遗传，外显率不一，也有常染色体隐性遗传的病例报道。大多数病例死亡年龄小于40岁，有些发生于儿童。目前发现与之相关的8个基因，其中参与编码桥粒成分的相关基因有*JUP*、*DSP*、*PKP2*、*DSG2*、*DSC*，其他非桥粒基因有*TGFβ*-3、*RYR2*、*TMEM*43。对于临床上已经确诊此病的患者，对其家属进行遗传学筛查尤为重要。目前对于不同的ARVC药物治疗上尚未见到明显差异。

(四)线粒体心肌病

线粒体心肌病(mitochondrial cardiomyopathy, MCM)是一

种因线粒体和(或)核基因病理性突变致心肌细胞线粒体结构和功能异常,进而导致心肌能量代谢异常的,以心肌病为临床表现的原发性心肌病。由于线粒体功能缺陷在全身各系统器官均可发生,故 MCM 临床表型多样。MCM 多由于线粒体 DNA (mtDNA)突变所致,部分源于核 DNA(nDNA)突变。迄今发现的与 MCM 有关的 mtDNA 突变主要包括与蛋白合成有关的 tRNA 基因点突变、编码线粒体呼吸复合体基因结构突变和 mtDNA 片段缺失和 mtDNA 的耗竭。基因突变多为个案和家族报道,与表型的关系尚需大样本检测。对于线粒体心肌病基因诊断,A3243G、A8344G 和 T8993C 价值较大。目前 MCM 无特效治疗方法,主要为对症治疗。基因治疗的可能性仍在探讨中。

(五)马方综合征

马方综合征是一种先天性常染色体显性遗传性结缔组织疾病,主要表现为骨损害、眼损害及心血管病变三联症。原纤维蛋白 1(fibrillin1,*FBN*1)基因是 MFS 最常见的致病基因,定位于染色体 15q21.1,迄今已发现大于 1750 种 *FBN*1 基因突变,随机遍布整个基因中,没有明显的热点突变。大多数患者有家族史,只有 15% ~30% 的患者由于自身突变导致的,这种自发突变率大约是 1/20 000。2 型马方综合征由转化生长因子 2 型受体(*TGFBR*2)和转化生长因子 1 型受体(*TGFBR*1)基因突变导致,是一组新型的 MFS 相关结缔组织病。*TGFBR*1 和 *TGFBR*2 基因突变和 MFS2 之间确切的基因型-表型关联还没有明确。对 MFS 患者进行早期基因诊断,根据携带的 *FBN*1 基因突变类型预测其表型,可以及时监测疾病的发生和进展,防止严重病变的发生,对于 MFS 的防治有重要的意义。目前尚无特殊治疗方法,主要是对症治疗。

(六)长 QT 综合征(LQTS)

长 QT 综合征是指具有心电图上 QT 间期延长、室性心律失常、晕厥、阿-斯综合征和猝死的综合征。在欧美人种中的发病率约为 1/2500。按病因可分为遗传性和获得性两种类型。在确诊的 LQTS 中,遗传学检测阳性的患者占 75%。绝大多基因突变为错义突变,且多发生在编码区。目前为止,已经在10余个导致LQTS的基因中发现数百种突变,但大多数病例由三个基因的突变造成,包括 KCNQ1(LQT1)、HERG(LQT2)及 SCN5A(LQT3)。LQTS 具有基因突变的多型性,有的基因突变携带者可能终生不发病,有的则会出现基因突变重叠现象,即一个患者携带多种致 LQTS 的突变。欧洲 LQTS 治疗指南建议,正常 QTC 间期及 LQTS 基因突变携带者属心血管事件低危患者,不需治疗,同时避免使用已知的可能延长 QT 间期的药物。而对于 QT 间期明显延长的患者,可选择 β 受体阻滞剂或 ICD 治疗。

(七)Brugada 综合征

Brugada 综合征又名原因不明猝死综合征,其主要特征为心脏结构及功能正常,右胸导联 ST 段抬高,伴或不伴右束支传导阻滞及因室颤所致的心源性猝死。发病率约为 5/10 000,且亚洲人群发病率明显高于西方国家。该病呈常染色体显性遗传,但有 2/3 的患者为散在发病。目前为止,已发现 7 个致病基因,分别位于 SCN5A、GPD1L、CACNA1C、CACNB2b、SCN1b、KCNE3 和 KCNH2。虽然遗传学检测为确立诊断标准之一,但仅在 20%~25% 的患者中能检测出相关致病基因。该疾病目前尚缺乏理想的治疗手段,治疗目的在于预防室颤的发生,减少患者的猝死率。

(八)儿茶酚胺敏感性多形性室速

儿茶酚胺敏感性多形性室速(catecholaminergic polymorphic ventricular tachycardia,CPVT)是一种少见却严重的遗传性心律失常,表现为无器质性心脏病的个体在运动或激动时发生的双向性、多形性室性心动过速,部分患者可自行缓解,但未经治疗的患者 80% 会在 40 岁前发生晕厥甚至猝死,总病死率达 30%~50%。目前已知的与儿茶酚胺敏感性多形性室速相关的基因为常染色体显性遗传的 RyR2(P2328s、Q4201R、V4653F、s2246L、R2474s、N4104K、R4497C)和常染色体隐性遗传的 CASQ2(R33Q、L167H、D307H)。既往分析表明,CPVT 患者中有 50%~55% RyR_2 发生杂合子突变和 1%~2% $CASQ_2$ 发生纯合子突变。对于曾发生运动或激动后晕厥、室速、室颤或有猝死家族史的个体,进行新一代基因序列分析,可以有效协助诊断基因突变所导致的 CPVT,从而为下一步的治疗提供指导。

(丁 虎 汪道文 唐家荣)

附录一 病史采集

一、完整病史

【一般项目】

一般项目包括姓名、性别、年龄、婚姻、民族、籍贯、出生地、职业、住址、联系人、入院日期、病史书写日期、病史叙述者(应注明与患者关系)及可靠程度。年龄对心血管疾病的鉴别诊断有参考意义,应写实足年龄。民族、籍贯和出生地有心血管疾病的流行病学意义,应如实填写。职业,特别是工种与某些疾病的发病有一定关系,要仔细询问。此外,心脏疾病病情变化快,必须认真填写详细家庭地址与联系人姓名、电话,便于及时将病情通知家属。

【主诉】

主诉应包括患者本次住院最明显、最重要的症状或体征,以及该症状发生的时间。文字力求准确、精练,一般不超过20字。

【现病史】

现病史是指患者从出现症状到入院时病情发展演变的全部过程,现病史的定义是"按照症状出现的时间顺序书写,重点突出,层次分明",包括以下各项内容。

1. 起病情况和发病时间。

2. 主要症状的特点:包括症状发生部位、性质、持续时间、程度、缓解或加剧的因素等。

3. 发病的病因与诱因:应尽可能了解本次发病有关的病因和诱因,如感染、劳累、气候变化、情绪波动等。

4. 病情发展和演变:包括主要症状的变化和新的症状的

出现,依次记录各症状出现的时间和程度的变化。

5. 伴随症状:指该疾病可能出现的一系列症状,或该疾病不应发生但此患者已出现的症状,以便进行疾病的鉴别诊断和明确诊断。

6. 诊治经过:在入院前的院外诊疗经过,如诊治的日期、检查结果、诊断和治疗的方法、疗程、效果等。

7. 疾病过程中的一般情况:如精神、体力状态、体重变化、睡眠、食欲及排尿、排便情况。

现病史是疾病诊断最重要的依据之一,对患者陈述的病情要加以归纳、整理、综合,做到条理清楚、细致全面。现病史写的是与第一诊断相关联的"事件",每个事件有发生、发展、高潮和结局,是对过程和特点的描述,要用"过去时"或"过去进行时"描述,而不能用"完成时"形式。

【既往史】

既往史包括患者过去健康状况和患过何种疾病,特别是传染病史、与本病有关的疾病史以及外伤手术史、预防接触史、药物过敏史等。

【系统回顾】

按全身各系统进行详细的疾病询问,是完整病史不可缺少的部分,应对各系统疾病可能出现的症状和体征进行逐条询问,避免遗漏。

【个人史】

重点是与现患疾病有关的各项个人史,包括社会经历如出生地、居住地,特别是疫区和地方病流行区的经历,职业、工作环境和居住条件、生活习惯与嗜好,特别是烟、酒嗜好,以及冶游史、性病史等。

【预防接种及食物、药物过敏史】

记载患者预防接种情况,以及过敏食物、药物的名称和临床表现。

【婚姻史】

本项需记载未婚或已婚、结婚年龄、对方健康状况、夫妻关系等。

【月经婚育史】

记录女性患者月经初潮年龄、月经周期和周期天数、末次月经日期、闭经日期或绝经年龄以及异常者的经期症状、经血量等。

记录已生育妇女的妊娠、生育次数和年龄、人工或自然流产次数、分娩和计划生育情况等。

【家族史】

记录直系亲属如父母、兄弟、姐妹的健康与疾病情况,特别是与本病有关的疾病及遗传性疾病、已死亡病因与死亡年龄。

二、心血管专科病史要点

【主诉】

心血管疾病最常见、最重要的主诉是呼吸困难、胸痛、心悸、黑矇和晕厥,应详细询问其性质和发病时间。

【现病史】

现病史中的起病情况对心血管疾病的病因诊断有较重要意义,如缓慢起病或急性发病,呈突发、突止的阵发性发病或是逐渐加剧持续发病等。患病的时间对确定疾病性质和程度也有一定意义。

主要症状特点如胸痛发生的部位、性质、持续时间、程度、伴随症状以及缓解加剧的因素等,对诊断心血管疾病以及确定心脏病的性质有重要鉴别意义。

导致本病发生的有关病因和诱因也有助于心血管疾病的诊断,如呼吸道感染、妊娠、分娩,以及活动过度、劳累、气候变化和饮食过量等。在病程中主要症状的变化和其他一系列相关症状的出现,可帮助了解病情的发展和演变过程,如心衰发生时,最初可能有夜间阵发性呼吸困难,以后出现活动后气促,最后发生端坐呼吸等,应详细记录各症状出现的时间。

某些与主要疾病无关的伴随症状的发生,对于主要疾病的鉴别诊断和伴发疾病的诊断有一定意义,以上情况必须在问诊中综合分析、推理判断、深入认识疾病的本质,才能做出正确的诊断。

患者以往的诊治经过可作为诊疗的参考,但不能代替病情的分析和诊断,重要的是全面了解疾病的过程。一些重要的检查结果,如心电图、X线胸片以及门诊病历、出院总结等资料要尽可能收集并仔细分析,已经进行的治疗,特别是洋地黄、降压药等药物的使用情况和效果,对于制订本次治疗计划有一定帮助。

患者自发病以来的一般情况,可协助了解本疾病对全身情况的影响,间接提示疾病的严重程度。

【既往史】

与心血管疾病密切相关的既往病史有高血压、高血脂、糖尿病、甲状腺功能亢进、风湿热等,应详细问诊并记录。个人史中较重要的烟酒史,应包括吸烟年限、每天吸烟支数、戒烟时间、饮酒量及酒的种类等。

女性患者妊娠期高血压以及围生期心功能不全等对心血管疾病的诊断十分重要,应当详细询问并加以记录。

三、住院病史记录要点

【入院记录】

其内容同住院病历,按主诉、现病史、过去史等顺序书写,要求简明扼要、重点突出,最后是初步诊断和医师签名。诊断应当写完整诊断,包括病因诊断、病理解剖诊断、病理生理诊断、心功能诊断以及并发症等。

【病程记录】

病程记录包括患者住院期间全部病情的经过,记录应及时,内容要与实际相符,应重点突出。要有综合、分析和计划总结,具体内容有:

1. 当时病情及变化情况。
2. 已完成的检查结果及其分析,各种诊疗操作的经过、目前治疗的效果和反应等。
3. 上级医师对病情的诊断治疗意见。

4. 其他各科室会诊意见。

5. 根据目前资料对原诊断的修改、补充或确定等。

【病史分析】

患者在住院初的 3 天内,经管医生应对其病情进行病史分析和记录,主要包括以下各项:

1. 简要病史。

2. 重要阳性或阴性体征。

3. 重要检查资料。

4. 鉴别诊断:符合诊断的条件与不符合的方面。

5. 进一步检查措施。

6. 治疗措施。

7. 预后的判断等。

【会诊记录】

患者在住院期间出现其他科的疾病情况,应请有关科室医师会诊,书写会诊记录。记录内容为会诊医师对病史、体征等新的补充,对病情的分析、诊断和进一步检查、治疗的意见。

【阶段小结】

患者住院达 1 个月应作阶段小结,内容为:

1. 重要的一般项目。

2. 简明综合病史要点。

3. 重要的生命体征和阳性体征。

4. 重要检查结果。

5. 治疗情况。

6. 诊断。

7. 诊断及治疗方面存在的问题及今后计划。

【转科记录】

患者在住院期间出现其他科室疾病情况,经会诊后同意转科,应书写转科记录,内容包括:

1. 主要病情。

2. 诊治经过。

3. 转出理由及注意事项。

患者由其他科室转入本科时,应书写转入记录,将患者转入原因、转科前情况以及来本科时的问诊和检查结果做简要记录。

【出院记录】

1. 入、出院时间。
2. 住院期间病情变化。
3. 检查结果与治疗经过、出院情况。
4. 出院诊断。
5. 出院注意事项及出院带药和用药方法等。

【死亡记录】

患者住院期间因病重救治无效死亡,死亡后应立即书写死亡记录,其内容包括:

1. 病例摘要。
2. 入院时情况(病史、症状和体征、检查结果等)。
3. 病情危重原因。
4. 抢救过程。
5. 死亡时间。
6. 死亡原因及最后诊断。

四、病例示范

姓名:张×× 性别:男 年龄:45岁 婚姻:已婚 民族:汉族 职业:锅炉工

住址:××

联系人:××

入院日期:2012年1月23日

记录日期:2012年1月23日

病史叙述者:患者本人

可靠程度:可靠

【主诉】

劳力性气促3年,加重伴咯血2天。

【现病史】

患者于3年前(2009年)起,在较重体力活动时出现气促,休息后可减弱,未予重视。2010年起症状加重,体力劳动时明显气急,需长时间休息才能缓解,更换轻工作后症状减轻,故未就诊。去年冬天因天寒"感冒"出现咳嗽、气喘和阵发心悸,到当地医院就诊发现"心律失常、心脏杂音",给予青霉素治疗1周并卧床休息后症状减轻,但此后体力活动明显受限,快速步行或登楼梯后即感心悸、气短,夜间喜高枕。前天患者骑自行车半小时后感心慌、呼吸困难,并咳出鲜红色血液数口。到当地医院就诊发现有心脏杂音,今日再次咯血,量约50ml,到华中科技大学同济医学院附属同济医院门诊就诊,诊断为"风湿性心脏病、房颤",建议住院诊疗而收入院。病程中从未用过洋地黄,无发热情况。

自发病以来精神稍差,睡眠欠佳,食欲欠佳,体重减轻,大、小便正常,体力下降。

【既往史】

自幼体质较弱,无传染病史,无外伤手术史,无药物过敏史。

【系统回顾】

呼吸系统:幼年时常有咽痛及化脓性扁桃体炎发作,无慢性咳嗽史。

循环系统:发病前无高血压及心脏病史。

消化系统:无腹痛、恶心及呕血、黑粪史。

血液系统:少年时曾贫血,后已治愈。无皮下出血及鼻出血史。

代谢、内分泌系统:无食欲异常、多饮、多尿等病史。

泌尿系统:无腰痛、尿频、尿急等病史。

神经系统:无头痛、头晕、昏迷及瘫痪病史。

运动系统:幼年时有关节炎病史,曾有1次因关节肿痛住院。

【个人史】

自幼生于武汉市,未到过传染疫区,不嗜烟、酒,否认冶游史。

【婚姻史】

结婚年龄 23 岁,配偶及二子女身体健康。

【家族史】

父亲 74 岁,患高血压,母亲因"脑卒中"去世,兄弟姐妹无患类似疾病者。家族中无遗传性疾病发现。

【体格检查】

T 36.7℃,P 92 次/分,R 27 次/分,BP 12/8kPa(90/60mmHg)。

扶入病房,神志清楚,发育正常,营养较差,表情淡漠,二尖瓣面容,半卧位,呼吸较急促,神志清楚,检查合作。

皮肤、黏膜未见皮疹和出血点,皮肤无明显黄染,浅表淋巴结无肿大。

头颅无畸形,头发分布均匀,头皮无瘢痕,眼睑无水肿,巩膜稍见黄染,结膜未见出血点。瞳孔等大、等圆,对光反射存在,辐辏反射正常。双侧听力正常、对称,外耳道干燥,耳郭、乳突无压痛。鼻腔干燥,无分泌物,鼻窦无压痛。口唇发绀,牙齿整齐,无缺齿和龋齿,咽部稍充血,扁桃体不肿大。

颈软,无抵抗,甲状腺不肿大,气管居中,颈静脉怒张,肝颈反流征阳性。

胸廓对称,乳房无异常,呼吸运动两侧对称,语颤两侧无差别,无胸膜摩擦感。叩诊两肺呈清音,听诊双肺呼吸音稍粗,可闻及散在干啰音,两肺底可闻及湿啰音。

心尖搏动位于左侧第 5 肋间左锁骨中线外 2cm 处,搏动弥散,未触及震颤。叩诊心界扩大,如附表 1 所示。

附表 1 心界

右侧(cm)	肋间	左侧(cm)
2	Ⅱ	2
4	Ⅲ	6.5
5	Ⅳ	9
	Ⅴ	11

注:左锁骨中线距前正中线 9cm。

心脏听诊:心率108次/分,心律绝对不齐,房颤律,心尖部S_1稍亢进,可闻及中重度舒张期"隆隆"样杂音,左侧卧位时增强,此外还可闻及收缩期3级吹风样杂音,向左腋下传导;肺动脉瓣区第二心音亢进,并可闻及舒张期叹气样杂音,沿胸骨向下传导。脉搏短绌,强弱不等,周围血管征阴性。

腹部坦,无腹壁静脉曲张。触诊腹软,未触及异常包块。肝脏右锁骨中线下1.5cm,剑突下6cm,质中等硬度,轻微压痛;脾脏未触及;叩诊移动性浊音阴性;肠鸣音正常。生殖器及肛门、直肠未查。

脊柱、四肢无畸形,关节未见红肿,活动正常,无杵状指、趾,指甲轻度发绀,无毛细血管搏动,双下肢无明显水肿。

神经系统:双侧膝、腱反射正常,病理反射未引出。

【门诊及院外重要检查结果】

2012年1月20日血常规:WBC 5.6×10^9/L;N 0.71;L 0.29;RBC 3.86×10^{12}/L;Hb 125g/L。2012年1月23日:ECG示房颤、右心室肥大、电轴右偏。

【病史小结】

1. 张××,男性,45岁。

2. 劳累后气促3年,加重并咯血2天入院。

3. 二尖瓣面容,呼吸较促,半卧位,双肺底湿啰音,心尖部可触及舒张期震颤,闻及中重度舒张期"隆隆"样杂音及收缩期3级吹风样杂音。

4. ECG示房颤、右心室肥大。

【初步诊断】

1. 风湿性心脏瓣膜病

  二尖瓣狭窄+关闭不全

  心房颤动

  心功能Ⅲ级

2. 咯血原因待查

  二尖瓣狭窄+关闭不全

  肺部感染

  其他疾病

【诊疗计划】

1. 进一步检查项目：红细胞沉降率、抗"O"测定、胸片、心脏 B 超、Holter 检查等。

2. 治疗原则：利尿、扩张血管、降低心脏负荷。洋地黄及 ACEI 的应用，抗风湿，防治链球菌感染。如果确诊为风湿性心脏瓣膜病并关闭不全，考虑择期行二尖瓣瓣膜置换手术。

3. 出院标准：诊断明确，心衰基本控制，症状好转。

病史记录者：李××

五、专科症状及体征

【常见症状】

(一)胸痛

1. 心绞痛：见于冠心病、主动脉瓣狭窄及关闭不全、梅毒性心脏病等。典型疼痛部位在胸骨上、中段后方，可波及心前区，常放射至左肩及左臂内侧达无名指和小指，或至颈、咽、下颌。胸痛性质为压迫、发闷或紧缩性。多为体力劳动或情绪激动所诱发。冠心病心绞痛经休息或含服速效硝酸酯类药物后 3～5min 可缓解，主动脉瓣病变及梅毒性心脏病心绞痛时间较长，含硝酸效果差。

2. 急性心肌梗死：胸痛部位及性质同心绞痛，但本病疼痛更剧烈，诱因常不明显，持续时间长，可达数小时至数天，含服硝酸甘油效果差。

3. 心包炎：心包炎胸痛多为纤维蛋白性心包炎，疼痛部位常在心前区或胸骨后，可放射至左肩和左臂。性质为闷痛或尖锐疼痛，吸气、咳嗽、吞咽及变换体位时疼痛加剧。

4. 肺栓塞：胸痛为突发、剧烈，类似心绞痛，常伴心悸及窒息感。

5. 主动脉夹层分离：疼痛开始即为撕裂性或搏动性，伴有濒死感，部位起始于前胸紧靠胸骨或后背肩胛间，向头颈、腰部和下肢扩展。

6. 二尖瓣脱垂综合征:可发生于前胸任何部位,疼痛轻重不一,重者如刀割,与紧张及劳累无关,硝酸酯类药物不能缓解,发作可瞬间即逝或持续数小时。

7. 心脏神经症:疼痛部位多局限于心尖部附近或经常变动。疼痛常为刺痛或隐痛,持续数小时或数天无大变化,疼痛常于劳力后发生,而不在劳力活动当时。常伴有其他神经衰弱的症状。

(二)呼吸困难

心源性呼吸困难可分为以下几种:

1. 劳力性呼吸困难:发生于体力活动时,休息可缓解,见于左心衰。

2. 夜间阵发性呼吸困难:患者夜间入睡后 1~2h 突感胸闷、气急而被迫坐起,见于冠心病左心衰。

3. 端坐呼吸:患者为减轻呼吸困难常采取坐位或坐位呼吸,见于左心衰。

4. 心源性哮喘:突发呼吸困难,强迫坐位,重症者肺部有干、湿啰音,甚至咳粉红色泡沫痰,见于急性左心衰。

5. 心脏神经症:患者自述呼吸困难,但无呼吸困难的客观表现,有时感觉吸入空气不够而采取深大吸气,伴叹息样呼气,在叹息之后自觉轻快;有些患者呼吸频率与深度都增加,因过度换气而引起呼吸性碱中毒。

(三)发绀

心血管疾病可有中央性、周围性或混合性发绀,如先天性心脏病右向左分流及肺淤血可出现中央性发绀,如充血性心力衰竭可出现周围性发绀及混合性发绀。

(四)心悸

心悸包括以下几种情况:

1. 心脏搏动增强见于左心室肥大、心脏收缩力增强、用药(肾上腺素等)及焦虑等情况;缓慢性心律失常时心率缓慢,心室舒张期延长,心室充盈度增加,心搏较强,也可有心脏搏动增强的心悸感。

2. 心率过速、过缓:常见于窦性心动过速、阵发性室上性心动过速和室性心动过速、窦性心动过缓、房室传导阻滞、病窦综合征等。

3. 心律不规则、停顿:见于期前收缩、房颤、房室传导阻滞、病窦综合征等。

(五)头晕、黑矇、晕厥先兆及晕厥

1. 头晕:可导致头晕的心血管疾病常见于高血压、低血压,以及心动过速或过缓。

2. 黑矇、先兆晕厥及晕厥:常见于严重心动过缓、长时间心脏停搏等情况,心源性晕厥又称阿-斯(Adams-Stokes)综合征。黑矇与晕厥的区别在于脑缺血的程度及时间不同。一般心脏暂停供血3s以上可发生眩晕、黑矇,大于5s可发生晕厥,超过10s则发生抽搐及阿-斯综合征。

(1)心动过缓所致晕厥:常见严重窦性心动过缓、窦房阻滞和窦性停搏。二度Ⅱ型、高度或完全性房室传导阻滞、三束支阻滞。短阵室颤、室扑导致心脏停搏也是发生晕厥的常见原因。

(2)血管迷走性晕厥:包括直立性低血压、各种强烈刺激(如剧痛、恐惧、精神过度紧张等使周围血管扩张,血压显著下降)、心动过缓等引起的血管抑制性晕厥。颈动脉窦过敏者在按压或刺激颈动脉窦时,可引起心率显著减慢、周围血管扩张导致血压暂时性减低造成晕厥。

(3)心动过速所致晕厥:常见于原有心功能不全的患者出现心率过快时或阵发性室速、尖端扭转性室速、阵发性室上速等快速性心律失常时,发生血压降低、脑供血不足而发生晕厥。

(4)急性心脏排血障碍:如严重二尖瓣狭窄、左心房黏液瘤使二尖瓣口阻塞、严重主动脉狭窄时主脉瓣口梗阻、特发性肥厚型心肌病导致左心室流出道梗阻、主动脉夹层扩展时主动脉管腔严重狭窄使左心室排血障碍等,以及法洛四联症、右心室漏斗部(肺动脉瓣下)狭窄及肺动脉瓣狭窄、原发性肺动脉高压、急性肺动脉栓塞、急性心脏压塞等也均可导致晕厥。急性心脏排血障碍发生时,晕厥的原因除了血流动力学变化外,往往还伴随严重室性心律失常。

(六)咳嗽、咯血

刺激性干咳见于急性心包炎,咳白色或粉红色泡沫痰见于急性左心衰、肺水肿,咳暗红色血痰可见于肺淤血及肺梗死。

(七)水肿

水肿见于右心衰,可见下肢特别是踝关节周围水肿及身体下垂部位腰骶部水肿等,严重者可发生大腿甚至会阴部水肿,并出现腹水。

(八)疲劳、乏力、消瘦等

在左心功能不全、主动脉瓣狭窄等情况下,心排血量减少,患者可表现为疲劳、体力下降;右心功能不全可发生消瘦、体重下降,甚至出现心源性恶病质。

(九)上腹部疼痛

主要为右上腹及上中腹疼痛,是右心功能不全致肝淤血、肝大所致。

(十)夜尿增多

在右心衰患者,卧位时肾血流量相对增加而尿量增多。

【心血管疾病常见体征】

(一)心脏体征

1. 视诊

(1)心前区隆起:见于先天性心脏病、梅毒性心脏病等。

(2)心尖搏动异常:搏动弥散提示左心室扩大,搏动增强提示左心室肥厚,搏动减弱提示左心室肥厚,搏动减弱提示心肌疾病、心包积液、肺气肿及气胸等。心尖搏动向左下移位见于左心室增大,向左移位提示右心室增大。

(3)其他部位异常搏动:如剑突下、胸骨右缘第2肋间等异常搏动,见于右心室增大、腹主动脉瘤等。

(4)颈静脉搏动:见于右心衰竭、心包炎、心脏压塞、严重肺动脉瓣狭窄、三尖瓣狭窄、肺动脉高压等。

2. 触诊

(1)心尖部搏动异常:搏动减弱见于心肌疾病、心包积液、肺气肿及气胸等,抬举样搏动见于心室肥大。

(2)心前区触诊:分为收缩期、舒张期及连续性震颤,部位常为心尖部、心底部、胸骨左缘等。心前区震颤的临床意义如附表2所示。

附表2　心前区震颤的临床意义

时期	部位	常见病
收缩期	胸骨右缘第2肋间	主动脉瓣狭窄
	胸骨左缘第3、4肋间	室间隔缺损、主动脉瓣下狭窄
	胸骨左缘第2肋间	肺动脉瓣狭窄
舒张期	心尖部	二尖瓣狭窄
连续性	胸骨右缘第2肋间	动脉导管未闭

(3)心包摩擦感:见于纤维蛋白性心包炎,部位在胸骨左缘第4肋间及心尖部,前倾位触诊较明显。

3. 叩诊

(1)心浊音界扩大:右心室增大时向左扩大,左心室增大时向左下扩大,全心增大向两侧扩大。

(2)心浊音界形态改变:靴形提示左心室增大,又称主动脉型心;梨形提示左心房及肺动脉扩大,又称二尖瓣型心;球形提示全心增大;坐位呈烧瓶形(三角形)而卧位时呈球形提示心包积液。

4. 听诊

(1)心率:增快、减慢超过正常范围即为心动过速或心动过缓。如成年人心率超过100次/分,婴幼儿心率超过150次/分,称为心动过速;心率低于60次/分称为心动过缓。

(2)心律:整齐的心律多见于窦性心律或室上性心动过速、心房扑动。心律不整齐,不时出现短、长间歇多为期前收缩或停搏。绝对不齐则多见于房颤。期前收缩是在规则心跳基础上突然提前出现一次心跳,其后有一较长间歇(代偿间歇)。此外,提前出现的心跳的第一心音常增强,第二心音减弱。在较长间歇后出现的第一个心跳,第一心音则减弱。房颤的听诊特点主要是:①心律绝对不规则;②第一心音强弱不等;③脉搏短绌。脉搏短绌即在同一单位时间内,脉率少于心率。室性期前收缩是指由希氏束分支以下起搏点提早产生的心室激动。在期前收缩时出现二联或三联一致的心律称为二联或三联律。

(3)心音:第一心音增强见于二尖瓣狭窄、甲状腺功能亢进、短 PR 间期、干扰性房室脱节或三度房室传导阻滞等。干扰性房室脱节及完全性房室传导阻滞当心房与心室同时收缩时,第一心音极为响亮,称为"大炮音",此时还可见颈静脉可见巨大 a 波。在心动过速、房颤或频发期前收缩,两次心搏十分接近时,也出现第一心音增强。第一心音减弱见于二尖瓣关闭不全、心肌炎、PR 间期延长和完全性左束支阻滞时。第二心音增强见于高血压或肺动脉高压;第二心音减弱见于主动脉瓣狭窄或关闭不全,以及肺动脉瓣狭窄或关闭不全。第二心音分裂常发生在肺动脉瓣关闭明显迟于主动脉瓣关闭时,见于肺动脉瓣狭窄、完全性右束支阻滞、二尖瓣狭窄或关闭不全时(通常分裂),以吸气时更明显。主动脉瓣关闭迟于肺动脉瓣关闭时则发生第二心音反常分裂(逆分裂),见于完全性左束支阻滞和主动脉瓣狭窄,吸气时第二心音分裂减弱或消失,呼气时分裂加重。房间隔缺损时也可发生呼气和吸气均存在的第二心音分裂(固定分裂)。

(4)额外心音:奔马律可分为舒张早期奔马律、收缩前期奔马律和重叠奔马律(火车头奔马律),提示心肌严重病损、心功能不全。收缩早期喷射音又称收缩早期喀喇音,出现在心底部,提示高血压、肺动脉高压或主动脉瓣、肺动脉瓣狭窄。收缩中、晚期喀喇音常位于心尖部,提示二尖瓣脱垂。二尖瓣开放拍击音见于二尖瓣狭窄。心包叩击音见于心包疾病。肿瘤扑落音见于心房黏液瘤。置换人工金属瓣膜者可闻及人工瓣膜音。心脏起搏音可见于人工心脏起搏植入者。

(5)心脏杂音(附表3)

1)听诊部位:为各心瓣膜听诊区。

2)时期:收缩期、舒张期、连续性等。

3)性质:吹风样、隆隆样、叹息样、机器样、鸥鸣样。

4)传导:杂音常向左腋下、心尖部、颈部等方向传导。

5)强度:收缩期杂音常用 Levine 分级,共分 6 级,1 级最弱,6 级最强。

6)与体位、呼吸、运动等关系:可使杂音减弱或增强。

(6)心包摩擦音:见于纤维蛋白性心包炎,听诊最响部位在胸骨左缘第3、4肋间或整个心前区,前倾位听诊较明显。

附表3 常见心脏疾病杂音听诊特点

杂音部位	时期	性质	传导方向	增强因素	病因
心尖部	收缩期	吹风样	左腋下	呼气时	二尖瓣关闭不全
	舒张期	隆隆样	无	左侧卧位	二尖瓣狭窄
主动脉	收缩期	吹风样	颈部	呼气时	主动脉瓣狭窄
	舒张期	吹风样	心尖部	坐位	主动脉瓣关闭不全
肺动脉瓣区	收缩期	吹风样	左锁骨下	吸气时	肺动脉瓣狭窄
	舒张期	叹息样	下一肋间	吸气时	肺动脉瓣关闭不全
胸骨左缘第3肋间	收缩期	吹风样	心尖部	Valsalva动作	主动脉下狭窄
胸骨左缘	舒张期	叹息样	心尖部	坐位	主动脉瓣关闭不全
第2肋间	连续性	机器样	无	无	动脉导管未闭

(二)全身体征

1. 二尖瓣面容:见于二尖瓣狭窄。

2. 强迫体位:端坐呼吸见于左心衰,强迫蹲位见于先天性发绀型心脏病,强迫停立位见于心绞痛发作时。

3. 皮肤改变:黄疸见于右心衰肝淤血患者,苍白见于休克、心衰和亚急性感染性心内膜炎时,后者还常见到瘀点和瘀斑。

4. 皮下结节:风湿小结见于风湿热,Osler 小结、Janeways

小结见于亚急性感染性心内膜炎等。

5. 心源性恶病质:见于右心衰及全心衰者。

6. 杵状指、趾:见于先天性发绀型心脏病、亚急性感染性感染心内膜炎等。

(三)周围血管体征

1. 颈静脉怒张、肝颈静脉反流征阳性:见于右心功能不全、心包疾病等,吸气时颈静脉怒张加重见于心包疾病(Kussmaul征),颈静脉怒张还可见于上腔静脉综合征。

2. 颈静脉搏动:扩张性波动并与第一心音同步见于三尖瓣关闭不全。

3. 颈动脉异常搏动和点头运动(Musset征):见于主动脉瓣不全、动脉导管未闭、甲状腺功能亢进、严重贫血等脉压增大。

4. 毛细血管搏动:见于主动脉关闭不全、动脉导管未闭、甲状腺功能亢进、严重贫血等脉压增大患者。

5. 脉搏异常

(1)水冲脉:见于主动脉瓣关闭不全、动脉导管未闭、甲状腺功能亢进、严重贫血等脉压增大的患者。

(2)奇脉:见于心包疾病。

(3)交替脉:见于左心功能不全。

(4)洪脉:见于主动脉瓣关闭不全、甲状腺功能亢进等。

(5)细脉:见于左心衰、主动脉瓣狭窄、休克等。

(6)短细脉:脉律绝对不整齐、完全无规则,多为心房颤动。

(7)四肢脉搏不对称:见于多发性大动脉炎等。

6. 血管枪击音:见于主动脉瓣关闭不全、动脉导管未闭、甲状腺功能亢进、严重贫血等脉压增大的患者。

7. Druoziez 双重杂音:见于上述脉压增大主动脉关闭不全的患者。

(丁 虎 唐家荣)

附录二 国际疾病分类标准编码 [ICD-10] – 循环系统疾病

代码	中文名称	简码
I00 – I99	循环系统疾病	XHXTJ
I00 – I02	急性风湿热	JXFSR
I00	风湿热,未提及心脏受累	FSR,W
I00.X01	风湿活动	FSHD
I00.X02	风湿热	FSR
I00.X03	风湿性关节炎	FSXGJ
I00.X05	急性(亚急性)风湿性关节炎	JXYJX
I00.X06	风湿性脊柱炎	FSXJZ
I01	风湿热伴有心脏受累	FSRBY
I01.001	急性风湿性心包炎	JXFSX
I01.002	风湿性心包炎	FSXXB
I01.003	急性活动性风湿性心包炎伴肺炎	JXHDX
I01.101	急性风湿性心内膜炎	JXFSX
I01.102	急性风湿性瓣膜炎	JXFSX
I01.201	急性风湿性心肌炎	JXFSX
I01.801	急性风湿性全心炎	JXFSX
I01.901	急性风湿性心脏病	JXFSX
I02.001	风湿性舞蹈病伴心脏受累	FSXWD
I02.002	风湿性舞蹈病伴二尖瓣和主动脉瓣及三尖瓣的心内膜炎	FSXWD
I02.003	风湿性舞蹈症伴病毒性心肌炎[西德纳姆]	FSXWD

附录二 国际疾病分类标准编码[ICD-10] – 循环系统疾病

续表

代码	中文名称	简码
I 02.004	风湿性舞蹈症[西德纳姆]伴二尖瓣的心内膜炎	FSXWD
I 02.005	风湿性舞蹈症[西德纳姆]伴肺瓣膜心内膜炎	FSXWD
I 02.006	风湿性舞蹈症[西德纳姆]伴三尖瓣心内膜炎	FSXWD
I 02.007	风湿性舞蹈症[西德纳姆]伴心包炎	FSXWD
I 02.008	风湿性舞蹈症[西德纳姆]伴心肌炎	FSXWD
I 02.009	风湿性舞蹈症[西德纳姆]伴心内膜炎	FSXWD
I 02.010	风湿性舞蹈症[西德纳姆]伴主动脉瓣心内膜炎	FSXWD
I 02.901	风湿性舞蹈病	FSXWD
I 02.902	急性风湿性舞蹈病	JXFSX
I 02.903	慢性风湿性舞蹈病	MXFSX
I 02.904	西德纳姆舞蹈症(重症)(小)(痉挛性)	XDNMW
I 05	风湿性二尖瓣疾病	FSXEJ
I 05.001	风湿性二尖瓣狭窄	FSXEJ
I 05.101	风湿性二尖瓣关闭不全	FSXEJ
I 05.102	风湿性二尖瓣回流	FSXEJ
I 05.201	风湿性二尖瓣狭窄伴关闭不全	FSXEJ
I 05.202	二尖瓣狭窄关闭不全	EJBXZ
I 05.801	二尖瓣钙化	EJBGH
I 05.802	二尖瓣衰竭	EJBSJ
I 05.901	二尖瓣病 NOS	EJBBN
I 06	风湿性主动脉瓣疾病	FSXZD
I 06.001	风湿性主动脉瓣狭窄	FSXZD
I 06.002	风湿性主动脉(瓣)梗阻	FSXZD

续表

代码	中文名称	简码
I06.101	风湿性主动脉瓣关闭不全	FSXZD
I06.102	风湿性主动脉瓣反流	FSXZD
I06.201	风湿性主动脉瓣狭窄伴关闭不全	FSXZD
I06.801	其他风湿性主动脉(瓣)疾病	QTFSX
I06.901	风湿性主动脉(瓣)疾病 NOS	FSXZD
I07	风湿性三尖瓣疾病	FSXSJ
I07.001	风湿性三尖瓣狭窄	FSXSJ
I07.002	三尖瓣狭窄	SJBXZ
I07.101	三尖瓣关闭不全	SJBBS
I07.102	风湿性三尖瓣关闭不全	FSXSJ
I07.103	三尖瓣反流	SJBFL
I07.201	三尖瓣狭窄伴关闭不全	SJBXZ
I07.801	其他三尖瓣疾病	QTSJB
I07.901	三尖瓣疾病 NOS	SJBJB
I08	多个心瓣膜疾病	DGXBM
I08.001	二尖瓣关闭不全伴主动脉瓣狭窄	EJBBS
I08.002	二尖瓣关闭不全伴主动脉瓣狭窄和主动脉瘘	EJBBS
I08.003	二尖瓣关闭不全及主动脉瓣狭窄关闭不全	EJBBS
I08.004	二尖瓣及主动脉瓣关闭不全	EJBJZ
I08.005	二尖瓣及主动脉瓣畸形	EJBJZ
I08.006	二尖瓣狭窄伴主动脉瓣反流	EJBXZ
I08.007	二尖瓣及主动脉瓣狭窄	EJBJZ
I08.008	二尖瓣狭窄伴主动脉瓣狭窄	EJBXZ
I08.009	二尖瓣及主动脉瓣狭窄关闭不全	EJBJZ

附录二 国际疾病分类标准编码[ICD-10] – 循环系统疾病

续表

代码	中文名称	简码
I 08.010	二尖瓣狭窄伴主动脉瓣狭窄关闭不全	EJBXZ
I 08.011	二尖瓣狭窄关闭不全伴主动脉狭窄	EJBXZ
I 08.012	二尖瓣狭窄关闭不全及主动脉瓣关闭不全	EJBXZ
I 08.013	风湿性二尖瓣及主动脉瓣关闭不全	FSXEJ
I 08.014	风湿性二尖瓣关闭不全伴主动脉瓣狭窄	FSXEJ
I 08.015	风湿性二尖瓣关闭不全伴主动脉瓣狭窄和主动脉瘘	FSXEJ
I 08.016	心内膜炎并主动脉瓣二尖瓣穿孔	XNMYB
I 08.017	风湿性二尖瓣关闭不全伴主动脉狭窄、关闭不全	FSXEJ
I 08.018	风湿性二尖瓣狭窄、关闭不全伴主动脉瓣关闭不全	FSXEJ
I 08.019	风湿性二尖瓣狭窄伴主动脉瓣关闭不全	FSXEJ
I 08.020	风湿性二尖瓣狭窄伴主动脉瓣狭窄关闭不全	FSXEJ
I 08.101	二尖瓣和三尖瓣的疾患	EJBHS
I 08.201	主动脉瓣和三尖瓣的疾患	ZDMBH
I 08.301	二尖瓣、主动脉瓣、三尖瓣合并疾患	EJB、Z
I 08.801	联合瓣膜病	LHBMB
I 08.901	多个心瓣膜疾病 NOS	DGXBM
I 09	其他风湿性心脏病	QTFSX
I 09.001	风湿性心肌[阿绍夫小体]	FSXXJ
I 09.002	慢性风湿性心脏病	MXFSX
I 09.101	慢性风湿性心内膜炎	MXFSX
I 09.102	慢性风湿性心瓣膜炎	MXFSX
I 09.201	风湿性粘连性心包炎	FSXZL

续表

代码	中文名称	简码
I09.202	慢性风湿性心包炎	MXFSX
I09.203	慢性风湿性心肌心包炎	MXFSX
I09.204	慢性风湿性纵隔心包炎	MXFSX
I09.205	慢性风湿性心肌炎	MXFSX
I09.801	风湿性肺动脉瓣关闭不全	FSXFD
I09.802	风湿性肺动脉瓣狭窄	FSXFD
I09.803	风湿性全心炎	FSXQX
I09.804	风湿性心脏肥大	FSXXZ
I09.901	风湿性心脏病(RHD)	FSXXZ
I10	特发性(原发性)高血压	TFXYF
I10.X01	恶性高血压[急进型高血压病]	EXGXY
I10.X02	高血压	GXY
I10.X03	高血压 I	GXYI
I10.X04	高血压 II	GXYII
I10.X05	高血压 III	GXYIII
I10.X06	高血压危象	GXYWX
I10.X07	老年收缩期高血压	LNSSQ
I10.X08	良性高血压	LXGXY
I10.X09	临界性高血压	LJXGX
I10.X10	特发性高血压	TFXGX
I10.X11	原发性高血压	YFXGX
I11	高血压心脏病	GXYXZ
I11.001	高血压性心脏病,伴有(充血性)心力衰竭	GXYXX
I11.002	高血压性心力衰竭	GXYXX

附录二 国际疾病分类标准编码[ICD-10] – 循环系统疾病

续表

代码	中文名称	简码
I11.901	高血压性心脏病 NOS	GXYXX
I11.902	高血压性心脏病,不伴有(充血性)心力衰竭	GXYXX
I12	高血压肾脏病	GXYSZ
I12.001	高血压性肾衰竭	GXYXS
I12.901	动脉硬化性肾病	DMYHX
I12.902	动脉硬化性肾炎	DMYHX
I12.904	肾动脉硬化	SDMYH
I12.906	肾萎缩伴有高血压	SWSBY
I12.908	小动脉性肾炎	XDMXS
I12.910	小动脉性肾硬化	XDMXS
I12.912	高血压性肾炎	GXYXS
I13	高血压心脏和肾脏病	GXYXZ
I13.101	高血压性心脏病和肾脏病伴有肾衰竭	GXYXX
I13.201	高血压性心脏病和肾脏病同时伴有(充血性)心力衰竭和肾衰竭	GXYXX
I13.901	高血压性心脏病及肾脏病 NOS	GXYXX
I13.902	肾性高血压伴高血压性心脏病	SXGXY
I13.903	心肾综合征	XSZHZ
I15.001	肾血管性高血压	SXGXG
I15.101	肾实质性高血压	SSZXG
I15.102	肾性高血压	SXGXY
I15.103	继发于其他肾疾患的高血压	JFYQT
I15.201	继发于内分泌疾患的高血压	JFYNF
I15.801	口服避孕药高血压	KFBYY
I15.802	其他继发性高血压	QTJFX

续表

代码	中文名称	简码
I 15.901	继发性高血压	JFXGX
I 20	心绞痛	XJT
I 20.001	不稳定型心绞痛	BWDXX
I 20.002	梗死前综合征	GSQZH
I 20.003	增强型心绞痛	ZQXXJ
I 20.004	心肌梗死前综合征	XJGSQ
I 20.005	中间型冠状动脉综合征	ZJXGZ
I 20.006	劳力恶化型心绞痛	LLEHX
I 20.007	劳力再次型心绞痛	LLZCX
I 20.008	梗死前心绞痛	GSQXJ
I 20.101	冠状动脉痉挛	GZDMJ
I 20.102	普林兹梅特尔	PLZMT
I 20.103	心绞痛 X 综合征[微血管型心绞痛]	XJTXZ
I 20.104	变异型心绞痛	BYXXJ
I 20.801	X 综合征	XZHZ
I 20.802	梗死后心绞痛	GSHXJ
I 20.803	混合型心绞痛	HHXXJ
I 20.804	劳力型心绞痛	LLXXJ
I 20.805	稳定型心绞痛	WDXXJ
I 20.806	狭心症	XXZ
I 20.901	心绞痛 NOS	XJTNO
I 20.902	缺血性胸痛	QXXXT
I 20.903	心绞痛综合征(血管运动型)	XJTZH
I 21	急性心肌梗死	JXXJG

附录二 国际疾病分类标准编码[ICD-10] – 循环系统疾病

续表

代码	中文名称	简码
I21.001	急性前壁侧壁心肌梗死	JXQBC
I21.002	急性前壁心肌梗死	JXQBX
I21.003	急性前膈心肌梗死	JXQGX
I21.004	急性前间壁心肌梗死	JXQJB
I21.005	前壁尖部急性透壁心肌梗死	QBJBJ
I21.101	急性膈面(下壁)心肌梗死	JXGMX
I21.102	急性膈面心肌梗死	JXGMX
I21.103	急性下壁心肌梗死	JXXBX
I21.104	膈壁急性透壁心肌梗死	GBJXT
I21.105	下侧壁急性透壁心肌梗死	XCBJX
I21.106	下后壁急性透壁心肌梗死	XHBJX
I21.201	急性侧壁心肌梗死	JXCBX
I21.202	急性高侧壁心肌梗死	JXGCB
I21.203	急性后壁心肌梗死	JXHBX
I21.204	急性前壁下壁心肌梗死	JXQBX
I21.205	急性室间隔下段心肌梗死	JXSJG
I21.206	急性下壁侧壁正后壁心肌梗死	JXXBC
I21.207	急性下壁右心室心肌梗死	JXXBY
I21.208	急性下壁正后壁心肌梗死	JXXBZ
I21.209	急性心房心肌梗死	JXXFX
I21.210	急性心尖部心肌梗死	JXXJB
I21.211	急性正后壁心肌梗死	JXZHB
I21.212	右心肌梗死	YXJGS
I21.213	尖-侧壁急性透壁心肌梗死	JCBJX

续表

代码	中文名称	简码
I 21.214	基底-侧壁急性透壁心肌梗死	JDCBJ
I 21.215	高侧壁急性透壁心肌梗死	GCBJX
I 21.216	侧(壁)急性透壁心肌梗死	CBJXT
I 21.217	后壁急性透壁心肌梗死	HBJXT
I 21.218	后基底壁急性透壁心肌梗死	HJDBJ
I 21.219	后侧壁急性透壁心肌梗死	HCBJX
I 21.220	后间壁急性透壁心肌梗死	HJBJX
I 21.221	间壁急性透壁心肌梗死	JBJXT
I 21.301	急性右心室心肌梗死	JXYXS
I 21.302	急性室壁心肌梗死	JXSBX
I 21.303	手术后心肌梗死	SSHXJ
I 21.304	透壁性心肌梗死	TBXXJ
I 21.401	急性小灶心肌梗死	JXXZX
I 21.402	急性心内膜下心肌梗死	JXXNM
I 21.403	心内膜下心肌梗死综合征	XNMXX
I 21.404	非透壁性心肌梗死	FTBXX
I 21.901	非冠心病心肌梗死	FGXBX
I 21.904	冠状动脉栓塞伴心肌梗死	GZDMS
I 21.905	冠状动脉血栓形成伴心肌梗死	GZDMX
I 21.906	急性多壁心肌梗死	JXDBX
I 21.907	室间隔穿孔	SJGCK
I 21.908	心脏破裂	XZPL
I 21.909	心脏卒中	XZZZ
I 21.910	亚急性心肌梗死	YJXXJ

附录二　国际疾病分类标准编码[ICD-10] – 循环系统疾病

续表

代码	中文名称	简码
I21.911	心肌梗死(急性)NOS	XJGSJ
I21.912	心脏梗死	XZGS
I22.001	前壁的随后性心肌梗死	QBDSH
I22.002	前间壁的随后性心肌梗死	QJBDS
I22.003	前侧壁的随后性心肌梗死	QCBDS
I22.004	前壁尖部的随后性心肌梗死	QBJBD
I22.101	下壁的随后性心肌梗死	XBDSH
I22.102	膈壁的随后性心肌梗死	GBDSH
I22.103	下侧壁的随后性心肌梗死	XCBDS
I22.104	下后壁的随后性心肌梗死	XHBDS
I22.801	尖-侧壁的随后性心肌梗死	JCBDS
I22.802	基底-侧壁的随后性心肌梗死	JDCBD
I22.803	高侧壁的随后性心肌梗死	GCBDS
I22.804	侧(壁)的随后性心肌梗死	CBDSH
I22.805	后(真性)壁的随后性心肌梗死	HZXBD
I22.806	后侧壁的随后性心肌梗死	HCBDS
I22.807	后间壁的随后性心肌梗死	HJBDS
I22.808	间壁的随后性心肌梗死	JBDSH
I22.901	急性再发心肌梗死	JXZFX
I22.902	随后性心肌梗死	SHXXJ
I23	急性心肌梗死后的某些近期并发症	JXXJG
I23.001	急性心肌梗死后的近期并发症心包积血	JXXJG
I23.101	急性心肌梗死后的近期并发症房间隔缺损	JXXJG
I23.201	急性心肌梗死后的近期并发症室间隔缺损	JXXJG

续表

代码	中文名称	简码
I23.301	急性心肌梗死后的近期并发症心壁破裂	JXXJG
I23.401	急性心肌梗死后的近期并发症腱索断裂	JXXJG
I23.501	急性心肌梗死后的近期并发症乳头肌断裂	JXXJG
I23.601	急性心肌梗死后的近期并发症心房、心耳和心室的血栓形成	JXXJG
I23.801	急性心肌梗死后的其他近期并发症	JXXJG
I24	其他急性缺血性心脏病	QTJXQ
I24.001	心肌梗死后综合征	XJGSH
I24.002	冠状动脉(静)脉栓(闭)塞	GZDMJ
I24.003	冠状动脉血栓形成,未造成心肌梗死	GZDMX
I24.101	心肌梗死后综合征	XJGSH
I24.102	德雷斯勒综合征	DLSLZ
I24.801	冠状动脉供血不足	GZDMG
I24.802	急性冠状动脉供血不足	JXGZD
I24.803	冠状动脉衰竭	GZDMS
I24.901	急性及亚急性缺血性心脏病 NOS	JXJYJ
I25	慢性缺血性心脏病	MXQXX
I25.001	动脉硬化性心血管病	DMYHX
I25.101	冠心病	GXB
I25.102	心肌缺血	XJQX
I25.103	冠状动脉狭窄	GZDMX
I25.104	冠状动脉粥样硬化(狭窄)	GZDMZ
I25.105	冠状动脉粥样硬化性心脏病	GZDMZ
I25.106	心肌硬化	XJYH
I25.107	冠状动脉病	GZDMB

附录二 国际疾病分类标准编码[ICD-10] – 循环系统疾病

续表

代码	中文名称	简码
I25.201	陈旧性高侧壁心肌梗死	CJXGC
I25.202	陈旧性后壁心肌梗死	CJXHB
I25.203	陈旧性前壁心肌梗死	CJXQB
I25.204	陈旧性前间壁心肌梗死	CJXQJ
I25.205	陈旧性下壁后壁心肌梗死	CJXXB
I25.206	陈旧性下壁前壁心肌梗死	CJXXB
I25.207	陈旧性下壁心肌梗死	CJXXB
I25.208	陈旧性下壁正后壁心肌梗死	CJXXB
I25.209	陈旧性小灶性心肌梗死	CJXXZ
I25.210	陈旧性心肌梗死	CJXXJ
I25.211	陈旧性心内膜下心肌梗死	CJXXN
I25.212	陈旧性正后壁心肌梗死	CJXZH
I25.213	心肌梗死恢复期	XJGSH
I25.214	治愈的心肌梗死	ZYDXJ
I25.301	房壁瘤(心壁动脉瘤)	FBLXB
I25.302	室壁瘤(心室壁动脉瘤)	SBLXS
I25.303	心脏动脉瘤	XZDML
I25.401	冠状动脉窦动脉瘤	GZDMD
I25.402	冠状动脉扩张	GZDMK
I25.403	后天性冠状动脉动静脉瘘	HTXGZ
I25.501	缺血性心肌病	QXXXJ
I25.502	慢性心肌缺血	MXXJQ
I25.601	无症状的心肌缺血	WZZDX
I25.602	隐性冠心病(无症状性冠心病)	YXGXB

续表

代码	中文名称	简码
I25.603	无症状的缺血性心脏病	WZZDQ
I25.801	冠状动脉炎	GZDMY
I25.802	冠状动脉左心房瘘	GZDMZ
I25.803	慢性冠状动脉供血不足	MXGZD
I25.901	冠状动脉缺血	GZDMQ
I25.902	缺血性心脏病	QXXXZ
I26	肺栓塞	FSS
I26.001	急性肺源性心脏病	JXFYX
I26.002	肺栓塞,伴急性肺源性心脏病	FSS,B
I26.901	肺栓塞	FSS
I26.902	肺血栓形成	FXSXC
I26.903	出血性肺动(静)脉梗死	CXXFD
I26.904	肺栓塞,不伴急性肺源性心脏病	FSS,B
I27	其他肺源性心脏病	QTFYX
I27.001	肺动脉高压	FDMGY
I27.002	肺动脉高压危象	FDMGY
I27.003	原发性肺动脉高压(特发性)	YFXFD
I27.004	肺动脉硬化	FDMYH
I27.005	肺动脉硬化伴肺动脉高血压	FDMYH
I27.006	肺细动脉狭窄引起的心脏病[阿耶萨综合征]	FXDMX
I27.101	脊柱后侧凸性心脏病	JZHCT
I27.801	继发性肺动脉高压	JFXFD
I27.802	其他特指的肺源性心脏病	QTTZF
I27.901	肺源性心脏病	FYXXZ

附录二 国际疾病分类标准编码[ICD-10] – 循环系统疾病

续表

代码	中文名称	简码
I 27.902	慢性肺源性心脏病	MXFYX
I 28	肺血管的其他疾病	FXGDQ
I 28.001	肺动静脉瘘	FDJML
I 28.101	肺动脉瘤	FDMDM
I 28.801	肺动脉扩张	FDMKZ
I 28.802	肺静脉狭窄	FJMXZ
I 28.803	肺小动脉炎	FXDMY
I 28.804	肺血管破裂	FXGPL
I 28.805	肺血管狭窄	FXGXZ
I 28.901	肺血管病 NOS	FXGBN
I 30.001	急性非特异性心包炎	JXFTY
I 30.002	特发性心包炎	TFXXB
I 30.101	病毒性心包炎	BDXXB
I 30.102	细菌性心包炎	XJXXB
I 30.103	病毒性心肌心包炎	BDXXJ
I 30.104	化脓性心包炎	HNXXB
I 30.105	感染性心包炎	GRXXB
I 30.106	急性感染心包积液	JXGRX
I 30.107	链球菌性心包炎	LQJXX
I 30.108	葡萄球菌性心包炎	PTQJX
I 30.109	心包积脓	XBJN
I 30.801	其他类型的急性心包炎	QTLXD
I 30.901	急性心包积液	JXXBJ
I 30.902	急性心包炎	JXXBY

续表

代码	中文名称	简码
I30.903	急性心肌心包炎	JXXJX
I31	心包的其他疾病	XBDQT
I31.001	慢性粘连性心包炎	MXZLX
I31.002	心包粘连	XBZL
I31.003	纤维性心包炎	XWXXB
I31.004	粘连性纵隔心包炎	ZLXZG
I31.101	慢性化脓性缩窄性心包炎	MXHNX
I31.102	缩窄性心包炎	SZXXB
I31.103	心包钙化	XBGH
I31.104	钙化性心包炎	GHXXB
I31.201	心包积血	XBJX
I31.301	癌性心包积液	AXXBJ
I31.302	乳糜性心包积液	RMXXB
I31.801	心包破裂	XBPL
I31.802	心外膜斑	XWMB
I31.803	局部心包粘连	JBXBZ
I31.901	包裹性心包积液	BGXXB
I31.902	非特异性心包炎	FTYXX
I31.903	慢性心包炎	MXXBY
I31.904	心包积气	XBJQ
I31.905	心包积液	XBJY
I31.906	心脏压塞	XBYST
I31.907	心包炎	XBY
I31.908	纵隔心包炎	ZGXBY

附录二 国际疾病分类标准编码[ICD-10] – 循环系统疾病

续表

代码	中文名称	简码
I33	急性和亚急性心内膜炎	JXHYJ
I33.001	恶性心内膜炎	EXXNM
I33.002	二尖瓣赘生物	EJBZS
I33.003	肺动脉瓣赘生物	FDMBZ
I33.004	感染性心内膜炎	GRXXN
I33.005	感染性心内膜炎性赘生物	GRXXN
I33.006	革兰阳性杆菌性心内膜炎	GLSYX
I33.007	急性细菌性心内膜炎	JXXJX
I33.008	假单胞菌性心内膜炎	JDBJX
I33.009	链球菌性心内膜炎	LQJXX
I33.010	真菌性心内膜炎	MJXXN
I33.011	葡萄球菌性心内膜炎	PTQJX
I33.012	三尖瓣赘生物	SJBZS
I33.013	细菌性心内膜炎	XJXXN
I33.014	亚急性细菌性心内膜炎	YJXXJ
I33.015	真菌性心内膜炎	ZJXXN
I33.016	主动脉瓣赘生物	ZDMBZ
I33.017	奥斯勒结节[指尖痛性小结]	ASLJJ
I33.018	溃疡性心内膜炎	KYXXN
I33.019	脓毒性心内膜炎	NDXXN
I33.020	增殖性心内膜炎	ZZXXN
I33.901	急性心内膜炎	JXXNM
I33.902	中毒性心内膜炎	ZDXXN
I34	非风湿性二尖瓣疾患	FFSXE

续表

代码	中文名称	简码
I34.001	二尖瓣关闭不全	EJBBS
I34.002	非风湿性二尖瓣伴主动脉瓣关闭不全	FFSXE
I34.003	二尖瓣退行性变	EJBTX
I34.004	非风湿性二尖瓣漏伴主动脉瓣狭窄和漏	FFSXE
I34.005	非风湿性二尖瓣反流	FFSXE
I34.101	二尖瓣后叶脱垂	EJBHY
I34.102	二尖瓣脱垂	EJBTC
I34.103	二尖瓣脱垂综合征	EJBTC
I34.201	二尖瓣术后狭窄	EJBSH
I34.202	老年钙化性二尖瓣狭窄	LNGHX
I34.203	非风湿性二尖(瓣)狭窄	FFSXE
I34.801	二尖瓣腱索断裂	EJBJS
I34.802	二尖瓣裂	EJBL
I34.803	手术后二尖瓣狭窄关闭不全	SSHEJ
I34.804	非风湿性二尖瓣狭窄伴关闭不全	FFSXE
I34.805	心内膜炎并二尖瓣穿孔	XNMYB
I34.806	非风湿性二尖瓣钙化	FFSXE
I34.901	非风湿性二尖瓣退行性改变	FFSXE
I35	非风湿性主动脉瓣疾患	FFSXZ
I35.001	主动脉瓣狭窄	ZDMBX
I35.101	心内膜炎伴主动脉瓣关闭不全	XNMYB
I35.102	主动脉瓣关闭不全	ZDMBB
I35.103	非风湿性主动脉瓣回流(反流)	FFSXZ
I35.201	老年钙化性主动脉瓣狭窄关闭不全	LNGHX

附录二 国际疾病分类标准编码[ICD-10] – 循环系统疾病

续表

代码	中文名称	简码
I35.202	主动脉瓣狭窄伴关闭不全	ZDMBX
I35.801	退行性主动脉瓣疾患	TXXZD
I35.802	心内膜炎伴主动脉瓣穿孔	XNMYB
I35.803	心内膜炎伴主动脉瓣脱垂	XNMYB
I35.804	主动脉瓣肥厚	ZDMBF
I35.805	主动脉瓣钙化	ZDMBG
I35.806	主动脉瓣松软综合征	ZDMBS
I35.807	主动脉瓣下垂	ZDMBX
I35.808	主动脉瓣硬化	ZDMBY
I35.809	主动脉瓣周脓肿	ZDMBZ
I35.901	非风湿性主动脉瓣退行性改变	FFSXZ
I36	非风湿性三尖瓣疾患	FFSXS
I36.001	非风湿性三尖瓣狭窄	FFSXS
I36.101	非风湿性三尖瓣关闭不全	FFSXS
I36.102	非风湿性三尖瓣回流(反流)	FFSXS
I36.201	非风湿性三尖(瓣)狭窄、关闭不全	FFSXS
I36.801	非风湿性三尖瓣脱垂	FFSXS
I36.802	三尖瓣脱垂	SJBTC
I36.803	三尖瓣下移	SJBXY
I37	肺动脉瓣疾患	FDMBJ
I37.001	肺动脉瓣狭窄	FDMBX
I37.101	肺动脉瓣关闭不全	FDMBB
I37.102	非风湿性肺动脉瓣回流(反流)	FFSXF
I37.201	肺动脉瓣狭窄伴关闭不全	FDMBX

续表

代码	中文名称	简码
I37.801	肺动脉硬化性心内膜炎	FDMYH
I38	瓣膜未特指的心内膜炎	BMWTZ
I38.X01	心脏瓣膜病	XZBMB
I38.X02	老年性心脏瓣膜病	LNXXZ
I38.X03	心瓣膜穿孔	XBMCK
I38.X04	心瓣膜钙化	XBMGH
I38.X05	心瓣膜破裂	XBMPL
I38.X06	心内膜炎	XNMY
I38.X07	心瓣膜疾患	XBMJH
I38.X08	心瓣膜炎	XBMY
I38.X09	动脉硬化性心内膜炎	DMYHX
I38.X10	非细菌性血栓性心内膜炎	FXJXX
I40.001	病毒性心肌炎	BDXXJ
I40.002	感染性心肌炎	GRXXJ
I40.003	细菌性心肌炎	XJXXJ
I40.004	心肌脓肿	XJNZ
I40.101	孤立性心肌炎	GLXXJ
I40.102	特发性心肌炎	TFXXJ
I40.103	菲尔德病毒性心肌炎	FEDBD
I40.801	中毒性心肌炎	ZDXXJ
I40.901	急性心肌炎	JXXJY
I40.902	活动性心肌炎	HDXXJ
I42.001	家族性扩张型心肌病	JZXKZ
I42.002	充血性心肌病(扩张型心肌病)	CXXXJ

附录二 国际疾病分类标准编码[ICD-10] – 循环系统疾病

续表

代码	中文名称	简码
I42.101	肥厚型梗阻性心肌病	FHXGZ
I42.102	肥厚性主动脉瓣下狭窄	FDXZD
I42.201	肥厚型非梗阻性心肌病	FHXFG
I42.202	肥厚型心肌病	FHXXJ
I42.203	心尖肥厚型心肌病	XJFHX
I42.204	特发性肥厚型心肌病	TFXFD
I42.301	心内膜心肌纤维化	XNMXJ
I42.302	勒夫勒心内膜炎	LFLXN
I42.303	心内膜心肌病(嗜曙红性)	XNMXJ
I42.401	心内膜纤维弹性组织增生	XNMXW
I42.402	先天性心肌病	XTXXJ
I42.501	限制型心肌病	XZXXJ
I42.601	酒精性中毒性心肌病	JJXZD
I42.701	药物性心肌病	YWXXJ
I42.801	心肌囊肿	XJNZ
I42.802	其他心肌病	QTXJB
I42.901	充血性心肌病	CXXXJ
I42.902	继发性心肌病	JFXXJ
I42.903	特发性心肌病	TFXXJ
I42.904	心动过速性心肌病	XDGSX
I42.905	心肌病	XJB
I42.906	心肌炎后心肌病	XJYHX
I42.907	右心心肌病	YXXJB
I42.908	家族性心肌病[家族性心肌肥大症]	JZXXJ

续表

代码	中文名称	简码
I 42.909	缩窄性心肌病	SZXXJ
I 43*	分类于他处的疾病引起的心肌病	FLYTC
I 44	房室传导阻滞和左束支传导阻滞	FSCDZ
I 44.001	一度房室传导阻滞	I DFSC
I 44.101	二度房室传导阻滞，I 型和 II 型	II DFSC
I 44.102	二度默比茨传导阻滞，I 型和 II 型	II DMBC
I 44.103	文克巴赫传导阻滞	WKBHC
I 44.201	三度房室传导阻滞（完全房室传导阻滞）	III DFSC
I 44.301	部分房室传导阻滞	BFFSC
I 44.302	房室传导阻滞	FSCDZ
I 44.303	特发性房室束支退化症 lengre 病	TFXFS
I 44.304	隐匿性房室传导阻滞	YNXFS
I 44.305	希氏束硬化	XSSYH
I 44.401	左前分支传导阻滞	ZQFZC
I 44.501	左后束传导阻滞	ZHSCD
I 44.601	完全性左束支传导阻滞（CLBBB）	WQXZS
I 44.602	左束支半传导阻滞	ZSZBC
I 44.701	左束支传导阻滞（LBBB）	ZSZCD
I 45	其他传导疾患	QTCDJ
I 45.001	右束传导阻滞（RBBB）	YSCDZ
I 45.101	不完全性右束支传导阻滞	BWQXY
I 45.102	完全性右束支传导阻滞	WQXYS
I 45.103	右束支传导阻滞 NOS	YSZCD
I 45.201	二束支传导阻滞	ESCDZ

附录二 国际疾病分类标准编码[ICD-10] – 循环系统疾病

续表

代码	中文名称	简码
I 45.301	三束支传导阻滞	SSZCD
I 45.401	室内传导阻滞	SNCDZ
I 45.402	束支传导阻滞	SZCDZ
I 45.403	中隔支传导阻滞	ZGZCD
I 45.404	非特异性室内传导阻滞	FTYXS
I 45.501	窦房传导阻滞(SAB)	DFCDZ
I 45.502	窦房结功能低下	DFJGN
I 45.503	窦性停搏	DXTB
I 45.504	房内传导阻滞	FNCDZ
I 45.505	中隔束传导阻滞	ZGSCD
I 45.506	树状分支性(心脏)传导阻滞	SZFZX
I 45.601	劳恩-加农-莱文综合征	LEJNL
I 45.602	预激综合征[沃-帕-怀综合征]	YJZHZ
I 45.603	隐性预激综合征	YXYJZ
I 45.604	沃尔夫-帕金森-怀特综合征	WEFPJ
I 45.605	附属的房室传导	FSDFS
I 45.606	加速的房室传导	JSDFS
I 45.607	预激的房室传导	YJDFS
I 45.801	房室节内双径	FSJNS
I 45.802	干扰性房室分离	GRXFS
I 45.901	斯托克斯-亚当斯综合征[心脏传导阻滞引起晕厥]	STKSY
I 45.902	家族性传导系统障碍	JZXCD
I 45.903	心脏传导系统退行性变	XZCDX
I 45.904	心脏传导阻滞	XZCDZ

续表

代码	中文名称	简码
Ⅰ46	心脏停搏	XZTB
Ⅰ46.001	心脏停搏复苏成功	XZTBF
Ⅰ46.101	心源性猝死	XYXCS
Ⅰ46.901	心搏骤停	XZZT
Ⅰ46.902	呼吸心脏停搏	HXXTZ
Ⅰ47	阵发性心动过速	ZFXXD
Ⅰ47.001	室性异型心律	SXYXX
Ⅰ47.101	窦房折返性心动过速	DFZFX
Ⅰ47.102	窦性心动过速	DXXDG
Ⅰ47.103	房内折返性心动过速	FNZFX
Ⅰ47.104	房室结折返性心动过速	FSJZF
Ⅰ47.105	房室折返性心动过速	FSZFX
Ⅰ47.106	房性心动过速	FXXDG
Ⅰ47.107	结性心动过速(交界性心动过速)	JXXDG
Ⅰ47.108	室上性心动过速	SSXXD
Ⅰ47.109	阵发性房室性心动过速	ZFXFS
Ⅰ47.110	阵发性房性心动过速	ZFXFX
Ⅰ47.111	阵发性交界性心动过速	ZFXJJ
Ⅰ47.112	阵发性室上性心动过速	ZFXSS
Ⅰ47.113	自律性增高性房性心动过速	ZLXZG
Ⅰ47.201	尖端扭转型室性心动过速	JDNZX
Ⅰ47.202	室性心动过速	SXXDG
Ⅰ47.203	右心室室性心动过速	YSSXX
Ⅰ47.204	阵发性室性心动过速	ZFXSX

附录二　国际疾病分类标准编码[ICD-10] – 循环系统疾病

续表

代码	中文名称	简码
I47.205	左心室室性心动过速	ZSSXX
I47.901	阵发性心动过速[霍夫曼-布佛雷综合征]	ZFXXD
I48	心房颤动和扑动	XFXCH
I48.X01	不纯性心房扑动	BCXXF
I48.X02	特发性房颤	TFXFC
I48.X03	心房扑动	XFPD
I48.X04	心房纤维性颤动(心房颤动)	XFXWX
I48.X05	阵发性心房扑动	ZFXXF
I48.X06	阵发性心房颤动	ZFXXF
I49	其他心律失常	QTXLS
I49.001	心室扑动	XSPD
I49.002	心室纤维性颤动(心室颤动)	XSXWX
I49.101	房性期外收缩[房性早搏]	FXQWS
I49.102	频发性房性期外收缩	PFXFX
I49.103	房性过早收缩	FXGZS
I49.201	结性期前收缩[交界性期前收缩]	JXGZB
I49.301	频发性室性期外收缩	PFXSX
I49.302	室性期前收缩	SXGZB
I49.303	室性自搏	SXZB
I49.304	阵发性室性期外收缩	ZFXSX
I49.401	期外收缩(期前收缩)	QWSSG
I49.402	偶发房室性期外收缩	OFFSX
I49.403	频发性期外收缩	PFXQW
I49.404	多灶性过早搏动	DZXGZ

续表

代码	中文名称	简码
I 49.405	移动性起搏点(过早复极)	YDXQB
I 49.406	异位搏动	YWBD
I 49.407	期外收缩性心律不齐	QWSSX
I 49.501	病窦综合征[慢-快综合征]	BDZHZ
I 49.801	窦房结-房室结游走节律	DFJFS
I 49.802	窦房结游走性心律	DFJYZ
I 49.803	窦性心律失常	DXXLS
I 49.804	反复心律(逆节律)	FFXLN
I 49.805	房性心律	FXXL
I 49.806	结性心律	JXXL
I 49.807	结性逸搏	JXYB
I 49.808	特指多种心律失常	TZDZX
I 49.809	紊乱性房性心率	WLXFX
I 49.901	β受体过敏综合征	βSTGM
I 49.902	冠心病心律失常型	GXBXL
I 49.903	室性心律失常	SXXLS
I 49.904	心律失常[心律不齐、心律紊乱]	XLSCX
I 50	心力衰竭	XLSJ
I 50.001	充血性心力衰竭	CXXXL
I 50.002	充血性心脏病	CXXXZ
I 50.003	全心衰竭	QXSJ
I 50.004	右心衰竭	YXSJ
I 50.005	心源性水肿	XYXSZ
I 50.101	急性肺水肿伴心力衰竭	JXFSZ

附录二 国际疾病分类标准编码[ICD-10] – 循环系统疾病

续表

代码	中文名称	简码
I50.102	急性左心衰竭	JXZXS
I50.103	慢性左心功能不全	MXZXG
I50.104	心源性哮喘	XYXXC
I50.105	左心房衰竭	ZXFSJ
I50.106	左心衰竭	ZXSJ
I50.107	左心衰竭合并急性肺水肿	ZXSJH
I50.108	急性肺水肿提及心脏病(心力衰竭)	JXFSZ
I50.901	低心排综合征	DXPZH
I50.902	心功能不全	XGNBQ
I50.903	急性心衰竭	JXXGN
I50.904	急性心力衰竭	JXXLS
I50.905	慢性心力衰竭	MXXLS
I50.906	心房功能不全	XFGNB
I50.907	心功能Ⅱ级	XGNⅡJ
I50.908	心功能Ⅲ级	XGNⅢJ
I50.909	心功能Ⅱ~Ⅲ级	XGNⅡⅢ
I50.910	心功能Ⅳ级	XGNⅣJ
I50.911	心力衰竭 NOS	XLSJN
I50.912	心、肾衰竭	XSSJ
I50.913	循环衰竭	XHSJ
I50.914	低输出量性心(力)衰竭	DSCLX
I50.915	心肌功能不全[心肌衰竭]	XJGNB
I50.916	顽固性心力衰竭	WGXXL
I51	心脏病的并发症和不明确表述	XZBDB

续表

代码	中文名称	简码
I51.001	后天性心间隔缺损	HTXXJ
I51.002	后天性(陈旧性)心房的间隔缺损	HTXCJ
I51.003	后天性(陈旧性)心室的间隔缺损	HTXCJ
I51.004	后天性(陈旧性)心耳的间隔缺损	HTXCJ
I51.101	心腱索断裂	XJSDL
I51.201	心脏乳头肌破裂	XZRTJ
I51.301	心房血栓	XFXS
I51.302	心耳血栓	XEXS
I51.303	心室血栓	XSXS
I51.304	心尖部血栓形成	XJBXS
I51.401	老年性心脏病	LNXXZ
I51.402	心肌炎	XJY
I51.403	心肌炎后遗症	XJYHY
I51.404	间质性心肌炎	JZXXJ
I51.405	老年性心肌炎	LNXXJ
I51.501	心肌变性	XJBX
I51.502	心肌劳损	XJLS
I51.503	心肌损害	XJSH
I51.504	心肌脂肪变性	XJZFB
I51.505	老年性心肌变性	LNXXJ
I51.601	心血管变性	XXGBX
I51.602	心血管意外	XXGYW
I51.603	心血管硬化	XXGYH
I51.701	室间隔肥大	SJGFD

附录二 国际疾病分类标准编码[ICD-10] – 循环系统疾病

续表

代码	中文名称	简码
I51.702	心房肥大	XFFD
I51.703	心房扩大	XFKD
I51.704	心肌肥大	XJFD
I51.705	心室肥大	XSFD
I51.706	心室肥厚	XSFH
I51.707	心室扩大	XSKD
I51.708	心脏肥大	XZFD
I51.709	心脏扩大	XZKD
I51.710	运动员心脏[无瓣膜疾患的心脏肥大]	YDYXZ
I51.711	房室肥厚	FSFH
I51.801	全心炎	QXY
I51.802	乳头肌功能不全	RTJGN
I51.803	心房肿物	XFZW
I51.804	扁桃心脏综合征	BTXZZ
I51.805	心脏运动过度(综合征)	XZYDG
I51.806	肾源性心脏病	SYXXZ
I51.807	原因不明心脏病	YYBMX
I51.901	肝源性心脏病	GYXXZ
I51.902	贫血性心脏病	PXXXZ
I51.903	心功能 I 级	XGN I J
I51.904	心脏病 NOS	XZBNO
I67.201	动脉硬化性脑病	DMYHX
I67.202	脑动脉硬化	NDMYH
I67.203	皮层下动脉硬化性脑病	PCXDM

续表

代码	中文名称	简码
I67.204	脑(动脉)血管硬化	NDMXG
I67.205	大脑动脉粥样硬化症	DNDMZ
I67.206	肾动脉粥样硬化症	SDMZY
I67.207	椎基底动脉硬化	ZJDDM
I67.301	宾斯旺格病(早老性痴呆的一种)	BSWGS
I67.302	进行性白质脑病[宾斯旺格病]	JXXBZ
I67.401	高血压性脑病	GXYXN
I67.501	脑底异常血管网病(云雾病)	NDYCX
I67.601	非化脓性大脑静脉血栓形成	FHNXD
I67.602	非化脓性颅内静脉窦血栓形成	FHNXL
I67.701	脑动脉炎	NDMY
I67.801	急性脑血管病	JXNXG
I67.802	脑动脉供血不足	NDMGX
I67.803	脑坏死	NHS
I67.804	脑血管供血不足	NXGGX
I67.805	缺血性脑血管病	QXXNX
I67.806	一过性脑缺血	YGXNQ
I67.807	一过性脑缺氧	YGXNQ
I67.808	脑桥内侧部综合征[福维尔综合征;展-面神经交叉性偏瘫]	NQNCB
I67.901	复发性脑血管病	FFXNX
I67.902	海绵窦受压综合征	HMDSY
I67.903	脑血管病	NXGB
I67.904	中脑腹部侧综合征[韦伯综合征;大脑脚综合征]	ZNFBC

附录二 国际疾病分类标准编码[ICD-10]–循环系统疾病

续表

代码	中文名称	简码
I67.905	海绵窦受压综合征	HMDSY
I67.906	脑干卒中发作综合征	NGZFF
I67.907	脑桥腹外侧综合征[米-古综合征;交叉性偏瘫]	NQFWC
I67.908	小脑中风发作综合征	XNZFF
I67.909	单纯运动性腔隙综合征	DCYDX
I67.910	单纯性感觉性腔隙综合征	DCXGJ
I67.911	其他腔隙综合征	QTQXZ
I68*	分类于他处的疾病引起的脑血管疾患	FLYTC
I69.001	蛛网膜下出血后遗症	ZWMXC
I69.101	脑出血后遗症	NCXHY
I69.301	脑梗死后遗症	NGSHY
I69.401	出血或梗死脑卒中后遗症 NOS	CXHGS
I69.402	脑卒中后遗症	NZZHY
I69.801	脑血管病后遗症	NXGBH
I69.802	脑血管病恢复期	NXGBH
I69.803	缺血缺氧性脑病后遗症	QXQYX
I69.804	脑血栓后遗症	NXSHY
I70.001	主动脉钙化	ZDMGH
I70.002	主动脉硬化	ZDMYH
I70.003	钙化性升主动脉狭窄	GHXSZ
I70.004	主动脉粥样硬化症	ZDMZY
I70.005	升主动脉弓狭窄	SZDMG
I70.006	动脉硬化性升主动脉狭窄	DMYHX
I70.102	戈德布拉特肾	GDBLT

续表

代码	中文名称	简码
I 70.201	闭塞性髂动脉硬化	BSXQD
I 70.202	肢体动脉硬化	ZTDMY
I 70.203	下肢动脉粥样硬化闭塞症	XZDMZ
I 70.204	肢体闭塞性动脉硬化	ZTBSX
I 70.205	蒙门克伯格硬化症	MMKBG
I 70.206	闭塞性肢体动脉硬化	BSXZT
I 70.801	视网膜动脉硬化	SWMDM
I 70.802	腹主动脉硬化	FZDMY
I 70.803	闭塞性视网膜动脉炎	BSXSW
I 70.804	高血压性视网膜动脉硬化	GXYXS
I 70.805	眼底动脉硬化	YDDMY
I 70.901	闭塞性动脉炎	BSXDM
I 70.902	闭塞性动脉硬化	BSXDM
I 70.903	动脉硬化	DMYH
I 70.904	动脉粥样硬化	DMZYY
I 70.905	周身性动脉硬化	ZSXDM
I 70.906	老年性动脉炎	LNXDM
I 70.907	血栓性闭塞性(无脉病)动脉炎	XSXBS
I 95	低血压	DXY
I 95.001	特发性低血压	TFXDX
I 95.101	直立性低血压	TWXDX
I 95.102	原发性直立性低血压	YFXZL
I 95.201	药物性低血压	YWXDX
I 95.801	慢性低血压	MXDXY

附录二 国际疾病分类标准编码[ICD-10] – 循环系统疾病

续表

代码	中文名称	简码
I 95.901	低血压 NOS	DXYNO
I 95.902	血压下降	XYXJ
I 97	循环系统的操作后疾患,不可归类在他处者	XHXTD
I 97.001	心包切开术后综合征	XBQKS
I 97.002	心脏术后低心排综合征	XZSHD
I 97.003	心脏术后综合征	XZSHZ
I 97.004	瓣膜切开术后综合征	BMQKS
I 97.101	瓣膜置换术后心脏瓣膜衰竭	BMZHS
I 97.102	机械瓣置换术后瓣周漏	JXBZH
I 97.103	生物瓣膜失功能	SWBMS
I 97.104	手术后心力衰竭伴肺水肿	SSHXL
I 97.105	心脏手术后功能障碍	XZSSH
I 97.106	心脏手术后心力衰竭	XZSSH
I 97.107	起搏器综合征	QBQZH
I 97.201	乳房切除术后淋巴水肿综合征	RFQCS
I 97.801	动脉导管结扎术后复通	DMDGJ
I 97.805	经皮导管治疗动脉导管未闭术后残余分流	JPDGZ
I 97.808	室缺残余漏	SQCYL
I 97.901	经皮动脉导管矫治术后并发症	JPDMD
I 97.903	经皮房缺、室缺矫治术后并发症	JPFQ
I 97.904	经皮冠状动脉狭窄矫治术后并发症	JPGZD
I 97.905	经皮球囊扩瓣术后并发症	JPQNK
I 97.906	经皮射频消融术后并发症	JPSPX
I 97.907	射频消融术后	SPXRS

续表

代码	中文名称	简码
I 97.908	心导管检查术后	XDGJC
I 97.909	心导管造影术后并发症	XDGZY
I 97.910	心导管治疗术后	XDGZL
I 97.911	心脏瓣膜置换术后	XZBMZ
I 97.912	心脏术后	XZSH
I 97.913	操作后循环系统疾患 NOS	CZHXH
I 99	循环系统的其他和未特指的疾患	XHXTD
I 99.X01	急性循环充血	JXXHC
I 99.X03	心室残留异物	XSCLY
I 99.X05	周围血管并发症	ZWXGB

(倪 黎 刘启功)

附录三 心脏内科常规检查正常参考值

一、血 液 学

比重

全血 男 1.054~1.062

女 1.048~1.059

血浆 1.024~1.059

渗透压

胶体 (2.8±0.4)kPa[(21±3)mmHg]

晶体 (295±15)mmol/L(mOsm/kg)

红细胞沉降率 Wertergren 法

男 0~15mm/h

女 0~20mm/h

红细胞计数

男 (4.0~5.5)×10^{12}/L

女 (3.5~5.0)×10^{12}/L

血红蛋白

男 120~160g/L

女 110~150g/L

血细胞比容

男 0.40~0.50(40%~50%)

女 0.37~0.48(37%~48%)

红细胞平均指数 (7.33±0.29)μm

红细胞平均体积(MVC) 82~95fl(82~95 μm^3)

红细胞平均血红蛋白含量(MCH) 27~31pg

红细胞平均血红蛋白浓度(MCHC)　320~360g/L(32%~36%)

网织红细胞计数

  百分比　0.005~0.015(0.5%~1.5%)

  绝对值　(24~84)

白细胞计数　(4.0~10.0)×10^9/L

白细胞分类计数

  中性杆状核粒细胞　0.01~0.05(1%~5%)

  中性分叶核粒细胞　0.50~0.70(50%~70%)

  嗜酸粒细胞　0.005~0.05(0.5%~5%)

  嗜碱粒细胞　0~0.01(0~1%)

  淋巴细胞　0.20~0.40(20%~40%)

  单核细胞　0.03~0.08(3%~8%)

二、血 液 生 化

(一)止血与凝血检验

血小板计数　(100~300)×10^{12}/L

血小板黏附实验

  男　0.349±0.059(34.9%±5.9%)

  女　0.394±0.0519(39.4±5.19%)

血小板聚集实验

  最大聚集率　0.627±0.161(62.7%±16.1%)

出血时间

  Duke 法　1~3min

  Ivy 法　2~6min

凝血时间

  试管法　4~12min

血浆凝血酶酶原时间

  11~13s(或较对照延长<3s)

活化部分凝血活酶时间

  30~45s(或较对照延长<5s)

简易凝血活酶生成实验
  <13s(孵育1min)
血清凝血酶原时间(凝血酶原消耗时间)
  >20s,多数25~50s(较对照缩短<3s)
凝血酶凝固时间
  16~18s(或较对照延长<3s)
血块退缩时间
  0.5~1h开始退缩,24h完全退缩
硫酸鱼精蛋白(3P)试验 阴性
  优球蛋白溶解试验 >120min
纤维蛋白原 2.0~4.0g/L(5.88~11.76μmol/L)
  血清纤维蛋白(原)降解产物(总FDP) 0~8mg/L
  纤维蛋白肽A(RIA法) <2μg/L
组织型纤溶酶原激活物
  抗原量 (4.0±1.8)μg/L
  酶活性 (170±1.0)IU/L
血栓调节素抗原量
  血浆 (19.6±6.05)μg/L
  尿液 (126±37)mg/24h

(二) 血液流变学检查(血液黏度参考值)
全血比黏度
  男 3.43~5.07
  女 3.01~4.29
血浆比黏度 1.46~1.82
血清比黏度 1.38~1.66
全血还原比黏度 5.9~8.9

(丁 虎 唐家荣)

三、内分泌检查

甲状腺功能检测

血 TSH　2~10mU/L

血 TT_4（放免法）　65~156nmol/L（5~12μg/dl）

血 TT_3　1.7~3.0nmol/L（110~150ng/dl）

血 FT_4　10~30pmol/L（2.0~3.0ng/dl）

血 FT_3　4~10pmol/L（3.9~7.4pg/ml）

血 FT_3　0.2~0.8nmol/L（13~53ng/dl）

血浆游离儿茶酚胺

多巴胺 <888pmol/L（136pg/ml）

去甲肾上腺素 615~3240pmol/L（104~548pg/ml）

肾上腺素 <480pmol/L（88pg/ml）

尿儿茶酚胺定性试验阴性

尿儿茶酚胺

以去甲肾上腺素为标准 <1.06μmol/24h（180mg/24h）

以肾上腺素为标准 <0.27μmol/24h（50μg/24h）

已经有研究报道，"尿变肾上腺素类物质检测"灵敏度及特异性优于尿儿茶酚胺检测，具有更高的稳定性，结果更可靠。但目前尚未收入高血压指南，无统一的参考值，各实验室不同检测方法、试剂盒的参考值有差异。

华中科技大学同济医学院附属同济医院心内科实验室参考值：去甲肾上腺素的甲基衍生物（NMN）27~561μg/24h

肾上腺素的甲基衍生物（MN）38~266μg/24h

尿儿茶酚胺代谢产物（香草扁桃酸，VMA）5~45μmol/24h

血浆肾素-血管紧张素-醛固酮系统活性检测

血浆肾素活性（PRA）

普通饮食（早上8时）　卧位　0.05~0.79ng/(ml·h)

立位　1.95~3.99 ng/(ml·h)

低盐饮食　　　　　　卧位　0.70~5.86 ng/(ml·h)

立位　1.13~8.11 ng/(ml·h)

血浆血管紧张素Ⅱ（AⅡ）

普通饮食　　　　　　卧位　28.2~52.2pg/ml

立位　55.3~115.3 pg/ml

低盐饮食　　　　　卧位　40.6~91.0 pg/ml
　　　　　　　　　立位　64.3~120.7 pg/ml

血浆醛固酮(ALD)
　普通饮食　　　　卧位　5.9~17.4ng/dl
　　　　　　　　　立位　6.5~29.6 ng/dl
　低盐饮食　　　　卧位　12.2~36.9 ng/dl
　　　　　　　　　立位　13.9~63.5 ng/dl

ALD/PRA 比值　≥50(阳性);<25(阴性);25~50 为可疑阳性

尿醛固酮(普通饮食)　9.4~35.2nmol/24h
血抗利尿激素(放免法)　1.4~5.6pmol/L
血前列腺素
　PGE　1.01~1.18nmol/L (355~415pg/ml)
　PGF　0.35~0.44nmol/L (126~156pg/ml)
血胰岛素检测
空腹胰岛素　10~20mU/L
释放试验　口服葡萄糖后胰岛素高峰在30min~1h,峰值为空腹胰岛素的5~10倍。2h胰岛素<30mU/L,3h后达到空腹水平。

(陈 琛　唐家荣)

四、血流动力学检查正常参考值

(一)压力

肘静脉压	0.49~1.47kPa (5~15cmH$_2$O)
上腔静脉压	0.4~0.8kPa (3~6mmHg)
下腔静脉压	0.667~0.933kPa (5~7mmHg)
中心静脉压	0.588~0.98kPa (4.4~7.4mmHg)
右心房平均压	0~0.8kPa (0~6mmHg)
右心室	
收缩压	2.40~3.99kPa (18~30mmHg)

舒张压	0~0.667kPa (0~5mmHg)
肺动脉压	
收缩压	2.40~3.99kPa (18~30mmHg)
舒张压	0.8~1.6kPa (6~12mmHg)
平均压	1.33~2.40kPa (10~18mmHg)
肺毛细血管楔压	0.8~1.6kPa (6~12mmHg)
左心房平均压	0.53~1.07kPa (4~8mmHg)
左心室	
收缩压	12.0~18.67kPa (90~140mmHg)
舒张压	0~1.33kPa (0~10mmHg)
主动脉	
收缩压	12.0~18.67kPa (90~140mmHg)
舒张压	8.0~12.0kPa (60~90mmHg)

(二)阻力

周围血管阻力	$1000 \sim 1300 \text{dyn} \cdot \text{s} \cdot \text{cm}^{-5}$
周围血管阻力指数	$1500 \sim 2000 \text{dyn} \cdot \text{s} \cdot \text{cm}^{-5} \cdot \text{m}^2$
肺血管阻力	$50 \sim 80 \text{dyn} \cdot \text{s} \cdot \text{cm}^{-5}$
肺血管阻力指数	$80 \sim 130 \text{dyn} \cdot \text{s} \cdot \text{cm}^{-5} \cdot \text{m}^2$
全肺阻力	$150 \sim 230 \text{dyn} \cdot \text{s} \cdot \text{cm}^{-5}$
全肺阻力指数	$230 \sim 370 \text{dyn} \cdot \text{s} \cdot \text{cm}^{-5} \cdot \text{m}^2$

(三)容积

心脏排血指数	$2.6 \sim 4.0 \text{L}/(\text{min} \cdot \text{m}^2)$
心排血量	$3.5 \sim 7.0 \text{L}/(\text{min} \cdot \text{m}^2)$
每搏输出量	50~80ml

(四)血氧饱和度和血氧差

动脉血氧饱和度	0.94~1.00(94%~100%)
动脉血氧含量	20.85vol%
右心房与上腔静脉间的血氧差	<1.9vol%
右心室与右心房间的血氧差	<0.9vol%
肺动脉与右心室间的血氧差	<0.5vol%

(严江涛 郭小梅)

五、心电生理检查

(一)心电图

P 波时间 0.08~0.11s 电压 <0.25mV

PR 间期 0.12~0.20s

QRS 波群时间 0.06~0.11s

R_{V_1} <1.0mV R_{V_5} <2.5mV

R_{V_1} + S_{V_1}(男)<4.0mV (女)<3.5mV

R_{aVL} <1.2mV R_{aVF} <2.0mV

R_{aVR} <0.5mV

$V_1 R/S < 1, V_3 R/S \approx 1, V_5 R/S > 1$

Q 波时间 <0.04s 电压 <1/4R

ST 段上抬 <0.1mV($V_{1~2}$ <0.3mV,V_3 <0.5mV)

下移 <0.05mV

T 波方向与 QRS 主波方向一致

电压 >1/10R

U 波部位 T 波后 0.02~0.04s

方向与 T 波一致

肢导电压 0.1~0.15mV

$V_{2~3}$ 可达 0.2~0.3mV

QT 间期 0.32~0.44s

(二)希氏束电图

PA 间期 25~45ms

AH 间期 60~130ms

HV 间期 35~55ms

HH′间期 15~25ms

(三)心脏传导系统正常参考值

窦房结恢复时间 <1400ms

校正的窦房结恢复时间 <550ms

文氏阻滞点 100~200 次/分(多数 >130 次/分)

2∶1 阻滞点 160 次/分(多数 >180 次/分)

窦房结有效不应期 330~430ms
房室结有效不应期 230~430
心脏固有频率 118.1 - (年龄 ×0.57)

(四)心室晚电位

总的 QRS 波持续时间 <120ms
滤波后 QRS 波终末低于 40μV 的时限 <39ms
滤波后 QRS 波终末 40ms 内的振幅 >20μV
上述任何两项指标异常判断为晚电位阳性

(五)心电图运动试验(平板或踏车运动试验)

符合下列条件之一者为阳性:

1. 运动中出现典型心绞痛。

2. 运动中或运动后心电图 ST 段呈下垂型或水平型下降达到或大于 0.1mV,如运动前已有 ST 段压低者,应在原有基础上再下降 0.1mV。

3. 运动中血压下降 >1.33kPa(10mmHg)。

(六)起搏器常用电参数

1. 起搏阈值:心房电压阈值 <1.5V;心室电压阈值 <1.0V。

2. 起搏输出:理想的电压输出为 1.5~2.5V,理想的脉宽输出为 0.4~0.6ms,电流输出为 10~100mA。

3. 阻抗:心房和心室电极导线系统阻抗均为 400~1000Ω。

4. 振幅及斜率:A 波振幅 >2.0mV,斜率 0.5V/s;V 波振幅 ≥5.0mV,斜率 0.75V/s。

5. 感知灵敏度:心房 0.5~2.5mV;心室 1.0~5.0mV。

(林 立)

六、超声心动图主要测量值的正常范围(附表4)

附表4 超声心动图主要测量值的正常范围

测量项目	常用扫描部位	正常值
左心房(收缩末期)	胸骨左缘长轴	2.3~3.8cm(心房中部)
左心室(舒张末期)	胸骨左缘长轴	男 4.2~5.5cm 女 3.9~5.3cm
右心房(收缩末期)	心尖四腔	2.9~4.6cm(心房中部横轴)
右心室(舒张末期)	心尖四腔	2.7~3.3cm(心室中部横轴)
主动脉	胸骨左缘长轴	
主动脉瓣环		1.4~2.6cm
主动脉窦部		2.1~3.5cm
窦管结合部		1.7~3.4cm
升主动脉近端		2.1~3.4cm
	胸骨上窝	
主动脉弓		2.0~3.6cm
降主动脉		1.8~2.2cm
肺动脉	胸骨左缘短轴(主动脉瓣层面)	
主干		1.5~2.1cm(瓣上水平)
左肺动脉		0.7~1.7cm
右肺动脉		0.6~1.4cm
右心室流出道内径	胸骨左缘短轴(主动脉瓣层面)	1.7~2.3cm

续表

测量项目		常用扫描部位	正常值
室间隔厚度(舒张末期)			0.7~1.0cm
左心室后壁厚度(舒张末期)			0.7~1.0cm
下腔静脉内径	近端	剑突下四腔	<1.7cm
	远端	剑突下四腔	1.1~2.5cm
肝静脉内径		剑突下四腔	0.5~1.1cm
左心室收缩功能			
射血分数(EF%)			≥55%

(王 红 宋玉娥)